RAY KURZWEIL
diretor de engenharia do Google

TERRY GROSSMAN

A MEDICINA DA IMORTALIDADE

VIVA O SUFICIENTE PARA VIVER PARA SEMPRE

Tradução
Cássia Nasser

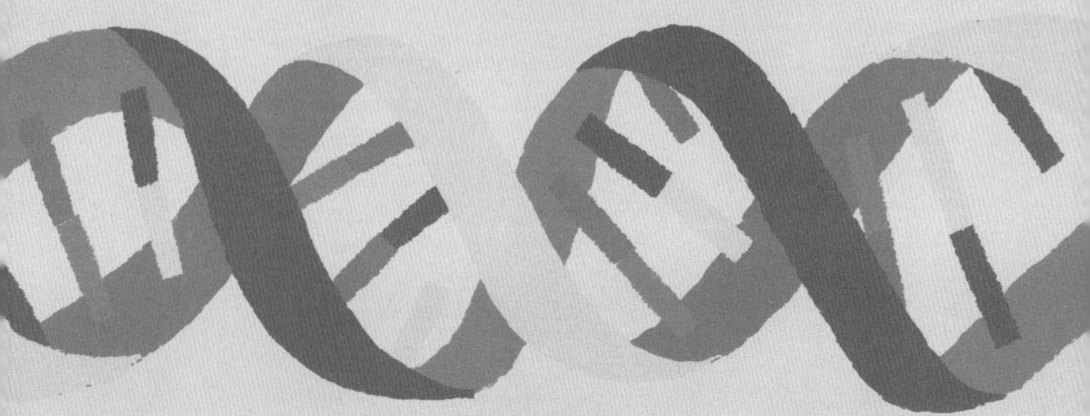

3ª edição

goya

A MEDICINA DA IMORTALIDADE

TÍTULO ORIGINAL:
Fantastic voyage: live long enough to live forever

COPIDESQUE:
Tânia Rejane A. Gonçalves

REVISÃO:
Hebe Ester Lucas

REVISÃO TÉCNICA:
Romeu Rodrigues de Souza

PROJETO GRÁFICO:
Neide Siqueira

DIAGRAMAÇÃO:
Desenho Editorial

CAPA:
Giovanna Cianelli

EDITORA ALEPH

Rua Tabapuã, 81, cj. 134
04533-010 – São Paulo – SP – Brasil
Tel.: [55 11] 3743-3202
www.editoraaleph.com.br

DADOS INTERNACIONAIS DE CATALOGAÇÃO NA PUBLICAÇÃO (CIP)
ODILIO HILARIO MOREIRA JUNIOR - CRB-8/9949

K96m Kurzweil, Ray
A medicina da imortalidade: viva o suficiente para viver sempre / Ray Kurzweil, Terry Grossman ; traduzido por Cássia Nasser. - 3. ed. - São Paulo : Aleph, 2019.
496 p. Tradução de: Fantastic voyage: live long enough to live forever

ISBN: 978-85-7657-443-9

1. Medicina. 2. Imortalidade. I. Grossman, Terry. III. Nasser, Cássia. III. Título.

CDD 610
2019-284 CDU 610

ÍNDICES PARA CATÁLOGO SISTEMÁTICO:
1. Medicina 610
2. Medicina 610

3ª edição - 2019
1 reimpressão [janeiro de 2020]
Paym Gráfica

À memória de meu pai, Fredric, que poderia estar vivo, hoje, se tivesse os conhecimentos apresentados neste livro. – Ray

À memória de meu avô, Jacob Light, que viveu 104 anos saudáveis, sem a necessidade de nenhum aconselhamento de saúde. – Terry

Aviso

Este livro pretende ser uma obra de referência, não um manual médico. As informações nele contidas são disponibilizadas para ajudar o leitor a tomar decisões sobre sua saúde, não sendo seu intuito o de substituir qualquer tratamento que tenha sido prescrito por seu médico. Note que algumas posologias aqui indicadas excedem as recomendações do FDA. Caso você suspeite que tenha um problema médico, nós aconselhamos procurar ajuda médica competente.

A menção a determinadas empresas, organizações ou autoridades não implica em endosso do editor, nem que as companhias ou pesquisadores citados avalizem este livro.

Os endereços na Internet e os números de telefone foram conferidos até o momento em que o livro foi encaminhado para impressão nos Estados Unidos.

SUMÁRIO

essas tendências acabarão se manifestando. Todavia, para fazer as opções certas, é preciso saber que genes você tem. A tecnologia de genômica pessoal, que se tornou comercialmente disponível em 2002, proporciona essas informações. Sim, pode ser perturbador alguém descobrir que tem uma predisposição para certas doenças, mas a vantagem é que, por fim, teremos as ferramentas para bloquear diretamente os genes assassinos, além de criar e inserir novos genes saudáveis diretamente nas células. Por enquanto, nossa prioridade é modificar a expressão desses genes, controlando como os processos metabólicos afetam as proteínas, as enzimas e os hormônios. Ignorância não traz felicidade, e compreender o código genético representa inteligência vital na batalha por uma vida longa e saudável.

Quando nosso estado normal de equilíbrio é perturbado por lesão ou invasor patológico, o corpo responde com uma seqüência complexa de reações para restaurar o equilíbrio. Esta reação, que geralmente se manifesta como inflamação, é fundamental para nossa sobrevivência. Mas, além da inflamação aguda, facilmente notada, há outro tipo menos óbvio de inflamação que fica em estado latente no corpo durante décadas. A superatividade desta reação inflamatória "silenciosa" pode levar à doença coronariana, à doença de Alzheimer, à síndrome da irritabilidade intestinal, a vários tipos de câncer e a outras condições. Entretanto, agora contamos com uma nova ferramenta para mensurar o nível de inflamação silenciosa – hs-CRP (proteína C-reativa de alta sensibilidade) – e maneiras eficazes de reduzir a inflamação.

Processos anormais de metilação podem interferir na remoção de toxinas e resultar em dano genético. Há um importante processo de metilação envolvido na conversão do aminoácido dietético metionina em homocisteína, um subproduto tóxico. Muitos indivíduos têm anormalidades genéticas que levam ao aumento dos níveis deste metabólito tóxico, podendo acelerar o envelhecimento e vários processos patológicos. Contudo, por meio de suplementação nutricional adequada, podem-se otimizar as reações de metilação no corpo para evitar essas doenças e melhorar a saúde.

Todo sistema, no corpo, tem seu método próprio de desintoxicação, com o fígado desempenhando a maior parte da tarefa. Com o tempo, o ataque de material tóxico – produtos químicos, poluição de vários tipos, pesticidas, vapores de gasolina, metais pesados, plásticos e drogas, apenas para citar alguns – e as inadequações na capacidade do corpo em lidar eficazmente com a gigantesca tarefa de limpeza, mostram seus efeitos. Evitar toxinas e otimizar o processo de desintoxicação é crucial para manter a saúde e retardar o processo de envelhecimento.

A doença coronariana é a maior responsável por óbitos entre homens e mulheres. Cerca de 68 milhões de americanos têm doença coronariana, e mais de 1 milhão sofrem ataques cardíacos anualmente, 40% fatais. Mas houve uma revolução recente em nossa compreensão do processo subjacente. A principal causa de ataques cardíacos não é a placa grande, rígida, calcificada, o enfoque de tratamentos médicos como a angioplastia e a cirurgia *bypass*. É a placa menos rígida, menos obstrutiva, porém mais volátil e inflamatória. A vantagem é que podemos lidar com a placa mais flexível com maior eficácia do que com a placa rígida. Há uma complexa seqüência de eventos que resultam em ataques cardíacos e é possível combater eficazmente, a cada etapa, os fatores de risco associados.

Não "pegamos" câncer; nosso corpo o cria. Embora os índices etários de mortalidade para doença coronariana tenham caído quase 60% nos últimos 50 anos, a porcentagem de americanos que morrem de câncer permanece praticamente inalterada desde 1950. Pode-se reduzir dramaticamente o risco de câncer com dieta certa, suplementação nutricional e estilo de vida. Testes rotineiros para detecção de câncer exigem que o paciente já tenha um tumor relativamente grande antes que possa ser detectado. Explicaremos sobre um novo teste que pode identificar o câncer quando existirem apenas algumas células cancerígenas no corpo.

Diz-se que uma das coisas que uma pessoa pode fazer para desfrutar uma vida longa e saudável é começar escolhendo os pais sabiamente. Tenho sorte, em muitos aspectos, pelo fato de que meus pais estão vivos e saudáveis aos 80 anos de idade. São física e mentalmente ativos e desfrutam uma vida social e cultural rica e variada. Portanto, tem-se a impressão de que comecei a vida com o "pé direito", no tocante à longevidade, graças aos genes de meus pais. Contudo, as coisas nem sempre são tão simples em Medicina. Meu teste genômico revelou que abrigo várias tendências genéticas perniciosas. Embora tenha desfrutado excelente saúde até agora, estou em uma etapa da vida na qual as predisposições genéticas têm uma maneira de se manifestar como doenças "prontas". Mas, com as informações genéticas que agora possuo, sou capaz de tomar medidas específicas para manter minha saúde, usando o melhor das terapias da Ponte Um. Sou muito otimista em relação ao que as futuras terapias das Pontes Dois e Três farão, tanto por mim quanto pelo resto da humanidade.

Sabemos agora que o cérebro está continuamente reconstruindo-se e reorganizando-se. Embora seja verdade que somos o que comemos (e digerimos), é também certo que somos o que pensamos. O cérebro representa mais da metade de nossa complexidade biológica. A melhor maneira de mantê-lo saudável é mantê-lo ocupado. A propósito, um tópico relevante com o qual podemos mantê-lo ocupado é pensar sobre sua saúde e a do corpo em geral. Além disso, há medidas nutricionais que podemos tomar para proporcionar uma base metabólica para a saúde cognitiva. O aliado mais importante que temos para manter a saúde é a força das idéias. O maior adversário é a ignorância. Entendemos que as idéias certas podem solucionar qualquer problema e superar qualquer desafio.

Há muito tempo associa-se ao envelhecimento a redução nos níveis hormonais. Os hormônios mais comumente relacionados à juventude diminuem gradativamente com o tempo, e alguns rapidamente, por exemplo, durante a menopausa. Outros hormônios caem apenas levemente ou, até mesmo, costumam aumentar com a idade. O envelhecimento resulta de uma combinação desses efeitos: a diminuição dos hormônios da juventude e o aumento relativo (ou redução mais lenta) dos hormônios do envelhecimento. Analisaremos métodos para o indivíduo manter um equilíbrio hormonal saudável enquanto envelhece.

Os hormônios sexuais – estrogênio, testosterona e progesterona – têm potentes efeitos rejuvenescedores. Porém, há muita controvérsia quanto aos méritos e perigos da terapia de reposição hormonal (TRH). A maioria dos resultados negativos, oriundos de estudos recentes, envolve hormônios quimicamente alterados. Ao utilizar hormônios bioidênticos, que são os mesmos encontrados naturalmente no organismo, as pesquisas sugerem que o indivíduo ainda pode desfrutar os benefícios da TRH sem riscos. Apresentaremos um programa de teste para desequilíbrios hormonais e métodos de remediar com hormônios bioidênticos, bem como remédios herbáceos e outros suplementos que ajudam a manter um equilíbrio hormonal rejuvenescedor durante a vida.

Estudos recentes provaram que quase todo mundo requer uma ou mais vitaminas além da RDA (ingestão diária recomendada) sugerida pelo FDA para evitar doenças. Um programa suplementar ideal vai além da simples ingestão de vitaminas, minerais e antioxidantes. Usando o teste genômico para diagnóstico das necessidades metabólicas individuais, podemos restaurar equilíbrios saudáveis e manter a saúde ótima com um programa personalizado de suplementação agressiva.

O homem primitivo não era sedentário. De fato, mais parecia um maratonista. A evidência de que o exercício melhora todos os sistemas do corpo e reduz o risco de praticamente

AGRADECIMENTOS

Ray – Gostaria de expressar meus agradecimentos à minha mãe, Hannah, pela confiança de que eu poderia solucionar qualquer desafio; à minha esposa, Sonya, e aos meus filhos, Ethan e Amy, pela motivação para viver a vida ao máximo.

Terry – Gostaria de expressar especiais agradecimentos aos meus pais, Louis e Irene, que me concederam um mundo de possibilidades; aos meus filhos, Abraya e Samuel, para os quais há inúmeras possibilidades à frente; e a Karen, que já fez o impossível.

Gostaríamos de agradecer aos muitos indivíduos talentosos e dedicados que nos ajudaram a dar vida a este projeto.

Na Rodale: Stephanie Tade, cujo entusiasmo, liderança inspiradora e idéias lúcidas possibilitaram este livro; Chris Potash, cuja edição perspicaz foi uma contribuição significativa; Kelly Schmidt, por coordenar os vários detalhes da produção do livro; Rachelle V. S. Laliberte, pelo copidesque cuidadoso; Louise Braverman, Cathy Gruhn e Meghan Phillips, pelo trabalho publicitário; e Amy Rhodes, vice-presidente e editora da Rodale Trade Books, pelo contínuo apoio dedicado ao livro.

Loretta Barrett, nossa agente literária, cuja orientação e esforços dedicados estabeleceram uma maravilhosa parceria com a Rodale.

Martine Rothblatt, cuja dedicação à saúde e longevidade, e o apoio entusiasmado a este projeto, melhoraram muito o livro e a experiência que tivemos ao criá-lo.

Amara Angelica, cujos esforços incansáveis e perspicazes lideraram nossa equipe de pesquisa. Amara também usou suas excelentes aptidões de edição para nos ajudar a articular as questões complexas deste livro. Elizabeth Collins, que realizou pesquisas abrangentes e profundas sobre projetos tecnológicos e ajudou intensamente com o glossário e as notas. Célia Black-Brooks, que deu idéias fundamentais sobre como moldar nossa mensagem.

Laksman Frank, que criou diagramas e imagens atraentes, a partir de nossas descrições. Phil Cohen, que criou as imagens cardiovasculares no Capítulo 15.

Nosso *staff* de pesquisa, Sarah Black, Tom Garfield, Emily Brown e Daniel Pentlarge, que ajudaram a encontrar e organizar extensos materiais de pesquisa.

Nanda Barker-Hook, que ajudou a administrar a complexa logística dos processos editoriais e de pesquisa.

Ken Linde e Matt Bridges, que contribuíram com apoio aos sistemas computadorizados para manter em andamento nosso complexo fluxo de trabalho.

Denise Scutellaro, Joan Walsh, Maria Ellis e Bob Beal, pela contabilidade de nosso complicado projeto.

Nossos colegas, leitores especializados:

Karen Kurtak, L. Ac., Dipl. Ac., por suas contribuições e idéias referentes à importância de alimentos orgânicos e toxinas ambientais; Glenn S. Rothfeld, M.D., que cuidadosamente revisou muitos capítulos; Aubrey de Grey, pela revisão especializada do manuscrito; Brian Grossman, M.D., D.V.M., referente à suplementação mineral e vitamínica; Joel Miller, M.D., pelas revisões e contribuições ao nosso debate sobre estresse e equilíbrio; Melvin E. Clouse, M.D., pela minuciosa revisão do capítulo sobre doença coronariana; George Juetersonke, D.O, e Lee Light, M.D., que fizeram um trabalho abrangente e maravilhoso na revisão detalhada de vários capítulos; Robert Rowen, M.D., editor do boletim Second Opinion; doutores Jeff e Greg Stock, Patrick Hanaway, M.D., de Genova Diagnostics, Lynn Parry, M.D., John McNamara, M.D., Rob Lyons, M.D., Steve Parcell, N.D., e Bob Litman, R. Ph., que contribuíram com revisões detalhadas de materiais e capítulos específicos. Um agradecimento especial a Paul Dragul, M.D., pelo apoio e inspiração.

Nossos leitores leigos, que nos deram informações precisas para moldar o material: Aaron Kleiner, Martine Rothblatt, Mike Weiner, Nanda Barker-Hook, Sarah Black, Regina Mandl, Irene Grossman e Robert Toale.

As pessoas acima contribuíram com muitas idéias e correções, que pudemos fazer graças à sua orientação especializada. Os autores assumem total responsabilidade por quaisquer erros ainda existentes.

1

PODEMOS VIVER O SUFICIENTE PARA VIVER ETERNAMENTE

Não aceite com condescendência aquele boa-noite,
A velhice deve arder e enfurecer-se ao final do dia;
Enfureça, enfureça contra a morte da luz.
— Dylan Thomas

Não quero ser imortal por meio de minha obra.
Quero atingir a imortalidade por não morrer.
— Woody Allen

Escrito no auge da Guerra Fria, em 1966, o livro de ficção científica de Isaac Asimov, *Viagem fantástica*, desviou o fascínio do público da viagem espacial para uma jornada ainda mais fascinante – a viagem ao interior do corpo humano. No livro, cientistas do "nosso lado", bem como do anônimo "outro lado", desenvolveram uma tecnologia miniaturizada que prometia vitória a quem a aperfeiçoasse primeiro. Contudo, a tecnologia tinha uma falha fatal: a miniaturização acabava rapidamente.

O professor Benes descobriu uma inovação que superava esta limitação, mas, antes de ter a chance de divulgar sua invenção crucial, entrou em coma, com um coágulo sangüíneo potencialmente fatal no cérebro. Em um contexto de intriga internacional, "nosso lado" enviou um submarino com uma equipe de cinco pessoas, usando a tecnologia miniaturizada ainda com limitações temporais, para viajar dentro do corpo de Benes e destruir o coágulo.

A equipe incluía o piloto Owens, que dirigia o submarino *Proteus* (agora do tamanho de uma célula); Duvall, um neurocirurgião brilhante encarregado da missão médica; Peterson, a bela cirurgiã-assistente (papel desempenhado por Raquel Welch, na famosa versão cinematográfica); Michaels, um especialista em circulação humana; e Grant, o líder da missão da central de inteligência. No decorrer do drama, leitores

Proteus como protótipo

Uma equipe na UCLA (University of California, Los Angeles), liderada pelo engenheiro biomédico Carlo Montemagno, está construindo um "submarino" do tamanho de uma célula sangüínea, para realizar manobras médicas críticas dentro do corpo humano.[1] "Em sistemas vivos, as moléculas desempenham funções repetitivas como as máquinas", explica Montemagno. "Algumas moléculas transportam matéria ou informações de um local a outro, enquanto outras filtram e bombeiam. Procuro tirar peças dessas máquinas moleculares e adicioná-las a mecanismos híbridos. Isso significa dispositivos vivos ou não; eles incorporam toda a funcionalidade que se encontra em sistemas vivos, mas são artificiais e projetados." A equipe já criou o chamado nanocóptero, com um propulsor feito de níquel e motor do tamanho de um vírus que usa a própria ATP (adenosina trifosfato, uma molécula complexa que armazena energia) do corpo como combustível.

O virologista Peixuan Guo, da Universidade Purdue, criou um nanomotor, guiado por controle remoto, a partir de RNA e DNA viral, e alimentado pelos próprios combustíveis químicos do corpo. Guo já conduziu o dispositivo dentro de células para destruir o vírus da hepatite.[2]

Outra equipe, na Universidade da Califórnia, em Irvine, está usando uma doação de US$ 2,9 milhões, do National Institute of Health, para desenvolver um vaso sangüíneo microscópico a ser pilotado, por controle remoto, por cirurgiões que o conduziriam pelo esôfago, estômago, intestino delgado e cólon, a fim de localizar pequenos tumores e realizar biópsias instantâneas.[3] Em última instância, ele destruirá os tumores encontrados.

Os resultados dessa revolução tecnológica irão muito além da mera manutenção da saúde, incluindo uma vasta expansão do potencial humano.

e cinéfilos vivenciam uma viagem genuinamente fantástica pelo corpo humano, enquanto a tripulação intrépida luta com enormes glóbulos brancos, anticorpos insidiosos, plaquetas irritantes e uma miríade de outras ameaças, à medida que tenta atingir a meta antes que a miniaturização catastroficamente acabe.

A metáfora de *Viagem fantástica** encaixa-se em nosso livro em vários níveis. Primeiro, esperamos oferecer a vocês, leitores, uma viagem fantástica pelo corpo humano. Nossa compreensão dos complexos processos subjacentes à vida, à doença e ao envelhecimento progrediu muito desde 1966. Agora, temos uma capacidade

* O título original do livro *A medicina da imortalidade*, em inglês, é *Fantastic voyage*, em alusão ao livro homônimo de Isaac Asimov. [N.E.]

sem precedentes de entender a biologia de minúsculas estruturas moleculares. Além disso, temos a oportunidade de expandir amplamente nossa longevidade, melhorar o bem-estar e ampliar nossa capacidade de vivenciar o mundo que nos cerca.

O fascínio de Asimov pela miniaturização era profético. Estamos, agora, nas etapas iniciais de uma profunda revolução na qual, de fato, reduziremos nossa tecnologia ao nível molecular. Na verdade, estamos desenvolvendo submarinos do tamanho da célula sangüínea, chamados nano-robôs (robôs cujas principais características são mensuradas em nanômetros ou bilionésimos do metro), a serem enviados ao interior do corpo humano em missões vitais de saúde. Embora não vamos nos encolher, literalmente, para viajar nesses nano-robôs, como na história imaginária de Asimov (ou, ao menos, não nas próximas décadas), seremos capazes de nos colocar em ambientes de realidade virtual e ver pelos olhos desses minúsculos robôs. Conseguiremos controlar seus movimentos como se estivéssemos dentro deles, assim como soldados, hoje, usam controle remoto em sistemas de armas inteligentes.

A IMORTALIDADE AO NOSSO ALCANCE

Será que, hoje, já temos os conhecimentos e as ferramentas para viver eternamente? Se todo o desenvolvimento tecnológico e científico cessasse, subitamente, a resposta teria de ser não. Temos os meios para retardar dramaticamente o processo patológico e de envelhecimento, muito mais do que a maioria pensa, mas ainda não dispomos de todas as técnicas necessárias para prolongar a vida humana indefinidamente. Contudo, está claro que, longe de parar, o ritmo das descobertas tecnológicas e científicas está se acelerando.

De acordo com modelos que Ray criou, nossa proporção mudança-paradigma – o índice de progresso técnico – dobra a cada década, e a capacidade (relação preço-desempenho, capacidade e velocidade) de tecnologias específicas de informação dobra a cada ano.[4] Portanto, a resposta à nossa pergunta é, de fato, um sim definitivo – os conhecimentos existem, se enfaticamente aplicados, para retardar os processos patológicos e de envelhecimento, a tal ponto que se possa gozar de boa saúde e bom humor quando as tecnologias mais radicais de prolongamento e melhoria de vida estiverem disponíveis nas próximas duas ou três décadas.

O especialista em longevidade e gerontologista Aubrey de Grey usa a metáfora de cuidar de uma casa para explicar esse conceito-chave. Quanto tempo dura uma casa? A resposta, obviamente, depende de como cuidamos dela. Se não fizermos nada, o telhado logo apresentará goteiras; água e intempéries irão invadi-la e a casa acabará desintegrando-se. Mas, quando cuidamos ativamente da estrutura, reparando todas as falhas, confrontando todos os perigos e reconstruindo ou reformando partes de tempos em tempos, usando novos materiais e tecnologias, a vida da casa pode prolongar-se, basicamente, para sempre.

Isso também é válido para nosso corpo e cérebro. A única diferença é que, se, por um lado, entendemos completamente os métodos básicos de manutenção de uma casa, ainda não dominamos todos os princípios biológicos da vida. Mas, com o entendimento cada vez maior e mais rápido do genoma humano, das proteínas expressadas pelo genoma (proteoma) e dos processos bioquímicos e metabólicos, adquirimos conhecimentos rapidamente. Começamos a compreender o envelhecimento, não como uma progressão inexorável isolada, mas como um grupo de processos biológicos inter-relacionados. Surgem estratégias para reverter cada uma dessas progressões de envelhecimento, usando-se diversas combinações de técnicas biotecnológicas. Muitos cientistas, inclusive os autores deste livro, acreditam que teremos os meios para deter, e até mesmo reverter, o envelhecimento nas próximas duas décadas. Enquanto isso, já podemos retardar cada processo de envelhecimento, quase detê-lo, usando os métodos apresentados neste livro.

Assim, é possível empreender a meta de aumentar a longevidade em três etapas, ou pontes. Este livro pretende servir de guia para viver o bastante, com boa saúde e bom humor – Ponte Um –, para tirar vantagem do desenvolvimento da revolução biotecnológica – Ponte Dois. Isso, por sua vez, levará à revolução da Nanotecnologia-IA (inteligência artificial) – Ponte Três –, que tem o potencial de nos permitir viver eternamente.

Esta, então, é a premissa de nosso livro e o nosso objetivo: os conhecimentos de como manter nossa "casa" biológica e prolongar sua longevidade e vitalidade sem limites estão próximos. Explicaremos como usar os vastos conhecimentos que temos hoje para o indivíduo permanecer saudável, enquanto prossegue a análise minuciosa (decodificação e entendimento dos métodos principais) de nossa biologia.

VALE A PENA VIVENCIAR O SÉCULO XXI

A maioria de nossas concepções da vida humana, no século XXI, ficará de ponta-cabeça. Entre elas, está a expectativa expressada no adágio sobre a inevitabilidade da morte e dos impostos. Deixaremos a questão do futuro dos impostos para outro livro,[5] mas a crença na inevitabilidade da morte, e como esta perspectiva logo mudará, faz parte do tema principal deste livro. À medida que obtemos êxito no entendimento do genoma e do proteoma, surgirão muitos avanços dramáticos no tratamento da doença e na reversão do envelhecimento. As primeiras duas décadas do século XXI constituirão uma era dourada para a Biotecnologia.

Muitos especialistas acreditam que, dentro de uma década, acrescentaremos mais de um ano à expectativa de vida humana a cada ano subseqüente. Naquele ponto, a cada ano subseqüente, a expectativa de vida remanescente aumentará (Aubrey de Grey acredita que obteremos êxito em deter o envelhecimento em camundongos – que compartilham 99% de nosso código genético – dentro de dez anos, e que as terapias humanas para deter e reverter o envelhecimento ocorrerão cinco a dez anos depois). Uma pequena minoria de *baby boomers** mais velhos chegará além deste limite crítico iminente. Você poderá estar entre eles. Os autores deste livro são desta geração e pretendem viver até essa era limite com boa saúde e bom humor. Infelizmente, a maioria dos outros *baby boomers* continua indiferente aos processos degenerativos ocultos em seu corpo e morrerá desnecessariamente jovem.

Por mais interessante que as duas primeiras décadas deste século provavelmente sejam, as décadas subseqüentes deverão resultar em mudanças ainda mais dramáticas. Ray passou várias décadas estudando e modelando tendências tecnológicas e seu impacto na sociedade. Talvez sua observação mais profunda seja que o próprio índice de mudança está acelerado. Isso significa que o passado não é um guia confiável para o futuro. O século XX não representaria cem anos de progresso na proporção atual, mas sim o equivalente a cerca de 20 anos, porque estamos acelerando os índices atuais de mudança. E faremos outros 20 anos de progresso no índice atual, equivalente àquele de todo o século XX, nos próximos 14 anos. E depois repetiremos o feito em apenas sete anos. Em conseqüência desse crescimento exponencial, o século XXI será igual a 20 mil anos de progresso no ritmo atual – mil vezes maior do que o testemunhado no século XX, que não foi nada ruim em termos de mudança.

O resultado envolverá profundas alterações em cada faceta da vida, da saúde e longevidade à economia e sociedade, e, até mesmo, em nossos conceitos sobre quem somos e o que significa ser humano. Dentro de poucas décadas, teremos os conhecimentos para revitalizar a saúde, expandir nossas experiências – por exemplo, imersão total em realidade virtual, incorporando todos os sentidos, realidade ampliada e melhor capacidade e inteligência humana – e nossos horizontes.

À medida que perscrutarmos o século XXI, a Nanotecnologia nos permitirá reconstruir e expandir nosso corpo e cérebro e criar praticamente qualquer produto a partir de meras informações, resultando em ganhos notáveis em prosperidade. Desenvolveremos meios para expandir amplamente nossas capacidades físicas e mentais, ao criarmos interfaces diretas entre nossos sistemas biológicos e a tecnologia gerada pelo homem.

Embora a capacidade humana de assumir o comando do curso da vida e da morte seja controversa, acreditamos que a habilidade de ampliar nossos horizontes é um atributo singular e desejável de nossa espécie. E, sem dúvida, acreditamos que vale a pena o esforço de permanecer saudável e vital, hoje, para vivenciar este notável século que virá.

---

* Termo utilizado para identificar as pessoas nascidas entre os anos de 1945 a 1962, em período de pós-guerra, que hoje constituem 1/3 da população mundial e detêm cerca de 60% da economia global. [N.E.]

Um programa importante para todas as idades

O programa de longevidade que preparamos neste livro é válido para indivíduos de todas as gerações:

- para adultos na faixa etária de 20 a 30 anos, este é um bom momento para implementar um curso saudável. É muito mais fácil evitar a progressão da doença do que reverter os danos mais tarde;
- para a metade mais jovem dos *baby boomers*, agora na faixa dos 40 anos de idade, é uma época crítica, na qual os processos de morbidade aceleram-se;
- *baby boomers* mais velhos, agora na faixa dos 50 anos, são um grupo crucial, vivendo no ponto de transição. Formam a última geração da qual a vasta maioria morrerá mais ou menos de maneira "antiquada", geralmente de condições debilitantes progressivas que interferem gravemente na qualidade de vida;
- para a geração sênior, com 60 anos ou mais, não é muito tarde para reverter décadas de prejuízos e prolongar significativamente a longevidade e a vitalidade.

UMA MARCHA DE UMA DÉCADA PARA A SAÚDE – OU DOENÇA

As principais causas de óbitos – doença coronariana, câncer, acidente vascular cerebral, doença respiratória, doença renal, doença hepática e diabetes[6] – não surgem da noite para o dia. Na verdade, consistem no resultado final de processos que duram décadas. Para ajudar a entender como os desequilíbrios – e há muitos existentes nos processos metabólicos subjacentes às funções vitais – podem resultar em doenças, desenvolvemos o Programa de Longevidade de Ray & Terry, que é apresentado no decorrer deste livro. (Nosso programa constitui-se da Ponte Um, como mencionado acima, e Pontes Dois e Três, que são detalhadas no Capítulo 2.) As orientações que damos sobre como manter o corpo otimamente saudável – desde o que ingerir ("Alimentos e água", Capítulo 4) até como ajustá-lo ("Estresse e equilíbrio", Capítulo 23) – permitem que seja determinado o *status* específico da saúde e ensinam como empreender ação corretiva eficaz, se necessário. Nosso programa exige tempo e dedicação para sua implementação, mas as recompensas são consideráveis:

- ganhos significativos na maneira de sentir, inclusive o alívio de vários desconfortos, melhor funcionamento gastrintestinal, reversão da fadiga, recuperação do sono, melhora do humor e conquista do peso ideal;
- uma sensação de bem-estar muito maior e aumento dos níveis de energia;

- o conforto de o indivíduo saber que está no caminho para a saúde em longo prazo, enquanto reduz-se significativamente o risco de doenças crônicas como, por exemplo, doença coronariana, acidente vascular cerebral, diabetes tipo 2 e câncer.

O tratamento médico convencional visa a lidar com processos degenerativos em longo prazo apenas depois que irrompem em doença clínica avançada, mas, então, já é tarde demais. É como alguém se aproximar de um penhasco, caminhando de costas; é preciso entender que o precipício está próximo e que deve parar. Depois que caímos, não há muito que fazer. É este o objetivo deste livro: proporcionar os conhecimentos e as medidas específicas a serem tomadas, o mais rapidamente possível, para prolongar a vida, a vitalidade e o bem-estar.

QUEM É O INIMIGO?

Vale a pena considerar o processo de reversão e superação da progressão perigosa da doença como se fosse uma guerra. Como em qualquer guerra, se o inimigo está prestes a cruzar os portões – ou, pior, se já os cruzou –, é importante mobilizar todos os meios possíveis de inteligência e armamento. É por isso que defendemos que os perigos principais devem ser atacados em várias frentes. Por exemplo, analisaremos dez abordagens que devem ser praticadas simultaneamente para prevenir a doença coronariana, sobretudo em indivíduos com elevados fatores de risco.

Mas, se combater a doença e prolongar a longevidade e a vitalidade consistem em uma guerra, quem é o inimigo? Encabeçando a lista, devemos colocar nós mesmos. Obviamente, questões de saúde ganham nossa atenção assim que a doença clínica se manifesta, mas a maioria dos indivíduos não consegue se concentrar na prevenção e no melhoramento da saúde **antes** da eclosão de sintomas explícitos. Infelizmente, a profissão médica é orientada para detectar e tratar essas condições apenas **depois** que atingem o ponto crítico (medicina de controle de sintomas); portanto, a maioria da população recebe dos profissionais de saúde orientações limitadas sobre a prevenção de doenças. Não devemos esperar que outros indiquem o caminho para a cura; a única pessoa que pode assumir responsabilidade por sua saúde é o próprio indivíduo.

Nosso segundo inimigo é o processo patológico em si. Nosso corpo evoluía quando não era benéfico para a sobrevivência da espécie, para que as pessoas vivessem além do início da vida adulta e competissem pelos alimentos limitados e outros recursos da comunidade ou da tribo. Apenas um século e meio atrás, a expectativa de vida era de 37 anos.[7] Se desejarmos manter a vitalidade o maior tempo possível, não poderemos simplesmente depender da ordem natural que a evolução biológica nos dá.

O terceiro inimigo é a opinião cada vez mais geral que se opõe ao prolongamento da vida, com base no fato de que ele, supostamente, viola a essência da natureza humana. O autor Francis Fukuyama, por exemplo, considera imoral a pesquisa que pretende prolongar a longevidade humana além dos atuais 80 anos.[8] A oposição a certas tecnologias biológicas, por exemplo, as pesquisas com células-tronco, retarda terapias vitais para uma ampla variedade de patologias. Devemos observar que não consideramos esses pensadores nossos adversários, mas, sim, suas idéias retrógradas. A essência da espécie humana é estender e expandir suas fronteiras. Em última instância, essa oposição acabará se caracterizando como meras pedras em uma torrente de inovações, com o fluxo contínuo de progresso superando tais barreiras. Todavia, até mesmo atrasos insignificantes resultarão em sofrimento e morte desnecessários de milhões de indivíduos.

AS RECOMENDAÇÕES DA SAÚDE PÚBLICA ESTÃO COMPROMETIDAS DESDE O INÍCIO

Muita gente acredita que as recomendações da saúde pública (por exemplo, a pirâmide alimentar do Departamento de Agricultura) representam nossos melhores conhecimentos coletivos.[9] Geralmente, as pessoas passam, então, a comprometer (enfraquecer) essas recomendações ainda mais, para atender prioridades e circunstâncias próprias, sem perceberem que tais recomendações já estão pré-comprometidas. O resultado é um conjunto de diretrizes inócuas e um duplo comprometimento da saúde.

As recomendações para vitaminas, por exemplo, continuam a ser dominadas pelo sistema RDA (ingestão diária recomendada). Mas este envolve apenas níveis mínimos para evitar deficiências vitamínicas específicas, e não chega a refletir os níveis exigidos para a conquista da saúde ideal.[10] As recomendações dietéticas em geral são reduzidíssimas. Por exemplo, as diretrizes nutricionais para portadores de diabetes tipo 2 não recomendam reduções marcantes de carboidratos,[11] e as recomendações sobre o consumo de gordura são as mesmas para a população em geral.[12] As diretrizes da *American Diabetes Association* são completamente ineficazes, apesar do fato de a evolução da doença, sobretudo em seus estágios iniciais, ser amplamente controlada por meio da nutrição. Podemos fazer as mesmas observações em relação às recomendações dietéticas para evitar a doença coronariana, o assassino número um dos Estados Unidos.[13]

Ao debatermos a natureza inócua de diretrizes públicas nutricionais com alguns profissionais de saúde, eles argumentam que os pacientes não seguem nem mesmo essas recomendações precárias, muito menos outras, mais rígidas. Nosso contra-argumento é que não seguem as diretrizes precárias exatamente porque

Longe dos olhos, longe do coração?

Um número relevante de pacientes cardíacos recebe o primeiro alerta de que algo está errado quando sofre um ataque cardíaco, sendo que um terço é fatal e outro terço causa lesão cardíaca permanente. Raramente detecta-se a aterosclerose, o acúmulo de depósitos de colesterol nas artérias, antes de ela resultar em ataque cardíaco ou, se o paciente tiver "sorte", angina ou teste de esforço anormal. Neste ponto, a doença arterial coronariana já está avançada. Mais de 1,25 milhão de americanos sofrem ataques cardíacos anualmente, enquanto 710 mil morrem de doença coronariana,[14] com a maioria desses óbitos ocorrendo após longos períodos de debilidade.

A hipertensão, ou pressão arterial elevada, embora facilmente diagnosticada, não apresenta sintomas óbvios. Em geral, os acidentes vasculares cerebrais causam lesão cerebral sem aviso. O câncer quase sempre só é detectado depois que ocorreu metástase (disseminação pelo corpo).[15] De fato, a maioria dos processos biológicos degenerativos que resultam em doença clínica devastadora é invisível e silenciosa, só que muitos destes, além dos óbitos e do sofrimento que causam, podem ser prevenidos ou significativamente retardados.

não funcionam. Na verdade, seguir recomendações mais rígidas é **mais fácil** sob muitos aspectos.

Seja, por exemplo, o consumo de carboidratos. A ingestão de carboidratos, sobretudo os de alto índice glicêmico (que se convertem rapidamente em açúcar na corrente sangüínea), gera a vontade de se ingerirem mais carboidratos. A tentativa de reduzir "moderadamente" o consumo de carboidratos passa a ser dificílima, porque a redução moderada nada faz para combater essa vontade de ingeri-los. É como sugerir que os fumantes simplesmente reduzam o número de cigarros consumidos diariamente. Mas a redução total de carboidratos, principalmente os de alto índice glicêmico, elimina eficazmente essa vontade de continuar ingerindo-os, tal como deixar de fumar de uma só vez. É muito mais motivador seguir um programa que tem o potencial de fazer uma diferença dramática, imediata e de longo prazo no bem-estar.

Como outro exemplo de recomendações comprometidas, a diretriz de saúde pública para a suplementação de ácido fólico é 400 mcg por dia, razoável como recomendação geral. Contudo, para indivíduos com níveis elevados de homocisteína – uma causa importante de doença cardiovascular –, a recomendação permanece igual a 400 mcg por dia, inadequada para reduzi-los. A suplementação de ácido fólico de 2,500 mcg ou mais por dia, contudo, é segura e eficaz na redução de homocisteína (bem como outras recomendações que analisaremos posteriormente).[16]

A mesma situação é válida para recomendações sobre os níveis "ideais" de lipídios (gordura) no sangue. As diretrizes de saúde pública afirmam que o colesterol total deve ficar abaixo de 200 mg/dl e que a proporção do colesterol total, em relação ao HDL, o chamado "bom colesterol", deve ficar abaixo de 4,6. No entanto, mesmo indivíduos que atingem esses níveis "ideais" sofrem ataques cardíacos.

Com que freqüência uma pessoa que mantém regularmente um perfil lipídico desejável sofre um ataque cardíaco? A resposta é quase nunca. Mas esses níveis são, de fato, atingidos pela maioria? A resposta é sim. Então, por que não defini-los como metas?

Nossa filosofia é apresentar recomendações ideais, segundo as pesquisas mais recentes. Muito se sabe sobre formas de modificar as tendências destrutivas da saúde em longo prazo, que resultam na vasta maioria de óbitos e doenças crônicas. Colocaremos à disposição nossos melhores conhecimentos sobre medidas eficazes, e cada um poderá decidir, sozinho, que mudanças estará disposto a fazer.

TESTE DINÂMICO *VERSUS* TESTE ESTÁTICO

Outro aspecto singular de nosso programa é o amplo uso de teste dinâmico, ao invés de estático, para a detecção precoce de anormalidades, sempre que possível. Os testes dinâmicos avaliam a resposta do corpo a condições fisiológicas mutáveis, ou "estressantes", ao passo que os testes estáticos simplesmente geram mensurações em condições básicas (repouso). O teste de esforço físico, geralmente feito em esteira para avaliar a função cardíaca, é um exemplo de teste dinâmico comum. Em um teste de esforço, o eletrocardiograma (ECG) é monitorado tanto em repouso quanto sob condições de carga de trabalho crescente. É possível detectar a doença coronariana precoce em muito mais pacientes com o teste de esforço do que apenas com o ECG em repouso (estático).

Outro teste dinâmico comum, realizado por médicos convencionais, é o teste de tolerância à glicose para o diagnóstico de diabetes, o qual é mais sensível do que o teste estático de açúcar no sangue em jejum. Porém, como veremos no Capítulo 9 – "O problema com o açúcar (e insulina)" –, o teste-padrão de tolerância à glicose mostra apenas os níveis de açúcar no sangue, em resposta ao desafio provocado pelo açúcar consumido (ingestão), não revelando, assim, muitos casos precoces de diabetes. Ao mensurarmos também os níveis de insulina, usando o teste de tolerância à glicose-insulina que recomendamos, poderemos diagnosticar muitos casos adicionais de diabetes e intolerância ao açúcar. Se formos um pouco além, e acrescentarmos um teste simples de insulina – realizado apenas por pouquíssimos médicos nos EUA –, será possível detectar vários casos de resistência à insulina, um dos fatores de risco mais perigosos para diversas doenças crônicas que afetam um segmento significativo da população.

No Capítulo 13 – "Metilação – de fundamental importância para a saúde" –, debatemos o metabolismo anormal de homocisteína, um fator de risco para doença coronariana, acidente vascular cerebral e doença de Alzheimer, enfermidades que atingem mais de 1/3 da população adulta. Porém, muitos cardiologistas não fazem nem mesmo o teste estático em seus pacientes para determinar níveis de risco, e a maioria das grandes cidades americanas não tem um único cardiologista fora de um hospital-escola que faça o teste de esforço dinâmico para homocisteína que recomendamos, muito mais exato e menos oneroso.

A detecção precoce de fatores de risco é a marca registrada do nosso programa. Ao se realizarem testes dinâmicos de esforço quando for adequado, será possível aumentar substancialmente a eficácia dos processos de avaliação.

OS PILARES DE NOSSO PROGRAMA DE LONGEVIDADE

Organizamos o Programa de Longevidade de Ray & Terry em torno de atividades e processos metabólicos e físicos primários, que levam à doença ou à saúde sustentada. Nosso programa combina o que há de melhor tanto na medicina convencional quanto na alternativa. Muita gente acha que a medicina convencional é científica, ao passo que a medicina alternativa reflete tradições populares não comprovadas. A realidade é que há muitas práticas de medicina convencional não comprovadas cientificamente, e muitas práticas "alternativas" defendidas por verificação e pesquisa impressionantes.

A medicina alternativa não é uma simples metodologia integrada. Ao contrário, consiste em um amplo conjunto de idéias que não pertencem à prática médica convencional. De fato, muitas dessas idéias não são muito bem fundamentadas na ciência ou em resultados práticos. Tiramos nossas idéias do melhor da medicina convencional, práticas de medicina alternativa com pesquisas convincentes sobre segurança e eficácia, e desenvolvimentos de última geração em Biotecnologia e Nanotecnologia.

PARCERIA COM O PROFISSIONAL DE SAÚDE

Seria difícil seguir um programa de natureza tão abrangente sem uma orientação pessoal. Nossa filosofia é extrair, com total imparcialidade, o melhor das escolas de Medicina de pensamento convencional e alternativo. Portanto, para seguir as idéias em nosso programa, é preciso ter acesso a ambos os mundos.

Seu médico particular é qualificado para diagnosticar e tratar doenças catastróficas, mas a maioria dos médicos não está bem preparada para fornecer orientações no tipo de prevenção agressiva à doença que abordamos neste livro. Infelizmente, a prevenção de doenças não é um enfoque importante da medicina convencional.

Além disso, a questão fundamental da nutrição recebe pouquíssima atenção nas escolas de Medicina dos EUA. Uma abordagem ideal é encontrar um médico que combine o melhor de várias tradições.

Um número cada vez maior de médicos percebe as limitações de praticar a medicina convencional ortodoxa. Eles começaram a transcender o profundo condicionamento dos anos de treinamento médico e passaram (e seus pacientes, ainda mais) a vivenciar a alegria oriunda do pensamento inovador. Muitos desses médicos uniram-se a associações profissionais que atuam com recursos para o treinamento de médicos em terapias médicas nutricionais de ponta, propiciando instrução formal e certificações para assegurar competência (para obter uma lista de médicos e profissionais qualificados em sua área, consulte www.fantastic-voyage.net*). Mesmo no campo da nutrição, decepciona-nos o número de nutricionistas – profissionais da área de Nutrição – que seguem rigidamente as recomendações de saúde pública, altamente comprometidas.

O PRINCÍPIO MAIS IMPORTANTE: INVESTIGAÇÃO CONTÍNUA

Os conhecimentos aqui representados são inerentemente dinâmicos. Não se trata de um programa fixo que simplesmente adotamos. O princípio mais importante do programa é a investigação ativa, contínua, de novos conhecimentos de várias fontes:

- opções de tratamento e diagnóstico recém-disponíveis, resultantes da nova revolução biotecnológica;
- novas informações sobre terapias naturais;
- a própria aprendizagem pessoal cada vez maior de informações de saúde existentes;
- novos conhecimentos adquiridos pelo indivíduo sobre sua condição;
- planejamos atualizar as informações deste livro em nossa página na Internet (consulte www.fantastic-voyage.net) e por meio de futuras edições do presente trabalho. Na página da Internet, há também uma lista de recursos.

A maioria dos livros sobre saúde apresenta apenas uma ou duas idéias novas. O nosso é diferente, porque oferece dezenas incorporadas em um único programa integrado. Segundo nossas pesquisas, acreditamos que as recomendações contidas neste livro permitirão reduzir dramaticamente o risco de doenças no futuro, enquanto melhoram rapidamente o bem-estar no presente. Nossa idéia principal

* As informações contidas na home page do livro estão em inglês. [N.E.]

é que, agora, temos os conhecimentos para determinar onde cada um de nós se encontra na progressão desses processos degenerativos de décadas, e revertê-los.

A base para este conceito está arraigada em décadas de investigação e anos de colaboração. Muitas das idéias mais simples apresentadas em outros livros sobre saúde contemporâneos são válidas, mas não existe uma fórmula mágica que possa abordar todas as questões-chave, dada a complexidade de nosso corpo e cérebro. Em geral, outros livros sobre saúde apresentam uma ou duas idéias combinadas com muita pregação. Em vez disso, oferecemos várias idéias a respeito de como usar os conhecimentos contemporâneos sobre longevidade para transformar sua saúde.

As idéias têm imenso poder de transformar a realidade, mas, apenas, se forem colocadas em prática. Há duas maneiras de usar este livro:

- selecione idéias que lhe pareçam interessantes e acrescente-as ao seu programa de saúde pessoal. Esperamos que seja assim que muitos leitores irão se beneficiar deste livro;
- siga todas as recomendações do Programa de Longevidade de Ray & Terry, que elaboramos como abordagem integrada e abrangente para a nutrição, mudanças no estilo de vida e terapêutica médica de última geração.

A saúde não é simplesmente a ausência de doença diagnosticada; é um caminho para o bem-estar espiritual, emocional e físico cada vez maior. Há sempre o potencial de melhorar a saúde pessoal.

2

AS PONTES PARA O FUTURO

A expectativa de vida ficará em torno de 5 mil anos...
por volta de 2100.
— Aubrey de Grey

Os sistemas biológicos são de inteligência notável. No século XV, Leonardo da Vinci escreveu: "A criatividade humana pode criar várias invenções, mas nunca fará nenhuma mais bela, simples ou objetiva do que a natureza; porque, em suas invenções, nada falta, nada excede". Compartilhamos o deslumbramento de Da Vinci, diante dos *designs* da Biologia, mas discordamos dele quanto à nossa incapacidade de melhorar a natureza. Da Vinci não conhecia a Nanotecnologia, e, na verdade, a natureza, apesar de toda a sua criatividade evidente, é dramaticamente limitada. Por exemplo, as conexões neuronais no cérebro computam apenas 200 transações por segundo, milhões de vezes mais lentas do que os circuitos eletrônicos de hoje.

Apesar da maneira elegante pela qual nossas hemácias transportam oxigênio na corrente sangüínea, levando-o aos tecidos, este ainda é um sistema lento e pesado, e substitutos robóticos (respirócitos), já na prancheta, serão milhares de vezes mais eficazes do que as hemácias. A realidade é que a Biologia nunca será capaz de alcançar o que poderemos fazer com a Engenharia, depois que entendermos totalmente os princípios biológicos de operação.

Outro importante componente da revolução vindoura é a Nanotecnologia molecular, que acabará nos permitindo reprojetar e reconstruir, molécula a molécula, nosso corpo e cérebro.[1] O momento oportuno dessas duas revoluções – Biotecnologia e Nanotecnologia – sobrepõe-se, mas a revolução biotecnológica está uma ou duas décadas à frente da conquista total da Nanotecnologia. É por isso que as descrevemos como segunda e terceira pontes, respectivamente, para o prolongamento radical da vida. A maior parte do material deste livro refere-se à Ponte Um – as maneiras mais avançadas, atualmente disponíveis, de tirarmos vantagem máxima das estratégias preventivas, diagnósticas e de testes para que possamos chegar às Pontes Dois e Três.

UMA PONTE PARA OUTRA PONTE PARA OUTRA PONTE

Este livro descreve três pontes.

1. A primeira ponte – **Programa de Longevidade de Terry & Ray** – consiste em terapias atuais e orientações que permitem permanecer saudável por tempo suficiente para tirar vantagem total da construção da segunda ponte.
2. A segunda ponte é a **revolução biotecnológica**. À medida que aprendemos os códigos genéticos e protéicos de nossa biologia, conquistamos os meios de deter a doença e o envelhecimento, enquanto colocamos em ação todo o nosso potencial humano. Esta segunda ponte, por sua vez, levará à terceira.
3. A terceira ponte é a **revolução da Nanotecnologia e IA (Inteligência Artificial)**. Esta nos permitirá reconstruir nosso corpo e cérebro em nível molecular.[2]

Essas transformações emergentes na tecnologia resultarão em novas ferramentas potentes para expandir a saúde e os poderes humanos. Por fim, os conhecimentos representados neste livro serão automatizados dentro do indivíduo. Hoje, contudo, ainda temos de aplicá-los. Falaremos sobre cada uma dessas pontes à medida que se relacionam com os tópicos discutidos. Em cada capítulo, começaremos com estratégias da Ponte Um que se podem aplicar imediatamente. Onde relevante, incluiremos uma análise sedutora do que as Pontes Dois e Três têm a oferecer no futuro próximo.

PONTE DOIS: A REVOLUÇÃO BIOTECNOLÓGICA

À medida que aprendemos como as informações se transformam em processos biológicos, surgem muitas estratégias para superar os processos patológicos e de envelhecimento. Analisaremos, aqui, algumas das abordagens mais promissoras e, depois, discutiremos outros exemplos nos capítulos seguintes. Uma abordagem potente é começar com a informação central da Biologia: o genoma. Com tecnologias genéticas, estamos a um passo de conseguir controlar como os genes se expressam. Em última instância, seremos de fato capazes de mudar os próprios genes.

Já empregamos tecnologias genéticas em outras espécies. Usando um método denominado tecnologia recombinante, utilizada comercialmente para produzir novos fármacos, podemos modificar os genes de determinados organismos – variando de bactérias a animais domésticos –, de modo a gerar as proteínas necessárias ao combate de doenças humanas.

Outra importante linha de ataque é recultivar nossas células, nossos tecidos e, até mesmo, órgãos inteiros, e introduzi-los no corpo sem cirurgia. Um importante benefício dessa técnica de clonagem terapêutica é que poderemos criar esses novos tecidos e órgãos a partir de versões de nossas células que também rejuvenesceram – o novo campo da medicina do rejuvenescimento.

Enquanto aprendemos sobre os processos de informações subjacentes à Biologia, concebemos maneiras de dominá-los para superar a doença e o envelhecimento, e ampliar o potencial humano. Outrora, a descoberta de medicamentos era uma questão de encontrar substâncias que produzissem algum efeito benéfico sem efeitos colaterais excessivos. Esse processo era semelhante à descoberta das ferramentas pelos primeiros seres humanos, limitada a simplesmente encontrar rochas e implementos naturais que pudessem ser usados para finalidades úteis. Agora que podemos projetar medicamentos para desempenhar missões precisas no nível molecular, estamos em posição de superar antigos sofrimentos. O escopo e escala desses esforços são vastos; os exemplos, neste livro, constituem apenas uma pequena amostra das idéias mais promissoras. Daremos exemplos adicionais nos capítulos seguintes.

NÃO APENAS BEBÊS PROJETADOS, MAS *BABY BOOMERS* PROJETADOS

As tecnologias genéticas compreenderão três etapas: (1) influenciar a expressão metabólica de genes; (2) bloquear ou modificar a expressão genética; e (3) terapia genética somática. Discutiremos como essas tecnologias iminentes causarão impacto em sua viagem pessoal ao futuro.

INFLUENCIAR A EXPRESSÃO METABÓLICA DE GENES. A ciência ainda não tem a capacidade de mudar os genes (embora isso esteja começando a funcionar), mas, sabendo quais genes estão presentes, podemos fazer opções de estilo de vida adequadas e adotar estratégias preventivas para influenciar seu impacto. Como analisaremos no Capítulo 11, já temos as ferramentas para ler um segmento de nossa constituição genética pessoal e para usar essas informações, de modo a orientar as opções nutricionais, de estilo de vida e de suplementos. Podemos usar essas informações na elaboração de um protocolo individualizado, a fim de evitar doenças e condições degenerativas progressivas para as quais há predisposição genética.

BLOQUEAR OU MODIFICAR A EXPRESSÃO GENÉTICA. Embora ainda não tenhamos os meios para alterar os genes em si, estamos começando a alterar sua expressão. A expressão genética é o processo pelo qual se lê a cópia genética e implementam-se suas instruções. Cada célula do corpo tem um conjunto completo de todos os genes. Mas uma célula específica, por exemplo, da pele ou das ilhotas pancreáticas, obtém suas características de apenas uma pequena fração de todo o material genético que ela transporta – o segmento de informações genéticas relevante àquele tipo especial de célula.[3] Como é possível controlar este processo fora do núcleo celular, é mais fácil implementar essas estratégias de bloqueio genético do que as terapias que exigem acesso ao interior do núcleo.

A expressão genética é controlada por **peptídeos**, moléculas formadas por seqüências de aminoácidos e cadeias curtas de RNA. Os cientistas estão começando a aprender como esses processos funcionam.[4] Muitas terapias novas, atualmente sendo desenvolvidas e testadas, baseiam-se na manipulação desse processo de expressão genética para **desativar** a expressão de genes causadores de doenças ou **ativar** genes desejáveis que, talvez, não se expressariam em um determinado tipo de célula.

Duas terapias em evolução para bloquear ou modificar a expressão genética são a terapia *antisense* e a interferência mediada por RNA (ou RNA-interferência). O alvo dessa terapia é o RNA mensageiro (mRNA), transcrito (copiado) do DNA e, depois, traduzido em proteínas. Para genes mutantes ou lesados, os pesquisadores investigam maneiras de bloquear o mRNA criado por eles para que sejam incapazes de fabricar proteínas indesejadas. O processo de reparo usa seqüências espelhadas de RNA, denominadas RNA *antisense*. Essas seqüências aderem-se ao RNA codificador de proteína anormal, impedindo-o de se expressar.[5]

Na abordagem de RNAi (RNA-interferência), os pesquisadores constroem segmentos curtos de RNA fita dupla, contendo tanto a fita *sense* quanto a *antisense*. Estes se combinam e se aderem a porções do RNA transcritas a partir de genes mutantes. Isso bloqueia a capacidade que o segmento de RNA natural tem de criar proteínas, silenciando eficazmente o gene defeituoso. Em testes recentes, o uso de ambas as fitas de RNA desta maneira foi dramaticamente mais eficaz do que usar apenas a fita *antisense*. Em muitas doenças genéticas, apenas uma cópia de determinado gene é imperfeita. Como se obtêm duas cópias de cada gene, uma do pai e outra da mãe, esta abordagem deixa apenas um gene saudável para criar a proteína necessária.[6]

TERAPIA GENÉTICA SOMÁTICA. Este é o cálice sagrado da Bioengenharia. Esta terceira etapa mudará definitivamente os genes dentro do núcleo, ao "infectá-los" com o novo DNA, criando essencialmente novos genes.[7] O conceito de mudar a composição genética dos seres humanos é quase sempre associado à idéia de "bebês projetados". Mas a promessa real da terapia genética é, de fato, mudar os genes **adultos.**[8] Esses novos genes podem ser projetados tanto para bloquear genes indesejáveis, causadores de doenças, quanto para introduzir novos, que retardam e revertem os processos de envelhecimento.

Estudos em animais tiveram início nos anos 1970 e 1980, e, atualmente, tem sido produzida, com êxito, uma variedade de animais "transgênicos", como gado bovino, galinhas, coelhos e ouriços-do-mar. O ano de 1990 marcou as primeiras tentativas de terapia genética humana. Ainda permanece o desafio de transferir DNA terapêutico para células-alvo, a fim de que ele, então, se expresse nas quantidades certas e no momento correto.

Vejamos primeiro como ocorre a transferência de novo material genético. Na maioria das vezes, o vírus é o veículo preferido. Há muito tempo, os vírus desenvolveram a capacidade de levar seu material genético às células humanas, geralmente resultando em doença. Pesquisadores, agora, simplesmente removem os genes prejudiciais do vírus e inserem, em seu lugar, genes terapêuticos, para que o vírus, então, "infecte" células humanas com esses genes benéficos. Essa abordagem é relativamente simples, mas os genes virais quase sempre são muito grandes para entrar em muitos tipos de células, como, por exemplo, as do cérebro. Outras limitações desse processo incluem a extensão de DNA que é possível transferir. A localização exata onde o novo DNA viral integra-se na seqüência de DNA da célula-alvo também é difícil de controlar. Além disso, essas "infecções" podem desencadear uma resposta imune, resultando em rejeição do novo material genético.[9]

A morte de dois participantes de estudos de terapia genética, alguns anos atrás, causou um atraso temporário, embora as pesquisas tenham sido retomadas desde então. Um paciente morreu de uma resposta imune ao vetor do vírus. O segundo, portador da doença do "menino da bolha" – em essência, nasceu sem sistema imunonológico –, desenvolveu leucemia, desencadeada pela colocação inadequada do gene transferido para suas células.[10] Esse segundo óbito enfatiza dois importantes obstáculos que precisam ser superados para que a terapia genética obtenha êxito: como posicionar adequadamente o novo material genético nas fitas de DNA do paciente e como monitorar a expressão do gene. Uma possível solução seria adicionar um gene "repórter" de imagem com o gene terapêutico. O gene repórter geraria sinais de imagem que permitiriam o monitoramento intensivo da terapia genética. O processo prosseguiria apenas se a colocação do novo gene estivesse correta.[11]

A injeção física (microinjeção) de DNA nas células é possível, mas caríssima. Recentemente, fizeram-se avanços interessantes em outros meios de transferência. Por exemplo, esferas de gordura com núcleo aquoso, chamadas lipossomas, podem ser usadas como cavalo de Tróia molecular para transportar genes às células do cérebro. Isso abre a porta para o tratamento de distúrbios como doença de Parkinson e epilepsia.[12] Além disso, é possível usar impulsos elétricos para transportar várias moléculas, entre as quais as proteínas farmacêuticas, RNA e DNA, às células.[13]

A terapia genética começa a funcionar

Uma equipe liderada pelo pesquisador da Universidade de Glasgow, dr. Andrew H. Baker, usou com êxito adenovírus para desviá-lo do fígado e "infectar" órgãos ou regiões de órgãos específicos. Por exemplo, os pesquisadores conseguiram direcionar a terapia genética às células endoteliais que revestem o interior de vasos sangüíneos. Baker disse que seu trabalho poderia "melhorar a seletividade, a eficácia e a segurança do transporte de genes ao sistema cardiovascular".

Outra abordagem pioneira é a da equipe de pesquisa liderada por Craig Venter, responsável pelo empreendimento privado que, com êxito, transcreveu o genoma humano, que já demonstrou a capacidade de criar vírus sintéticos a partir de informações genéticas.[14] Uma aplicação básica é projetar vírus para transportar novas informações genéticas em terapia genética.

Uma opção é compactar DNA em nanoesferas ultraminúsculas (25 nanômetros) para obter impacto máximo.[15] Esta abordagem já está sendo testada em pacientes humanos com fibrose cística. Os pesquisadores informaram um "aumento de 6 mil vezes na expressão de um gene preparado desta maneira, em comparação com DNA não compactado em lipossomas".

Porém, outra abordagem usa DNA combinado com bolhas microscópicas. Usam-se ondas ultra-sônicas para comprimir as bolhas, permitindo que passem através da membrana celular.

TECNOLOGIA RECOMBINANTE: APOSTANDO NA FARMACULTURA

Já estamos usando terapia genética em outras espécies. Ao modificarmos os genes de bactérias, plantas e animais, podemos fazer com que se criem as substâncias necessárias para combater doenças humanas. Proteínas recombinantes, oriundas da combinação de DNA de mais de um organismo, são agora fabricadas por bactérias, uma biotecnologia inovadora adequadamente denominada *pharming* (farmacultura). Em tecnologia recombinante, o material genético que codifica a proteína desejada une-se ao DNA de certas espécies de bactérias, que, então, passam a fabricar aquela proteína. Dada a alta velocidade de multiplicação de bactérias, é fácil criar, assim, quantidades significativas de proteínas. A insulina foi a primeira molécula a ser criada sinteticamente por tecnologia recombinante, para que os diabéticos insulino-dependentes não mais dependessem de injeções de insulina suína ou bovina. Muitos diabéticos desenvolviam reações alérgicas ou altos níveis de anticorpos contra as proteínas estranhas encontradas em preparações de insulina suína ou bovina. Com a insulina **humana** recombinante, isso deixou de ser problema.

Crianças com deficiência do hormônio de crescimento (anões) dependiam de injeções de hGH (hormônio de crescimento humano), derivado da glândula pituitária de cadáveres humanos. Era necessário um grande número de cadáveres para fornecer hGH suficiente para apenas uma criança por ano. Além disso, havia o risco de certas infecções. O hGH recombinante solucionou esse problema e reduziu substancialmente o custo dessa terapia, permitindo que adultos com deficiência de hormônio do crescimento também fossem tratados.

Genes de proteínas também se unem a células renais humanas "imortalizadas" e, agora, são farmacultivadas para criar proteínas consideradas úteis no tratamento de pacientes que sofreram acidentes vasculares cerebrais, bem como várias outras doenças.[16] Pacientes com doença renal crônica não têm uma proteína produzida pelos rins, denominada eritropoietina. Sua ausência causa anemia profunda e a necessidade de transfusões freqüentes. Ao inserirem os genes que codificam esta proteína em células de hamsters, empresas farmacêuticas conseguiram criar eritropoietina suficiente para evitar a necessidade de transfusão para muitos pacientes em diálise.

Além disso, surgem novos métodos envolvendo animais domésticos tradicionais. Vacas produzem grandes quantidades de leite e, assim, unir o DNA aos genes que codificam o leite é uma técnica valiosa. O DNA que codifica a proteína do ovo é, agora, usado para que os ovos de galinhas transgênicas (contendo um gene ou genes de outra espécie artificialmente inseridos) contenham proteínas úteis. No futuro próximo, teremos fazendas farmacêuticas, nas quais se alterarão os genes dos animais para que seu leite, seus ovos ou, mesmo, seu sêmen produzam proteínas recombinantes, com o propósito de ajudar no tratamento de condições atualmente intratáveis ou, apenas, parcialmente tratáveis, como, por exemplo, esclerose múltipla, doença de Parkinson, doença de Alzheimer, hepatite C e Aids.

Os produtores farmacêuticos não ficarão limitados ao uso de animais. Plantas, sobretudo aquelas com alto teor protéico, como milho ou tabaco, podem ser reprogramadas para produzir substâncias de grande valor. No Japão, por exemplo, uma cepa de arroz geneticamente modificado contém uma proteína que mata o vírus da hepatite B.

CLONAGEM TERAPÊUTICA

Um dos métodos mais potentes de aplicar o próprio maquinário da vida para melhorá-la e prolongá-la envolve o uso de mecanismos reprodutores da biologia na forma de clonagem. A clonagem é uma tecnologia importantíssima, não para clonar humanos completos, mas para fins de prolongar a vida. A clonagem terapêutica cria novos tecidos para substituir órgãos ou tecidos deficientes.

Todos os eticistas responsáveis, entre os quais estes autores, no momento, consideram antiética a clonagem humana, porém nossas razões têm pouco a ver com as questões delicadas de manipulação da vida humana. Ao contrário, a tecnologia, hoje, simplesmente ainda não é confiável. A técnica atual envolve a fusão de um núcleo celular de um doador com a célula-ovo de um receptor, usando-se faísca elétrica, o que causa nível elevado de erros genéticos.[17]

Esta é a principal razão de a maioria dos fetos assim criados até agora não ter chegado a termo. Mesmo aqueles que sobrevivem têm falhas genéticas. Dolly, a ovelha, desenvolveu um problema de obesidade na vida adulta, e a maioria dos animais clonados produzidos até então apresentou problemas de saúde imprevisíveis. Os cientistas têm várias idéias para aperfeiçoar o processo, inclusive o uso de maneiras alternativas para fundir o núcleo e a célula-ovo sem a faísca elétrica destrutiva. Contudo, até que a tecnologia seja comprovadamente segura, seria antiético criar vida humana com probabilidade tão elevada de graves problemas de saúde.

Entretanto, as aplicações mais valiosas da tecnologia de clonagem **não** têm por objetivo clonar seres humanos inteiros, mas criar órgãos humanos – por exemplo, coração ou rins – usando células reprodutivas no estágio pré-fetal (antes da implantação do feto). Tais células sofrem diferenciação e podem, então, desenvolver-se em órgãos específicos. Como a diferenciação ocorre durante o estágio pré-fetal, a maioria dos eticistas acredita que esse processo não levanta questões éticas, embora essa opinião seja altamente polêmica.[18]

Uma equipe de pesquisadores liderada por Woo Suk Hwang e Shin Yong Moon, da Universidade Nacional de Seul, na Coréia do Sul, deu um passo importante para aperfeiçoar essa tecnologia. Em um artigo publicado na revista *Science*, eles anunciaram que tinham clonado, com êxito, uma linhagem de células-tronco humanas pluripotentes, com o potencial de se transformarem em qualquer tipo de célula de que o corpo necessite. Sua linhagem celular já passara por 70 reproduções sem incidentes.[19] Esta pesquisa abre caminho para conquistas significativas na produção de órgãos e tecidos humanos saudáveis para reposição, derivados de uma linhagem de células-tronco clonadas.

VENCER A MORTE CELULAR PROGRAMADA. A clonagem terapêutica relaciona-se aos telômeros, que são filamentos de um código repetido no final de cada fita de DNA. Esses códigos repetidos são como um colar de contas, do qual uma "conta" cai cada vez que a célula sofre divisão. Isso limita o número de vezes que uma célula pode se dividir – o chamado limite de Hayflick. Quando essas "contas" de DNA acabam, a célula é programada para morrer. Recentemente, descobriu-se que uma única enzima chamada telomerase pode prolongar a extensão dos telômeros, superando, assim, o limite de Hayflick. Células reprodutivas criam telomerase e são imortais. As células cancerígenas também produzem telomerase, o que lhes permite reproduzir-se indefinidamente. A identificação dessa enzima traz oportunidades importantes para manipular esse processo de prolongar a longevidade de células saudáveis ou interromper a longevidade de células patológicas, como, por exemplo, as cancerígenas.

É interessante refletir sobre a notável estabilidade das células reprodutivas imortais, que ligam toda a vida celular na Terra. As células reprodutivas evitam a destruição por meio da enzima telomerase, que reconstrói a cadeia de telômeros após cada divisão celular. Esta enzima imortaliza as células reprodutivas e, de fato, elas sobrevivem desde o início da vida na Terra, há bilhões de anos. Esta informação traz a possibilidade de terapias genéticas futuras que devolveriam as células ao seu estado jovem, prolongado pela telomerase. Experimentos animais mostram que a telomerase é relativamente benigna, apesar de alguns experimentos terem resultado em maiores índices de câncer.

Além disso, transferir a telomerase para os núcleos celulares envolve desafios, embora a tecnologia de terapia genética requerida esteja em franco progresso. Cientistas como Michael West, presidente e CEO da Advanced Cell Technology Inc., mostraram-se confiantes quanto ao fato de que novas técnicas irão gerar a capacidade de transferir telomerase para núcleos celulares e superar a questão do câncer. A terapia genética com telomerase promete rejuvenescer indefinidamente as células somáticas humanas (células não reprodutivas) – isto é, todas as células humanas.

O progresso no desenvolvimento de novos tecidos e órgãos a partir de células-tronco vem aumentando rapidamente. A equipe de Robert Langer, no MIT (Massachusetts Institute of Technology), desenvolveu versões primitivas de órgãos humanos como fígado, cartilagens e tecidos neurais. Sua técnica envolve a cultura de células em plataformas de polímero biodegradável, especialmente projetadas, que se assemelham a estruturas esponjosas com a forma aproximada do órgão desejado. Langer e sua equipe escreveram: "Aqui, mostramos pela primeira vez que plataformas de polímeros [...] promoveram proliferação, diferenciação e organização de células-tronco embrionárias humanas em estruturas tridimensionais".

Um dos desafios do desenvolvimento de novos órgãos humanos por meio desta técnica é criar um sistema de funcionamento de novos vasos sangüíneos. Pesquisadores do MIT e Harvard Medical School construíram um sistema vascular sintético funcional, usando dois polímeros biodegradáveis feitos em computador, unidos para criar capilares de apenas 10 mícrons (milionésimos de metro) de largura, assim como artérias e veias até 300 vezes mais largas.[20]

Uma abordagem interessante que evita a polêmica ética de usar tecido fetal, embora também proporcione uma fonte substancial de células-tronco, atualmente em quantidade limitada, é a partenogênese, ou o chamado nascimento virgem. Adicionar certos produtos químicos à célula-ovo humana não fertilizada pode transformá-la em embrião, que, então, age como suprimento de novas células-tronco.[21] Esses embriões, denominados partenotas (embriões partenogenéticos), nunca podem se transformar em bebês e, por isso, não deve haver questão ética na destruição de tecido que estaria fadado à destruição de qualquer maneira. Outra idéia intrigante é a de que a mulher crie partenotas a partir de suas células-ovo para gerar células-tronco com seu DNA, evitando, assim, rejeição potencial de células estranhas pelo sistema imunológico do paciente.

ENGENHARIA DE CÉLULAS SOMÁTICAS HUMANAS. Trata-se de uma abordagem ainda mais promissora, que evita completamente a controvérsia de usar células-tronco fetais. Essas novas tecnologias, também denominadas transdiferenciação, criam novos tecidos com o próprio DNA do paciente, ao converterem um tipo de células (por exemplo, uma célula da pele) diretamente em outra (por exemplo, uma célula das ilhotas pancreáticas ou do coração), sem o uso de células-tronco fetais.[22] Há inovações recentes nesta área. Cientistas dos Estados Unidos e da Noruega converteram, com êxito, células humanas da pele diretamente em células nervosas e do sistema imunológico.[23] Hematech, uma empresa de Biotecnologia, reprogramou fibroblastos a um estágio primordial, no qual possam ser convertidos em outros tipos de células.

Analise a pergunta: qual a diferença entre uma célula da pele e qualquer outro tipo de célula do corpo? Afinal de contas, todas têm o mesmo DNA. Como observado acima, as diferenças encontram-se em fatores sinalizadores de proteínas. Estes incluem peptídeos e fragmentos curtos de RNA, que, agora, começamos a entender. Ao manipularmos essas proteínas, poderemos transformar um tipo de célula em outro.[24]

Aperfeiçoar esta tecnologia não apenas dissiparia uma questão política e ética polêmica, mas também proporcionaria uma solução ideal, a partir de uma perspectiva científica. Se forem necessárias células das ilhotas pancreáticas ou do tecido renal – ou, até mesmo, um coração inteiro –, para evitar reações auto-imunes, a preferência será produzi-las a partir do DNA do próprio paciente, e não do DNA das células reprodutivas de outrem. E essa abordagem usa as células da pele do paciente, existentes em abundância, e não as raras e preciosas células-tronco.

Esse processo desenvolveria diretamente um órgão com a constituição genética do indivíduo, e o novo órgão teria seus telômeros completamente alongados até a extensão original da juventude, tornando o novo órgão jovem novamente.[25] Isso significa que um homem de 80 anos de idade poderia ter o coração substituído pelo mesmo que ele tinha quando estava com, digamos, 25 anos.

O gene mestre que permite que as células-tronco permaneçam jovens e pluripotentes (capazes de se diferenciar em praticamente qualquer outro tipo de célula) foi descoberto e denominado *nanog* por uma equipe do Instituto para Pesquisa de Células-Tronco, em Edimburgo, na Escócia.[26] "*Nanog* parece ser um gene mestre que faz as células-tronco embrionárias crescerem em laboratório,"

Cada vez mais jovem

Cientistas do European Molecular Biology *Laboratory* e da Universidade de Roma identificaram uma proteína denominada mIGF-1, que induz células-tronco, a partir de outras partes do corpo, a migrarem rapidamente para músculos danificados por doença ou lesão. Nossa capacidade de produzir mIGF-1 diminui com a idade, mas tal processo etário pode ser revertido pela administração da proteína. Este pode ser um passo fundamental na terapia de células-tronco.

Ainda mais animadora é a perspectiva de substituir órgãos e tecidos por seus correspondentes "jovens" sem cirurgia. Células clonadas com telômeros prolongados, introduzidas em um órgão, integram-se às células mais velhas. Por meio de tratamentos repetidos durante determinado período de tempo, o órgão acabará sendo dominado pelas células mais jovens. Normalmente, substituímos nossas células com regularidade; portanto, por que não o fazer com células jovens, com telômeros prolongados, em vez daquelas mais velhas, com telômeros reduzidos? Não há motivo para que não possamos, por fim, fazê-lo com cada órgão e tecido do corpo. Assim, ficaríamos cada vez mais jovens.

disse Ian Chambers, um dos cientistas da equipe. "De fato, este [gene] torna as células-tronco imortais." A informação é um grande passo para conseguir transformar qualquer célula (por exemplo, uma célula epitelial) em célula pluripotente, que pode, então, ser transformada em qualquer outro tipo de célula.

REVERTER O ENVELHECIMENTO HUMANO

Nossos conhecimentos sobre os principais componentes do envelhecimento humano aumentam rapidamente: identificaram-se estratégias para deter e reverter os processos de envelhecimento. Talvez o defensor mais entusiasmado e perspicaz dos procedimentos de deter o processo de envelhecimento seja Aubrey de Grey, um cientista do Departamento de Genética da Universidade de Cambridge. De Grey descreve seu objetivo como "senilidade insignificante orquestrada" – impedir que nos tornemos mais frágeis e propensos à doença, à medida que envelhecemos.[27]

Segundo De Grey, "já temos todos os conhecimentos essenciais necessários para desenvolver a **senilidade insignificante orquestrada** – eles apenas precisam ser coordenados".[28] Ele acredita que demonstraremos camundongos "saudáveis e rejuvenescidos" – camundongos funcionalmente mais jovens do que eram, antes de ser tratados, e com o prolongamento da vida como prova – dentro de dez anos, e enfatiza que esta demonstração terá efeito dramático sobre a opinião pública. Mostrar que podemos reverter o processo de envelhecimento em um animal que compartilha 99% de nossos genes transformará profundamente a opinião geral de que o envelhecimento e a morte são inevitáveis. Depois de demonstrado em um animal, o rejuvenescimento saudável em humanos provavelmente levará outros cinco a dez anos, mas o advento de camundongos rejuvenescidos criará enorme pressão competitiva para traduzir esses resultados em terapias humanas.

No início da evolução de nossa espécie (e precursores de nossa espécie), a sobrevivência não era auxiliada – de fato, era prejudicada – por indivíduos que viviam além do início da juventude. Em conseqüência, genes que sustentavam o prolongamento significativo da vida sofriam seleção contrária. Em nossa era moderna de abundância, todas as gerações podem contribuir para a expansão contínua do conhecimento humano. "Nossa expectativa de vida será em torno de 5 mil anos [...] por volta do ano 2100", diz De Grey. Ao se seguirem as três pontes descritas neste livro, seria possível atingir o ano 2100 e, então, segundo De Grey, prolongar a longevidade indefinidamente.

De Grey descreve sete processos-chave de envelhecimento que, atualmente, encorajam a senilidade, e identifica estratégias para reverter cada um deles. Eis quatro das estratégias-chave de De Grey.

"EPIMUTAÇÕES"[29] E MUTAÇÕES (NUCLEARES) CROMOSSÔMICAS. Quase todo o DNA encontra-se em nossos cromossomos, no núcleo da célula. (O restante encontra-se nas mitocôndrias, das quais falaremos em breve.) Com o tempo, ocorrem mutações, ou seja, a seqüência de DNA torna-se danificada. Além disso, as células acumulam mudanças para informações "epigenéticas" que determinam quais genes se expressam em células distintas. Essas mudanças também são relevantes porque fazem com que as células se comportem inadequadamente em relação ao tecido a que pertencem. A maioria dessas mudanças (de cada tipo) é inócua, ou faz apenas com que a célula morra e seja substituída pela divisão de uma célula vizinha. As mudanças relevantes são, basicamente, aquelas que resultam em câncer. Isso significa que, se podemos curar o câncer, epimutações e mutações nucleares devem ser, em sua maioria, inócuas. A estratégia proposta por De Grey para curar o câncer é preventiva: ela envolve o uso de terapia genética para remover, de todas as células, os genes que o câncer necessita ativar para manter os telômeros quando se dividirem. Isso não impedirá que o câncer seja iniciado por mutações, mas fará com que enfraqueça antes que cresça o suficiente para nos matar. Essas estratégias para eliminar genes já existem e estão sendo rapidamente aprimoradas.

CÉLULAS TÓXICAS. Ocasionalmente, as células entram em um estado no qual não são cancerosas, mas seria ainda melhor para o corpo se elas morressem. A senescência celular é um exemplo, e também o é ter número excessivo de células adiposas. Nesses casos, precisamos eliminá-las (o que é geralmente mais fácil do que revertê-las ao estado saudável). Para tanto, desenvolvem-se, agora, métodos para atingir essas células com "genes suicidas", e também para fazer com que o sistema imunológico as elimine.

Bloquear a enzima telomerase é uma de muitas estratégias estudadas contra o câncer. O bloqueio impediria as células cancerígenas de se reproduzirem mais do que um determinado número de vezes, destruindo eficazmente a capacidade de o câncer espalhar-se. Há muitas outras estratégias sendo intensamente pesquisadas para superar essa enfermidade. Especialmente promissoras são as vacinas contra o câncer, projetadas para estimular o sistema imunológico a atacar células cancerígenas. Essas vacinas poderiam ser usadas para prevenir o câncer, como tratamento de primeira linha, ou para eliminar células cancerígenas restantes depois de outros tratamentos.[30] Trataremos das estratégias da Ponte Dois contra o câncer com mais detalhes no Capítulo 16 – "Prevenção e diagnóstico precoce do câncer".

MUTAÇÕES MITOCONDRIAIS. Outro processo de envelhecimento, identificado por De Grey, é o acúmulo de mutações nos 13 genes das mitocôndrias, as fábricas de energia da célula.[31] Os genes mitocondriais sofrem um índice mais elevado de mutações do que aqueles no núcleo e são fundamentais para o funcionamento eficiente das células. Depois que dominarmos a terapia genética somática, poderemos colocar várias cópias desses 13 genes dentro da segurança relativa do núcleo celular, proporcionando assim redundância (cópias de segurança) para essas informações genéticas vitais. O mecanismo já existe em células para proteínas codificadas no núcleo, a serem importadas para as mitocôndrias, e, portanto, não é necessário que essas proteínas sejam produzidas na própria mitocôndria. De fato, a maioria das proteínas necessárias para a função mitocondrial já é codificada pelo DNA nuclear. Já existe pesquisa bem-sucedida na transferência de genes mitocondriais para o núcleo em culturas celulares.

PERDA CELULAR E ATROFIA. Os tecidos humanos têm meios para repor células desgastadas, mas essa capacidade é limitada em certos órgãos, segundo De Grey. Por exemplo, o coração é incapaz de repor células com a rapidez necessária enquanto envelhecemos; por isso ele compensa, hipertrofiando as células sobreviventes e usando material fibroso. Com o tempo, isso faz com que o coração se torne menos flexível e sensível. Uma estratégia básica, aqui, é colocar em ação a clonagem terapêutica de nossas células, como descrito na p. 37.

Evidência do projeto de genoma indica que pouco menos de algumas centenas de genes estão envolvidos no processo de envelhecimento. Ao manipulá-los, já se alcançou o prolongamento radical da vida em animais mais simples. Por exemplo, pela modificação de genes em *C. elegans*, que controla a insulina e modifica os níveis de hormônios sexuais, a duração da vida dos animais em teste aumentou seis vezes, o equivalente a uma vida de 500 anos para o ser humano.[32] À medida que dominarmos a capacidade de entender e reprogramar a expressão genética, reprogramar o processo de envelhecimento em humanos torna-se cada vez mais viável. A idéia de que envelhecer e morrer são inevitáveis está profundamente arraigada, mas essa perspectiva antiga mudará aos poucos, quando as terapias genéticas forem demonstradas com êxito nas próximas duas décadas.

PONTE TRÊS: NANOTECNOLOGIA E INTELIGÊNCIA ARTIFICAL

À medida que "esmiuçamos" (entendemos os princípios básicos de operação) nossa biologia, aplicaremos a tecnologia para aumentar ou reprojetar nosso corpo e cérebro, de modo a prolongar radicalmente a longevidade, aprimorar a saúde e expandir a inteligência e nossas experiências. Grande parte desse desenvolvimento tecnológico será o resultado de pesquisas em Nanotecnologia, um termo criado por K. Eric Drexler, nos anos 1970, para descrever o estudo de objetos cujas menores características mediam menos que 100 nanômetros (bilionésimos do metro). Um nanômetro corresponde, aproximadamente, ao diâmetro de cinco átomos de carbono.

Robert A. Freitas Jr., um teórico da Nanotecnologia, escreveu: "Os abrangentes conhecimentos da estrutura molecular humana, tão minuciosamente adquiridos no século XX e início do século XXI, serão usados no século XXI para projetar máquinas microscópicas clinicamente ativas. Estas máquinas, cuja tarefa básica não será a realização de viagens de pura descoberta, serão enviadas, na maioria das vezes, em missões de inspeção, reparo e reconstrução celular".[33]

Freitas enfatiza que, se "a idéia de colocar milhões de nano-robôs autônomos (robôs do tamanho de uma célula sangüínea, construídos molécula por molécula) dentro do corpo parece estranha, até mesmo alarmante, o fato é que o corpo já está inundado por um vasto número de nanodispositivos móveis". A própria biologia prova que a Nanotecnologia é viável. Segundo Rita Colwell, diretora da National Science Foundation: "A vida é a nanotecnologia que funciona". Macrófagos (células sangüíneas brancas) e ribossomos ("máquinas" moleculares que criam seqüências de aminoácidos segundo informações nas fitas de RNA) são basicamente nano-robôs projetados pela seleção natural. À medida que fabricarmos nossos nano-robôs para reparar e ampliar a biologia, não ficaremos limitados à caixa de ferramentas da biologia. A biologia usa um conjunto limitado de proteínas para todas as suas criações, ao passo que podemos criar estruturas dramaticamente mais fortes, rápidas e complexas.

Uma aplicação que discutiremos no Capítulo 7, sobre digestão, é desconectar o processo sensorial e prazeroso da ingestão do objetivo biológico de obter nutrição ótima. Bilhões de minúsculos nano-robôs, no trato digestivo e na corrente sangüínea, poderiam extrair, inteligentemente, os nutrientes exatos dos quais precisamos, solicitar nutrientes e suplementos adicionais, através da rede *wireless* pessoal local em cada área do corpo (nano-robôs que se comunicam entre si), e enviar o resto do alimento ingerido para ser eliminado.

BioMEMS. Se isso parece particularmente futurista, lembre-se de que máquinas inteligentes, atualmente, são injetadas na corrente sangüínea. Há dezenas de projetos em andamento para criar sistemas microeletromecânicos biológicos para a corrente sangüínea (bioMEMS), com ampla variedade de aplicações terapêuticas e diagnósticas.[34] Já existem quatro importantes conferências dedicadas a eles.[35] Os dispositivos bioMEMS são projetados para eliminar inteligentemente patógenos e transportar medicamentos com precisão.

Uma ostentação de novas terapias

Surge uma ampla variedade de estratégias biotecnológicas híbridas. Eis uma pequena amostra de pesquisas adicionais em andamento.

- Químicos do Scripps Research Institute identificaram uma molécula que denominaram *reversine*, a qual parece reprogramar células envelhecidas, rejuvenescendo-as.[36] Talvez seja uma alternativa para terapias de células-tronco com o propósito de regenerar células e tecidos que precisam ser substituídos.
- Pesquisadores demonstraram um método para criar células-tronco desidratadas, que são reavivadas pela simples adição de água, proporcionando vida de prateleira indefinida às células que podem ser usadas para recriar tecidos como osso, sangue e órgãos.[37]
- Um dos principais desafios da Medicina é colocar na corrente sangüínea os suplementos, nutrientes e medicamentos necessários, sem ter de passar pelo trato gastrintestinal, que quase sempre interfere dramaticamente na eficácia de um fármaco (e pode também causar perturbação digestiva). Muitos medicamentos (por exemplo, insulina, hormônio do crescimento humano e DNA terapêutico) precisam ser introduzidos por meio de injeções diárias doloridas que afetam, negativamente, a qualidade de vida do paciente. Pesquisadores da Johns Hopkins University desenvolveram esferas plásticas de polímeros, que contêm minúsculas doses de medicamentos e podem ser inaladas. Os polímeros dissolvem-se no interior dos pulmões, liberando a carga terapêutica na dose correta. Todos os materiais usados já estão aprovados pelo FDA*; portanto, é provável que o processo de aprovação para esta aplicação

* *Food and Drug Administration* – órgão do governo norte-americano responsável pela regulamentação e registro de medicamentos e alimentos. [N.E.]

Por exemplo, demonstraram-se, em animais, dispositivos nanomecanizados transportados pelo sangue que levavam hormônios como a insulina.[38] Sistemas semelhantes poderiam levar precisamente dopamina ao cérebro de pacientes com doença de Parkinson, suprir fatores de coagulação sangüínea para hemofílicos e transportar fármacos de combate ao câncer diretamente aos sítios de tumores. Um novo *design* proporciona até 20 reservatórios distintos, que podem liberar diversas substâncias em momentos e localizações programadas no corpo.[39]

seja simplificado. Por fim, teremos os meios para enviar, facilmente, níveis ideais de todos os nutrientes diretamente à corrente sangüínea, sem requerer pílulas ou injeções.

- O genoma humano em um chip já existe. Um "chip genético" integrado permite aos pesquisadores determinar exatamente que genes se expressam em um órgão doente, em comparação a um saudável, acelerando intensamente a descoberta de medicamentos e a previsão de efeitos medicamentosos.
- Estamos nos estágios iniciais de criação da biologia simulada, capaz de descobrir e testar fármacos e outras terapias *in silico* (em chips). Já existem sistemas detalhados que podem simular órgãos como o coração, usando simulações célula a célula. A Defense Advanced Research Projects Agency – DARPA está desenvolvendo um programa que proporcionará um exército virtual de sujeitos de testes simulados para testar automaticamente fármacos, procedimentos e, até mesmo, armas. A meta é simular cada aspecto do corpo humano, incorporando todas as informações genéticas e proteômicas (expressão protéica) em nível molecular. Um dos objetivos da DARPA é colocar uma versão digital do corpo completo de cada soldado em uma etiqueta metálica. Se aquele soldado precisar de tratamento emergencial, os paramédicos acessarão o "programa do soldado virtual" na etiqueta, para tomar decisões fundamentais imediatamente. Howard Asher, diretor de Ciências Biológicas Globais da Sun Microsystems, declarou: "Acreditamos que, em dez anos, poderemos eliminar a necessidade de todos os estudos animais e estudos clínicos com fases 1 e 2, e seremos capazes de modelar, virtualmente, um fármaco ou agente terapêutico no computador com dados genômicos".

Kensall Wise, professor de Engenharia Elétrica na Universidade de Michigan, desenvolveu uma minúscula sonda neural que proporciona monitoramento preciso da atividade elétrica de pacientes com doenças neurais.[40] Esperamos que futuros *designs* transportem fármacos a locais exatos no cérebro também. Kazushi Ishiyama, da Universidade Tohoku, no Japão, desenvolveu micromáquinas que usam parafusos giratórios microscópicos para injetar fármacos diretamente em pequenos tumores cancerosos.[41]

Uma micromáquina especialmente inovadora, desenvolvida por Sandia National Labs, tem microdentes reais, com uma mandíbula que abre e fecha para apreender células individuais e, depois, implantá-las com substâncias como DNA, proteínas ou fármacos.[42]

Já se construíram estruturas complexas no nível molecular. Em alguns casos, tomam-se emprestados blocos de construção da natureza. De fato, copiar ou manipular moléculas que ocorrem naturalmente para atingir metas específicas é a pedra fundamental da pesquisa nanotecnológica atual. O DNA é, de fato, uma ferramenta estrutural útil porque se podem organizar suas fitas descompactadas em estruturas com cubos, octaedros e *designs* mais complexos. Uma equipe da Cornell University usou segmentos de uma enzima natural, ATPase, para construir um motor em nanoescala. Outra equipe no CNRS Institute, em Estrasburgo, na França, usou com êxito nanotubos de carbono para transportar um peptídeo aos núcleos de fibroblastos. Muitas abordagens estão sendo desenvolvidas para máquinas de tamanho micro e nano, a fim de desempenharem uma ampla variedade de tarefas no corpo e na corrente sangüínea.

SANGUE PROGRAMÁVEL. Um sistema amplo que já foi alvo de uma reformulação conceitual abrangente é o sangue. No Capítulo 15 – "A verdadeira causa da doença coronariana e como preveni-la", analisaremos uma série de projetos conceituais notáveis feitos por Freitas para reposições robóticas de nossos eritrócitos, leucócitos e plaquetas. Análises detalhadas desses projetos demonstram que esses minúsculos robôs seriam centenas ou milhares de vezes mais capazes do que seus correspondentes naturais.

NANOPOTÊNCIA. O desenvolvimento de fontes de potência para esses minúsculos dispositivos já recebeu significativa atenção da pesquisa. Aplica-se a tecnologia MEMS (sistemas mecânicos microeletrônicos) para criar células microscópicas de combustível de hidrogênio que alimentam aparelhos eletrônicos portáteis e, em última instância, nano-robôs que serão introduzidos no corpo humano. Uma estratégia é usar as mesmas fontes energéticas – glicose e ATP – que alimentam nossos nano-robôs naturais (por exemplo, os macrófagos, um tipo de célula branca do sangue projetada para destruir vírus e bactérias nocivas). Uma equipe de pesquisa japonesa desenvolveu um "bionano" gerador que cria potência a partir da glicose no sangue. Outra equipe, na Universidade do Texas, em Austin, desenvolveu uma célula de combustível que usa tanto a glicose quanto o oxigênio no sangue humano.[43]

MONITORAMENTO CONTÍNUO. Sensores baseados em nanocabos de silicone mostraram o potencial de detectar doenças quase que instantaneamente.[44] Usando-se qualquer fluido corporal – por exemplo, urina, saliva ou sangue –, podem ser detectadas doenças como o câncer, em estágios bem iniciais. Segundo o líder do estudo, Charles M. Lieber, professor de Química da Universidade de Harvard, esta tecnologia permitirá "doar uma gota de sangue obtida com uma espetadela no dedo e, em poucos minutos, descobrir se o indivíduo tem determinado vírus ou doença genética, ou o risco de diversas doenças ou interações medicamentosas". Além disso, essa abordagem pode ser utilizada para detectar ameaças de bioterrorismo.

Dentro de alguns anos, teremos os meios de monitorar continuamente a condição de nosso corpo para aprimorar os programas de saúde, além de proporcionar alerta precoce de emergências, como ataques cardíacos. Os autores estão trabalhando nesse tipo de sistema com a empresa biomédica United Therapeutics, usando sensores miniaturizados, computadores e comunicação *wireless*. Pesquisadores da Universidade de Edimburgo estão desenvolvendo nanocomputadores pulverizadores para monitoramento da saúde. Sua meta: um dispositivo do tamanho de um grão de areia que combina um computador, sistema de comunicação *wireless* e sensores para calor, pressão, luz, campos magnéticos e correntes elétricas. Em outro exemplo, uma equipe de pesquisa liderada por Garth Ehrlich, do Allegheny Singer Research Institute, em Pittsburgh, está desenvolvendo robôs com sensores MEMS que possam ser implantados no corpo para detectar infecção, identificar o patógeno e, depois, administrar o antibiótico a partir de contêineres internos do dispositivo.[45]

Uma aplicação que os pesquisadores pretendem fazer é impedir infecções bacterianas, causa importante do insucesso de reposição da articulação do quadril. Ehrlich enfatiza que, hoje, "o único recurso para esses pacientes é a remoção traumática do implante, a qual resulta em perda óssea adicional, destruição maciça de tecido mole, meses de imobilização forçada no leito com antibióticos intravenosos e perda significativa da qualidade de vida, em conseqüência da perda total de mobilidade".

NANOCIRURGIA. Nano-robôs serão excelentes cirurgiões. Equipes de milhões de nano-robôs serão capazes de reestruturar ossos e músculos, destruir formações indesejadas (por exemplo, tumores), célula por célula, e desbloquear artérias, ao mesmo tempo em que as reestruturam com tecido saudável. Nano-robôs seriam milhares de vezes mais exatos do que os instrumentos cirúrgicos mais afiados usados hoje, não deixariam cicatrizes e poderiam proporcionar acompanhamento contínuo depois de certos procedimentos cirúrgicos. Os nano-robôs cirurgiões poderiam, até mesmo, fazer cirurgia em estruturas no interior das células (por exemplo, reparar o DNA dentro do núcleo). Esses nano-robôs exigirão inteligência distribuída. Como formigas em um formigueiro, suas ações terão de ser altamente coordenadas, e o formigueiro todo de nano-robôs deverá apresentar inteligência flexível. Uma das metas básicas de pesquisa em inteligência artificial é o desenvolvimento de sistemas distribuídos que apresentam coordenação inteligente – desenvolver computadores que imitam a inteligência humana.

Um dos projetos conceituais mais avançados de Freitas é um robô para reparo de DNA. Bilhões ou, até mesmo, trilhões desses robôs poderiam entrar em todas as células e fazer reparos, bem como aprimoramentos, no DNA nos genes. Freitas enfatiza que, talvez, seja mais eficaz simplesmente substituir todo o DNA em um gene por uma nova cópia corrigida do que tentar fazer alterações em nucleotídeos individuais.

Eis uma idéia original: substituir o maquinário genético completo (o núcleo celular, ribossomos e estruturas relacionadas) por um pequeno robô computadorizado. O computador armazenaria o código genético, que tem apenas cerca de 800 megabytes de informação, ou cerca de 30 megabytes, usando dados compactados. O sistema computadorizado que substituiria o núcleo, então, desempenharia a função dos ribossomos, ao reunir diretamente seqüências de aminoácidos de acordo com as informações genéticas computadorizadas. Todos esses computadores fariam parte de uma rede *wireless* de área local, para que aprimoramentos no código genético pudessem ser obtidos rapidamente da Internet. Não seria necessário que o computador substituísse cada núcleo celular para haver uma cópia completa do código genético, porque esses computadores poderiam compartilhar informações. Uma grande vantagem dessa abordagem é que processos de proliferação indesejada – por exemplo, de vírus patológicos ou células cancerosas – seriam rapidamente interrompidos.

CÉLULAS INTELIGENTES. Um cenário híbrido envolvendo tanto a Biotecnologia quanto a Nanotecnologia almeja a transformação de células biológicas em computadores. Essas células com "inteligência aprimorada" poderiam, então, detectar e destruir células cancerosas e patógenos, ou, até mesmo, reconstruir partes do corpo humano como órgãos e membros. O bioquímico de Princeton, Ron Weiss, modificou células para incorporar uma variedade de funções lógicas usadas em computação básica.[46] Timothy Gardner, da Boston University, desenvolveu um comutador celular lógico, outra peça básica para transformar células em computadores.[47] E cientistas no MIT Media Lab desenvolveram maneiras de usar a comunicação *wireless* para enviar mensagens, entre as quais seqüências complexas de instruções, a computadores dentro de células modificadas.[48] Ao anexar cristais de ouro com menos de cem átomos ao DNA, conseguiram usar o ouro como antenas e, seletivamente, descompactar o DNA de fita dupla sem afetar as moléculas próximas. A técnica poderia, finalmente, ser usada para controlar a expressão de genes por meio de controle remoto. Weiss enfatiza que "depois que se concretiza a capacidade de programar as células, não se fica restrito àquilo que as células já sabem fazer. Pode-se programá-las para que façam coisas novas, em novos padrões".

Também estamos fazendo progresso exponencial na compreensão dos princípios de operação do cérebro humano. Nossas ferramentas para ver dentro do cérebro aceleram, na proporção preço-desempenho, a capacidade de ver pequenos aspectos e eventos rápidos. Uma nova geração de ferramentas para varredura cerebral proporciona meios, pela primeira vez, para monitorar conexões interneuronais individuais, em tempo real, em grupos de dezenas de milhares de neurônios. Já detalhamos modelos e simulações de várias regiões do cérebro humano, e acreditamos ser uma projeção conservadora prever a finalização da análise minuciosa de centenas de regiões do cérebro nas próximas duas décadas. Esse desenvolvimento proporcionará informações essenciais sobre como o cérebro humano desempenha seu reconhecimento-padrão e funções cognitivas. Tais informações, por sua vez, acelerarão o desenvolvimento da inteligência artificial em sistemas não biológicos – por exemplo, nano-robôs. Com uma mensuração da inteligência, os nano-robôs, percorrendo a corrente sangüínea, órgãos e o cérebro, poderão superar praticamente qualquer obstáculo para nos manter saudáveis. Por fim, fundiremos nosso pensamento biológico com inteligência artificial avançada para expandir em grande escala nossa capacidade de pensar, criar e experimentar.

Utilizar o calor do sol

Experimentos conduzidos por uma equipe de Harvard, liderada pelo físico Eric Mazur, mostraram a viabilidade de usar o raio laser estritamente focado para realizar procedimentos cirúrgicos de fora do paciente, entre os quais a destruição de pequenas estruturas dentro de células sem afetá-las.[49] "É um cenário do tipo James Bond microscópico", segundo o colaborador do projeto e biólogo celular de Harvard, Donald Ingber. "Ele gera o calor do sol, mas apenas por quintilionésimos de segundo, e em um espaço minúsculo." A equipe já demonstrou a capacidade de realizar essa nanocirurgia a laser de fora de um animal e manipulou, com êxito, o olfato do *Caenorhabditis elegans*.

3

NOSSAS JORNADAS PESSOAIS

Combater uma doença depois que ela se manifesta é como tentar cavar um poço quando se tem sede, ou fabricar uma arma depois que a guerra começou.
— The Yellow Emperor's Classic of Internal Medicine

Antes de embarcarmos juntos em nossa viagem, começando no Capítulo 4, gostaríamos de revelar um pouco de nossa história pessoal. Neste capítulo, explicaremos como chegamos ao ponto em que compartilhar essas informações sobre saúde tornou-se prioridade, e como nossas vidas se cruzaram para criarmos este livro.

RAY

Minha história começa nos arredores de Viena, na Áustria, em 1924, com a morte de meu avô paterno, causada por doença coronariana, quando meu pai tinha 12 anos de idade. Meu pai levou adiante suas duas paixões: o escotismo e a música. Em 1938, seu talento musical chamou a atenção de um americano, patrocinador de artes, que ajudou a financiar sua fuga da Europa de Hitler, permitindo que imigrasse para a América, onde desenvolveu reputação nacional como brilhante pianista, maestro e professor de Música.

Nasci em 1948 e tive a oportunidade de estudar música com meu pai a partir dos 6 anos de idade. Quando completei 15, ele também desenvolveu doença coronariana. Meu pai era o tipo de pessoa que, quando encontrava idéias (na época, novidades) sobre saúde (por exemplo, reduzir o sal), adotava-as imediatamente, sem pensar duas vezes. Infelizmente, tínhamos poucos conhecimentos sobre a doença coronariana nos anos 1960, e ele foi vítima de um ataque cardíaco em 1970, aos 58 anos de idade. Eu tinha, na época, 22.

Permaneci dolorosamente ciente desta herança familiar, que pairava como uma nuvem sobre o meu futuro. Aos 35 anos de idade, fui diagnosticado com diabetes tipo 2. Recebi o tratamento convencional com insulina, mas isso apenas piorou a situação, causando ganho substancial de peso, o qual, por sua vez, gerou a necessidade óbvia de mais insulina. Como é comum em indivíduos com diabetes tipo 2, eu já contava com elevados níveis de insulina; portanto, a idéia fora péssima.

Cabe, aqui, um aparte. Desde os 8 anos de idade, tornei-me fã incondicional de Tom Swift Jr. e li todos os livros desta série tão popular. Em cada volume, Tom Swift e seus amigos entravam em alguma encrenca (geralmente levando consigo o resto do mundo). Tom refugiava-se em seu laboratório para pensar como poderia superar aquele desafio aparentemente impossível. Ele sempre tinha uma idéia criativa e brilhante que resolvia tudo. A moral dessas histórias era simples: não havia problema tão grande que não pudesse ser superado pela aplicação do pensamento humano criativo. Este simples paradigma incentivou todos os meus empreendimentos subseqüentes.

Portanto, agindo como Tom Swift, decidi enfrentar o desafio, abordando a questão do diabetes a partir da perspectiva da literatura científica existente. Tentei envolver meu médico em um debate das questões, mas não obtive muito êxito. Embora, até certo ponto, ele tenha conversado comigo, obviamente demonstrou pouquíssimo interesse em fazê-lo e, sem dúvida, eu era muito exigente. Por fim, exasperado com minhas perguntas insistentes, ele disse: "Olha, não tenho tempo para essas conversas. Tenho pacientes à beira da morte dos quais tenho que cuidar".

Como não me permito intimidar facilmente, não pude deixar de imaginar se alguns daqueles pacientes moribundos poderiam ter se beneficiado de investigações anteriores sobre como prevenir a doença. Decidi mudar de médico e, felizmente, encontrei um, Steve Flier, M.D., com mente aberta e, como estava no início da carreira, tempo de sobra. Minha investigação pessoal, auxiliada pelo diálogo com Steve, resultou em um conjunto de idéias sobre saúde que me permitiu deixar a insulina e controlar o diabetes apenas com dieta, exercícios físicos e controle do estresse. Perdi mais de 20 quilos e nunca me senti tão bem. Meu próximo passo foi reunir essas idéias em *The 10% Solution for a Healthy Life* (Crown Books), em 1993, que se tornou um best-seller.

As idéias no livro mantiveram-me em boa saúde e longe de medicamentos para diabetes durante toda a década seguinte. Então, em 1999, conheci um companheiro de viagem brilhante e liberal, Terry Grossman, M.D., em uma conferência futurista, organizada pelo Foresight Institute. Terry e eu começamos a conversar e descobrimos uma grande variedade de interesses comuns, sobretudo em saúde e prolongamento da vida. Nosso diálogo rapidamente transformou-se em estreita amizade e intensa colaboração, que duram até hoje, em muitas questões de saúde, além de outras questões futuristas. Aprendi muito com Terry e espero ter contribuído com idéias e informações para nossa parceria.

Posso dizer que nosso relacionamento é uma jornada intelectual, singularmente frutífera, de investigação e descoberta. Em primeiro lugar, considero fascinantes as questões científicas subjacentes à saúde humana, sobretudo agora que estamos começando a entender os processos metabólicos e genéticos na linguagem da informática. E para quem tem grande interesse no século XXI e em todas as maravilhas que ele promete trazer, dou grande valor principalmente ao potencial que esses conhecimentos têm de nos permitir viver, de fato, para ver (e desfrutar!) o notável século que ora se inicia.

Este livro representa os resultados de nossa colaboração que, por sua vez, baseia-se em cada uma de nossas décadas de estudos sobre questões de saúde. É necessariamente um trabalho contínuo e sempre estará incompleto. Minhas pesquisas sobre tendências tecnológicas indicam que os conhecimentos humanos crescem exponencialmente e que o ritmo do progresso acelera-se. Em nenhum lugar essas percepções são mais óbvias do que na área da saúde. Parece que Terry e eu descobrimos, ao menos, uma nova informação encorajadora sobre saúde a cada semana (talvez, agora, seja uma a cada seis dias!). Cabe dizer que várias de nossas idéias evoluíram significativamente durante os dois anos necessários para produzir este livro.

Continuo a dedicar parte relevante de minhas energias físicas e intelectuais à busca de minha saúde pessoal e informações sobre saúde. Sou capaz de usar o mesmo método científico e aptidões de informática neste empreendimento, e acho o assunto tão intelectualmente satisfatório quanto minha outra carreira, de inventor e cientista na área de reconhecimento de padrões.

Durante a jornada, deparei-me com dois conflitos inesperados. Quando vemos alguém de pé, em condições precárias, à beira de um precipício, indiferente à iminência da queda, sentimos a obrigação de informá-lo do perigo. Se a pessoa é alguém que amamos, a urgência é ainda maior. Não tive de ir muito longe para encontrar muitos outros, desesperadamente necessitados dos conhecimentos que obtive. Em geral, são amigos com colesterol elevado, forte história familiar (ou diagnóstico próprio) de doença coronariana e, talvez, alguns centímetros a mais na cintura. Outros incluem amigos com história familiar (ou diagnóstico próprio) de câncer.

Invariavelmente, envolvo-me em longas conversas sobre o tópico de preservar a saúde e o bem-estar por meio da nutrição e do estilo de vida. Quase sempre, estas acabam sendo mais longas do que previsto. Para exemplificar, sinto-me impelido a apresentar provas. Depois, há questões mais sutis: "por que as recomendações médicas padronizadas não são boas o suficiente? Tudo é a genética, não é? O que aconteceu com a moderação?"

Quando consigo vencer essas questões, pedem-me inevitavelmente para explicar a grande questão da palatabilidade. "Claro, vive-se mais tempo, mas quem quer viver assim? Se você comer desse jeito, talvez pareça viver mais tempo mesmo!" Afirmo que pode ser uma maneira prazerosa, até mesmo liberal, de comer e viver, mas algumas explicações são necessárias.

O segundo conflito tem a ver com proselitismo. Sendo cientista e cético treinado, pessoas com objetivos singulares sempre me fizeram perder o interesse. Indivíduos dispostos a salvar minha alma ou, até mesmo, minha saúde e meu bem-estar eram muito suspeitos. Portanto, sinto-me pouco à vontade neste papel, dizendo aos outros como devem comer ou viver. Ao reconhecer minha própria resistência a esse tipo de mensagem, também percebo contra o que estou lutando, em termos de fazer com que os outros levem essas idéias a sério.

Por fim, sinto a responsabilidade de compartilhar meus conhecimentos sobre essas questões, mas também preciso de um certo desprendimento, no que diz respeito às pessoas escolherem o próprio estilo alimentar e de vida. Não é um equilíbrio fácil de se alcançar. É difícil não sentir um certo orgulho, caso alguém aceite nossas idéias e depois compartilhe o entusiasmo diante de 15 quilos a menos ou de 50 pontos perdidos na taxa de colesterol. Na pior das hipóteses, essas experiências demonstram que tive êxito em transmitir minhas idéias.

Passei a considerar como sendo de minha responsabilidade capacitar indivíduos a definirem suas prioridades e a se comprometerem. É isso que condeno nas recomendações de saúde pública. Elas vêm preestabelecidas, como se os cidadãos fossem incapazes de tomar decisões sobre essas questões. Segundo o ditado, "não é preciso me mostrar o caminho que leva à tentação; posso encontrá-lo sozinho". É melhor transmitirmos uma mensagem completa para que os leitores possam considerá-la à sua maneira e em seu tempo. Qualquer continuação depende do indivíduo.

Mesmo esta meta limitada de comunicação eficaz é um desafio. Todos nós, por necessidade, erguemos sólidas barreiras contra mensagens sobre saúde. Mal sobreviveríamos se permitíssemos que milhares de mensagens que nos bombardeiam diariamente chegassem até nós. É, sobretudo, difícil penetrar nas concepções errôneas comuns, porém sutis, nos medos e na opinião geral – sem mencionar orientações conflitantes de especialistas – que sublinham o entendimento (e o mal-entendido) público sobre nutrição e saúde. Os alimentos e suas imagens estão profundamente arraigados em nossos rituais, fantasias e relacionamentos. Embora a maioria professe ignorância em nutrição e saúde, quase todos defendem fortes opiniões sobre o assunto e sua relação com o resto de nossa vida. Chamar a atenção do público e, ainda mais, ampliar suas perspectivas não é tarefa fácil. Mas este é o desafio de qualquer escritor.

Já influenciei muitas pessoas a adotarem nossas idéias para melhorar a saúde, enquanto Terry influencia muitos pacientes em seu trabalho, em Denver, cujo objetivo é a longevidade. Os resultados físicos e clínicos que amigos, familiares, associados e muitos outros alcançaram são profundamente gratificantes.

Para mim, acho que a nuvem que percebi tão intensamente quando tinha 20, 30 anos de idade dissipou-se, e anseio por uma vida longa e saudável, de fato, para ver (e desfrutar) o século que ora se inicia. É uma pena que eu não possa voltar no tempo e compartilhar esses conhecimentos com meu pai. Ao contrário de muitas pessoas, ele aceitava orientações nutricionais e de saúde pronta e facilmente. Infelizmente, os conhecimentos não existiam na época para ajudá-lo. Caso contrário, ele ainda estaria vivo.

TERRY

Comecei a carreira cerca de 24 anos atrás, como médico convencional. Entretanto, depois de 15 anos, senti-me atraído pela medicina "integrativa", "o campo da saúde que enfatiza como a individualidade bioquímica, o equilíbrio metabólico, o contexto ecológico, a predisposição genética, os padrões de estilo de vida e outros fatores têm o potencial de influenciar fortemente a fisiologia humana e a dinâmica contraditória de saúde e doença.[1]" Quando comecei a estudar a saúde de uma perspectiva integrativa, fiquei fascinado com as possibilidades de corrigir desequilíbrios na fisiologia humana de forma mais individualizada. Em 1994, percebi que havia meios disponíveis, além da medicina convencional, para ajudar meus pacientes. Enfatizar, sobretudo, o controle dos sintomas do paciente, que é a base fundamental do que aprendi na escola de Medicina, não mais bastava.

Depois de concluir o curso de Medicina, na Flórida, fiz residência no Colorado e, depois, mudei-me para as montanhas, a oeste de Denver. Durante os 15 anos que cliniquei ali, trabalhei como a versão jovem de um clínico geral antiquado. Fazia partos no hospital local, era o médico da prisão e proferia a palestra anual sobre educação sexual a todos os garotos da 5ª série. Praticava a medicina como um típico clínico geral de cidade pequena e, de modo geral, estava satisfeito com meu trabalho. Percebi que a maioria das pessoas que eu "tratava" não melhorava, mas recebia tratamento convencional de alta qualidade. Por meio de medicamentos, eu mantinha sob "controle" **sintomas** de hipertensão, diabetes ou doença coronariana. Embora isso significasse que os números de meus pacientes estavam melhores – a pressão arterial ou o açúcar no sangue eram baixos, ou havia menos dores no tórax –, os processos patológicos subjacentes continuavam inalterados. Isso me incomodava.

A vida é um aprendizado contínuo e, como médico, passei a considerar a dor como um dos professores mais duros, porém mais eficazes, da vida. Graças a uma grave lesão no joelho, sofrida em uma pista local de esqui há alguns anos, vi-me pela primeira vez na vida no papel formal de paciente, e procurei tratamento médico convencional. Fui ao melhor cirurgião ortopédico que conhecia, um colega pelo qual tinha enorme respeito.

Depois que várias modalidades de tratamento convencional ainda me deixaram com dor residual constante no joelho, fiz o que, segundo descobri na época, muitos de meus pacientes faziam há anos: comecei a buscar alternativas. Ao lado dos professores da vida, há anjos, que aparecem nos lugares e momentos mais inesperados. Meu anjo apareceu sob a forma de um paciente, defensor da medicina alternativa. Graças à sua persistência, esse indivíduo forçou-me a abrir os olhos para um mundo inteiramente novo – para mim – de alternativas médicas.

Em minha família, médicos eram tratados com uma certa reverência, e a medicina tradicional era a **única** alternativa. Porém, aquele meu paciente defensor da medicina alternativa – e anjo – ensinou-me que havia um paradigma totalmente diferente do tratamento médico disponível, completamente isolado do mundo de fármacos e cirurgia no qual eu vivia há tantos anos. Aprendi que vitaminas e ervas podem, de fato, ser usadas para **tratar** doenças. Convenceu-me a tentar tratar o joelho com uma mistura específica de ervas derivadas da casca interna de um certo tipo de pinheiro, encontrado apenas no sul da França.

Sentindo-me um traidor – talvez, como Adão e Eva, mordiscando o fruto proibido – comecei relutantemente a tomar cápsulas de casca de pinheiro. Levou mais de três meses, mas, para minha surpresa e satisfação, a dor no joelho que me incomodava há mais de 1 ½ ano desapareceu por completo. Sendo cientista, decidi realizar um experimento para ver se minha melhora era, de fato, o resultado da mistura herbácea, um efeito placebo ou apenas coincidência. Parei de tomar as cápsulas. A dor no joelho retornou com força total. Recomecei a usar o extrato de casca de pinheiro e, dentro de algumas semanas, a dor desaparecera. Repeti a seqüência novamente: parei de tomar o extrato nutricional e a dor retornou. Recomecei a usá-lo e a dor, mais uma vez, desapareceu. Como médico, tenho consciência do efeito placebo, mas este geralmente some depois de certo tempo. Continuei a tomar o extrato e, depois de alguns anos, notei que, tomando-o ou não, a dor desaparecera. Suspeitei que fosse provavelmente apenas o curso natural do processo de cura; contudo, o extrato nutricional pareceu ter-me dado alívio da dor no início, e meu interesse em medicina alternativa aumentou.

Empreendi um estudo sério de medicina integrativa com ênfase em medicina nutricional. Comecei a aprender como tratar doenças com vitaminas e outros nutrientes, e não com fármacos, ou seu auxílio. E quanto mais eu aprendia, mais queria saber. Participei de várias conferências de medicina complementar e li tudo que pude encontrar sobre medicina nutricional. Havia tanto a aprender... Era como se estivesse de volta à escola de Medicina.

À medida que meus conhecimentos e entendimento aumentaram, comecei, aos poucos, a oferecer aos meus pacientes a opção de continuarem com os tratamentos convencionais que já recebiam (na maioria dos casos, fármacos) ou a oportunidade de tentarem tratamentos envolvendo mudanças dietéticas ou suplementos nutricionais, tanto no lugar de, ou além do, tratamento convencional. Fiquei surpreso ao constatar que a grande maioria de meus pacientes preferiu essas opções.[2]

Meus pacientes apresentavam resultados muito melhores com o tratamento combinado do que apenas com medicamentos. Durante os últimos dez anos, tratei milhares de pacientes com doenças crônicas graves com protocolos nutricionais que aprendi e modifiquei para o meu contexto. Por exemplo, vejo um grande número de indivíduos com doença coronariana. A maioria vem em busca de alternativa para algum tipo de cirurgia cardíaca que lhe foi recomendada. Para alguns, concordo com o cardiologista e recomendo a intervenção cirúrgica imediata, porque a doença está avançadíssima. Porém, para uma maioria significativa, constato que o programa nutricional e de estilo de vida que recomendo para doença coronariana, envolvendo dieta, exercício, suplementação agressiva, desintoxicação e controle do estresse – bem como medicamentos, quando necessários – evita a cirurgia cardíaca. Ao mesmo tempo, documento melhorias quantificáveis nas condições desses pacientes, como, por exemplo, de testes de esforço cardíaco anormais para normais, eliminação da dor da angina e aumento da resistência ao exercício.

Sinto especial satisfação com o êxito obtido ao tratar pessoas com doenças para as quais a medicina convencional tem pouquíssimo a oferecer. A degeneração macular relacionada à idade (DMRI) é a causa principal da perda de visão em indivíduos mais velhos nos Estados Unidos, mas, atualmente, não há medicamentos ou procedimentos cirúrgicos que impeçam o declínio inexorável em direção à cegueira. Felizmente, oftalmologistas convencionais há pouco tempo começaram a recomendar suplementos minerais/vitamínicos para pacientes com DMRI, baseando-se no AREDS – *The Age-Related Eye Disease Study* [Estudo de Doenças Oculares Segundo a Idade], patrocinado pelo National Institutes of Health.[3]

Porém, como Ray, considero as recomendações convencionais de suplementação preestabelecidas muito precárias, principalmente porque tenho uma história familiar de degeneração macular, e não creio que reduzir o índice de declínio visual seja suficiente. Quero que a visão de meus pacientes melhore. Isto requer uma abordagem nutricional mais agressiva: combinar estratégias dietéticas com doses muito maiores de vitaminas e minerais, trabalhando para corrigir perturbações digestivas que inibam a absorção de nutrientes. Usando esta abordagem, é possível para os pacientes estabilizarem e, até mesmo, melhorarem, a visão,[4] algo que raramente se consegue apenas com suplementação de uma ou duas pílulas por dia.

Uma das maiores devastações para jovens pais é saber que seu filho sofre de um dos vários distúrbios autistas. Porém, sinto enorme satisfação ao tratar crianças diagnosticadas com essas doenças. Tenho grande admiração pelos pediatras dedicados, auxiliares de saúde e professores de Educação Especial que dedicam sua vida a trabalhar com essas crianças. Contudo, entristece-me a ineficácia de suas abordagens, que raramente alteram o progresso desses processos patológicos.

Nosso programa envolve uma dieta especial (exclusão de trigo e derivados do leite), suplementação nutricional agressiva, correção de distúrbios digestivos e estratégias de desintoxicação[5]. A maioria das crianças que tratamos com menos de 6 anos de idade apresenta um certo grau de melhora com esse esquema.

Há uma longa lista de doenças para as quais a medicina convencional proporciona benefícios limitados: doenças neurológicas degenerativas crônicas, como doença de Parkinson e esclerose múltipla; distúrbios digestivos, entre os quais síndrome do cólon irritável, colite e doença de Chron; e doenças multissistêmicas, como fibromialgia e síndrome da fadiga crônica. Para estas, uma abordagem integrada, usando terapias complementares, traz benefícios consideráveis. Dezenas de milhões de adultos americanos sofrem de diabetes tipo 2, obesidade, hipertensão e colesterol alto. Na maioria dos casos, constatei, na prática, que, quando se segue nosso programa estritamente, os medicamentos usados para tratar essas condições podem ser reduzidos, ou completamente eliminados.

Com o passar dos anos, ganhei mais experiência com a medicina nutricional e decidi escrever um livro para compartilhar o que aprendi com pessoas fora do meu consultório. Com a ajuda de vários colegas médicos e amigos, terminei *The Baby Boomers' Guide to Living Forever*, em abril de 2000.

Ao pesquisar sobre Nanotecnologia para este livro, conheci Ray na Foresight Institute Conference de 1999, em Palo Alto, Califórnia, o qual participava como um dos maiores futuristas do país. Ao ouvir Ray comentar seu interesse em suplementação nutricional e outras terapias de prolongamento da vida, "puxei" conversa. Pedi-lhe que lesse o manuscrito de meu livro e escrevesse um parágrafo de "recomendação" para a quarta capa, com o que ele bondosamente concordou. Alguns meses depois, viajou de sua casa, em Boston, para minha clínica, em Denver, para fazer uma das avaliações completas de saúde e longevidade que oferecemos.

Meu consultório de medicina nutricional em Denver tem vários pacientes famosos, e Ray Kurzweil é um deles. Ray é especial porque dedico uma parte muito maior do meu tempo cuidando de seus problemas de saúde do que a uma dúzia de outros pacientes, famosos ou não. Mas Ray sempre admite que é extremamente exigente. Não me surpreende o fato de ele ter ficado frustrado com um médico anterior, que preferia dedicar seu tempo aos pacientes "à beira da morte".

Pessoalmente, não me arrependo de nenhum minuto dedicado a trabalhar com Ray em suas questões pessoais de saúde, nem do fato de que preciso defender cada opinião ou sugestão que lhe dou. Ray é outro dos anjos que entraram em minha vida para guiar-me na direção certa. Tenho a sensação especial de que minha missão é ajudá-lo a permanecer vivo e saudável por muitos anos ainda, porque este indivíduo especialmente criativo e talentoso, que já deu ao mundo tantas informações e invenções maravilhosas, ainda tem muito a compartilhar. Além disso, ajudou-me a aprimorar meu enfoque e não deixar pontas soltas em nenhum empreendimento médico.

Vários outros benefícios originaram-se de trabalhar com Ray. No decorrer do aprimoramento de seu programa de saúde pessoal, ele e eu começamos a explorar vários tópicos relacionados à saúde, entre os quais dieta, suplementação nutricional, exercício físico, terapias de desintoxicação, reposição hormonal e, até mesmo, proteção contra terrorismo NBQ (nuclear, biológico ou químico). Ambos aprendemos muito com nossa intensa colaboração em questões de saúde. As dezenas de mensagens de correio eletrônico que trocamos transformaram-se em centenas e, agora, o número chega a dezenas de milhares. Trocamos tantas informações que decidimos organizá-las como base para um livro.

Como pertencemos à geração *baby boomer*, Ray e eu temos mais que um interesse casual em nosso programa. Como estamos com 50 e poucos anos, a análise demográfica em geral sugere que temos, talvez, mais 25 anos de vida, com saúde e vitalidade gradativamente decrescentes. Ao seguir as orientações apresentadas neste livro, e com a ajuda das tecnologias aceleradoras que Ray menciona, esperamos não apenas estar vivos, mas saudáveis e "jovens" daqui a meio século – exatamente no corredor de tempo quando as perspectivas de prolongamento verdadeiramente radical da vida provavelmente ocorrerão. Temos grandes esperanças (reforçadas por extensas pesquisas) de que, ao seguirmos as sugestões oferecidas neste livro, nós e nossos leitores poderemos aumentar significativamente nossas chances de estar vivos quando a longevidade máxima tornar-se comum. Ergamos um brinde – de suco fresco de vegetais orgânicos – a esse nobre objetivo, na esperança de que possamos, juntos com nossos leitores, comemorar o século XXII.

4

ALIMENTOS E ÁGUA

Por que o homem mata? Por comida. E não apenas por comida – quase sempre, tem que ter bebida.
— Woody Allen

O que é comida? A resposta vai depender de cada indivíduo questionado. Pergunte a um biólogo evolucionário e ele dirá que comida é o determinante primário da sobrevivência de praticamente qualquer espécie.[1] Outros recursos também são necessários, mas encontrar a próxima refeição (em vez de tornar-se a próxima refeição de um predador) representa a atividade dominante e mais crucial da maioria dos organismos. Nenhuma espécie pode sobreviver se sua fonte de alimentos for permanentemente destruída. A vantagem de ser humano é que podemos usar a inteligência e os polegares para manipular o ambiente e criar novas fontes de alimento, se necessário.

Pergunte a um antropólogo e descobrirá que, até recentemente, os humanos passavam a maior parte do tempo caçando, forrageando, cultivando lavouras, criando animais e preparando alimentos.[2] Antes do século XX, as famílias passavam horas a fio labutando para criar cada refeição. Ainda em 1900, um terço dos empregos nos Estados Unidos era em fazendas, cultivando lavouras, com muitos outros empregados na distribuição e no preparo de alimentos.[3]

Pergunte a um profissional de saúde com consciência nutricional e a resposta será que as três principais causas de óbitos – doença coronariana, câncer e acidente vascular cerebral – advêm principalmente de nutrição deficiente.[4] Embora fatores genéticos predisponham ao desenvolvimento dessas doenças em ritmos diversos, podemos acelerar ou reverter os processos patológicos degenerativos, essencialmente, por meio de opções alimentares. Obesidade, hipertensão e diabetes tipo 2 também são determinados, sobretudo, pela estratégia nutricional.

Um químico dirá que o alimento é bastante simples. Consiste principalmente em apenas quatro tipos de átomos: carbono, nitrogênio, oxigênio e hidrogênio, com alguns vestígios de minerais.[5] A maior parte é água. Contudo, o bioquímico também enfatizará a vasta complexidade das moléculas formadas por esses elementos, espelhando as complicações de nosso corpo – no qual, obviamente, o alimento se transforma.

Um cozinheiro descreverá as complexidades dos alimentos a partir de uma perspectiva mais humana, é claro. De fato, todos nós somos especialistas em culinária. Damos grande significância emocional e cultural aos alimentos que ingerimos. Nós nos confortamos – e aos outros – com comida. Comemoramos e compartilhamos os momentos especiais da vida com comida. Os alimentos aparecem com destaque nas histórias narradas em textos religiosos, e têm papel proeminente na identidade social e étnica. Portanto, selecionar o melhor programa nutricional a partir de uma perspectiva de saúde é mais complicado do que simplesmente escolher a melhor mistura de combustíveis para nossa máquina biológica.

Neste livro, abordaremos os alimentos de uma perspectiva de saúde, tendo em mente o papel importante e influente que eles desempenham em nossa vida. Em conseqüência de fortes influências sociais e culturais sobre padrões alimentares individuais, e a ampla variedade de preferências pessoais, evitamos apresentar cardápios específicos. Porém, esperamos proporcionar uma compreensão mais profunda do papel que os alimentos podem desempenhar na criação de condições de doença ou saúde, e compartilhar princípios aplicáveis em cada caso.

Começaremos analisando o componente mais comum dos alimentos: a água.

ÁGUA E SAÚDE

Muitas das maneiras por meio das quais nossa dieta evoluiu, desde o homem primitivo, não são saudáveis. Por exemplo, não evoluímos para consumir grandes porções de carne rica em gordura saturada, nem grandes quantidades de grãos refinados, que rapidamente se transformam em açúcar no sangue. Não evoluímos para consumir bebidas extremamente ácidas, como refrigerantes à base de cola. Estes, e muitos outros alimentos modernos, sublinham a atual epidemia de doenças degenerativas.

Contudo, não podemos simplesmente supor que a evolução biológica esteja do nosso lado, ao menos não depois do início da vida adulta. Segundo a perspectiva de evolução biológica, as gerações mais velhas atrapalham, esgotando recursos materiais limitados que poderiam ser usados por indivíduos mais jovens e vitais da sociedade. A evolução biológica ocorreu em uma era de escassez, o que favoreceu a duração limitada da vida. Mas, atualmente, vivemos em uma era na qual a vanguarda da evolução é tecnológica, e não biológica. É um período de

O que é água?

Água é a substância mais abundante encontrada no planeta, no corpo humano e nos alimentos, formando 70% a 90% de matéria orgânica. Os líquidos que consumimos, sobretudo os tipos de água, também causam profundo impacto em uma ampla faixa de questões de saúde. A água é muito mais complexa do que o senso comum sugere.

Como qualquer estudante do Ensino Fundamental sabe, a água é composta de moléculas formadas por dois átomos de hidrogênio e um de oxigênio: H_2O. No estado líquido, os dois átomos de hidrogênio formam um ângulo de 104,5° com o átomo de oxigênio, o qual aumenta para 109,5° quando a água congela. É por isso que as moléculas de água são mais distendidas sob a forma de gelo, dando-lhe uma densidade menor do que a água no estado líquido – é por isso que o gelo flutua.

Embora a molécula de água como um todo seja eletricamente neutra, a posição dos elétrons faz diferença. O lado da molécula com átomos de hidrogênio tem carga elétrica levemente positiva, ao passo que o lado do oxigênio é levemente negativo. Portanto, as moléculas de água combinam-se entre si em pequenos grupos para assumir, geralmente, formas hexagonais ou pentagonais.[6] Essas estruturas com várias moléculas podem assumir configurações hexagonais e pentagonais, mudando de uma a outra 100 bilhões de vezes por segundo. À temperatura ambiente, apenas cerca de 3% dos grupos são hexagonais, mas isso aumenta para 100% à medida que a água esfria. É por isso que os flocos de neve são hexagonais.

Essas propriedades elétricas tridimensionais da água são potentes e podem romper as fortes ligações químicas de outros compostos. Veja o que acontece quando se coloca sal na água. O sal é bastante estável quando seco, mas se quebra rapidamente em íons (átomos com carga elétrica) – sódio e cloro –, quando em contato com a água. O lado negativamente carregado do oxigênio da molécula de água atrai os íons positivos de sódio (Na+), enquanto o lado positivamente carregado do hidrogênio atrai os íons negativos de cloro (Cl-). Na forma seca do sal, os átomos de sódio e cloro estão firmemente ligados, mas essas ligações quebram-se facilmente com a carga elétrica das moléculas de água. É por isso que a água é "o solvente universal" e está presente na maioria dos processos bioquímicos do corpo humano. A química da vida está, sobretudo, envolvida com a água.

As estruturas elaboradas, formadas por moléculas de água resultantes de seu campo elétrico, criam uma forma de memória demonstrada por aparelhos de imagem por ressonância magnética (IRM). Na superfície, a água assume configuração estável, que resulta no fenômeno da tensão superficial. Um cientista coreano descreve três camadas organizadas de moléculas de água, cada uma com propriedades distintas, em torno de cada molécula protéica.[7]

crescente abundância, mesmo que existam regiões do mundo que não desfrutem adequadamente esses recursos materiais. Hoje, temos a oportunidade de superar nossa herança evolucionária e permitir que todas as gerações contribuam para nossos recursos intelectuais.

Há três questões vitais de saúde referentes à água: o equilíbrio ácido-alcalino, impurezas e infra-estrutura. O equilíbrio ácido-alcalino fundamenta-se na quantidade de ionização. Ionização significa que as moléculas perdem ou ganham elétrons, adquirindo, assim, uma carga elétrica geral. Quando a molécula de água se ioniza, separa-se em duas partes: um íon hidrogênio positivo ($H+$) e um íon hidroxila negativo ($OH-$). Esses íons podem, então, combinar-se com outras substâncias dissolvidas em água (por exemplo, minerais), para produzir reações químicas. A ionização é crucial para a maioria das reações químicas em nosso corpo.

Se os íons hidrogênio e hidroxila são iguais em número, considera-se a água neutra. À temperatura ambiente, a água neutra tem uma em 10 milhões (10^{-7}) de suas moléculas em estado ionizado – quebradas em íons hidrogênio – e o mesmo número como íons hidroxila. Essa água tem um pH (proporção de hidrogênio) 7 (o expoente negativo de 10 para os íons hidrogênio). Se acrescentarmos um mineral ácido – por exemplo, enxofre, cloro ou ácido fosfórico – à água, o ácido roubará elétrons dos átomos de hidrogênio, criando um número maior de íons hidrogênio ($H+$). Se a proporção de íons hidrogênio aumenta dez vezes, esta água ácida terá apenas uma em 1 milhão (10^{-6}) de suas moléculas como íons hidrogênio, ou um pH 6. Portanto, mensura-se o pH em escala logarítmica: aumentar ou diminuir o pH em apenas uma unidade corresponde a multiplicar ou dividir o número de íons hidrogênio por dez.

A IMPORTÂNCIA DE SER ALCALINO[8]

Para entender por que a alcalinidade ou acidez de líquidos é importante para a saúde, precisamos entender como o corpo controla os níveis de ionização de seus fluidos. Níveis distintos de pH suportam tipos distintos de química; portanto, é essencial que os fluidos corporais sejam mantidos dentro de limites ácido-alcalino bem rígidos.[9] A saúde é extremamente sensível à menor alteração no nível do pH dos fluidos vitais do corpo. O suco gástrico, por exemplo, é extremamente ácido, com um pH de 1,5 ($pH < 7$ é ácido, e $pH > 7$ é alcalino). O suco pancreático, por outro lado, é bastante alcalino, com pH 8,8. O pH dentro das células varia de 6,8 a 7,1. O equilíbrio mais importante de todos é mantido no sangue, onde o pH é rigidamente controlado entre 7,35 e 7,45.

Nosso corpo age para neutralizar bebidas ácidas, como o café e refrigerantes à base de cola, contando com tampões alcalinos no sangue que, depois, não ficam disponíveis para neutralizar outros resíduos ácidos continuamente produzidos

Refrigerantes agridem o corpo

A maioria dos refrigerantes, sobretudo aqueles à base de cola, é extremamente ácida. Contêm altos índices de ácido fosfórico,[10] um ácido potente, capaz de intoxicar o ser humano, se não for rapidamente neutralizado. O refrigerante à base de cola (normal ou *diet*) tem pH baixíssimo (isto é, ácido), em torno de 2,5. Como a mensuração do pH é logarítmica (o decréscimo de um no pH significa multiplicar a acidez por dez), um pH de 2,5 significa que seriam necessários 3,2 mil copos de água alcalina com pH 8 (ou 32 copos com pH 10) para neutralizar o ácido presente em apenas um copo de refrigerante à base de cola. Se o corpo nada fizesse para combatê-lo, um único copo de refrigerante à base de cola mudaria o pH do sangue para 4,6, matando-nos instantaneamente.

Para impedir a intoxicação ácida causada pelo consumo de refrigerantes à base de cola (ou outro ácido), o corpo usa duas estratégias. Uma é usar tampões alcalinos no sangue (por exemplo, bicarbonato de sódio[11] e fosfato de sódio[12]) para tamponar (neutralizar) o ácido.[13] A outra estratégia é converter esses ácidos líquidos voláteis em ácidos sólidos, menos reativos. Contudo, não havia refrigerantes à base de cola milhares de anos atrás; portanto, nosso corpo não evoluiu para lidar eficazmente com o ataque violento de ácidos que muitos consomem hoje, e há problemas resultantes das estratégias de desintoxicação do corpo.

pelo corpo, entre os quais subprodutos orgânicos da digestão, como ácido acético[14], ácido lático[15], ácido carbônico[16], ácido úrico[17] e ácidos graxos[18]. Além disso, há subprodutos inorgânicos criados ou encontrados em alimentos, como ácido sulfúrico[19] e ácido fosfórico[20]. Quando o suprimento limitado de tampões alcalinos do corpo acaba, esses resíduos ácidos tóxicos acumulam-se no corpo, causando dano significativo à saúde.[21]

O corpo usa cálcio para converter ácido fosfórico líquido tóxico, presente em refrigerantes à base de cola, em fosfatos sólidos mais estáveis, por exemplo.[22] Mas estes podem se transformar em cálculos renais calcificados ou depósitos de cálcio (também resultantes de uma infecção urinária, distúrbios metabólicos hereditários e outras causas[23]). Muitas pessoas, erroneamente, acham que cálculos renais são causados por excesso de cálcio. Mas o verdadeiro culpado pode ser o nível elevado de ácido fosfórico que, por acaso, é um ingrediente importante dos refrigerantes à base de cola, que devem ser evitados por qualquer indivíduo com problemas de cálculos renais.

Além disso, o consumo de alimentos ácidos (por exemplo, refrigerantes) pode criar um meio ideal para a formação de câncer. As células animais sobrevivem melhor em um meio alcalino com o pH do sangue variando de 7,35 a 7,45.

Células vegetais são o contrário; preferem ambiente ácido. À medida que nosso corpo torna-se cada vez mais ácido, algumas células adaptam-se por meio de um processo evolutivo interno, e assemelham-se a células vegetais. Estas, anormais, têm alta tendência a se transformar em células cancerígenas, que florescem em meio ácido.[24] Portanto, uma estratégia importante para prevenir ou tratar o câncer é manter um meio alcalino no corpo.

O consumo rotineiro de refrigerantes contendo ácido fosfórico (ou seja, refrigerantes à base de cola) é um fator de risco para a perda óssea.[25] O consumo de água mineral alcalina ajuda a manter a saúde óssea e melhorar as funções digestivas.[26] Uma revisão abrangente, comparando dietas alcalinas a dietas ácidas, apresentada no *The American Journal of Clinical Nutrition*, concluiu que as dietas alcalinas melhoram a densidade óssea, o equilíbrio de nitrogênio e as concentrações de hormônio do crescimento no soro, ao passo que a acidose metabólica resultante de dietas ácidas contribui para a perda óssea, osteoporose e perda de massa muscular.[27]

Nem todos os alimentos ácidos aumentam a acidez do corpo. Suco de laranja, por exemplo, tem pH extremamente ácido, igual a 3,5, por causa do teor de ácido cítrico, mas este se queima durante a digestão. O suco de laranja também contém potássio e magnésio, os quais interagem com a água para criar íons alcalinos. Portanto, o efeito geral do consumo de suco de laranja é o aumento da alcalinidade, apesar de seu teor ácido.[28] A incapacidade que o corpo tem de se desintoxicar totalmente sublinha muitos processos patológicos, entre os quais doença coronariana e câncer. Radicais livres de oxigênio (moléculas não ligadas a elétrons) são substâncias altamente reativas, com deficiência de elétrons, e podem causar enorme prejuízo ao corpo se não forem neutralizadas rapidamente. Reservas alcalinas adequadas proporcionam uma primeira linha de defesa contra esses radicais livres de oxigênio ao fornecerem elétrons livres, que neutralizam os radicais e os impedem de danificar células saudáveis.[29]

A ÁGUA E OUTRAS QUESTÕES DE SAÚDE

A água da torneira pode conter impurezas, entre as quais tóxicos inorgânicos e patógenos como bactérias, vírus e fungos. Os mecanismos de alcalinização da água que recomendamos também incluem filtros que removam essas impurezas, além de um sistema de luz ultravioleta para destruir patógenos. Se não houver água alcalinizada, recomendamos água filtrada ou engarrafada de uma fonte confiável, como opções melhores do que a água de torneira fornecida pelo departamento municipal responsável (analisaremos a questão de remoção de toxinas da água e outras fontes ambientais no Capítulo 14, sobre desintoxicação).

Aumentar a alcalinidade

Há duas estratégias para restaurar as reservas alcalinas do corpo, as quais são necessárias para desintoxicação e destruição de radicais livres de oxigênio:

1. Evitar ácidos indigeríveis. Estes se encontram em refrigerantes, sobretudo à base de cola. O café também contribui para criar condições explicitamente ácidas; portanto, seu consumo deve ser limitado. Nossa orientação: prefira chá verde.

2. Beber água alcalina. Os processos metabólicos criam resíduos ácidos; portanto, é necessário restaurar as reservas alcalinas do corpo. Uma maneira eficaz é bebendo-se água alcalina,[30] produzida em máquina de água alcalinizada (ver recomendações específicas do produto em www.fantastic-voyage.net). Este dispositivo, que parece uma cafeteira, contém um sistema elétrico de ionização para quebrar a água em partes ácidas e alcalinas. Deve-se usar a água alcalina para beber e preparar alimentos. Pode-se ajustar a alcalinidade da água e deve-se aumentar o nível gradualmente, até um pH entre 9,5 e 10, que propiciará potente tratamento de desintoxicação. Recomendamos que se bebam oito a dez copos por dia dessa água alcalina. É uma das coisas mais simples e poderosas que podemos fazer para combater uma série de processos patológicos. É interessante notar que, no Japão, equipes esportivas profissionais bebem água alcalina para melhorar o desempenho.

A água ácida produzida pela máquina de água alcalinizada, e eliminada, não precisa ser desperdiçada – é perfeita para limpar a pele. Além disso, é ideal para regar plantas, que florescem em ambiente ácido.

Certos chás também têm efeitos alcalinizadores sobre o corpo. Ver recomendações específicas em www.fantastic-voyage.net.

Outra questão diz respeito à infra-estrutura da água. A imagem por ressonância magnética revela que a maior parte da água de torneira se organiza em microagrupamentos de cerca de 12 moléculas de água cada. Na água alcalinizada, os microagrupamentos têm seu tamanho reduzido para apenas seis moléculas cada. Isso melhora a permeabilidade, a solubilidade e a absorção da água, aumentando, assim, os efeitos de desintoxicação. Nutrientes, entre os quais vitaminas solúveis em água como B e C, são mais completamente absorvidos, e os medicamentos tomados com água alcalina podem ser mais eficazes.

Por fim, a maioria não consome água suficiente para ajudar a eliminar todos os resíduos criados pelos processos metabólicos e digestivos. O simples ato de beber mais água pode aumentar a desintoxicação. Recomendamos beber 33 mililitros de água por quilo de peso corporal diariamente; ou seja, 2 litros para uma pessoa com 60 quilos, ou cerca de oito copos de 250 mililitros de água por dia. Naturalmente, refrigerantes e café não contam. São necessários 32 copos de água alcalina pH 10 para neutralizar um copo de refrigerante à base de cola, com pH 2,5. Recomendamos evitar essas bebidas ácidas e consumir água alcalina com pH entre 9,5 e 10.

O pesquisador de Dartmouth, Heinz Valtin, M.D., criticou essa quota de líquidos como sendo uma fraude.[31] Contudo, a opinião de Valtin baseia-se em evitar a desidratação, ao passo que nossas recomendações para o consumo de água alcalina são para auxiliar a desintoxicação.

5

CARBOIDRATOS E A CARGA GLICÊMICA

Eu comia mal, muito açúcar e carboidratos, alimentos sem nenhum valor nutritivo o tempo todo. Ficamos irritadíssimos.
— Avril Lavigne (cantora),
comentando o mau humor da letra de sua música.

Ray foi diagnosticado com diabetes tipo 2 há mais de 20 anos, mas hoje não apresenta sintomas nem complicações da doença. Terry atende muitos pacientes com síndrome metabólica (caracterizada por vários efeitos adversos, entre os quais níveis excessivos de insulina quando se ingere pequena quantidade de carboidratos) e diabetes tipo 2. Conseqüentemente, nossos amigos, colegas e pacientes diagnosticados com síndrome metabólica (SM) ou diabetes tipo 2, ou que suspeitam da presença dessas condições (e, nesse caso, nós os encorajamos a obter um diagnóstico) nos pedem orientação. Geralmente, incomoda-nos constatar que eles não recebem nenhuma orientação nutricional ou, então, recebem orientações erradas – por exemplo, uma dieta sem reduções significativas de carboidratos com elevada carga glicêmica (uma dieta que aumenta rapidamente o açúcar no sangue). Invariavelmente, os médicos desses pacientes não testam seus níveis de insulina e, quase sempre, receitam medicamentos, como *Glyburide*, que aumentam ainda mais esses níveis, sendo que o paciente talvez já tenha esse problema.

Nossa orientação àqueles com SM ou diabetes tipo 2 é que adotem o Programa de Longevidade de Ray & Terry para o nível inferior de carboidrato (menos de 1/6 das calorias totais) e evitem praticamente todos os carboidratos com carga glicêmica elevada (alimentos ricos em amido e açúcar). Nós os encorajamos a medir os níveis de insulina. Com SM ou diabetes tipo 2 no estágio inicial, não é incomum que os níveis de insulina sejam substancialmente mais elevados do que o normal porque as células resistem em usá-la. Se esses pacientes estiverem usando medicamentos que estimulem a produção de insulina pelo pâncreas, nós os orientamos a substituí-los por medicamentos como metformina, que desestimula uma produção ainda maior de glicose pelo fígado, e/ou *Precose*, um bloqueador de amido que impede a digestão de uma parte dos carboidratos consumidos. Além disso, nós os incentivamos a adotar nossas diretrizes nutricionais descritas nos capítulos 4 a 8 deste livro, a atingir peso ideal, a fazer exercícios (tanto aeróbicos quanto treinamento de força) e a adotar o suplemento e outras recomendações citadas neste capítulo.

As notícias que recebemos é de que, ao seguirem a dieta pobre em carboidratos e com baixa carga glicêmica, os pacientes perdem peso imediatamente e atingem níveis normais de glicose, sem o uso de medicamentos desagradáveis que estimulam a produção de insulina. Esses indivíduos constatam pouquíssimos efeitos colaterais, ou nenhum, com o uso dos suplementos que recomendamos.

O PRINCIPAL CICLO DA VIDA

A maioria das sociedades humanas reverencia alimentos ricos em carboidratos. A Bíblia refere-se repetidamente ao pão como "a base da vida", e todos conhecem a história de Deus fazendo chover maná (pão) dos céus para os israelitas em fuga. Considere a importância do arroz para os japoneses, da massa para os italianos e de cachorros-quentes e *pretzels* para os fãs de esportes americanos. Uma visita a um supermercado contemporâneo ou a um aeroporto revela uma variedade interminável de produtos ricos em amido e açúcar.

Porções modestas de grãos, em sua forma natural, podem ser parte valiosa de uma alimentação saudável, mas o sistema digestório humano não evoluiu para consumir as enormes quantidades de açúcares e amidos refinados que compõem a moderna dieta ocidental. Com o tempo, esse desequilíbrio alimentar pode causar o colapso dos sistemas que controlam a glicose sangüínea (açúcar), resultando em SM ou diabetes tipo 2, além de acelerar a progressão tanto da doença coronariana quanto do câncer. Mais do que isso, o consumo desses alimentos produtores de glicose causa dependência, de modo que quebrá-la é o segredo para atingir e manter o peso ideal com êxito.

Para entender a função – e disfunção – da digestão de carboidratos, precisamos entender o que eles são. O nome **carboidrato** sugere carbono "hidratado" ou "aquoso", e a fórmula química para a maioria dos carboidratos – $CX(H_2O)X$ – demonstra que consistem em combinações de moléculas de água e átomos de carbono. O açúcar simples, por exemplo, é $C_6(H_2O)_6$. A glicose (também chamada dextrose), a frutose (encontrada em frutas) e a galactose têm essa fórmula, mas a disposição dos átomos é diferente.[1] A glicose é fundamental para a existência de vida na Terra; a maioria das formas de vida obtém energia direta ou indiretamente de unidades de glicose.[2]

O açúcar refinado é um dissacarídeo, ou seja, um açúcar duplo: cada molécula consiste em uma unidade de glicose e uma de frutose. No corpo, ele se quebra rapidamente em monossacarídeos, ou açúcares simples, como a glicose.

O segredo do poder dos carboidratos de armazenar energia é sua capacidade de formar cadeias longas e complexas de unidades de glicose e frutose. Polissacarídeos, ou seja, "muitos açúcares", são responsáveis por grande parte da energia e da estrutura de organismos vivos. Identificaram-se centenas de tipos de polissacarídeos. Eles se compõem de vários milhares de unidades de monossacarídeos unidas. O polissacarídeo mais comum, a celulose, consiste em grande número de unidades de glicose. Ela garante a estrutura da maior parte do reino vegetal. No corpo humano, outro polissacarídeo armazenado pelo fígado e pelos músculos, o glicogênio, compõe-se de cadeias ramificadas de glicose e armazena a maior parte da energia gerada em curto prazo por carboidratos.

A fonte energética que circula no sangue, com disponibilidade imediata para as células, é o açúcar simples – a glicose. Este combustível pode ser produzido rapidamente, a partir de proteínas e carboidratos ingeridos ou pela quebra do glicogênio armazenado. O principal armazenamento energético no corpo é sob a forma de gordura, uma reserva duradoura oferecida às células em ritmo muito mais lento. Curiosamente, contudo, a gordura não pode ser quebrada em glicose (açúcar no sangue). A proteína, o principal bloco reparador do corpo para criar a estrutura das células, também é formado indiretamente por carboidratos. Os ruminantes, como vacas e ovelhas, convertem os carboidratos presentes nas gramíneas em proteína, a qual ingerimos sob a forma de carne.

Os carboidratos são vitais para o ciclo energético primário do mundo biológico. Em um processo denominado fotossíntese, as plantas combinam carbono do dióxido de carbono presente no ar, na água do ar e do solo, e energia solar para produzirem reserva de energia de carboidratos, bem como resíduos – o oxigênio. Em um processo oposto e equilibrado, os animais respiram o oxigênio, ingerem e digerem os carboidratos das plantas e eliminam dióxido de carbono.

CARBOIDRATOS EM NOSSA DIETA

Os carboidratos causam efeitos potentes sobre o corpo. A proporção de nossa alimentação formada por carboidratos, sobretudo os que consumimos, tem efeitos vitais sobre a saúde. Das três fontes de calorias – carboidratos, gordura e proteína – apenas os carboidratos **não** são necessários à sobrevivência.[3] Não podemos viver sem certas gorduras essenciais e sem os blocos de construção protéicos corretos. Todavia, os carboidratos não são necessários à construção da estrutura das células; haja vista que podemos obter toda a energia necessária a partir de gorduras e de proteínas. Contudo, recomendamos um equilíbrio saudável de carboidratos porque

PONTE DOIS

APERFEIÇOAMENTO DO BLOQUEADOR DE AMIDO

Há duas limitações aos bloqueadores de amido (medicamentos que bloqueiam a ação da amilase e, portanto, impedem a digestão de carboidratos). Em primeiro lugar, são incapazes de impedir a quebra do amido causada pela amilase na saliva, bloqueando apenas cerca de metade da conversão de amido em glicose. Em segundo, o amido não digerido acaba no intestino grosso, onde funciona como fibra e se transforma em alimento para as colônias de bactérias. Até certo ponto, a fibra é benéfica, mas seu excesso e o amido não digerido podem causar perturbação digestiva e excesso de gases.

E se existisse um medicamento capaz de bloquear os carboidratos de alimentos já quebrados em glicose e absorvidos pela corrente sangüínea, mas antes de ser armazenados sob a forma de gordura em células adiposas? Suponha que esse fármaco também bloqueasse o açúcar, tanto sob a forma de sacarose (açúcar refinado) quanto sob a forma de frutose (encontrado em frutas), função que os bloqueadores de amido não conseguem desempenhar sem causar problemas digestivos. Essa é a meta do fármaco *GlaxoSmithKline* (GSK), agora na fase I de ensaios clínicos do FDA. Denominado "869.682", obviamente um nome não aprovado pelo departamento de marketing da empresa, ele beneficiará portadores de diabetes tipo 2, mas também tem apelo dramático óbvio na perda de peso. O presidente do Conselho de P&D da GSK, Tadataka Yamada, denomina-o "a dieta de Atkins química". O que ele quer dizer é que haveria o benefício de uma dieta pobre em carboidratos, sem necessariamente reduzir seu consumo. Se bem-sucedido, ele também reduzirá as calorias ativas da alimentação. Sem dúvida, a GSK o identificou como potencial campeão de vendas.

Um fármaco da Eli Lilly, denominado *Exenatide*, também reduz os níveis de glicose após a digestão de carboidratos. Ele tem a vantagem adicional de reduzir a fome, atacando, assim, a perda de peso de duas maneiras. Outros fármacos que destroem a glicose no sangue antes de ela ser convertida em gordura nas células adiposas também estão em desenvolvimento.

alguns deles, como os de origem vegetal, são ricos em vitaminas, minerais e outros nutrientes. Mas um grande problema da alimentação moderna é sua dependência de uma grande quantidade de carboidratos prejudiciais.

Para entender a função correta de carboidratos na dieta, é preciso entender como eles são digeridos. Os açúcares simples são absorvidos diretamente pelas células epiteliais (células de revestimento) no intestino delgado. Dissacarídeos como a sacarose, o açúcar refinado ou a lactose – açúcar do leite – também são absorvidos diretamente por células epiteliais, mas essas moléculas de açúcar duplo requerem a presença de certas enzimas para que possam ser quebradas em monossacarídeos. A enzima sacarase, por exemplo, quebra o açúcar refinado, sacarose, em glicose e frutose. A lactase converte o dissacarídeo lactose (açúcar encontrado em derivados do leite) em glicose e galactose. Mais da metade da população humana adulta no mundo todo tem deficiência genética de lactase, que permite que a lactose chegue ao cólon sem estar digerida, e, ali, sua fermentação causa perturbação gastrintestinal.[4]

Alimentos com amido, ou polissacarídeos, não podem ser absorvidos diretamente pelas células epiteliais (de revestimento) do intestino delgado. Primeiro, precisam ser quebrados em monossacarídeos e dissacarídeos, o que é obtido pela enzima amilase, secretada pelo pâncreas e pelas glândulas salivares. O polissacarídeo mais comum é a amilose, que consiste em uma longa cadeia de unidades de glicose. Como seu nome sugere, a amilase é a enzima indicada para quebrar a amilose. Os carboidratos encontrados em grãos refinados e em hortaliças ricas em amido (por exemplo, batatas) são, em sua maioria, amilose, e sua digestão é rápida. No que diz respeito ao aumento rápido do nível de glicose no sangue, não há muita diferença entre ingerir amidos de digestão rápida e ingerir açúcar simples.[5]

Em vez de meramente formar cordões longos e granulosos de açúcares simples, os polissacarídeos também se formam a partir de conjuntos mais complexos de unidades de monossacarídeos com muitas ligações reticuladas entre as moléculas. A fibra é um bom exemplo de polissacarídeo reticulado.

O ÍNDICE GLICÊMICO

O termo **índice glicêmico** refere-se à velocidade à qual o alimento se converte em glicose no sangue. Açúcares simples transformam-se quase que instantaneamente em glicose; por isso, têm elevadíssimo índice glicêmico, ou IG. Amidos compostos, sobretudo, de amilose, como batatas, arroz e quaisquer alimentos feitos de farinha de trigo refinada, como pães, macarrão e massas, são digeridos quase com a mesma rapidez e, portanto, também têm IG elevado. As leguminosas, como feijões e lentilhas, têm IG relativamente baixo, em conseqüência do teor elevado de fibras e disposição complexa de carboidratos digeríveis e indigeríveis.

Curiosamente, a frutose, o açúcar encontrado em frutas, embora consista em duas unidades de monossacarídeos exatamente iguais à sacarose ou ao açúcar refinado, tem índice glicêmico muito menor do que vários outros açúcares, porque

Informações sobre fibras

A fibra apresenta-se em duas formas: solúvel (dissolve-se em água) e insolúvel (não se dissolve em água). A aveia, por exemplo, usada no preparo de mingau, é um exemplo de fibra solúvel. O aipo é, em sua maior parte, fibra insolúvel, indigerível. Embora a fibra seja classificada como carboidrato e, por lei, deva ser acrescentada à quantidade total de carboidratos indicados nos rótulos de alimentos, ela não tem calorias digeríveis[6]. Portanto, a tortilha, pobre em carboidratos, encontrada no supermercado, que contém 11 g de carboidratos, dos quais 8 g são fibra, na verdade tem apenas 3 g de carboidratos digeríveis, e apenas estes podem elevar o açúcar no sangue e servir de combustível (ou gordura) para o corpo. As calorias de fibras apenas passam pelo trato digestivo e saem mais ou menos como entraram – sem ser digeridas.

Alimentos ricos em fibra também são benéficos porque as porções solúveis são digeridas lentamente. Leguminosas como lentilhas e feijões combinam polissacarídeos digeríveis e indigeríveis em formações complexas, causando uma redução do ritmo da digestão de carboidratos, a qual é fundamental para impedir picos prejudiciais de insulina, como discutiremos no Capítulo 9 – "O problema com o açúcar (e a insulina)". A fibra insolúvel também ajuda a manter a passagem dos alimentos pelos intestinos, auxiliando no funcionamento intestinal normal.

sua absorção pelas células epiteliais do intestino delgado[7] é mais lenta. Assim, embora de gosto doce, as frutas têm IG muito menor do que doces preparados com sacarose (por exemplo, confeitos). Além disso, frutas contêm fibras e muitos nutrientes importantes, como vitaminas e fitoquímicos. Isso não se aplica ao xarope de milho rico em frutose, comumente usado para adoçar refrigerantes, porque tem IG elevado.

As proteínas também podem se converter em glicose no corpo, mas esse processo requer muito mais etapas e, geralmente, leva muito mais tempo, fato que se reflete em um índice glicêmico relativamente baixo para a maioria dos alimentos protéicos.

Quando se ingere uma refeição contendo muitos carboidratos de índice glicêmico elevado, o nível de glicose no sangue sobe rapidamente e o pâncreas produz um grande pico de insulina, o qual ajuda a levar a glicose da corrente sangüínea para as células. Essa ação mantém os níveis de glicose sob controle, mas um grande problema é que esses níveis de insulina temporariamente elevados quase sempre excedem o limite, deixando os níveis de glicose no sangue baixíssimos, o que resulta em mais vontade de consumir carboidratos com IG elevado – um círculo vicioso.[8]

Com o tempo, o abuso contínuo desse ciclo – a ingestão de grandes quantidades de carboidratos leva a níveis elevados de glicose no sangue, os quais, por sua vez, levam ao consumo de mais carboidratos etc. – resulta em células menos sensíveis à insulina. Essa resistência à insulina é a causa principal da síndrome metabólica (também denominada síndrome X), um grande problema de saúde que acelera a aterosclerose e outros processos de envelhecimento. Ela também pode levar ao diabetes tipo 2,[9] e, nesse caso, não importa a quantidade de insulina que o corpo produz – o açúcar no sangue ainda será elevadíssimo. Eis outros problemas causados por níveis excessivos de glicose no sangue:

- a rápida conversão em triglicerídeos ou gorduras acelera a aterosclerose e outros processos degenerativos (ver Capítulo 6);
- o sistema imunológico fica inibido;
- a produção de adrenalina aumenta até quatro vezes. Essa ativação crônica da reação aguda ao estresse (ver Capítulo 23) agrava os prejuízos ao corpo, entre os quais níveis mais elevados de cortisona, os quais inibem ainda mais o sistema imunológico, e elevação do colesterol;
- o açúcar promove o desenvolvimento de ampla variedade de células patológicas, entre as quais cândida (levedura), infecções fúngicas e câncer;
- o açúcar e a vitamina C competem pelo mesmo sistema de transporte; portanto, o excesso de glicose no sangue interfere nas funções vitais desempenhadas pela vitamina C, no combate à infecção e na reparação de tecidos;
- o açúcar faz com que moléculas protéicas tornem-se reticuladas entre si, uma causa básica do processo de envelhecimento;
- a ausência de fibra insolúvel em amidos simples faz com que o alimento passe lentamente pelos intestinos, incentivando a formação de toxinas, gases e distensão abdominal. Esse efeito pode contribuir para o câncer de cólon.[10]

COMO ESCOLHER CARBOIDRATOS SAUDÁVEIS

Quanto mais rapidamente o açúcar entrar na corrente sangüínea, maior será o aumento de insulina. Ao fazermos escolhas alimentares corretas, podemos controlar amplamente os níveis de insulina. Mas escolher o alimento certo nem sempre é fácil. Alguns alimentos que não são doces ao paladar (por exemplo, batatas) elevam dramaticamente os níveis de insulina e de açúcar no sangue, ao passo que outros alimentos doces ao paladar, como batata-doce, causam efeito menor.

A principal maneira de especificar a velocidade com que determinado alimento eleva o açúcar no sangue e, conseqüentemente, a insulina é conhecer seu

Evitar a vontade de consumir carboidratos

Pesquisas recentes mostram que níveis de glicose temporariamente elevados no sangue causam dependência. Bartley Hoebel, pesquisador da Universidade de Princeton, alimentou ratos com níveis elevados de solução açucarada. Durante um mês, os ratos ficaram dependentes da dieta de açúcar.[11] O bloqueio de receptores opiáceos no cérebro dos ratos por meio de fármacos levou aos sintomas clássicos de abstinência, típicos da dependência de opiáceos. Gliadinomorfina, uma proteína do trigo, e casomorfina, uma proteína encontrada em derivados do leite, também podem causar dependência em alguns indivíduos. É por isso que as pessoas têm a tendência de querer consumir derivados do leite e do trigo.

Quando os alimentos com elevado índice glicêmico são completamente eliminados da dieta, a vontade de consumir carboidratos desaparece e o controle do apetite fica muito mais fácil.[12] Como esses alimentos causam dependência, pode-se constatar um breve período de abstinência, mas este dura apenas uma ou duas semanas. A eliminação absoluta de alimentos com elevada carga glicêmica é, sem dúvida, a medida mais importante para atingir e manter o peso ideal. Sua simples redução não funciona porque a dependência continua.

Eliminar alimentos com elevado índice glicêmico também traz outros benefícios à saúde. O Estudo de Saúde de Mulheres 2004 mostrou que "o índice glicêmico alimentar era significativa e estatisticamente associado ao maior risco de câncer colo-retal."[13] Nesse estudo da UCLA, mulheres que consumiam uma dieta com índice glicêmico máximo tinham quase três vezes mais risco de câncer colo-retal do que aquelas cuja dieta tinha índice glicêmico mínimo.

índice glicêmico (ver Tabela 5-1).[14] Um alimento com IG elevado aumenta os níveis de insulina e de açúcar no sangue mais rapidamente do que aquele com IG baixo (por exemplo, amendoim). Portanto, é preciso conhecer o IG verdadeiro – a mensuração laboratorial da rapidez com que o alimento eleva o açúcar no sangue; não é possível estimá-la apenas pelo fato de o alimento ser doce ao paladar nem pelas quantidades de açúcar e amido presentes.

Todavia, conhecer o índice glicêmico do alimento não é suficiente. Ao analisar a tabela a seguir, a lógica seria ingerir menos alimentos com IG elevado (por exemplo, ervilhas), enquanto se enfatiza a redução de alimentos com IG inferior, como o arroz branco. Ervilhas, com IG relativamente elevado igual a 75, comparam-se ao pão branco (70) e não ficam muito longe do açúcar refinado (100). O arroz branco, por outro lado, tem IG menor, 64. A análise apenas dos números daria a impressão de que o arroz branco é uma opção alimentar melhor do que as ervilhas. Será?

É melhor analisar não só o índice glicêmico do alimento, mas também o que se chama **carga glicêmica** (CG), o número de gramas de carboidratos no alimento multiplicado por seu IG. A CG fornece uma mensuração aproximada da quantidade de insulina necessária para que o corpo possa digerir determinado alimento, porque a quantidade de insulina gerada depende tanto da **quantidade** de carboidratos quanto da **rapidez** com que estes se convertem em glicose. E é exatamente isso que se deseja saber. As respostas de insulina do corpo são mais influenciadas pela carga glicêmica dos alimentos ingeridos do que por seu índice glicêmico.

Comparar a carga glicêmica de ervilhas e de arroz branco leva a algumas conclusões interessantes. Meia xícara de chá de ervilhas cozidas contém 7,5 g de carboidratos – CG igual a 6 (7,5 x 75%); porém, meia xícara de chá de arroz branco contém 36 g de carboidratos com CG igual a 23 (36 X 64%), quatro vezes o valor para ervilhas. Portanto, baseando-se em um índice glicêmico menor, embora o arroz branco eleve o açúcar no sangue mais lentamente do que as ervilhas – para começo de conversa, ele tem muito mais carboidratos –, acaba causando efeito muito maior sobre os níveis de insulina, como se reflete em sua carga glicêmica muito mais elevada.

Estudos demonstraram que dietas ricas em CG estão fortemente relacionadas aos marcadores sangüíneos (indicadores) de síndrome X, como HDL-C (bom colesterol) reduzido e triglicerídeos elevados (gorduras no sangue).[15] Portanto, procure ingerir alimentos com CG baixa.

Analisando a tabela a seguir, observamos, obviamente, que é mais vantajoso ingerir alimentos como amendoim, feijão, lentilhas, ervilhas, cenouras, pão preto e pão integral do que batatas, arroz branco, macarrão, doces e cereais semiprontos para consumo no desjejum. Leva tempo aprender quais os alimentos que devemos ingerir e quais devemos evitar, mas acabamos aprendendo – logo percebemos que essa distinção não é complicada.

O CONSUMO IDEAL DE CARBOIDRATOS

Não é incomum que se consumam 60% ou mais das calorias sob a forma de carboidratos. Dividimos os indivíduos em grupos de carboidratos "reduzidos" e "moderados", embora nosso nível recomendado, até mesmo para o grupo moderado, seja muito inferior ao que muitas pessoas geralmente consomem. Nosso grupo de carboidratos "reduzidos" consiste em cinco subgrupos de indivíduos que deveriam reduzir os carboidratos até, no máximo, 1/6 de suas calorias totais, e eliminar todos os carboidratos de carga glicêmica elevada (descreveremos a seguir como fazer essa conversão em gramas de carboidratos).

Tabela 5-1. Carga glicêmica de alimentos comuns[16]
Carga glicêmica = gramas de carboidratos x índice glicêmico

A tabela abaixo apresenta a carga glicêmica de alguns alimentos comuns (ver uma lista mais completa em www.fantastic-voyage.net):

Alimento	Teor de carboidratos (g)	Índice glicêmico (%; glicose = 100%)	Carga glicêmica por porção
Skittles (embalagem com 57g)	54	70	38
Batata (1 unidade assada)	30	85	26
Flocos de milho (1 chávena)	26	92	24
Arroz branco (150 g)	36	64	23
Macarrão (1 xícara de chá, cozido)	48	44	21
Pão branco (2 fatias)	28	70	20
Pão multicereal (2 fatias)	28	55	15
Arroz integral (150 g)	33	55	18
Feijão (150 g)	25	28	7
Ervilhas (150 g)	7,5	75	6
Lentilhas (½ xícara de chá, cozidas)	20	29	6
Cenouras (½ xícara de chá, cozidas)	8	47	4
Amendoins (torrado desidratado do tipo Valência, ¼ de xícara de chá)	7	14	1

Grupo de carboidratos reduzidos

Os cinco subgrupos do grupo de carboidratos reduzidos encontram-se relacionados a seguir.

- **INDIVÍDUOS QUE TENTAM PERDER PESO.** A eliminação de todos os alimentos com CG elevada garante o êxito. Ao acabar com a vontade de ingerir carboidratos, constatamos que é possível controlar a alimentação, saciando-nos com menos calorias. Se essa mudança não for feita, pode ser que as chances de perder e manter o peso ideal com êxito sejam praticamente inexistentes.
- **INDIVÍDUOS COM SM.** No Capítulo 9 – "O problema com o açúcar (e com a insulina)" –, falaremos sobre o diagnóstico da síndrome metabólica (ou

síndrome X), que atinge cerca de 1/3 da população adulta. Portadores de SM quase sempre têm nível de glicose no sangue em jejum igual ou superior a 100, indicando que o corpo não consegue processar adequadamente os carboidratos. Esta síndrome resulta em pressão arterial elevada e acelera bastante a aterosclerose, que é o processo subjacente na maioria das doenças coronarianas. A mudança mais importante a ser feita para controlar a SM e impedi-la de se transformar em diabetes tipo 2 é reduzir na dieta a quantidade total de carboidratos com CG elevada.[17]

- **INDIVÍDUOS COM DIABETES TIPO 2.** Uma das principais características do diabetes tipo 2 é que as células se tornam altamente resistentes à insulina e não conseguem usar, com eficácia, a glicose no sangue, fazendo com que esses níveis permaneçam elevados. Na tentativa de abaixá-los, o pâncreas produz altíssimos níveis de insulina, que é um problema porque ela acelera a aterosclerose e outros processos de envelhecimento.[18] Por fim, o pâncreas acaba danificado e deixa de produzir insulina, agravando o quadro diabético.[19]
- **INDIVÍDUOS COM GRANDES FATORES DE RISCO PARA DOENÇA CORONARIANA.** No Capítulo 15 – "A verdadeira causa da doença coronariana e como preveni-la" –, analisaremos como avaliar esses fatores de risco. A redução drástica de carboidratos melhora significativamente o nível de colesterol e outros lipídios, reduzindo o risco de doença coronariana.[20]
- **PORTADORES DE CÂNCER E PESSOAS QUE TIVERAM CÂNCER OU COM RISCO ELEVADO PARA A DOENÇA.** Ao contrário de outras células e tecidos no corpo, as células cancerígenas reproduzem-se rapidamente e têm apetite voraz por glicose. Na verdade, a glicose é o único alimento que elas podem consumir. Ao reduzir a oferta de glicose, o indivíduo ajuda a impedir que células cancerígenas latentes se transformem em tumores.[21] A redução de carboidratos, sobretudo com elevada CG, é uma das medidas mais importantes que se pode tomar para a prevenção do câncer.

Esses cinco subgrupos compreendem a maioria da população dos Estados Unidos e da Europa. Observe que nossa recomendação para o consumo de carboidratos por indivíduos, neste grupo de carboidratos reduzidos, ainda é maior do que aquela de outras dietas famosas, com restrição de carboidratos, como a dieta do dr. Atkins.

Especificamente, fazemos as seguintes recomendações para este grupo de carboidratos reduzidos:

- eliminar alimentos com CG elevada, entre os quais confeitos, sobremesas de todos os tipos contendo amido refinado e açúcar, pães, massas e hortaliças ricas em amido, como batatas e arroz;

- limitar o consumo total de carboidratos a menos de 1/6 das calorias totais (ver Tabela 5-2, à p. 79);
- evitar grãos e sucos de fruta em geral;
- ingerir pequenas quantidades de frutas com CG baixa (por exemplo, bagas e melões);
- ingerir quantidades limitadas de carboidratos aceitáveis como leguminosas (feijão, lentilha) e castanhas;
- ingerir quantidades maiores de carboidratos aceitáveis, como hortaliças pobres em amido, sobretudo frescas e levemente cozidas. Boas opções são: repolho, couve-de-bruxelas, brócolis, couve, mostarda, acelga, couve-galega, espinafre, todos os tipos de alface (alface roxa e repolhuda, alface romana, almeirão etc.), repolho chinês, couve chinesa, vagem, aipo, couve-flor, abobrinha, pepino e hortaliças verdes ou que, em geral, "crescem acima do solo".

A maioria das hortaliças que crescem no subterrâneo ("raízes"), como batata, beterraba e nabo, geralmente tem muito mais carboidratos totais e carga glicêmica mais elevada do que as hortaliças verdes (que crescem acima do solo).

- Use um bloqueador de amido (ver www.fantastic-voyage.net para recomendações específicas), um suplemento ou medicamento que se ligue à enzima digestiva amilase. Ao se ligar à amilase, o bloqueador de amido desativa a enzima, fazendo com que o amido passe pelo trato digestivo sem ser quebrado, como se fosse fibra. Os fármacos *Precose* e *Glyset* estão entre os bloqueadores eficazes de amido. Observe que o excesso de amido não digerido, assim como a fibra, pode causar gases, distensão abdominal e perturbação digestiva. Portanto, recomendamos bloqueadores de amido como um adjunto a uma dieta de carboidratos reduzidos, e não como substituto para reduzir carboidratos.

Eis como calcular o limite de calorias no grupo de carboidratos reduzidos: para o peso e nível de atividade atuais, procure o número de calorias totais e o número de gramas de carboidratos na Tabela 5-2. O número de calorias nessa tabela representa o nível de calorias que permite a **manutenção** do peso atual (como discutiremos, no Capítulo 8, sobre a obtenção do peso ideal, quando é preciso **perder** peso, recomendamos a adoção do nível de calorias e nível correspondente de carboidratos para o peso ideal ou desejado. Assim, alcança-se a meta aos poucos).

Tabela 5-2: Manutenção do nível de calorias e nível recomendado de carboidratos para o grupo de carboidratos reduzidos

Peso*	Sedentário		Moderadamente ativo		Muito ativo	
	Calorias totais	Carboidratos (g)	Calorias totais	Carboidratos (g)	Calorias totais	Carboidratos (g)
40,8	1.170	49	1.350	56	1.620	67,5
45,3	1.300	54	1.500	56	1.800	67,5
49,8	1.430	60	1.650	56	1.980	82,5
54,4	1.560	65	1.800	75	2.160	90
58,9	1.690	70	1.950	81	2.340	97,5
63,5	1.820	76	2.100	88	2.520	105
68,0	1.950	81	2.250	94	2.700	112,5
72,5	2.080	87	2.400	100	2.880	120
77,1	2.210	92	2.550	106	3.060	127,5
81,6	2.340	98	2.700	113	3.240	135
86,1	2.470	103	2.850	119	3.420	142,5
90,7	2.600	108	3.000	125	3.600	150
95,2	2.730	114	3.150	131	3.780	157,5
99,7	2.860	119	3.300	138	3.960	165
104,3	2.990	125	3.450	144	4.140	172,5
108,8	3.120	130	3.600	150	4.320	180

* Valores aproximados convertidos para quilo. No original, a unidade de medida adotada é libra. [N.E.]

Como exemplo, a manutenção do nível de calorias para um indivíduo moderadamente ativo com 68 quilos é de 2.250 calorias, o que se traduz em um limite de carboidratos igual a 94 g/dia.

Se o indivíduo não pertence aos cinco subgrupos definidos anteriormente, ainda corre o risco de desenvolver SM, doença coronariana e câncer; portanto, é preciso também prestar atenção à quantidade e à escolha de carboidratos.

Grupo de carboidratos moderados

Para o grupo de carboidratos moderados – indivíduos fora dos cinco subgrupos anteriores –, recomendamos as seguintes medidas:

- reduzir drasticamente alimentos com elevada carga glicêmica, como confeitos, sobremesas de todos os tipos contendo açúcar e amido refinado, pães, roscas, massas e vegetais ricos em amido, como batata e arroz;
- limitar o consumo total de carboidratos no máximo em 1/3 das calorias totais (ver Tabela 5-3, à p. 81);
- ingerir quantidades limitadas de grãos integrais;
- consumir quantidades limitadas de frutas e suco de frutas;

- ingerir bons carboidratos, entre os quais leguminosas (lentilhas, feijões) e castanhas;
- ingerir hortaliças pobres em amido (ver lista à p. 78), carboidratos que podem ser consumidos praticamente sem restrições;
- considerar o uso de um bloqueador de amido.

Use a Tabela 5-3 para determinar o nível de manutenção de calorias e o nível recomendado de carboidratos para o grupo de carboidratos moderados.

ADOÇANTES ALTERNATIVOS

Devemos evitar o açúcar em todas as suas formas, porque ele é o alimento com carga glicêmica mais elevada. Este fato levanta a questão de alternativas aceitáveis.

Sacarina, o substituto original para o açúcar, passou, em 1977, obrigatoriamente, a ostentar um rótulo de alerta quanto ao seu potencial cancerígeno, porque foi associada ao câncer de bexiga em animais laboratoriais.[22] Recentemente, houve um movimento empreendido pelos fabricantes de sacarina para derrubar essa exigência, mas continuamos achando que os estudos originais, que citam o risco de câncer, são pertinentes, de modo que não recomendamos seu uso.

Aspartame (*Nutrasweet* e *Equal*) também é um adoçante que não recomendamos, por causa de seu risco potencial à saúde.[23] Segundo um relatório no *New England Journal of Medicine*, o aspartame pode causar desequilíbrio significativo de aminoácidos e neurotransmissores no cérebro.[24] Um exemplo disso é a redução na disponibilidade do aminoácido triptofano, capaz de reduzir os níveis de serotonina no cérebro, fato este que causa oscilações de humor e distúrbios do sono.

Além disso, com o consumo do aspartame, ocorre liberação de metanol (álcool de madeira). Essa substância tóxica pode provocar cefaléia, desmaio, convulsões, perda de memória, oscilações de humor, depressão, entorpecimento nas extremidades, náusea, perturbação gastrintestinal e sintomas de fibromialgia. Ainda que não contenha açúcar, há informações de que o aspartame pode causar elevação nos níveis de insulina. Como muitas das doenças associadas ao consumo de açúcar resultam de níveis elevados de insulina, esse resultado é preocupante.

Acesulfame-k (acesulfame de potássio), aprovado pelo FDA em 1988, é comercializado como adoçante de mesa denominado *Sunett*. O acesulfame-k bruto é 200 vezes mais doce do que o açúcar. O benefício de marketing desse produto é a longa vida de prateleira, que atraiu a indústria de refrigerantes do tipo *diet*. Um estudo sugeriu que ele poderia estimular a liberação de insulina. Em 1997, uma pesquisa feita com camundongos concluiu que "diante dos presentes dados significativos de genotoxicidade mamífera *in vivo*, deve-se usar o acesulfame-k com cautela".[25]

Tabela 5-3: Manutenção do nível de calorias e nível recomendado de carboidratos para o grupo de carboidratos moderados

Peso*	Sedentário		Moderadamente ativo		Muito ativo	
	Calorias totais	Carboidratos (g)	Calorias totais	Carboidratos (g)	Calorias totais	Carboidratos (g)
40,8	1.170	98	1.350	113	1.620	135
45,3	1.300	108	1.500	125	1.800	150
49,8	1.430	119	1.650	138	1.980	165
54,4	1.560	130	1.800	150	2.160	180
58,9	1.690	141	1.950	163	2.340	195
63,5	1.820	152	2.100	175	2.520	210
68,0	1.950	163	2.250	188	2.700	225
72,5	2.080	173	2.400	200	2.880	240
77,1	2.210	184	2.550	213	3.060	255
81,6	2.340	195	2.700	225	3.240	270
86,1	2.470	206	2.850	238	3.420	285
90,7	2.600	217	3.000	250	3.600	300
95,2	2.730	228	3.150	263	3.780	315
99,7	2.860	238	3.300	275	3.960	330
104,3	2.990	249	3.450	288	4.140	345
108,8	3.120	260	3.600	300	4.320	360

* Valores aproximados convertidos para quilo. No original, a unidade de medida adotada é libra. [N.E.]

Sucralose (*Splenda*), aprovado pelo FDA em 1998, é criado pela modificação de moléculas de açúcar para que não sejam digeridas. As moléculas modificadas, obtidas pela cloração do açúcar, são 600 vezes mais doces do que o açúcar refinado. Como a sucralose é eliminada do organismo sem ser digerida, tem menor potencial de criar complicações do que a sacarina ou o aspartame. Há preocupações quanto ao potencial de a sucralose gerar compostos nocivos, à medida que passar pelo sistema digestório, mas testes em camundongos indicaram que o adoçante foi excretado praticamente inalterado, apenas com metabólitos insignificantes. Muitos dos substitutos de alimentos pobres em carboidratos agora existentes usam esse novo adoçante. É melhor do que a sacarina ou o aspartame, pelo que sabemos atualmente, mas há motivo para cautela, até que tenhamos experiência mais considerável com seu uso.[26]

Existe um adoçante não calórico natural que recomendamos.

Stévia é um adoçante que até nos faz bem. Trata-se de uma planta nativa da América do Sul, um suplemento alimentar natural 30 a 100 vezes mais doce do que o açúcar refinado. No Paraguai, valorizam-no por seus efeitos medicinais e doçura natural há 1,5 mil anos. Tem uso similar no Japão há duas décadas e, recentemente, ficou conhecido nos Estados Unidos como adoçante saudável, totalmente natural.

Dicas para reduzir os carboidratos na dieta

- Ingerir mais fibras. A fibra é um componente importante de muitos alimentos contendo carboidratos e proporciona vários benefícios à saúde. Fibras solúveis como pectina, arabinose, beta-glucan e psílio são encontradas em legumes, frutas, raízes, aveia, cevada e linho, e reduzem o LDL-C ("mau") colesterol.[27] Fibras insolúveis, como a celulose do aipo, melhoram o funcionamento do intestino grosso e podem reduzir o câncer de cólon.[28] Ambas as formas de fibras acrescentam volume e textura à dieta. Segundo as leis que controlam a identificação de alimentos, as fibras precisam ser mencionadas nos rótulos na categoria carboidratos, ainda que não sejam digeridas e não contenham calorias digeríveis. Assim, ao computar os carboidratos, devem-se subtrair os gramas de fibras dos gramas de carboidratos para determinar os verdadeiros carboidratos digeríveis. É possível, também, reduzir a contagem de calorias em quatro vezes o valor de gramas de fibras (a contagem de calorias inclui quatro calorias para cada grama de fibra).
- Ter paciência. Quando há redução significativa de carboidratos na dieta, a vontade de ingeri-los demora uma ou duas semanas para desaparecer, sobretudo quando a pessoa reduz ou elimina a ingestão daqueles altamente glicêmicos. É quase impossível reduzir o peso e mantê-lo ideal sem eliminar a vontade de consumir carboidratos.
- Usar substitutos. Substituir alimentos ricos em carboidratos por alimentos com baixo teor de carboidratos. Há um mundo inteiro de alternativas pobres em carboidratos para alimentos que são agradáveis ao paladar: pães, cereais quentes e frios, sobremesas congeladas, pudins, massas, caldas, geléias e muitos outros. Ver sugestões específicas de produtos e links em www.fantastic-voyage.net. Esses produtos facilitam a adoção de uma dieta com restrição de carboidratos.
- Ser prático. Tenha sempre à mão envelopes de stévia quando jantar fora. É possível preparar um molho para salada que seja pobre em carboidratos e gordura, misturando-se stévia com suco de limão e/ou vinagre balsâmico.
- Ingerir hortaliças pobres em amido à vontade. Sugerimos ingerir uma grande variedade, bastante colorida, de verduras e legumes.
- Ingerir frutas. Optar por bagas e pequenas porções de outras frutas, em vez de sobremesas.
- Comer lentamente.
- Evitar alimentos altamente processados. Por exemplo, batatas fritas e biscoitos.
- Usar um bloqueador de amido para reduzir ainda mais os carboidratos realmente digeridos pelo organismo.

Desconhecemos quaisquer reações adversas resultantes do uso de *stévia*. Fizeram-se vários estudos no Japão e nos Estados Unidos sobre seus efeitos na membrana celular, em sistemas enzimáticos e câncer,[29] e não se descobriu nenhum efeito negativo. Na verdade, observaram-se muitos benefícios significativos à saúde:

- é altamente nutritivo;
- pode reduzir o açúcar no sangue em diabéticos, mas também regula o açúcar no sangue em não diabéticos;
- pode reduzir a pressão arterial elevada;
- mata bactérias que causam a cárie dentária;
- pode aumentar os níveis de energia e atividade mental;
- ajuda a reduzir a vontade de consumir álcool e tabaco.

6

GORDURAS E PROTEÍNAS

Meio bilhão de anos atrás, finas camadas de gordura sob a pele e em torno dos órgãos dos primeiros animais proporcionavam proteção para as inevitáveis contusões, ocorridas em longas jornadas empreendidas em busca de alimento. Camadas mais espessas de tecido adiposo (gordura) proporcionavam isolamento térmico para os invernos rigorosos. Sobretudo as espécies animais estavam sujeitas a extremos na oferta de alimentos, e a gordura proporcionava um meio eficaz para armazenar energia em períodos ocasionais de abundância para os inevitáveis períodos de escassez. As plantas nunca desenvolveram essa adaptação.

Os seres humanos agora vivem em uma era de abundância, talvez não de alimentos de alta qualidade, mas de calorias. Não precisamos mais armazenar dezenas de quilos de gordura, que aceleram processos degenerativos, em longo prazo, subjacentes a certas doenças como doença coronariana, diabetes e artrite degenerativa. Infelizmente, não podemos reprogramar nosso software bioquímico para explicar as circunstâncias radicalmente distintas daquelas nas quais nosso corpo evoluiu. Nos próximos cinco ou dez anos, teremos os meios de fazê-lo com exatidão. Enquanto isso, tudo o que temos é nosso programa metabólico ultrapassado.

O excesso de calorias, qualquer que seja o alimento consumido, acaba sendo armazenado como gordura corporal. A gordura alimentar é duas vezes mais densa em calorias do que outros – 9 calorias por grama contra 4, para proteínas e carboidratos –; portanto, pode ser um colaborador óbvio para o excesso de peso corporal. O benefício mais evidente de reduzir a gordura na alimentação é a sensação de saciedade com menos calorias.

Há outras maneiras pelas quais nosso consumo de alimentos desviou-se significativamente do *design* evolucionário do sistema digestório. Há um século, duas famílias de gorduras insaturadas – Ômega-6, encontradas, sobretudo, em óleos vegetais, e Ômega-3, encontradas em peixes, nozes e sementes de linho – mantinham relativo equilíbrio. A dieta moderna enfatiza gorduras Ômega-6 na proporção 25 para 1. Essas gorduras estimulam a inflamação, ao passo que as Ômega-3 são antiinflamatórias.[1] Como os processos inflamatórios têm papel importante na doença degenerativa (ver Capítulo 12 – "Inflamação – a última 'evidência incontestável'), esse desequilíbrio a longo prazo é uma contribuição importante para a doença crônica.

Métodos modernos de fabricação de óleos de cozinha, margarina e gordura hidrogenada também geram subprodutos nocivos e formas distorcidas de moléculas de gordura que não existiam na dieta humana, quando nosso processo digestivo evoluiu. Os efeitos dessas formas patológicas de gordura agravam-se com frituras. Por essas razões, dietas que restringem rigidamente a gordura reduzem a sua contribuição para o excesso de gordura corporal, reduzem as Ômega-6 e eliminam as fontes de gordura patológica. A dieta do dr. Ornish apresenta recomendações para o consumo de gorduras Ômega-3 saudáveis. Alguns indivíduos que seguem dietas tradicionais com restrição de gordura, como o programa Pritikin, não adotam essa diretriz. A redução de gorduras representa uma melhoria significativa em relação à dieta ocidental padrão, mas podemos aprimorar ainda mais essa recomendação com a inclusão de gorduras antiinflamatórias saudáveis.

O QUE É GORDURA?

Quando pensamos em gordura, costumamos pensar em tecidos macios, vagamente moldados ao corpo humano, os quais associamos ao excesso de peso. Esses tecidos corporais são formados por células adiposas, as quais, como o nome sugere, são células especializadas e otimizadas para armazenar gordura. São como tanques de combustível em miniatura, armazenando energia para uso futuro.

Todavia, a gordura desempenha um papel muito mais complexo em nosso sistema metabólico do que o simples armazenamento eficaz de energia. As gorduras benéficas também ajudam o corpo a produzir hormônios, fosfolipídios (usados para criar as membranas que circundam as células e as organelas em seu interior) e prostaglandinas (substâncias semelhantes aos hormônios que controlam ampla variedade de funções, como pressão arterial e agregação de plaquetas). Ao entender a função complexa da gordura alimentar, poderemos definir estratégias nutricionais ideais para o seu consumo.

Pequenas diferenças na estrutura de ácidos graxos distinguem vários tipos de gordura. Embora as diferenças estruturais sejam sutis, resultam em diferenças dramáticas nas interações bioquímicas, nas quais o ácido graxo pode participar, com graves implicações para a saúde.

Há muitos tipos de moléculas de gordura, mas todos eles contêm uma unidade de glicerol, que fornece a estrutura de sustentação para três cadeias de ácidos graxos. Como carboidratos complexos, cada ácido graxo compõe-se de uma cadeia de 2 a 22 radicais carbono-hidrogênio (CH_2). A parte "oleosa" do ácido graxo consiste nessa cadeia com um grupo metil (CH_{3-}) acrescido à extremidade. Como o nome sugere, a porção oleosa de um ácido graxo é solúvel em gordura e insolúvel em água. Na outra extremidade, há um grupo ácido carboxílico solúvel em água – insolúvel em gordura (-COOH) –, pelo qual ele se liga ao "tronco" de glicerol da molécula. Esses ácidos graxos são muito pequenos: uma única gota de óleo contém bilhões deles.

O carbono é a base da bioquímica porque é um bloco de construção notavelmente flexível pela presença de quatro posições (elétrons), capazes de formar ligações com outros átomos. Nas cadeias de ácidos graxos, mostradas na Figura 6-1, à p. 88, podemos ver que cada átomo de carbono está ligado a outros quatro átomos. As células são capazes de inserir uma ligação dupla de elétron entre dois dos átomos de carbono em uma cadeia de ácidos graxos por meio da remoção de dois dos átomos de hidrogênio. Observe que todos os átomos de carbono ainda têm quatro ligações – uma exigência estrutural para moléculas bioquímicas. Denominam-se **insaturados** os ácidos graxos com uma ou mais ligações duplas de carbono, porque a porção que as contém não está saturada com átomos de hidrogênio. Isso permite que essa porção do ácido graxo reaja com outras unidades moleculares, como, por exemplo, oxigênio, água e radicais hidroxila (-OH) e sulfidrila (-SH). Essa capacidade de interação química é fundamental para os benefícios que os ácidos graxos insaturados proporcionam à saúde.

Diz-se que ácidos graxos sem ligações duplas de carbono são **saturados** – totalmente saturados com átomos de hidrogênio. Conseqüentemente, ácidos graxos saturados são relativamente inertes (não interagem com outras substâncias), ao contrário de ácidos graxos insaturados, mais voláteis. As gorduras saturadas não facilitam as reações bioquímicas vitais ao corpo; elas armazenam energia em excesso – ou seja, excesso de gordura corporal – e contribuem para uma ampla variedade de doenças, entre as quais diabetes tipo 2, hipertensão, acidente vascular cerebral e doença coronariana. Mesmo se o peso se mantiver normal, o consumo de quantidades excessivas de gorduras saturadas contribui para níveis elevados de colesterol e aumenta a agregação de plaquetas, os quais são fatores de risco primordiais para a doença coronariana.

Se o ácido graxo tiver uma ligação dupla, é considerado **monoinsaturado**; com mais de uma ligação dupla, denomina-se **poliinsaturado**. A localização exata dessas posições insaturadas (ligações duplas de carbono com átomos de hidrogênio perdidos) permite reações bioquímicas específicas.

Ácidos graxos insaturados de ocorrência natural têm uma configuração *cis* (*cis*, em latim, quer dizer "mesmo lado"). Com ambos os átomos de hidrogênio restantes envolvidos em uma ligação dupla de carbono do mesmo lado, eles se repelem e dobram o ácido graxo.

Não restrinja os Ômega-3

Uma parte importante do Programa de Longevidade de Ray & Terry é assegurar o consumo adequado de gorduras Ômega-3 antiinflamatórias. Um grande estudo realizado pela Harvard School of Public Health, *Nurses' Health Study* (Estudo de Saúde de Enfermeiros), que teve início em 1976, acompanhou 90 mil enfermeiros durante muitos anos para determinar o efeito da alimentação sobre padrões de doença. Um dos resultados mais marcantes do estudo foi que enfermeiros que ingeriam, no mínimo, 30 g (um punhado) de castanhas por dia tinham 75% menos doença coronariana do que aqueles que não ingeriram castanhas.[2]

Há vários ácidos graxos – os principais componentes das gorduras – altamente benéficos. Na verdade, dois deles são essenciais à saúde humana e são, até mesmo, conhecidos por esse nome – ácidos graxos essenciais (EFA). O ácido alfa-linolênico é um ácido graxo essencial Ômega-3, ao passo que o ácido linoléico é um ácido graxo essencial Ômega-6. Mas a dieta ocidental já conta com excesso de gorduras Ômega-6. Uma maneira eficaz de corrigir a proporção distorcida entre gorduras Ômega-6 e Ômega-3 é aumentar o consumo de gorduras Ômega-3, por exemplo, EPA (ácido eicosapentaenóico) de óleo de peixe, enquanto se reduzem as gorduras Ômega-6, como o óleo de milho.

Dentre os alimentos que contêm quantidades saudáveis de Ômega-3, encontram-se nozes, sementes (sobretudo sementes de cânhamo), peixes, óleo de peixe, sementes de linho, óleo de sementes de linho (óleo de linhaça), óleo de canola, soja e folhas verde-escuras como espinafre, brócolis, couve e algas marinhas (ainda que as folhas tenham pouca gordura, seu principal componente é o ácido alfa-linolênico).

Na configuração *trans*, os dois átomos de hidrogênio restantes envolvidos em uma ligação dupla de carbono estão em lados opostos, mantendo o ácido graxo rígido. Embora um **ácido graxo** *trans* seja insaturado, ele age mais como um saturado por ser rígido e bioquimicamente estável. Ácidos graxos *trans*, os principais componentes de margarina e gordura hidrogenada, não ocorrem naturalmente; são produzidos artificialmente em fábricas. Sua estabilidade é atraente do ponto de vista comercial por proporcionar vida de prateleira prolongada, mas, ao se converter a configuração natural *cis* em configuração artificial *trans*, o ácido graxo insaturado deixa de proporcionar benefícios à saúde. Os ácidos graxos *trans*, encontrados em muitos alimentos industrializados, contribuem para a doença coronariana do mesmo modo que as gorduras saturadas.

GORDURAS INSATURADAS

Gorduras insaturadas, líquidas à temperatura ambiente (ou corporal), distinguem-se pela posição da primeira ligação dupla de carbono. O sistema de numeração ômega refere-se à localização da primeira ligação dupla, a partir da extremidade metil do ácido graxo. Portanto, a primeira ligação dupla de carbono nos ácidos graxos Ômega-3 está no terceiro átomo de carbono a partir da extremidade metil; ácidos graxos Ômega-6 começam com o sexto átomo de carbono. Ambas as famílias Ômega-3 e Ômega-6 são compostas por ácidos graxos **poliinsaturados**, ou seja, têm várias ligações duplas.

Em geral, os ácidos graxos Ômega-6 promovem uma resposta inflamatória no corpo, ao passo que os Ômega-3 inibem a inflamação.[3] Ambas as famílias são essenciais, mas a dieta ocidental típica tornou-se altamente desequilibrada em relação às gorduras Ômega-6 pró-inflamatórias, as quais estão presentes em óleos vegetais como urucum, girassol e gergelim. A inflamação é responsável por uma etapa-chave no desenvolvimento de doença coronariana, acidente vascular cerebral, doença de Alzheimer e outras condições degenerativas, e o reequilíbrio dessas duas famílias de ácidos graxos é fundamental para reverter esse processo degenerativo.[4]

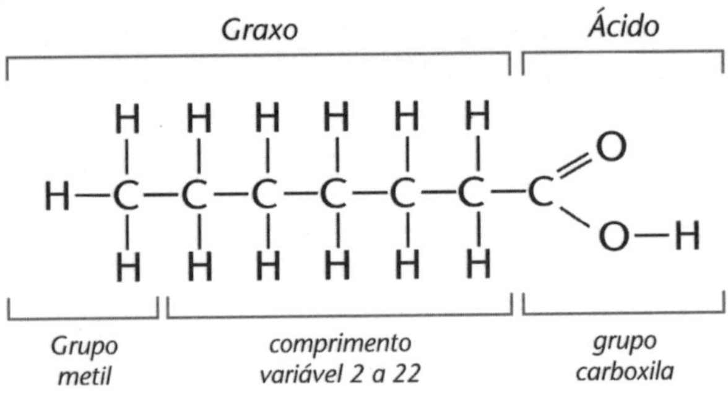

Figura 6-1. Ácidos graxos e moléculas de gordura

As gorduras Ômega-3 incluem:

- ácido alfa-linolênico, às vezes **incorretamente** denominado ácido linoléico. Esse é um dos dois EFAS (ácidos graxos essenciais), porque é necessário à vida e não pode ser produzido no corpo humano a partir de outros alimentos. O ácido alfa-linolênico ajuda a:
- melhorar a oxigenação dos tecidos;

- melhorar a oxidação de alimentos nas mitocôndrias (as pequenas células combustíveis de cada célula);
- agilizar a recuperação muscular durante o exercício;
- agilizar a cicatrização;
- melhorar a sensação de tranqüilidade;
- reduzir a inflamação;
- reduzir a agregação de plaquetas;
- reduzir a pressão arterial.

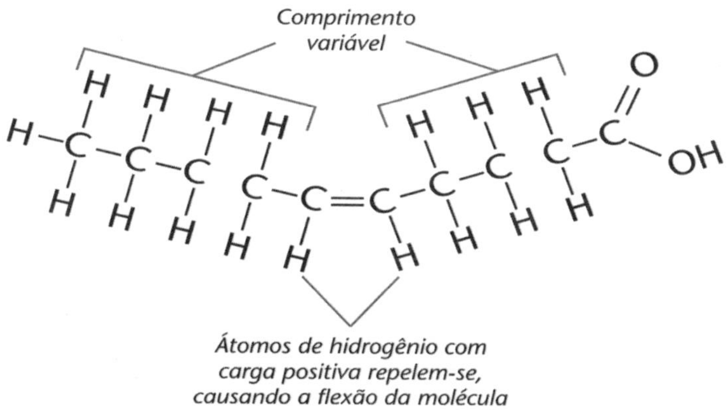

Figura 6-2. Ácido graxo insaturado em configuração CIS (mostrando a flexão)

Atenção: pesquisas recentes mostram uma possível relação entre o consumo elevado de ácido alfa-linolênico e a incidência do câncer de próstata.[5]

- O EPA (ácido eicosapentaenóico) e o DHA (ácido docosahexaenóico), ácidos graxos derivados do ácido alfa-linolênico, são dois nutrientes fundamentais. Quando consumidos em quantidades corretas, EPA e DHA ajudam a:
- reduzir os níveis de triglicerídeos em até 65%, e de colesterol em até 25%[6];
- incentivar a dispersão de outras gorduras, combatendo os efeitos nocivos da gordura saturada e de ácidos graxos *trans*[7];
- reduzir a agregação de plaquetas, que contribui para aterosclerose e ataques cardíacos;[8]

- reduzir níveis de fibrinogênio e de apo (a), dois importantes fatores de risco para a aterosclerose;[9]
- aumentar a produção de prostaglandinas série 3 (que combatem as prostaglandinas série 2, geradas a partir de gorduras Ômega-6), as quais reduzem a pressão arterial;[10]
- inibir o desenvolvimento e metástase (disseminação) de células cancerígenas.[11]

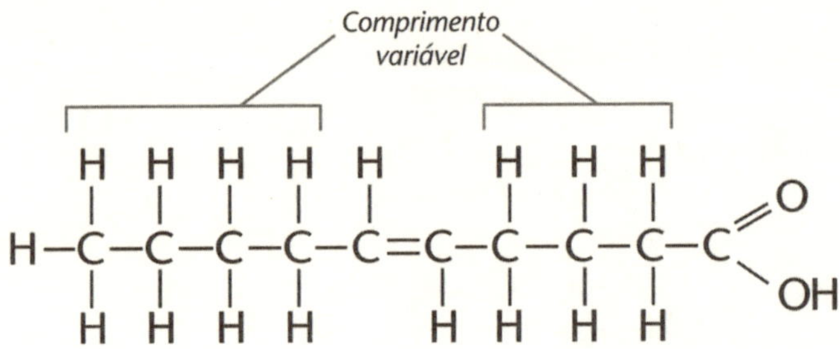

Figura 6-3. Ácido graxo insaturado em configuração *trans*

Devemos ingerir regularmente alimentos contendo EPA e DHA, bem como suplementos para garantir a obtenção de níveis ideais dessas substâncias antiinflamatórias vitais. Até mesmo a American Heart Association, que costuma ser conservadora em suas recomendações de suplementos, recentemente se mostrou favorável à suplementação de EPA e DHA.[12]

As gorduras Ômega-6 incluem:

- **Ácido linoléico** (LA). Esse é outro EFA essencial à vida. LA é um EFA próinflamatório. Ainda que "essencial" para a vida humana, aparece em quantidades excessivas na maioria das dietas ocidentais; portanto, recomendamos restringir óleos ricos em LA, entre os quais urucum, girassol, soja, abóbora e gergelim.
- **Ácido gama-linolênico** (GLA). Embora seja uma gordura Ômega-6, é precursor de prostaglandinas vitais e traz importantes benefícios à saúde.[13] As células do corpo humano convertem LA em GLA, mas várias condições anormais, entre as quais deficiências enzimáticas, níveis elevados de colesterol lipídico, diabetes, síndrome metabólica e outros processos de

envelhecimento, podem bloquear essa conversão. Se os níveis de GLA no sangue forem baixos, pode-se usar o suplemento. Uma fonte recomendada é o óleo de prímula, que demonstrou potencial para:

- reduzir a pressão arterial;
- reduzir os níveis de colesterol;
- reduzir o risco de ataque cardíaco e acidente vascular cerebral;
- melhorar o metabolismo de gorduras em portadores de diabetes;
- proteger o fígado;
- aliviar sintomas de artrite;
- aliviar sintomas da síndrome pré-menstrual.

- **Ácido dihomo-gama-linolênico (DGLA).** Trata-se de outra gordura Ômega-6 com muitos benefícios para a saúde, porque permite ao corpo produzir prostaglandinas série 1, necessárias para o controle de plaquetas e pressão arterial. O DGLA também existe como suplemento.
- **Ácido araquidônico (AA).** Encontrado principalmente em carnes e produtos de origem animal, é considerado o grande vilão das gorduras Ômega-6. É necessário para a sobrevivência humana porque permite ao corpo produzir prostaglandinas série 2, as quais, contudo, também promovem processos inflamatórios.[14] Não é considerado EFA porque o corpo pode sintetizá-lo, mas tem um lado negativo. O consumo elevado de carne em dietas ocidentais e os níveis elevados resultantes de AA são fatores-chave nos níveis altos de inflamação, que promovem a doença coronariana e outras doenças degenerativas.

A família de ácidos graxos monoinsaturados inclui:

- **Ácido oléico (OA),** uma gordura Ômega-9 (porque sua ligação dupla de carbono começa no nono átomo de carbono, a partir da extremidade metil). O OA tem propriedades antiinflamatórias semelhantes às do ácido alfa-linolênico e é uma gordura benéfica. Ele resiste à interação com o oxigênio, por isso é relativamente estável. Uma vantagem importante é que ajuda a manter as artérias flexíveis, resistentes, portanto, à aterosclerose.[15] Boas fontes de OA são azeitonas, azeite de oliva (extravirgem), abacate, amendoim, pecã, castanha de caju, avelãs e sementes de macadâmia. Produtos de origem animal e a manteiga contribuem com pequenas quantidades de OA, mas esse benefício é muito menos importante do que os níveis elevados de gordura saturada e AA presentes em gorduras de origem animal.

Óleo de cobra contemporâneo

Curiosamente, certas serpentes, como as aquáticas chinesas, são ótimas fontes de EPA e DHA. Portanto, aqueles vendedores de óleo de cobra do século XIX talvez tivessem razão. As serpentes aquáticas chinesas estão escassas nos dias de hoje, mas, felizmente, vários peixes de água doce e outros animais marinhos podem fornecer quantidades saudáveis de EPA e DHA.

- Salmão. É uma fonte riquíssima, contendo até 30% de EPA/DHA; entre os peixes, é o que apresenta contaminação relativamente baixa pelo mercúrio. Todavia, o salmão oriundo de áreas de piscicultura alimenta-se de farelo de milho, e não da dieta usual do salmão selvagem, que é composta por algas e peixes pequenos. Conseqüentemente, o salmão de áreas de piscicultura apresenta muito menos EPA e DHA.[16]
- Truta.
- Cavalinha (ainda que apresente contaminação relativamente alta por mercúrio).
- Sardinhas.
- Algas vermelha e marrom, cultivadas comercialmente como fontes de EPA e DHA.

- **Ácido palmitoléico (POA).** Uma gordura Ômega-7, o POA eleva os níveis de colesterol e não é uma gordura saudável.[17] É encontrado em grandes concentrações no óleo de coco e no azeite de dendê, ingredientes básicos de produtos industrializados desnatados.

GORDURAS SATURADAS

Ácidos graxos saturados, geralmente sólidos à temperatura ambiente (ou corporal), contribuem para obesidade, diabetes tipo 2 e progressão de aterosclerose, uma causa primordial de doença coronariana. Gorduras saturadas de cadeias longas costumam aglomerar-se, fato este que causa a aglomeração de plaquetas e contribui tanto para a aterosclerose quanto para a formação de coágulos sangüíneos, que podem desencadear ataques cardíacos.[18] Além disso, as gorduras saturadas causam a aglomeração de células vermelhas do sangue, reduzindo, assim, sua capacidade de levar oxigênio às células. A hipóxia resultante (falta de oxigênio nos tecidos) acelera a aterosclerose e outros processos degenerativos.

As gorduras saturadas formam uma família importante e devem sofrer restrições. Suas fontes são, entre outras, o ácido esteárico, encontrado na manteiga e em carnes como a bovina e a suína, o ácido palmítico, em óleo de coco e azeite de dendê, o ácido butírico, na manteiga, e o ácido araquídico, em amendoins.

Outro problema da carne é que a gordura é fonte importante de pesticidas e outros produtos químicos usados na agricultura. Os pesticidas usados em pastagens apresentam concentrações elevadas na gordura animal.

GORDURAS PATOLÓGICAS

Nossa discussão não ficaria completa sem considerarmos as **gorduras patológicas**, ainda que não sejam exatamente uma família de gorduras. A maioria dos óleos comerciais para culinária pertence a essa categoria. Os fabricantes de óleos comerciais começam com sementes e castanhas – fontes importantes de vitaminas, minerais, EFAS, fibra, lecitina e outros nutrientes essenciais, mas quase todos são destruídos durante a produção.[19] Além disso, os níveis elevados de calor e produtos químicos usados na fabricação geram moléculas tóxicas, entre as quais formas patológicas de gordura – configurações artificiais de ácidos graxos que o corpo é incapaz de usar em outros processos metabólicos que não o armazenamento de energia.

A margarina e outros produtos gordurosos sólidos e semi-sólidos contêm níveis elevados de ácidos graxos *trans*, normalmente não encontrados na natureza, e que são fator pertinente na doença degenerativa. Margarina feita com "100% de óleo de milho", por exemplo, costuma ter até 25% de ácidos graxos *trans*. Demonstrou-se que a presença desses em produtos gordurosos comerciais:

- aumenta os níveis de colesterol lipídico e reduz o HDL, o "bom" colesterol, de acordo com um estudo abrangente, bem planejado, publicado no *New England Journal of Medicine*; [20]
- eleva os níveis de triglicerídeos lipídicos; [21]
- interfere nos sistemas de desintoxicação do organismo; [22]
- eleva Lp(a), outro importante fator de risco para a doença coronariana;[23]
- reduz os níveis de testosterona; [24]
- aumenta a resistência à insulina, uma causa importante da síndrome metabólica e do diabetes tipo 2. [25]

O processo de **hidrogenação** de óleos vegetais líquidos, para criar produtos semi-sólidos como a margarina e a gordura hidrogenada, causa preocupação especial. Essa semi-solidez é agradável ao paladar e positiva do ponto de vista comercial, por causa da longa vida de prateleira, mas indesejável do ponto de vista da saúde. Em geral, as gorduras hidrogenadas consistem em gordura saturada e ácidos graxos *trans*. Ambos causam agregação de células sangüíneas, contribuindo,

Vá de extravirgem

A denominação azeite de oliva **virgem** refere-se ao azeite extraído de azeitonas inteiras, maduras e sadias, sem aplicação de calor – nem externo, nem do processo de extração – e sem refinamento ou outras etapas de processamento, como descoloração ou desodorização. O azeite de oliva cujo rótulo não traz a denominação "virgem" é refinado e contém as mesmas gorduras patológicas encontradas em qualquer outro óleo vegetal refinado.

O azeite de oliva **extravirgem** é ainda melhor. Ele atende a um conjunto ainda mais rígido de normas, entre as quais o uso exclusivo de azeitonas de altíssima qualidade. Recomendamos que se adote somente o azeite de oliva orgânico extravirgem em saladas, cozimento e outros usos culinários.

Contudo, lembre-se de que, quando os óleos são submetidos a temperaturas altíssimas (acima de 160°C), até mesmo os benéficos como o azeite de oliva extravirgem, ocorre a formação de substâncias químicas tóxicas, entre as quais acrilamidas e monômeros cíclicos tóxicos associados aos depósitos hepáticos anormais.[26] A fritura gera grande número de radicais livres, que interferem em processos metabólicos vitais.[27] Recomendamos evitá-la totalmente, adotando alimentos apenas refogados. Um método saudável é, em primeiro lugar, colocar água na panela (recomenda-se um caldeirão); depois, acrescentar pequena quantidade de azeite de oliva extravirgem. Manter a temperatura moderada (menos de 180°C; se o azeite estiver fumegando, a temperatura está muito alta) e cozer o alimento por pouco tempo. Esse método evitará a criação da maioria dos subprodutos tóxicos.

assim, para a aterosclerose.[28] A hidrogenação usa níquel e alumínio, e os resíduos desses metais nocivos permanecem nos produtos finais.[29] Além disso, as gorduras hidrogenadas contêm fragmentos patológicos de ácidos graxos e uma miríade de outros subprodutos nocivos.

COLESTEROL

Nossa discussão de gorduras não ficaria completa se não considerássemos o colesterol. Ele não é uma gordura, mas seu metabolismo está intimamente relacionado à gordura na alimentação. O colesterol é uma molécula com 27 carbonos, produzida no corpo a partir de acetatos com dois carbonos, os quais resultam de gorduras e açúcares (bem como de proteínas, por um processo menos direto). O colesterol é uma substância dura, cérea, essencial à vida e saúde humana. Desempenha função vital na manutenção da saúde da membrana celular.[30] Além disso, é o precursor dos hormônios sexuais (esteróides) masculinos e femininos, entre os quais estrogênio, progesterona e testosterona, bem como cortisona, o hormônio do estresse.

Obviamente, o colesterol é bem conhecido como fator de risco primordial para aterosclerose, o processo de formação de placa nas artérias que pode levar ao ataque cardíaco ou acidente vascular cerebral. Níveis elevados de colesterol desempenham papel importante nesse processo, embora existam outros fatores de risco igualmente cruciais. O colesterol está presente nos alimentos, mas as células são o principal local de fabricação dessa substância no corpo, sobretudo no fígado. O colesterol é singular porque o organismo pode produzi-lo, mas não pode quebrá-lo. Seu excesso só pode ser eliminado nas fezes, nas quais ele se combina ao ácido biliar. A fibra alimentar facilita esse processo, sendo outro de seus benefícios na dieta.[31]

O excesso de calorias contribui para que o corpo produza mais colesterol do que é saudável.[32] Essas calorias advêm, sobretudo, de carboidratos com elevada carga glicêmica e gorduras nocivas à saúde, especificamente gorduras saturadas, ácidos graxos *trans* e formas patológicas de ácidos graxos poliinsaturados. Além disso, o estresse contribui para os níveis excessivos de colesterol porque o corpo precisa produzir mais dessa substância, a fim de fabricar o hormônio do estresse – o cortisol.[33]

No Capítulo 15 – "A verdadeira causa da doença coronariana e como preveni-la" –, discutiremos detalhadamente a função do colesterol na doença coronariana, bem como várias maneiras de manter seus níveis saudáveis. Quanto às influências alimentares sobre os níveis de colesterol, o mais importante que podemos fazer é ingerir menos gordura saturada, menos ácidos graxos *trans* e menos formas patológicas de ácidos graxos poliinsaturados.[34]

Alguns observadores afirmam que o colesterol alimentar não é um fator significativo nos níveis de colesterol no sangue porque a própria regulação, pelo corpo, de seus níveis anula o que é consumido. Contudo, isso só é válido se o consumo de colesterol for razoavelmente pequeno e se os processos metabólicos que controlam os níveis de colesterol funcionarem corretamente.[35] Nenhuma dessas suposições é comprovada para muitos indivíduos, sobretudo aqueles com suscetibilidade à doença coronariana.

O indivíduo médio tem cerca de 150 mil miligramas de colesterol, a maioria dos quais incorporada às membranas celulares, com apenas cerca de 7.000 mg circulando no sangue. De modo geral, o uso diário desse colesterol circulante é em torno de 1.000 mg. Portanto, consumir várias centenas de miligramas de colesterol por dia pode elevar os níveis de colesterol no sangue, principalmente se os processos relacionados ao colesterol estiverem comprometidos (como indicado por uma tendência a níveis elevados). Recomendamos que o consumo de colesterol na alimentação fique abaixo de 1.400 mg por semana. Se houver fatores de risco elevados de doença coronariana, deve-se reduzir esse valor para 700 mg por semana.[36] A dieta americana média contém cerca de 800 mg de colesterol por dia. Ele está presente em produtos de origem animal, entre os quais gema de ovo (uma gema tem cerca de 250 mg de colesterol), crustáceos como camarão e lagosta, carnes como bovina, suína e aves, miúdos (115 g de fígado têm 250 mg) e derivados do leite (30 g de manteiga têm 60 mg).

RECOMENDAÇÕES QUANTO À GORDURA E AO COLESTEROL NA DIETA

A gordura na alimentação é importante fator na obesidade, em conseqüência de seu elevado nível calórico – 9 cal/g contra 4 cal/g para proteínas e carboidratos. Recomendamos restringi-la a 25% de calorias, embora praticamente todo esse valor devesse ser "boa gordura". O National Institutes of Health (NIH) recomenda manter a gordura saturada abaixo de 7% das calorias totais.[37] Recomendamos que esse valor seja, no máximo, de 3% de calorias. Para indivíduos que consomem 2.400 calorias diárias, a recomendação do NIH corresponde a 18 g de gordura saturada por dia, ao passo que nossa recomendação não é superior a 8 g. Ao fazermos escolhas alimentares adequadas, fica fácil manter o consumo de gordura saturada abaixo desse parâmetro. Por exemplo, uma porção de 85 g de coxão-bola tem apenas 2 g de gordura saturada. Por outro lado, um cheeseburger duplo contém 15 g e excede a recomendação diária. Observe que 25% de calorias significam menos de 12% de peso do alimento, em conseqüência da densidade calórica mais elevada da gordura.

O tipo de gordura é mais importante do que a quantidade ingerida. Concentre-se em obter gordura proveniente de:

- castanhas;
- peixes ricos em EPA e DHA, sobretudo o salmão, que é rico em EPA e DHA (o salmão natural tem ainda mais do que o produzido na piscicultura) e relativamente pobre em mercúrio;
- azeite de oliva extravirgem;
- óleo de linho e óleo de linho extraído naturalmente, que podem ser transformados pelo corpo em EPA e DHA. Contudo, muitos indivíduos não têm as enzimas fundamentais necessárias para essa conversão e devem adotar o consumo direto de EPA e DHA;
- verduras e legumes que contêm gordura em pequena quantidade, porém saudável;
- *tofu*.

Açúcares e amidos transformam-se em gordura

Açúcares provenientes de alimentos e amidos simples são fontes primárias de gordura corporal. Os amidos simples, encontrados em alimentos com elevado índice glicêmico como pães, massas, arroz, batata e confeitos, convertem-se rapidamente em **triglicerídeos** – moléculas de gordura compostas por uma unidade de glicerol e três cadeias de ácidos graxos saturados. Essas moléculas agem como gordura saturada: aceleram a aterosclerose, e seu nível elevado é um fator de risco independente para doença coronariana. Muitos pesquisadores acreditam que isso seja tão relevante quanto níveis elevados de colesterol.

O corpo prontamente converte em gordura o excesso de glicose alimentar oriunda de açúcares e amidos, mas não tem mecanismo para seguir a direção oposta. A única maneira de se livrar do excesso de gordura corporal é quebrar as moléculas de gordura em químicos denominados "corpos cetônicos", que podem ser usados como fonte de energia. Todos os órgãos do corpo humano, até mesmo os músculos, podem usar corpos cetônicos derivados da gordura como combustíveis, mas ainda há polêmica se o cérebro pode usá-los ou se precisa da presença de glicose.[38] Para pessoas que jejuam ou seguem dietas paupérrimas em carboidratos, o corpo também converterá proteínas alimentares ou a própria proteína muscular em glicose para alimentar o cérebro e outros órgãos vitais.

Fontes de gordura que podem ser consumidas em pequenas quantidades:

- carnes magras, sobretudo carne branca de frango e peru. Aves criadas sem hormônios e antibióticos são preferíveis. Carne bovina magra é ótima fonte de proteínas, mas há várias razões para evitar a carne bovina e outras carnes vermelhas;
- bovinos, suínos e outros são ricos em hormônios e antibióticos usados na pecuária para fins industriais;
- a gordura detém as maiores concentrações de produtos químicos e pesticidas, usados no cultivo das pastagens. Isso é válido, sobretudo, para a carne vermelha (ao contrário das aves), porque a criação de gado bovino e suíno é mais demorada;
- a carne é relativamente rica em colesterol;
- há o perigo de infecção por priônio com EEB (encefalopatia espongiforme bovina), ou doença da "vaca louca", que é epidêmica no rebanho bovino inglês. Na época da redação deste livro, detectou-se uma vaca com EEB no gado americano, mas foi testada apenas uma pequena amostra de vacas

americanas. Apesar de o Departamento de Agricultura dos EUA alegar que a carne bovina americana é segura, não há garantia de que a doença tenha sido isolada com êxito. A doença da "vaca louca" é causada por priônios, proteínas malformadas que se auto-reproduzem no cérebro de animais infectados. Doenças semelhantes, relacionadas aos priônios, disseminaram-se nos animais selvagens americanos, entre os quais os cervídeos. Acredita-se que a doença de Creutzfeldt-Jakob em humanos, uma doença fatal, seja causada pelo consumo de carne proveniente de animais portadores da doença da "vaca louca".[39] A detecção da infecção latente por priônios é quase impossível e o período de incubação pode ser de 20 a 30 anos; portanto, é possível haver entre a população americana uma infecção generalizada por priônio que ainda não foi detectada. Recomendamos nunca consumir carne bovina oriunda da Inglaterra ou carne de caça, como cervídeos, de qualquer parte do mundo. A possibilidade de que a infecção por priônios tenha se espalhado além dessas fontes é outro motivo para abster-se completamente de carne bovina.

Eis as formas de gordura que devem ser evitadas:

- gordura saturada em carnes gordurosas, manteiga, leite e outros produtos de origem animal;
- óleos de cozinha industrializados (usar apenas azeite de oliva extravirgem);
- óleos hidrogenados presentes na margarina e na gordura hidrogenada, e quase todos os produtos de panificação industrializados, os quais são ricos em ácidos graxos *trans*.

Recomendações para o preparo de alimentos:

- evitar fritura;
- é aceitável refogar os alimentos em óleo saudável, como o azeite de oliva extravirgem. Uma maneira ainda mais saudável de refogar é primeiro colocar água na panela (recomenda-se um caldeirão), depois acrescentar pequena quantidade de óleo saudável (azeite de oliva extravirgem) e, em seguida, cozer o alimento por pouco tempo, em temperatura de baixa a moderada;
- recomenda-se suplementação com EPA e DHA (1.000 a 3.000 mg por dia de EPA e 700 a 2.000 mg por dia de DHA);
- o consumo de colesterol na alimentação deve ser limitado a 1.400 mg por semana. Indivíduos com fatores de risco elevado para doença coronariana devem limitar esse consumo a 700 mg por semana.

Saudável?

"Rico em gordura poliinsaturada": não necessariamente.

As gorduras Ômega-3 poliinsaturadas são saudáveis porque inibem os processos inflamatórios subjacentes à doença coronariana e outras doenças degenerativas. Contudo, as gorduras Ômega-6 poliinsaturadas encontradas na maioria dos óleos comerciais de uso culinário fomentam esses processos inflamatórios perigosos e aparecem em quantidades excessivas relevantes na maioria das dietas ocidentais. Em geral, produtos alimentícios industrializados como a margarina e gordura hidrogenada são ricos em ácidos graxos *trans* poliinsaturados, que agem como gorduras saturadas, e aceleram a aterosclerose e outros processos patológicos. Os níveis elevados de calor usados para produzir óleos alimentícios industrializados também produzem formas patológicas de gorduras poliinsaturadas, as quais podem causar problemas à saúde.

"Monoinsaturados": não necessariamente.

O ácido oléico (OA), uma gordura Ômega-9 monoinsaturada, é antiinflamatório e saudável. Porém, o ácido palmitoléico (POA), uma gordura Ômega-7 monoinsaturada, eleva os níveis de colesterol e não é saudável.

"Sem colesterol": não necessariamente.

Os níveis de colesterol no sangue são influenciados pelo consumo de calorias excessivas, sobretudo de carboidratos com elevado índice glicêmico e formas nocivas de gordura. Margarina de óleo de milho, por exemplo, "não tem colesterol", mas é rica em ácidos graxos *trans*, que elevam os níveis de colesterol no sangue.

"Extração a frio": não necessariamente.

"Extração a frio" apenas se refere à ausência de calor externo durante a extração. Métodos comerciais de extração de óleo usam pressões elevadíssimas, que costumam gerar calor intenso em conseqüência do atrito. Isso destrói os benefícios saudáveis de óleos alimentícios, entre os quais o azeite de oliva. E o termo "extração a frio" se refere apenas à etapa da extração de óleo. Ele não revela nenhuma informação sobre outras etapas potencialmente nocivas usadas durante a preparação.

"Extravirgem": sim.

Azeite de oliva "virgem" se refere ao azeite de oliva obtido de azeitonas inteiras, maduras e sadias, sem nenhuma aplicação de calor e sem nenhuma etapa de refinamento ou outros processamentos. O azeite de oliva "extravirgem" segue diretrizes mais rígidas e é o que recomendamos para saladas e cozimento.

PROTEÍNA: A BASE DA VIDA

A gordura é uma inovação evolutiva relativamente recente. Por outro lado, a proteína é a própria base da vida. O "livro da vida" – o DNA que compõe os genes – contém os códigos para as proteínas, que são a base de todas as diversas formas de vida na Terra.

O mecanismo é inteligentíssimo. O DNA no núcleo da célula é copiado para criar uma imagem espelhada em uma molécula de RNA. O RNA sai do núcleo, onde as máquinas moleculares chamadas ribossomos o lêem e criam seqüências de aminoácidos. Em um processo notável, essas cadeias de aminoácidos se dobram, formando complexas estruturas tridimensionais. Ainda não entendemos exatamente como ocorre esse dobramento das proteínas, embora supercomputadores estejam sendo desenvolvidos para imitar e estimular esse processo nos próximos

PONTE DOIS

O FUTURO DA GORDURA

No capítulo anterior, mencionamos o desenvolvimento de fármacos da Ponte Dois que poderiam bloquear os carboidratos, mesmo depois de passarem pelo trato digestivo, por meio da destruição da glicose na corrente sangüínea. E quanto à destruição da gordura depois de consumida? Um fármaco que está sendo desenvolvido pela empresa australiana Metabolic parece obter esse efeito por meio do aumento dramático da taxa de queima de gordura na corrente sangüínea, antes de ela ter a chance de ser armazenada nas células adiposas. Na fase 2 de um estudo do FDA, indivíduos obesos, usuários do fármaco, apresentaram o dobro da perda de peso em relação ao grupo controle que usou medicamentos atualmente existentes no mercado para a perda de peso. Como o fármaco apenas aumenta o índice de queima da gordura, ele não parece interferir nas gorduras saudáveis que desempenham papel vital em outros processos metabólicos.

Ovos e carne enriquecidos com Ômega-3. Sabemos que é fundamental consumir mais gorduras Ômega-3. Atualmente, a maneira mais simples e melhor de se obterem esses ácidos graxos Ômega-3, EPA e DHA é por meio da ingestão de peixes e suplementos de óleo de peixe. Infelizmente, todos os oceanos do planeta estão contaminados com mercúrio, e a forma encontrada nos peixes é altamente absorvível. Uma nova solução biotécnica está prestes a surgir. O gene "gordura-1" do nematódeo *C. elegans* é capaz de converter ácidos graxos Ômega-6 em ácidos graxos Ômega-3. A maioria dos animais terrestres, entre os anos (o supercomputador Blue Gene/L, da IBM, capaz de realizar 360 trilhões de operações por segundo, tem o objetivo específico de criar um modelo para o problema do dobramento de proteínas[40]).

As proteínas, estruturas elaboradas e deselegantemente tridimensionais, compostas por cadeias de aminoácidos, conduzem todas as funções dos organismos vivos. Tudo o que fazemos – respirar, digerir, caminhar, pensar – é realizado por estruturas construídas a partir delas.

Oito aminoácidos são considerados "essenciais" porque o corpo não é capaz de sintetizá-los e precisa obtê-los a partir de alimentos. Os nutricionistas costumavam defender a ingestão de proteínas "completas" que contenham todos os oito aminoácidos essenciais. Em geral, isso se refere à proteína animal, porque os animais, sendo semelhantes aos seres humanos, fornecem proteínas com todos

quais os seres humanos, não tem essa capacidade de conversão. Engenheiros genéticos fixaram uma molécula de DNA a outra, desse gene, em camundongos de laboratório, os quais agora convertem gorduras Ômega-6 oriundas de sua alimentação em gorduras Ômega-3.[41] Como os consumidores provavelmente não considerariam os camundongos um alimento apetitoso, os cientistas estão trabalhando para aplicar essa tecnologia a animais domésticos mais tradicionais. Assim, ovos, leite e carne poderão gerar gordura Ômega-3 saudável, em vez de gordura saturada.

Animais clonados para alimentação. As tecnologias de clonagem oferecem uma possível solução para a fome mundial: criar carne e outras fontes de proteína por meio da clonagem de tecido muscular animal. Isso permitiria "cultivar" carne bovina ou peito de frango, na fábrica, sem a presença de animais. Dentre os benefícios, podemos citar o custo baixíssimo, a ausência de pesticidas e hormônios presentes na carne natural, a redução gritante do impacto ambiental, se comparado à agricultura industrializada, um melhor perfil nutricional e o fim do sofrimento animal.

Uma aplicação mais imediata da clonagem é o aprimoramento da reprodução animal, com a reprodução direta de animais com determinado conjunto de traços genéticos. Um bom exemplo disso é a reprodução animal a partir de embriões transgênicos (embriões com genes de outrem) para a produção farmacêutica. Exemplo relevante: um novo tratamento promissor contra o câncer. Esse fármaco antiangiogênico, denominado aaATIII (inibe tumores por meio da criação de novas redes capilares necessárias ao seu crescimento), é produzido no leite de caprinos transgênicos.[42]

os aminoácidos exigidos. Entretanto, não há benefícios em ingerir proteínas completas quando há outra forma de se consumir todos os aminoácidos necessários.

Não é necessário ingerir cada aminoácido essencial em cada refeição, embora seja preferível consumi-los diariamente. Os vegetarianos devem tomar o cuidado de ingerir ampla variedade de alimentos, porque restringir a alimentação a um conjunto limitado de produtos de origem vegetal pode gerar deficiências de aminoácidos. Não é difícil obter todos os aminoácidos essenciais ao se ingerir uma diversidade de produtos de origem vegetal, sobretudo legumes. A exigência diária para a maioria dos aminoácidos essenciais é apenas cerca de 1 g; portanto, praticamente se eliminam as deficiências se houver inclusão, mesmo de pequenas quantidades de carne de peixe ou animais na alimentação.

Há vantagens significativas para que a maior parte das proteínas obtidas seja de origem vegetal. Elas têm concentrações muito menores de produtos químicos, pesticidas, hormônios e antibióticos, os quais são altamente concentrados na carne. Entre as fontes de proteína de origem animal está a gordura saturada, que eleva os níveis de colesterol no sangue e pode resultar em resistência à insulina.[43] Além disso, a carne é um alimento que contém colesterol. Uma opção melhor é a proteína da soja, que melhora os perfis lipídicos do sangue. Além disso, há benefícios ecológicos óbvios: verduras e legumes são cerca de 20 vezes mais eficazes na alimentação e na eliminação de danos ambientais causados pela pecuária do que a proteína oriunda da carne. Uma excelente fonte de proteínas é o peixe (principalmente o salmão), além de ser rico em gorduras Ômega-3.

Existem benefícios para cada aminoácido e os suplementos de alguns deles têm valor terapêutico. Os aminoácidos essenciais são:

- fenilalanina, um antidepressivo natural;
- triptofano, sedativo natural (embora, como suplemento, tenha problemas de regulamentação[44]);
- lisina, que combate vírus, mas não é recomendada para diabéticos;
- treonina, um aminoácido naturalmente calmante;
- metionina, envolvida em um processo metabólico fundamental, discutido detalhadamente no Capítulo 13;
- isoleucina, leucina e valina, aminoácidos de cadeia ramificada que aumentam a síntese protéica no fígado e auxiliam na função hepática geral.

Outros dois aminoácidos são essenciais para as crianças, sendo um deles também de enorme valor para adultos, se consumido em doses terapêuticas:

- arginina, que controla o processo vital do óxido nítrico.[45] O suplemento de 6 a 9 g por dia reduz a aterosclerose e melhora a saúde dos vasos sangüíneos[46] (ver Capítulo 15, sobre doença coronariana);
- histidina.

Outros aminoácidos não-essenciais também são benéficos, se consumidos em doses terapêuticas:

- cisteína, que é essencial para bebês prematuros e valiosa para adultos ao auxiliar o sistema antioxidante do corpo;
- tirosina, um antidepressivo natural encontrado em hormônios da tireóide.

A proteína pode ser convertida em glicose no corpo, mas o processo metabólico é menos direto do que o do amido; portanto, produtos protéicos puros, como a proteína da soja, geralmente têm um índice glicêmico menor do que carboidratos com índices glicêmicos elevados ou moderados.[47] Todavia, qualquer fonte de calorias pode acabar elevando os níveis de colesterol e triglicerídeos, se o consumo for excessivo.

Estudos mostram que as dietas ricas em proteína de origem animal aumentam a resistência à insulina – a causa primordial da síndrome metabólica e do diabetes tipo 2. Contudo, não está claro se a responsável é a proteína ou a gordura saturada associada, também encontrada em produtos de origem animal. Sabemos que essa aumenta a resistência à insulina.[48] Estudos mostram que dietas ricas em proteína de origem vegetal (e não de origem animal) não parecem elevar a resistência à insulina.[49]

Existem muitos substitutos pobres em carboidratos para alimentos normalmente ricos em carboidratos, como pão, massas, cereais, pudins e sobremesas, em lojas de alimentos e de produtos nutricionais, e via Internet (recomendações em www.fantastic-voyage.net). Muitos desses produtos são feitos com proteína de soja, a qual reduz os níveis de colesterol no sangue. Contudo, devemos lembrar que esses alimentos podem também conter proteína do trigo (glúten); algumas pessoas são sensíveis ao trigo, como discutiremos no capítulo seguinte.

RECOMENDAÇÕES PARA PROTEÍNAS NA DIETA

Nossa recomendação de carboidratos para indivíduos no grupo de carboidratos moderados é que o limite máximo seja de 1/3 das calorias; para o grupo com restrição de carboidratos, apenas de 1/6 das calorias. Nossa recomendação de gorduras é que o limite máximo de gorduras saudáveis seja de 25% das calorias.

Vitaminas e radicais livres

Gorduras insaturadas geram mais benefícios para a saúde do que as saturadas, mas mesmo essas gorduras saudáveis podem prejudicar as artérias ao se oxidarem, se os níveis de antioxidantes no sangue forem insuficientes.[50] As vitaminas são importantes nesse processo por diversas razões. Várias delas atuam como antioxidantes potentes, como as vitaminas E, C e betacaroteno. Além disso, agem como catalisadores em processos metabólicos vitais que usam ácidos graxos Ômega-3 e outros ácidos graxos poliinsaturados saudáveis. O corpo não consegue usar essas gorduras, se não tiver níveis adequados de vitaminas, bem como de minerais. Por exemplo, EFAS no corpo serão prejudicados por radicais livres, a menos que estejam protegidos por betacaroteno e vitamina E. O ideal é que as vitaminas e minerais advenham da alimentação, mas geralmente não é possível manter níveis ótimos desses nutrientes apenas com a dieta e, por isso, recomenda-se o uso de suplementos (ver Capítulo 21 – "Suplementação agressiva").

Isso significa que, para o grupo de carboidratos moderados, ao menos 42% das calorias devem vir de proteínas; para o grupo com restrição de carboidratos, no mínimo, 59%.

A maioria dessas proteínas não deve ser de origem animal – carne, ovos, derivados do leite – porque seria impossível manter as outras recomendações, sobretudo aquelas referentes ao consumo de gorduras saudáveis. É aconselhável que a maioria das proteínas seja oriunda de verduras e legumes, os quais contêm proteínas saudáveis, carboidratos com baixíssimo índice glicêmico e pequenas quantidades de gorduras saudáveis. É importante ingerir a variedade mais ampla possível de verduras e legumes para que se obtenham todos os aminoácidos em níveis ideais, que são várias vezes maiores do que os níveis mínimos necessários para a prevenção de carência.

Outra fonte de proteínas vegetais de alta qualidade é a proteína da soja, encontrada em muitos produtos, como hambúrgueres de *tofu*, cujo objetivo é substituir alimentos normalmente ricos em carboidratos (como confeitos) ou em gordura animal (hambúrgueres). Outras opções protéicas são a clara do ovo (além de substitutos de ovos, dos quais 99% são clara de ovo), carnes magras, sobretudo a carne branca de frango e peru, e peixe.

7

VOCÊ É O QUE VOCÊ DIGERE

Os muitos nutrientes nos alimentos apenas terão utilidade se forem digeridos adequadamente. Da ingestão à absorção, o alimento percorre um caminho longo, intricado e arriscado. O processo digestivo humano, que ocorre em todo o tubo digestivo – da boca ao ânus –, age como um elaborado sistema de controle de estoque. Ele quebra o alimento em componentes moleculares para chegarem ao destino final: os trilhões de células, nas quais se reúnem em pequenas máquinas e fontes de energia que sustentam a vida.

A digestão é um processo eficientíssimo, mas os defeitos – alguns genéticos, outros resultantes de décadas de nutrição inadequada – estão por trás de muitos desconfortos e da progressão de doenças em longo prazo. Um estudo revelou que 70% de adultos americanos sofrem de sintomas gastrintestinais desconfortáveis, resultantes de má digestão, má absorção ou bactérias nocivas no trato digestivo, além de doenças digestivas específicas.[1] Avaliar e melhorar o processo digestivo é fundamental para a saúde em curto e longo prazo.

Temos pouquíssimo controle consciente sobre nossos processos digestivos. Na boca e no nariz, as papilas gustativas e os sensores olfativos dão ao cérebro *feedback* prazeroso e fundamental sobre o que ingerimos. Contudo, depois que o alimento deixa a boca, há apenas fracos sensores nervosos em comunicação com o cérebro. Em sua maior parte, o processo prossegue no piloto automático, controlado por reflexos através de nervos locais e processos metabólicos delicados. Podemos influenciar o processo digestivo por meio de suplementos e, se necessário, medicamentos. Mas adotar uma dieta saudável é o mais importante que se pode fazer para manter e restaurar o equilíbrio delicado dos processos digestivos.

COMO A DIGESTÃO FUNCIONA

O diagrama do sistema gastrintestinal humano, à p. 108, mostra os órgãos envolvidos na digestão, a qual ocorre nas etapas enumeradas a seguir.

ETAPA 1. A digestão começa na boca, onde a mastigação quebra o alimento em partículas funcionais menores. As glândulas salivares produzem cerca de 1 litro de saliva por dia, que umedece e lubrifica o alimento seco, agindo sobre ele como solução-tampão (altera o equilíbrio ácido-alcalino) para manter um pH ideal (alcalino). A enzima digestiva principal na saliva é a amilase, que dá início à quebra do amido (polissacarídeos) em glicose (um monossacarídeo) e maltose (um dissacarídeo). A limpeza da boca pela saliva também é importante para a higiene oral.

A mastigação completa é vital para a saúde. Deglutir alimento sólido antes que este seja adequadamente quebrado e misturado à saliva impõe grande esforço ao processo digestivo e pode resultar em digestão inadequada e má absorção. A mastigação insuficiente força o trato digestivo a secretar níveis mais elevados de enzimas digestivas potentes, podendo resultar imediatamente em excesso de gases e distensão abdominal por ar deglutido ou gases intestinais de fermentação. Com o tempo, essas enzimas podem causar dano ao estômago e ao sistema digestório. Portanto, deve-se comer lentamente.

ETAPA 2. Em seguida, o alimento passa pelo esôfago, onde contrações peristálticas involuntárias (movimentos sinuosos) enviam-no ao estômago. Este pode se expandir para acomodar refeições de diversos tamanhos. Ele atua como estação intermediária temporária que libera o alimento para o intestino de maneira controlada e gradual, por meio de contrações peristálticas e gerais da parede gástrica.

ETAPA 3. As células da mucosa gástrica que revestem a parede do estômago secretam cerca de 1 litro de suco gástrico diariamente. Este é o fluido corporal mais ácido, composto, em grande parte, por ácido clorídrico, com pH entre 1,0 e 2,0. Esse ácido transforma o alimento em uma forma quase líquida chamada quimo. Além disso, o suco gástrico contém enzimas digestivas, sobretudo pepsinas, que começam a quebrar as proteínas em aminoácidos. Quando o quimo deixa o estômago, esses processos digestivos já quebraram cerca de 30% a 50% dos amidos e 10% a 15% das proteínas, mas praticamente nenhuma gordura.

Além disso, o suco gástrico contém uma proteína especial chamada **fator intrínseco**, necessária para a absorção de vitamina B_{12}. A absorção inadequada de vitamina B_{12} interfere no metabolismo cíclico do ácido fólico, resultando em níveis elevados de homocisteína (ver Capítulo 13). Para avaliar essa condição, não basta apenas testar o nível de B_{12} no sangue, porque isso não revelará se o corpo é capaz de usar esse nutriente. Um teste mais pertinente é a mensuração dos níveis de ácido metilmalônico no sangue. Esse ácido é um intermediário metabólico que necessita de vitamina B_{12} para ser quebrado. Se os níveis de ácido metilmalônico no sangue forem elevados, isso indica que a vitamina não está cumprindo sua tarefa, seja qual for o nível real de B_{12} no sangue. Podemos auxiliar o metabolismo precário de B_{12} com suplementação de fator intrínseco e com a introdução de níveis mais elevados de B_{12} diretamente na corrente sangüínea, por meio de tabletes sublinguais ou injeção.

As células na parede gástrica também produzem dois tipos de muco para evitar que sejam digeridas pelos próprios sucos ácidos. Há um equilíbrio delicado entre esses ácidos, as pepsinas (as quais são eficazes apenas em um meio muito ácido) e a ação protetora do muco do estômago. Geralmente, as perturbações nesse processo resultam de infecção por uma bactéria denominada *Helicobacter pylori* (ou *H. pylori*), que pode causar graves danos ao revestimento do estômago (por exemplo, úlceras pépticas).

Ocorre pouquíssima absorção de alimento pela corrente sangüínea no estômago, embora a mucosa gástrica absorva pequenas quantidades de açúcares simples, como a glicose, e aminoácidos. Além disso, o álcool etílico, oriundo de bebidas alcoólicas, é imediatamente absorvido no estômago, bem como água em excesso.

A hipocloridria (ácido clorídrico inadequado) é um problema comum nessa etapa do processo digestivo, e resulta em absorção insuficiente de nutrientes vitais. A indigestão causada por falta de ácido estomacal é quase sempre erroneamente diagnosticada como conseqüência de excesso de ácido e tratada com potentes medicamentos que o inibem, causando problemas digestivos ainda maiores.[2] Em www.fantastic-voyage.net há recomendações para amenizar esse problema.

PONTE DOIS

EXPLORAR O ESPAÇO INTERNO

Já temos ao menos uma nave do tipo visto em *Viagem fantástica* sendo usada para diagnóstico médico da função digestiva. Denominada câmera intestinal M2A, o dispositivo – do tamanho de uma pílula – desenvolvido pela empresa israelense Given Imaging Ltd., permite aos médicos fazerem uma viagem pelo trato gastrintestinal. Depois de deglutida, a cápsula faz 57 mil fotos durante a viagem, antes de ser expelida e recuperada. Embora os médicos tenham de esperar até que o dispositivo seja recuperado antes que possam ver o filme do sistema digestório, os movimentos da câmera são registrados em tempo real por oito sensores colocados no abdome.

Martin Schmidt, diretor do Microsystems Technology Laboratory do MIT, disse: "A pílula é um ícone para toda a classe de tecnologias *wireless*, pequenas e potencialmente descartáveis. As tecnologias para a fabricação desses dispositivos tornam-se cada vez mais acessíveis e difundidas". Dispositivos diagnósticos implantáveis diminuem de tamanho a passos largos, e já existem alguns do tamanho de uma célula sangüínea nas pranchetas dos projetistas.

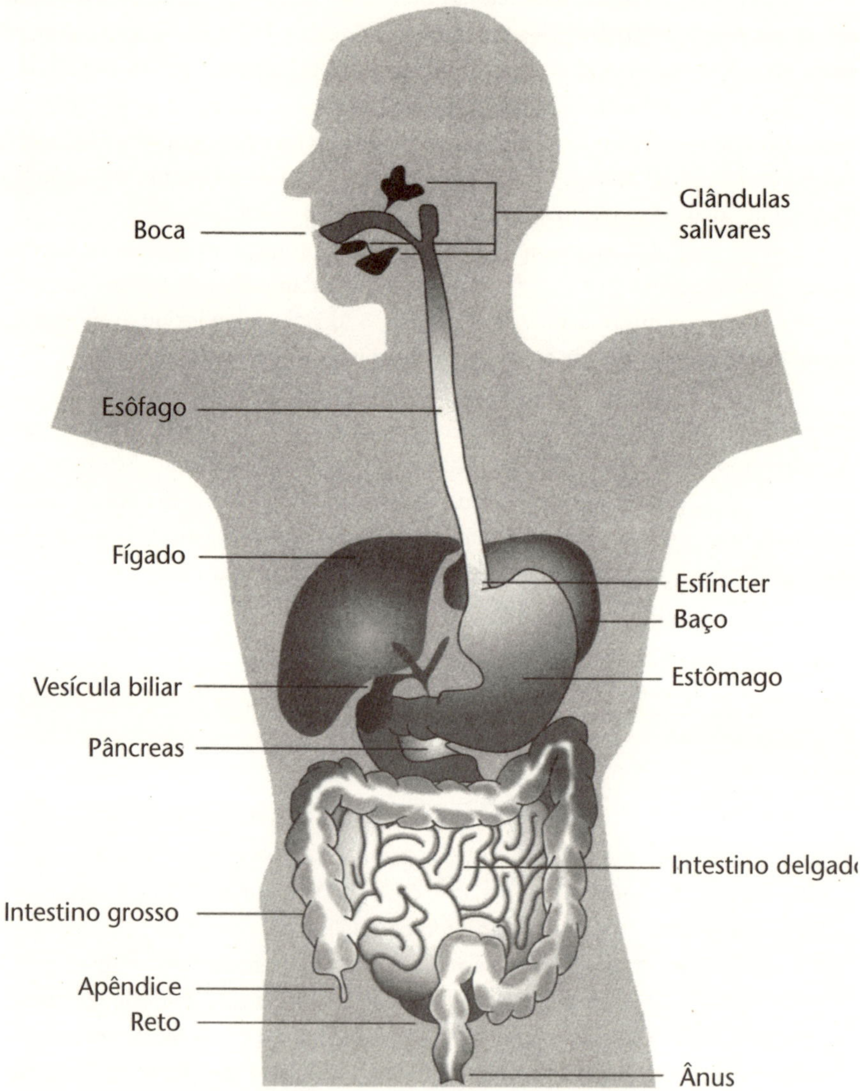

Figura 7-1. O sistema gastrintestinal humano

ETAPA 4. Após passar cerca de três horas no estômago (ou mais, se a refeição tiver elevado teor de gordura ou se o indivíduo tomar antiácido), o quimo passa pelo esfíncter pilórico e entra no intestino delgado. Com cerca de 7,50 m de comprimento, o intestino delgado, ou "tripa", é o órgão de maior extensão do corpo humano e o principal do sistema digestório. Nessa etapa, vemos todos os três métodos de digestão: atividade motora, secreção enzimática e absorção. Contrações de segmento a segmento são o tipo principal de movimento do quimo ao passar pelo intestino, embora as contrações peristálticas também desempenhem seu papel.

O intestino delgado divide-se em três partes: duodeno, jejuno e íleo. Com pouco menos de 30 cm de comprimento, o duodeno recebe as enzimas digestivas do pâncreas juntamente com a bile formada no fígado e concentrada na vesícula biliar. Enzimas pancreáticas, entre as quais tripsina e quimotripsina (que quebram proteínas em aminoácidos), lipase (que quebra gorduras) e amilase adicional para digestão contínua de polissacarídeos, também são secretadas no duodeno.

A bile é lançada no duodeno como uma massa contendo muitos sólidos, sobretudo sais biliares, que auxiliam na digestão da gordura. Ela emulsiona gorduras para que se misturem bem aos outros sucos digestivos, além de ativar a lipase, a enzima pancreática que quebra gorduras em ácidos graxos. A bile e a gordura parcialmente digerida formam pequenas partículas coloidais denominadas micelas, as quais são absorvidas na corrente sangüínea por dutos especiais, denominados lácteos. As células mucosas no duodeno também secretam enzimas digestivas, entre as quais uma forma de pepsina (para proteína), amilase (para amido) e lactase (para digerir lactose ou açúcar do leite).

Cerca de 1/3 de todos os adultos americanos, entre os quais 80% de afro-americanos e 50% de hispânicos, têm deficiência de lactase, a enzima necessária para digerir a lactose (o açúcar do leite). Esse famoso déficit digestivo, conhecido como intolerância à lactose, atinge uma parte significativa da população mundial.[3]

Os hormônios controlam a taxa de liberação do quimo do estômago, e o duodeno controla essa parte do sistema nervoso que regula a passagem do alimento pelo intestino.

ETAPA 5. Ocorre uma certa absorção de nutrientes no duodeno, mas a maior parte dela se dá na seção seguinte, no jejuno. Essa região intermediária usa dobras na mucosa denominadas pregas circulares para aumentar a área da superfície do intestino delgado, a fim de alcançar a absorção ideal. As estruturas mais importantes para a absorção são as vilosidades intestinais, as quais são bem desenvolvidas no jejuno. Essas projeções em forma de dedo têm cerca de 1 mm de altura. As células epiteliais na superfície das vilosidades têm dedos próprios chamados microvilosidades, que aumentam ainda mais a área da superfície.

ETAPA 6. Os nutrientes restantes são digeridos por vilosidades menos desenvolvidas (as quais não têm microvilosidades) no íleo, a porção mais extensa do intestino. A vitamina B_{12}, que precisa estar ligada ao fator intrínseco, pode ser absorvida apenas no íleo.

ETAPA 7. A digestão está praticamente completa quando o quimo passa do intestino delgado para o grosso. Este, também conhecido como colo ou intestino, costuma receber, do íleo, cerca de 0,5 litro de quimo por dia. O quimo se desloca basicamente por meio de contrações segmentais semelhantes àquelas do intestino delgado. As células mucosas no intestino grosso secretam, sobretudo, potássio, bicarbonato e muco para lubrificar o quimo e facilitar sua movimentação.

O intestino grosso tem grandes células epiteliais colunares que absorvem água, sódio e cloro. O processo digestivo principal que ocorre no colo resulta da interação de bactérias intestinais com materiais não absorvíveis, entre os quais celulose e outras formas de fibra. Essas bactérias têm papel importante em alterar o quimo para que adquira uma forma adequada e seja eliminado nas fezes.

O processo digestivo termina com um movimento intestinal, o qual é geralmente desencadeado pelo consumo de uma refeição – mas, normalmente, não é a refeição mais recente que está sendo eliminada. Todo o percurso pelo tubo alimentar costuma durar entre 24 e 48 horas, ou mais.

Reduzir o risco de câncer de cólon

Bactérias intestinais nocivas (ou flora) criam toxinas que podem resultar em disfunção intestinal e, com o tempo, em câncer do intestino.[4] A alimentação desempenha papel primordial no que diz respeito aos tipos de bactérias que habitam o cólon. Dietas ricas em carne, que costumam ter toxinas altamente concentradas, são associadas ao risco elevado de câncer do cólon,[5] bem como dietas pobres em fibra[6].

Não sabemos se a proteção advém da própria fibra ou de outros nutrientes saudáveis, como vitaminas, encontrados em alimentos ricos em fibra; as pesquisas ainda não esclareceram essa questão. Mas é possível que a fibra ajude na movimentação mais rápida do quimo pelo intestino, reduzindo, assim, a oportunidade de toxinas danificarem os tecidos delicados do intestino grosso. Por isso, recomendamos o consumo de quantidades adequadas de alimentos ricos em fibra, entre os quais verduras (por exemplo, brócolis, couve-flor e folhas verdes) e legumes (como lentilhas e feijões). É preciso concentrar-se, sobretudo, em fibras insolúveis – ao menos 10 a 15 g por dia.

TODOS SÃO DIFERENTES... ATÉ CERTO PONTO

Embora 99,8% de nosso genoma seja compartilhado na raça humana, cada indivíduo tem perfil genético próprio. Portanto, a dieta ideal varia de um indivíduo para outro. Além disso, existem diferenças em experiência de vida, como alimentação e doença, que causam impacto sobre o sistema digestório.

Há várias maneiras de ajustar o programa alimentar para refletir a situação de cada indivíduo:

- avaliar a função do sistema digestório (ver seção abaixo);
- a taxa de metabolismo varia de pessoa para pessoa (ver Capítulo 8 – "Mude seu peso para o resto da vida em apenas um dia" –, sobre peso e restrições calóricas);
- alguns indivíduos sentem-se bem com uma alimentação que enfatiza o consumo de proteína de origem animal, ao passo que outros preferem uma dieta mais vegetariana.[7]

Cada indivíduo tem tendências metabólicas distintas; portanto, a melhor maneira de avaliar essa questão é por meio de experimentação pessoal. Se você se sente melhor com a ingestão de mais proteínas de origem animal, deve enfatizar o consumo de peixes e carnes magras (por exemplo, aves brancas sem pele). Nesse caso, é possível também desejar aumentar a quantidade geral de gorduras saudáveis na alimentação. Se você se sente melhor com uma dieta mais vegetariana, procure ingerir menos proteínas e gorduras de origem animal, e consumir gorduras saudáveis oriundas de castanhas, abacate e linho. Indivíduos de todos os tipos metabólicos gostam de consumir verduras e legumes; portanto, a ênfase nesses alimentos é sempre uma opção segura.

AVALIAR O PROCESSO DIGESTIVO

A eficácia e a saúde em longo prazo de nosso complexo processo digestivo depende da manutenção de muitos equilíbrios delicados. Recomendamos exames não invasivos de sangue, fezes e urina. É essencial a orientação de um profissional qualificado da área de saúde, com conhecimentos nutricionais, para interpretar esses resultados e adotar medidas curativas apropriadas. A cura de anormalidades e desequilíbrios pode abranger mudanças alimentares, suplementos e medicamentos. Em www.fantastic-voyage.net há recomendações para exames laboratoriais específicos.

Exames de rotina

Na ausência de sintomas gastrintestinais específicos, recomendamos os seguintes exames a cada dois ou cinco anos.

ANÁLISE TOTAL DE RESÍDUOS DIGESTIVOS. Avalia a digestão, absorção, metabolismo, níveis de leveduras e níveis de bactérias patológicas e saudáveis.[8] Para averiguar níveis impróprios de bactérias benéficas ou excesso de bactérias nocivas no intestino grosso, recomendamos o método "semear, cultivar e extirpar."[9] A suplementação "multiflora", que contém bilhões de esporos de bactérias probióticas vivas saudáveis (úteis), sobretudo lactobacilos e bifidobactérias, semeia o cólon com eficácia. Podem-se obter bactérias saudáveis por meio de suplementos de fruto-oligossacarídeos (FOS).[10] Bactérias nocivas, infecções fúngicas e parasitas precisam ser extirpados (removidos), usando-se medicamentos ou suplementos corretos. Há recomendações específicas na seção de recursos em www.fantastic-voyage.net.

AVALIAÇÃO DE MINERAIS DO CABELO PARA VERIFICAR A PRESENÇA DE NUTRIENTES MINERAIS E METAIS PESADOS TÓXICOS. Níveis baixos de minerais benéficos, como magnésio e zinco, sugerem **hipocloridria** (ácido estomacal reduzido), porque é necessária a ação adequada do ácido estomacal para a absorção correta de minerais. Essa condição comum é facilmente diagnosticada e tratada por meio de suplementação com cloridrato de betaína, que é ácido clorídrico em cápsula. Níveis excessivos de metais tóxicos, como mercúrio e chumbo, sugerem que a desintoxicação com agentes "quelantes", produtos químicos capazes de eliminar esses metais tóxicos do organismo, seria útil.[11]

EXAME DE SANGUE PARA DETECTAR ANTICORPOS ALIMENTARES. A sensibilidade aos alimentos, revelada por anticorpos IgG, pode melhorar ao evitarmos a ingestão do alimento identificado no teste.[12] Dependendo da gravidade do nível de anticorpos, é possível reintroduzir um alimento problemático em pequenas quantidades depois de um período de abstinência. Contudo, alergias alimentares reais, indicadas pela presença de anticorpos IgE, em geral são mais complicadas.[13] Esses alimentos, na maioria das vezes, precisam ser eliminados completamente.

Para sintomas gastrintestinais (GI) crônicos

Para indivíduos com sintomas GI crônicos – por exemplo, indigestão, dor abdominal, diarréia, irregularidade, excesso de gases, distensão abdominal por ar deglutido ou gases intestinais de fermentação e outros desconfortos digestivos –, recomendam-se os seguintes testes, além dos mencionados anteriormente, levando-se em consideração a consulta ao profissional de saúde de cada indivíduo.

AVALIAÇÃO DE FEZES QUANTO À PRESENÇA DE PARASITAS. Parasitas atingem gravemente parte substancial da população americana, causando sintomas gastrintestinais e danos ao trato GI. Por exemplo, até 40% de adultos nos Estados Unidos têm o parasita *Toxoplasma gondii*, e são comuns giardíase, criptosporidiose e infecção com muitos outros parasitas.[14]

AVALIAÇÃO PARA DETECTAR A SÍNDROME DA PERMEABILIDADE INTESTINAL. Ver "síndrome da permeabilidade intestinal", abaixo.

TESTE RESPIRATÓRIO. A intolerância à lactose atinge mais de 50 milhões de americanos, e recomendamos o teste respiratório se o indivíduo apresentar reações adversas aos derivados do leite. Esse teste pode avaliar a proliferação excessiva de bactérias no intestino delgado, uma condição comum que causa grande variedade de sintomas gastrintestinais.[15]

EXAME DE SANGUE PARA DETECTAR A PRESENÇA DE *H. PYLORI*. Esse teste revela anticorpos IgG ao *H. Pylori*, a causa principal de úlceras pépticas e gastrite, além de um fator importante no câncer gástrico.[16]

SÍNDROME DA PERMEABILIDADE INTESTINAL

Um problema digestivo comum é a síndrome da permeabilidade intestinal, que aumenta com a idade[17] e atinge, até certo ponto, a maioria dos indivíduos acima de 50 anos. A permeabilidade intestinal é causada por inflamação crônica que resulta no desenvolvimento de espaços minúsculos entre as células que revestem o intestino delgado. Isso permite que toxinas, bactérias e partículas alimentares não digeridas no quimo intestinal entrem diretamente na corrente sangüínea, impondo demandas significativas aos processos de desintoxicação do fígado. Essas substâncias estranhas podem desencadear uma resposta do sistema imune que, com o tempo, resulta em reações auto-imunes aos alimentos saudáveis.[18] Isso, por sua vez, leva a reações inflamatórias crônicas, que podem contribuir para o surgimento de artrite, asma e outras doenças auto-imunes. A síndrome da permeabilidade intestinal também resulta em deficiências de vitaminas e minerais, mesmo com o consumo de quantidades recomendadas.

A síndrome da permeabilidade intestinal é causada, sobretudo, por anos de alimentação incorreta, além do consumo de substâncias tóxicas. Com o tempo, o trato digestivo fica irritado e a ingestão de níveis elevados de açúcar, amidos refinados, toxinas como pesticidas e aditivos alimentícios, bactérias nocivas e medicamentos agressivos rompem a integridade do revestimento intestinal. Um fator importante é o uso excessivo de antiinflamatórios não-esteróides (NSAIDs), como aspirina ou ibuprofeno.[19]

A síndrome da permeabilidade intestinal pode ser diagnosticada com um exame de urina, o qual avalia a capacidade de o sistema digestório absorver lactulose e manitol, dois açúcares que não são metabolizados. Em condições de saúde perfeita, o manitol é prontamente absorvido pelo intestino e aparece na urina, enquanto a absorção da lactulose é mínima, de modo que se detectam apenas vestígios dessa substância na urina. Uma quantidade relativamente grande de lactulose na urina indica um rompimento da integridade intestinal, sugerindo permeabilidade intestinal.

O tratamento dessa síndrome exige uma abordagem multifacetada.

- Adotar alimentação saudável, de acordo com nossas outras recomendações. Isso reduzirá a inflamação e outros ataques aos tecidos delicados do trato digestivo (que causaram o problema inicial) e permitirá que a cura gradual aconteça.
- Evitar alimentos agressivos, como cafeína e álcool, além de medicamentos que possam danificar o intestino, como NSAIDs.
- Reduzir as toxinas alimentares por meio da ingestão de alimentos orgânicos.
- Fazer um teste de sensibilidade e alergia alimentar, e considerar a eliminação de alimentos para os quais o indivíduo apresenta anticorpos significativos.

Não devemos esquecer que a permeabilidade intestinal é quase sempre associada à proliferação excessiva de levedura, ou níveis excessivos de bactérias nocivas no trato intestinal.[20] É necessário fazer o diagnóstico correto dessas condições e usar terapias antifúngicas e antimicrobianas apropriadas para exterminar esses organismos.

- Tanto medicamentos naturais à base de ervas quanto medicamentos prescritos podem ser usados para erradicar ("extirpar") esses microorganismos indesejáveis. Além disso, o uso de suplementação de enzimas digestivas pode ajudar a quebrar os alimentos, reduzindo o esforço sobre o sistema digestório.
- Consumir mais fibras, as quais agilizam a movimentação do quimo intestinal e absorvem toxinas.
- Usar probióticos (suplementos compostos por colônias de bactérias saudáveis, como acidófilos) para auxiliar a semear flora saudável no intestino.
- Considerar o uso de outros suplementos úteis, entre os quais, *aloe vera*, alho e bioflavonóides.

Fruto-oligossacarídeos (FOS) são um tipo especial de suplemento fibroso que não é digerido e nutre as bactérias intestinais saudáveis. FOS são compostos por longas cadeias de unidades de frutose. Recomendamos 2 a 5 g de FOS diariamente.

SÍNDROME DO CÓLON IRRITÁVEL

A síndrome do cólon irritável (SCI) é uma condição freqüentemente diagnosticada com ampla variedade de sintomas. Na verdade, a SCI não está bem definida; de certa forma, ela passou a ser um diagnóstico abrangente para desconfortos gastrintestinais na ausência de indicações específicas de doença. Estima-se que a SCI atinja 10% a 20% da população.[21] Os sintomas são dor e cãibras abdominais, distensão abdominal por ar deglutido ou gases intestinais de fermentação, movimentos intestinais irregulares, diarréia e/ou constipação, sensação de evacuação incompleta por movimentos intestinais, flatulência excessiva, náusea, azia e eructação excessiva. SCI pode ser a conseqüência de um período de doença gastrintestinal real, que costuma deixar o tubo digestivo em estado extremamente sensível. Outra causa potencial é um problema com o próprio "marcapasso" do sistema nervoso do intestino delgado, localizado no duodeno.

Na maioria das vezes, a SCI resulta de muitos anos de alimentação incorreta. Com o tempo, níveis elevados de açúcar, alimentos à base de amido com carga glicêmica elevada, gorduras pró-inflamatórias e outras influências alimentares resultam em processos inflamatórios e bactérias intestinais nocivas. Estas causam a ruptura de equilíbrios metabólicos intricados, necessários para a saúde gastrintestinal. O diagnóstico de SCI requer descartar doenças como doença de Crohn, doença intestinal inflamatória, câncer de cólon, refluxo gastroesofágico e outras condições inflamatórias.

Adotar as diretrizes nutricionais do Programa de Longevidade de Ray & Terry é um passo importante para resolver a SCI e restaurar a saúde gastrintestinal geral. Constatou-se que os suplementos úteis na redução dramática dos sintomas de SCI são óleo de hortelã com revestimento entérico[22] e *Seacure*, que contém aminoácidos derivados de peixe.[23]

INGERIR ALIMENTOS INTEGRAIS ORGÂNICOS

Um dos problemas dos alimentos industrializados modernos é o uso excessivo de produtos químicos e pesticidas e o esgotamento de nutrientes no solo. A compreensão dos princípios do consumo de alimentos integrais orgânicos é importante para a nutrição ideal.

Alimentos integrais são aqueles em seu estado natural. A maioria dos alimentos está longe disso. A maioria dos grãos é "polida", um processo que remove o revestimento externo do grão, o qual contém selênio, um importante mineral antioxidante, fibra e outros nutrientes valiosos. Esse processamento é feito por conveniência – vida de prateleira mais longa e tempo de cozimento menor –, mas a perda de valor nutritivo é considerável. Devemos evitar produtos de cozimento rápido (por exemplo, arroz ou aveia instantânea) porque essas formas de grãos sofrem processamento intenso.

Outro tipo de alimento não integral é o suco de fruta que perde um ingrediente-chave da fruta original: a fibra. Portanto, o suco de fruta equivale à água com açúcar acrescida de algumas vitaminas e minerais. Para o corpo humano, beber um copo de suco de laranja não é muito diferente de ingerir uma barra de doce, no que diz respeito ao aumento súbito nos níveis de glicose e insulina no sangue. A ingestão de fruta integral com o teor de fibra reduz o ritmo da digestão do teor de açúcar da fruta.

Verduras, legumes e grãos "integrais" são cultivados em solo "integral" que contém todos os minerais e outros nutrientes necessários para uma planta nutritiva. Contudo, o solo usado em fazendas industrializadas costuma ser desprovido de importantes minerais essenciais. Elas também usam grandes quantidades de pesticidas, inseticidas e outros químicos que acabam nos produtos agrícolas.[24] Animais que ingerem grãos assim produzidos concentram os produtos químicos tóxicos nas células adiposas, enquanto aqueles que recebem produtos orgânicos geralmente têm concentrações significativamente menores dessas toxinas. Como são necessários 3 quilos de grãos para produzir 0,5 quilo de carne, os produtos químicos tóxicos são mais concentrados na carne do que em verduras, legumes e frutas; portanto, depender de fontes alimentícias orgânicas é ainda mais importante quando se consome carne.

Hortifrutícolas orgânicos frescos preservam suas vitaminas, minerais, enzimas, fitoquímicos e outros nutrientes, ao passo que os congelados são quase tão bons porque a maioria dos nutrientes (exceto a vitamina K e algumas enzimas que são destruídas pelo congelamento) sobrevive em forma digerível. Hortifrutícolas enlatados, por outro lado, têm aparência e gosto "morto" porque perderam a maioria de seus nutrientes úteis. Os nutrientes calóricos básicos – carboidratos, proteínas, gorduras – resistem, mas a maioria das vitaminas e minerais, não. Além disso, a maioria dos hortifrutícolas enlatados tem muito sal adicional. Praticamente todos os programas nutricionais têm um ponto em comum: a ênfase em hortifrutícolas orgânicos frescos na alimentação.

Por que orgânicos? "Alimentos orgânicos" referem-se a hortifrutigranjeiros e grãos produzidos sem fertilizantes artificiais, pesticidas, inseticidas, herbicidas, hormônios, antibióticos e outros agrotóxicos, muitos dos quais aprovados pelo EPA* e usados rotineiramente na produção alimentícia comercial. Esses produtos químicos classificam-se por sua toxicidade, da Categoria I (altamente tóxicos) à

* *Environmental Protection Authority* – órgão responsável pela proteção ambiental nos Estados Unidos. [N.T.]

Categoria V (relativamente atóxicos).[25] Consideremos o terbutrin, um herbicida da Categoria III, usado para destruir ervas daninhas em lavouras de trigo e cevada.[26] Em testes com animais, doses moderadas de terbutrin causaram anomalias no sistema nervoso, convulsões, câncer e lesões nos rins e no fígado. Permitem-se apenas quantidades minúsculas de terbutrin na alimentação humana, mas simplesmente desconhecemos o impacto da exposição contínua em longo prazo a pequenas quantidades desse produto químico. O mesmo é válido para as dezenas de outros produtos químicos, entre os quais inseticidas e pesticidas, usados rotineiramente em alimentos não orgânicos.

Recomendamos que, se houver o consumo de hortifrutícolas não orgânicos, estes devem ficar imersos em peróxido de hidrogênio diluído antes do cozimento ou ingestão. Deve-se acrescentar 250 mL de peróxido de hidrogênio 3% (o peróxido de hidrogênio para uso alimentício pode ser encontrado em lojas de produtos naturais) à pia cheia de água e deixar o alimento em solução por 20 minutos.

COMO TER UMA ALIMENTAÇÃO SAUDÁVEL

A alimentação saudável deve seguir os seguintes princípios e recomendações.

INGERIR UMA VARIEDADE DE ALIMENTOS. A ingestão dos mesmos alimentos dia após dia pode causar o aparecimento de sensibilidades e alergias.[27] Além disso, causa "fadiga do paladar" e incentiva a ingestão em excesso. Fica-se mais satisfeito e desfruta-se mais o alimento se houver variação na alimentação. Ingerir uma variedade de alimentos também promove um equilíbrio de nutrientes. Cada hortifrutícola tem aminoácidos, vitaminas, minerais e outros nutrientes específicos, mas nenhum sozinho fornece tudo de que se precisa. Praticamos essa recomendação por meio da rotatividade de alimentos.

REDUZIR OU ELIMINAR O TRIGO. O trigo, que é uma inovação agrícola relativamente recente, é consumido em enormes quantidades em países ocidentais. Isso leva a níveis elevados de sensibilidade ao trigo, sobretudo ao glúten, que é importante componente protéico do trigo. Muitos indivíduos descobriram que abandonar o consumo de trigo solucionou antigos problemas digestivos. Podemos fazer o teste, evitando o consumo de trigo por duas semanas para ver que impacto isso causa em sintomas digestivos outrora insolúveis. Além disso, podemos avaliar a sensibilidade ou alergia ao trigo por meio do exame de sangue mencionado anteriormente para detectar anticorpos alimentares, bem como de exames de sangue específicos para detectar "intolerância ao glúten". Há mais recomendações específicas sobre exames em www.fantastic-voyage.net.

INGERIR HORTALIÇAS. Nunca é demais ressaltar os benefícios de se ingerirem hortaliças frescas, orgânicas, pobres em amido. Elas contêm uma miríade de fibras e nutrientes valiosos e têm índice glicêmico e densidade calórica baixos. Contudo, é necessário tomar cuidado para não exceder em seu cozimento, o qual destruiria vitaminas, fotoquímicos e outros nutrientes. Recomendamos o cozimento a vapor como a forma ideal. Além disso, muitas hortaliças podem ser ingeridas cruas, embora seu consumo excessivo possa causar perturbação gastrintestinal.

INGERIR ALIMENTOS COLORIDOS (MAS NÃO CARNE MOFADA!). Ao ingerir uma variedade de hortaliças naturalmente coloridas, obtém-se um amplo espectro de nutrientes vitais. Um livro divertido sobre esse assunto é *Eat Your Colors*, de Marcia Zimmerman.[28]

CONSUMIR SUCO FRESCO DE VEGETAIS. Provavelmente, a bebida mais saudável que existe é o suco de hortaliças frescas, orgânicas, pobres em amido, que tem baixas calorias e é riquíssimo em vitaminas, minerais e fitoquímicos. Hortaliças ideais para suco são aipo, pepino e erva-doce. Além disso, podem ser usadas pequenas quantidades de alface roxa e verde, alface romana, almeirão, escarola, espinafre, salsa e couve. A cenoura e a beterraba são ricas em açúcar e, por isso, devem ser usadas com moderação, se o forem.

CONSUMIR CHÁ EM VEZ DE CAFÉ. Não objetamos ao consumo moderado de cafeína, que é útil para melhorar a concentração. Contudo, recomendamos chá em vez de café. No Capítulo 4, mencionamos a natureza altamente ácida do café. Além disso, ele contém níveis elevadíssimos de cafeína; o chá preto tem cerca de 1/3 de cafeína e o chá verde, 1/4. Além disso, o chá tem muitos componentes saudáveis. Um estudo recente publicado em *Circulation*, o periódico da American Heart Association, constatou que o consumo de, no mínimo, duas xícaras de chá por dia reduziu o risco de morte por ataque cardíaco em notáveis 44%.[29] Esse resultado é válido tanto para o chá preto quanto verde, mas não para chás herbáceos. Além disso, o chá contém 1-teonina, que reduz níveis de cortisol e promove o relaxamento. O chá verde é, sobretudo, benéfico, com a presença de antioxidantes adicionais que reduzem o risco de câncer e de doença coronariana.[30]

REDUZIR O CONSUMO DE ÁLCOOL. O consumo moderado de álcool está associado à redução dos índices de doença coronariana e acidente vascular cerebral porque aparentemente melhora a saúde de vasos sangüíneos.[31] Contudo, devemos lembrar que, embora tecnicamente o álcool não seja carboidrato, ele é metabolizado do mesmo modo e tem carga glicêmica relativamente elevada. Os perigos do uso excessivo e da dependência do álcool são bem conhecidos.

FAZER O DESJEJUM E REFEIÇÕES FREQÜENTES. É importante não omitir a primeira refeição do dia, pois isso gera fadiga e níveis de açúcar no sangue potencialmente baixos. É melhor fazer um desjejum saudável e várias refeições menores do que uma ou duas maiores. Comer menos de cada vez, mas com maior freqüência, evita sobrecarregar o sistema digestório, além de minimizar os picos de insulina que resultam em resistência à insulina e vontade de consumir carboidratos.

EVITAR LANCHES NÃO SAUDÁVEIS. Lanches típicos são ricos em amidos com elevado índice glicêmico, açúcar, sal e gorduras nocivas que incentivam o desejo de ingerir mais desse tipo de alimento. Portanto, devemos satisfazer a sensação de fome com hortaliças pobres em amido e pequenas porções de frutas.

FAZER UM PLANEJAMENTO ANTECIPADO. Se você vai a um restaurante ou festa, ou faz uma viagem, leve consigo condimentos e alimentos saudáveis para que possa seguir o programa nutricional. Por exemplo, é possível preparar um molho para salada com suco de limão e adoçante à base de *stévia*, bastante saboroso e sem calorias.

USAR SUPLEMENTOS. A situação ideal é obter o maior número possível de nutrientes sinérgicos diretamente de alimentos (por exemplo, fitoquímicos) que dão sustentação aos vários processos metabólicos do organismo. Contudo, não é possível obter apenas de alimentos todos os nutrientes necessários para uma saúde ideal; além disso, "reprogramar" a bioquímica do indivíduo por meio de suplementos torna-se cada vez mais importante com o passar dos anos. Lembre-se de que a evolução é desfavorável ao ser humano depois que ele passa da idade fértil.

"TUDO EM MODERAÇÃO, ATÉ MESMO A MODERAÇÃO." É importantíssimo não perder o entusiasmo e não abandonar o programa nutricional, mesmo se este não for planejado. Muitos programas nutricionais são abandonados quando se perde o ânimo causado por um lapso temporário de disciplina. Se você "sair da linha", entre nela novamente!

CUIDADO: O AÇÚCAR ESTÁ EM TODA PARTE! O supermercado de "alimentos naturais" provavelmente tem uma seção inteira dedicada a produtos alternativos – supostamente saudáveis – derivados do leite: leite de soja, leite de arroz, leite de amêndoas. Porém, quase todos eles estão repletos de açúcar. Recomendamos os pouquíssimos leites alternativos (ver www.fantastic-voyage.net), sem açúcar, aos quais se pode acrescentar *stévia*, se desejado. Mesmo os chamados cereais sem açúcar contêm açúcar. O açúcar recebe diversos nomes; portanto, esteja atento às suas diversas formas em listas de ingredientes. A maioria desses nomes termina em "-ose": sacarose, frutose, glicose e maltose. Os alimentos essencialmente compostos por açúcar são mel, melado, xarope de bordo, açúcar mascavo, *amasake* e xarope de milho rico em frutose.

PONTE TRÊS

SISTEMA DIGESTÓRIO HUMANO VERSÃO 2.0

Se analisarmos duas décadas à frente, veremos que será possível remanejar o modo de prover nutrientes aos nossos trilhões de células. Esses nutrientes são substâncias calóricas (geradoras de energia), como glicose (de carboidratos), proteínas, gorduras e uma miríade de moléculas essenciais, como vitaminas, minerais e fitoquímicos, que fornecem blocos de construção e facilitam as enzimas para diversos processos metabólicos.

Nossa espécie já aumentou a ordem "natural" do ciclo de vida por meio da tecnologia: fármacos, suplementos, peças de reposição para praticamente todos os sistemas orgânicos, e muitas outras intervenções. Já temos dispositivos para substituir articulações e extremidades, dentes, pele, artérias, veias e válvulas cardíacas. Sistemas para substituir órgãos mais complexos – como o coração – começam a funcionar. À medida que aprendermos os princípios de funcionamento do corpo humano e do cérebro, conseguiremos projetar sistemas muito superiores, mais agradáveis, duráveis e com desempenho melhor, sem serem susceptíveis ao colapso, à doença e ao envelhecimento.

Já progredimos muito no sentido de desvincular os aspectos sensuais e relacionais do sexo de seu papel biológico na reprodução. Portanto, por que não fazemos a mesma separação do propósito biológico de outra atividade que também proporciona intimidade e prazer sensual – ou seja, comer? Por fim, os nutrientes exatos de que cada indivíduo precisa serão totalmente entendidos e facilmente obtidos a baixo custo, e não teremos mais que nos preocupar em extraí-los de alimentos. Até o final da década de 2020, essa tecnologia estará amadurecida. Nano-robôs metabólicos especiais introduzirão nutrientes diretamente na corrente sangüínea. Sensores no corpo e no sangue, usando comunicação *wireless*, fornecerão informações dinâmicas sobre os nutrientes necessários a cada momento.

Uma questão-chave ao projetar essa tecnologia será como esses nano-robôs entrarão e sairão do corpo. As tecnologias que temos hoje, como catéteres intravenosos, deixam muito a desejar. Ao contrário de fármacos e suplementos nutricionais, nano-robôs têm certa inteligência para que possam manter controle de seus estoques, e entrar e sair do corpo com facilidade. Eles serão capazes de coordenar suas atividades e reunir sua inteligência coletiva do mesmo modo que um supercomputador é formado por muitos computadores menores operando em paralelo. Uma possibilidade é que cada indivíduo usaria uma "peça de vestuário nutricional" especial, por exemplo, um cinto. Essa peça de vestuário seria carregada com nano-robôs contendo nutrientes, os quais entrariam e sairiam do corpo através da pele ou outras cavidades corporais.

Nesse estágio de desenvolvimento tecnológico, o indivíduo seria capaz de ingerir o que quisesse, qualquer coisa que lhe proporcionasse prazer e satisfação gastronômica e, assim, desfrutaria da culinária pelos sabores, texturas e aromas. Ao mesmo tempo, ele receberia um fluxo adequado de nutrientes na corrente sangüínea, usando um processo completamente distinto. Uma possibilidade seria que todos os alimentos ingeridos passariam por um trato digestivo desvinculado de qualquer absorção possível na corrente sangüínea.

Isso sobrecarregaria as funções do intestino e cólon; portanto, uma abordagem mais refinada descartaria a função de eliminação, usando nano-robôs especiais que agiriam como minúsculos compactadores de detritos. Enquanto os nano-robôs com nutrientes saem da peça de vestuário especial e entram no corpo, os nano-robôs de eliminação fazem o percurso inverso. Periodicamente, essa peça de vestuário seria substituída por outra, nova.

Por fim, não seria preciso se preocupar com vestimentas especiais ou recursos nutricionais explícitos. Assim como a Informática estará, um dia, em toda parte, os recursos básicos de nano-robôs metabólicos estarão inseridos em todo o ambiente.

Além disso, um aspecto importante desse sistema será a manutenção de vastas reservas de todos os recursos necessários dentro do corpo. O corpo atual "versão 1.0" desempenha essa tarefa apenas de modo limitado (por exemplo, armazenando alguns minutos de oxigênio no sangue e algumas semanas ou meses de energia calórica em reservas de gordura e glicogênio). A "versão 2.0" do corpo humano proporcionará reservas substancialmente maiores, permitindo que o indivíduo fique afastado de recursos metabólicos como o ar e os alimentos por longos períodos de tempo.

A adoção dessas tecnologias será cuidadosa e gradual. Não abriremos mão do antigo processo digestivo já de início. A maioria de nós aguardará a versão 2.1 ou, mesmo, 2.2 do sistema digestório. Afinal de contas, não jogamos fora as máquinas de escrever elétricas quando a primeira geração de processadores de texto surgiu no mercado. E muitos ainda guardam coleções de discos de vinil muitos anos depois do surgimento do CD, bem como câmeras com filme, ainda que a "onda", agora, seja a máquina fotográfica digital. Por outro lado, quantos ainda têm uma máquina de escrever comum?

O mesmo fenômeno acontecerá com o corpo remodelado. Depois de solucionadas as inevitáveis complicações que surgirão com um sistema gastrintestinal radicalmente remodelado, teremos cada vez mais confiança nele.

UMA REVISÃO DE OUTROS PROGRAMAS NUTRICIONAIS

Vários observadores descreveram nosso programa nutricional como "a melhor das dietas populares pobres em gorduras e carboidratos". Sem dúvida, usamos as idéias válidas desses dois pólos opostos da filosofia nutricional, mas há questões-chave que ambas as abordagens não abrangem.

O falecido dr. Robert C. Atkins (autor de *Nova dieta revolucionária do dr. Atkins* e de muitos outros livros)[32] estava correto ao enfatizar a importância do índice glicêmico, eliminando carboidratos com índice glicêmico elevado e reduzindo níveis gerais de carboidratos, por todas as razões que já mencionamos. Contudo, o plano ignora a questão das gorduras boas e ruins e leva em conta níveis excessivos de gorduras saturadas Ômega-6, embora recentemente o programa tenha dado um pequeno passo na direção certa. O *New York Times* citou que Paul D. Wolff, CEO da Atkins Nutritionals, reconheceu: "A forma como o livro foi promovido estava errada, a dieta é contraditória. 'Você pode ingerir grandes quantidades de bacon e carne bovina'." Em seminários sobre a dieta Atkins, Colette Heimowitz, diretora de pesquisa e educação da Atkins Nutritionals, agora recomenda que os seguidores da dieta limitem a gordura saturada a 20% das calorias. Essa é uma mudança em relação à recomendação, feita em 2002, de 35% de proteínas, 60% de gorduras e 5% de carboidratos. Acreditamos que 20% ainda seja um valor muito elevado. Recomendamos um limite de 3% de calorias oriundas de gordura saturada.

Historicamente, o dr. Dean Ornish (autor de *Eat More, Weigh Less, dr. Dean Ornish's Program for Reversing Heart Disease* e de outros livros)[33] enfatiza a eliminação de todas as gorduras, embora durante muitos anos ele também tivesse recomendado gorduras Ômega-3. A eliminação de todas as gorduras costuma reduzir a proporção entre Ômega-6 e Ômega-3, e Ornish afirma que apenas pequenas quantidades de gorduras Ômega-3 são necessárias. O ponto alto da dieta é o consumo de hortaliças, totalmente de acordo com nossas recomendações. Ele sempre incentivou o consumo de alimentos ricos em fibra e foi contra o consumo de alimentos processados, açúcar, farinha de trigo e outros com índice glicêmico elevado; além disso, recentemente enfatizou ainda mais essas recomendações.

Nathan Pritikin, um defensor anterior de "redução de gorduras", era bastante preocupado com o índice glicêmico, embora este termo não existisse quando ele escreveu, nas décadas de 1960 e 1970. Pritikin era igualmente contra o açúcar, a gordura e os grãos refinados. O Programa de Longevidade de Ray & Terry recomenda a restrição extrema de carboidratos com elevada carga glicêmica e reduções moderadas em todos os carboidratos. No que diz respeito às gorduras, recomendamos reduções drásticas em gorduras pró-inflamatórias (ácidos graxos Ômega-6, gordura saturada, ácidos graxos *trans*) e enfatizamos as gorduras antiinflamatórias (gorduras Ômega-3 em peixes e castanhas, ácido oléico no azeite de oliva). Além disso, recomendamos suplementação agressiva, de acordo com a idade, e o teste para identificação de problemas específicos.

Evitar acrilamida

Em 2002, a Organização Mundial de Saúde realizou um encontro para responder à descoberta recente de níveis inesperadamente elevados de acrilamida, um carcinogênico potente, presente em grande variedade de alimentos ricos em carboidratos preparados em processos de cozimento tradicionais de elevada temperatura, como assados e frituras.[34] A EPA limita os níveis de acrilamida na água potável a 0,12 mcg para 250 mL. Constatou-se que os níveis em batatas fritas de redes *fast-food* populares chegavam a 72 mcg em uma porção de 170 g. Batatas fritas e outros petiscos fritos ou assados continham até 25 mcg em uma porção de 30 g. Batatas e outras hortaliças e grãos praticamente não têm acrilamida quando crus; portanto, essa substância é criada pelo processo de cozimento.

Há muitas razões para não ingerir batatas fritas, salgadinhos e alimentos similares, entre as quais níveis elevados de gordura nociva, amido, açúcar e sal. Podemos acrescentar, ainda, a essa lista as preocupações com a acrilamida.

Dicas para interpretar os rótulos de produtos alimentícios

- As regulamentações do FDA exigem a adição de fibra tanto em listagens de carboidratos quanto em calorias totais. Contudo, a fibra não é digerida; portanto, pode-se eliminar sua quantidade, em gramas, da contagem de carboidratos. Podem-se também eliminar 4 calorias por grama de fibra do total de calorias.
- A contagem de carboidratos (gramas) inclui carboidratos com índice glicêmico alto e baixo. Por isso, é preciso examinar a lista de ingredientes.
- Similarmente, a contagem de gorduras (gramas) inclui gorduras saudáveis e prejudiciais, sendo necessário o estudo da lista de ingredientes.
- Evitar produtos com conservantes, sobretudo se estes forem desconhecidos.

Tabela 7-1. A dieta de Ray & Terry

Alimentos que se devem evitar	Alimentos a serem ingeridos em quantidades limitadas	Em geral, alimentos cujo consumo é positivo (devem ser a essência do programa nutricional)
Produtos à base de farinha de trigo, como pão, confeitos e massas.	Grãos integrais.	Legumes, como lentilhas e feijões.
Açúcar em estado natural e em alimentos processados.	Frutas.	Hortaliças pobres em amido, frescos e levemente cozidos, sobretudo espinafre, couve, couve-galega, repolho, brócolis, couve-flor, alface roxa e verde, alface romana, almeirão, outras folhas, couve-chinesa, erva-doce, repolho chinês, aipo, pepino, couve-de-bruxelas, abobrinha e hortaliças verdes em geral.
Gorduras hidrogenadas.	Carnes magras, sobretudo carnes brancas de aves sem pele.	Proteínas de origem vegetal.
Óleos industrializados.	Trigo.	Alimentos ricos em gorduras Ômega-3, como castanhas, abacate, sementes de linho e avestruz (uma alternativa saborosa para a carne vermelha porque praticamente não contém gordura).
Frituras.	Alimentos refogados.	—
Refrigerantes.	Álcool e cafeína.	Água filtrada.
Água não filtrada.	—	—
Batatas e pães fritos ou assados.	—	—
Gorduras *trans*, como margarina e gordura hidrogenada.	—	Azeite de oliva extravirgem.
MSG (glutamato monossódico).	—	—
Químicos e conservantes artificiais.	—	—
Adoçantes artificiais, como aspartame e sacarina.	—	*Stévia.*
Alimentos com índice glicêmico elevado, como cereais e hortaliças com teor de amido.	—	—
Alimentos "fortificados" com ferro (porque o ferro pode acelerar a oxidação de colesterol LDL, uma etapa inicial na aterosclerose).	—	—
Peixes de grande porte, como atum, peixe-espada, agulhão e tubarão (podem conter quantidades concentradas de mercúrio).	—	Peixes como anchova, sardinha e salmão natural (o produto da piscicultura é muito mais pobre em gorduras Ômega-3).

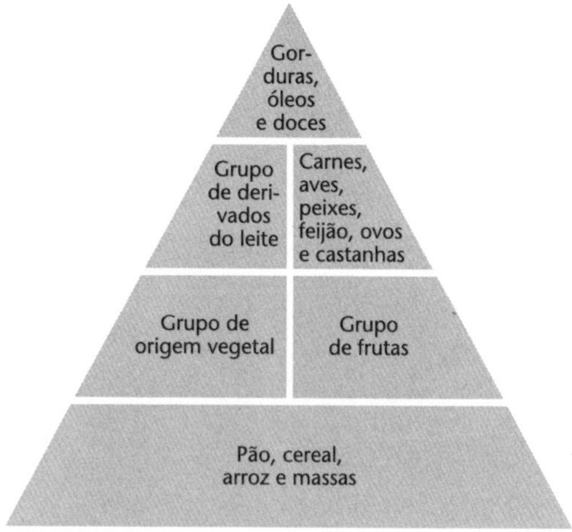

Figura 7-2. A pirâmide alimentar do USDA

A PIRÂMIDE ALIMENTAR – A DELES E A NOSSA

Em 1992, o Departamento de Agricultura dos Estados Unidos (USDA) publicou sua pirâmide alimentar, agora famosa, e acrescentou pequenas revisões em 1996.[35] Embora essa recomendação influente possa ter gerado alguns resultados benéficos, como a redução de gorduras saturadas (e de todas as gorduras) e o incentivo modesto ao consumo de hortaliças, essas diretrizes são prejudiciais em muitos aspectos, a seguir mencionados.

- Os pontos principais (e o nível mais elevado) da pirâmide alimentar do USDA são amidos com carga glicêmica elevada. Não há distinção entre carboidratos com alta e baixa carga glicêmica.
- Similarmente, não há distinção entre gorduras saudáveis e prejudiciais. Todas as gorduras e óleos fazem parte do mesmo grupo, bem como carne e peixe.
- Há ênfase inadequada em derivados do leite, que os críticos associaram ao intenso *lobbying* da indústria de laticínios.

Em 2002, pesquisadores da Harvard Medical School publicaram sua pirâmide alimentar para contestar a do USDA.[36]

A pirâmide de Harvard representa uma melhoria significativa porque muda os amidos com elevada carga glicêmica da parte inferior (maior) para o topo (menor). Embora seja um grande passo nas recomendações de saúde pública, essas diretrizes também deixam de fazer algumas distinções importantes. Ei-las:

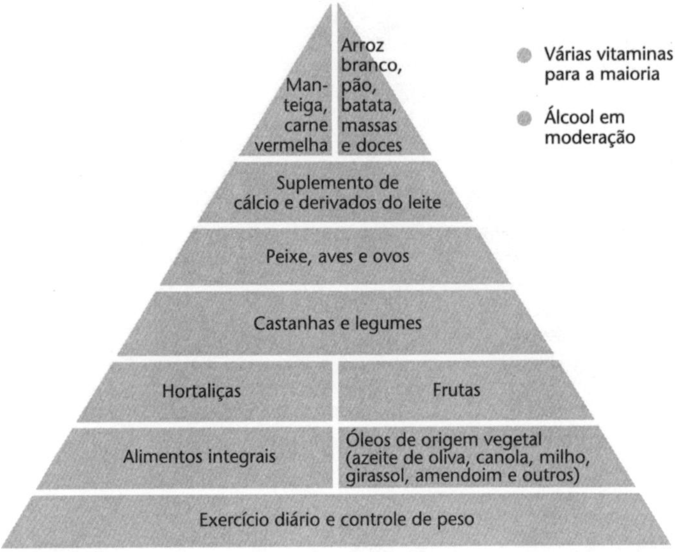

Figura 7-3. A pirâmide alimentar de Harvard Medical School

- óleos de origem vegetal constituem metade do nível nutricional mais amplo. Não há distinção entre um óleo saudável, como o azeite de oliva extravirgem, rico em ácido oléico, e óleos de origem vegetal industrializados, ricos em gorduras Ômega-6 pró-inflamatórias, bem como formas patológicas de gordura poliinsaturada. O livreto que acompanha a pirâmide alimentar de Harvard incentiva o consumo de gorduras poliinsaturadas, mas, como destacamos no Capítulo 6 – "Gorduras e Proteínas" –, nem todas elas são saudáveis;
- alimentos integrais recebem um lugar de maior destaque dos que hortaliças. Grãos integrais, embora muito mais saudáveis do que grãos refinados, são relativamente ricos em carga glicêmica. A ênfase correta deve ser em hortaliças, não em grãos. Além disso, elas devem ter prioridade em relação às frutas, que têm índice glicêmico relativamente elevado;
- o peixe tem a mesma prioridade que aves e ovos, mas deveria ter prioridade maior, em conseqüência do nível elevado de gordura Ômega-3;
- não acreditamos que derivados do leite ricos em gordura devam fazer parte da pirâmide, em hipótese alguma.

A pirâmide alimentar de Ray & Terry enfatiza hortaliças com baixa carga glicêmica, fontes ideais de vitaminas antioxidantes e outros nutrientes. Além disso, ela destaca gorduras saudáveis, entre as quais peixe, castanhas, sementes, azeite de oliva extravirgem e produtos de soja, como *tofu*. Ao contrário da pirâmide de

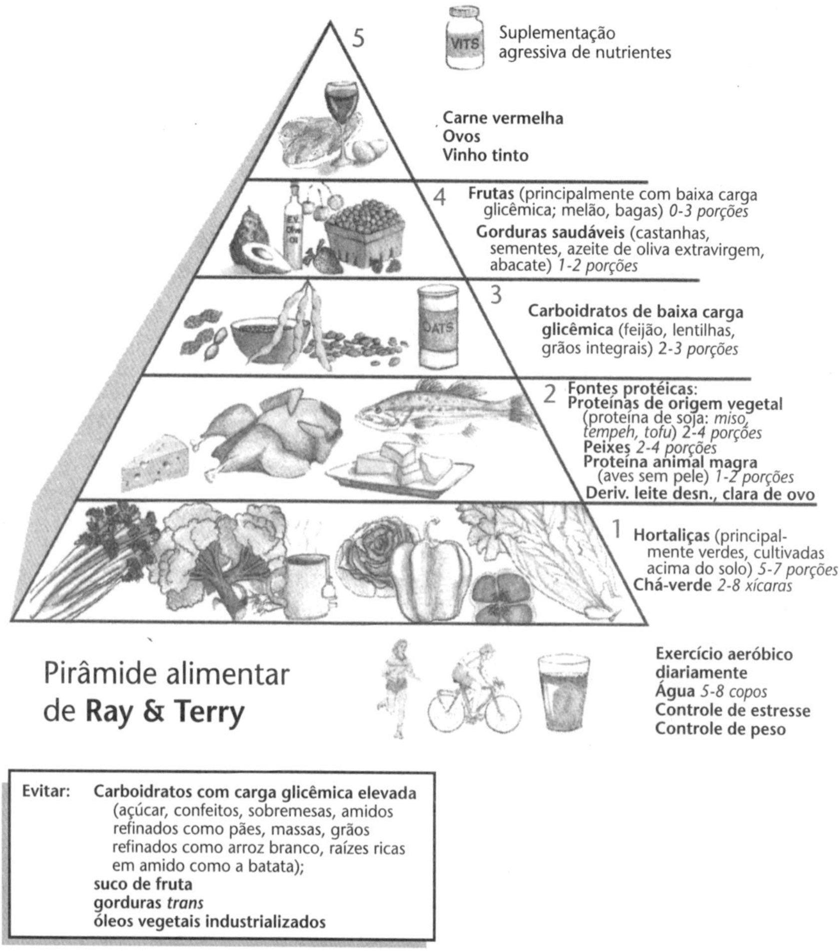

Figura 7-4. A pirâmide alimentar de Ray & Terry

Harvard, a de Ray & Terry não recomenda todos os óleos de origem vegetal e gorduras poliinsaturadas, porque muitos deles são ricos em gorduras Ômega-6 pró-inflamatórias, ácidos graxos *trans* e formas patológicas de gordura.

Para concluir nossas recomendações nutricionais, reconhecemos a função multifacetada que o alimento desempenha em nossa vida cultural, social e emocional, e sabemos que nem sempre é possível seguir um conjunto "perfeito" de diretrizes nutricionais. Nosso objetivo, aqui, é transmitir o que nossos conhecimentos científicos atuais indicam como melhores opções para melhorar a saúde e o bem-estar. A questão é lutar por um conjunto de diretrizes que reflitam todos os nossos conhecimentos atuais, sem estar pré-comprometidas.

8

MUDE SEU PESO PARA O RESTO DA VIDA EM APENAS UM DIA

Meço minha vida com colheres de café [...]
— T. S. Eliot
The Love Song of J. Alfred Prufrock

De acordo com um relatório de 2003, publicado no *Journal of the American Medical Association* (JAMA), um obeso com 20 anos tem uma expectativa de vida 13 anos menor do que seus contemporâneos de peso normal.[1] Pesquisas recentes mostram significativos benefícios à saúde do indivíduo, proporcionados pela manutenção a vida toda do peso que o mesmo tinha aos 20 anos de idade (supondo-se que era o peso ideal).[2] Pode-se reduzir significativamente o risco de todas as doenças degenerativas, entre as quais doença cardíaca, câncer, diabetes tipo 2 e hipertensão.[3] Ter 20% a mais do peso triplica o risco de pressão arterial elevada e diabetes, dobra o risco de colesterol elevado (acima de 250 mg/dl) e aumenta o risco de doença coronariana em 60%.[4] Com o peso ideal, desfrutamos também de mais energia e bem-estar geral.

Obviamente, a aparência melhora também, talvez a principal razão pela qual perder peso tornou-se preocupação nacional. Em determinado momento, a maioria dos americanos adultos tenta perder peso.[5] Os americanos gastam US$ 41 bilhões por ano em dietas e produtos a elas relacionados.[6] O fato triste é que 95% desses indivíduos recuperam todo o peso perdido – ou mais.[7] O ciclo de perder peso e recuperá-lo, o chamado "efeito sanfona", é ainda pior para a saúde do que se nunca tivesse havido nenhuma perda de peso, porque essas alterações contínuas estressam o corpo.[8]

O segredo de um programa bem-sucedido é mudar a atitude em relação à perda de peso. Em vez de considerar a dieta como um período temporário de privação, a pessoa deve entendê-la como um compromisso de longo prazo com um padrão alimentar saudável, mas que pode realizar em um só dia – como hoje!

Embora os benefícios totais, entre os quais atingir o peso ideal, não sejam conseguidos em um dia, imediatamente o indivíduo começa a sentir-se melhor sobre si mesmo e sobre o compromisso que assumiu consigo. E muitos dos benefícios imediatos ficarão evidentes em apenas duas ou três semanas.

PONTE TRÊS

Nano-robôs para o jantar

No capítulo anterior, descrevemos nano-robôs que suprirão funções digestivas no futuro. Esses nano-robôs começarão aumentando o sistema digestório biológico: acrescentando à corrente sangüínea nutrientes cujo suprimento esteja escasso e removendo substâncias indesejadas, como toxinas e excesso de nutrientes. Por fim, essa "versão 2.0" do sistema digestório será tão confiável que substituirá completamente a "versão 1.0", da qual dependemos hoje. Mesmo na etapa de ampliação inicial, essa tecnologia eliminará eficazmente o excesso de peso, ao destruir calorias desnecessárias. Esperamos ver tal tecnologia surgir por volta de 2020 e, provavelmente por volta de 2030, teremos um sistema refinado capaz de substituir o sistema digestório.

IMPLEMENTAR O PROGRAMA DE PERDA DE PESO

Ao seguir nosso programa, esquematizado abaixo, o indivíduo começa a perder peso lentamente e, aos poucos, aproxima-se do peso ideal. A idéia é colocar a pessoa no caminho certo, evitando o sentimento de privação. Além disso, é preciso ter paciência.

Etapa um: determine seu porte físico

O primeiro passo em nosso programa "mude seu peso para o resto da vida em apenas um dia" é determinar o porte físico. Isso ajuda a estabelecer o peso ideal exato.

a. Primeiro, meça a circunferência do pulso. Pode usar a fita métrica ou um pedaço de cordão, e depois medi-lo com uma régua.
b. Na Tabela 8-1, use esse valor para determinar sua constituição inata, ou porte físico. (A menos que você seja muito obeso, os pulsos não mudam

de tamanho com o peso, por isso sua circunferência é um bom indicador da constituição natural. Muitos indivíduos acima do peso supõem que têm constituição robusta, ao passo que, na verdade, têm constituição média ou, até mesmo, pequena, a qual desconhecem em conseqüência do excesso de enchimento.)

Tabela 8-1. Avaliar o porte físico, segundo a circunferência do punho

	Pequeno	Médio	Grande
Homens adultos	menos de 15,8 cm*	15,8 – 17,7 cm	acima de 17,7 cm
Mulheres adultas	menos de 13,3 cm	13,3 – 15,2 cm	acima de 15,2 cm

* Valores aproximados convertidos para centímetros. No original, a unidade de medida adotada é polegada. [N.E.]

Etapa dois: determine a faixa de peso ideal

Depois de determinar o porte físico, use essa informação – além de altura e sexo – para determinar seu peso ideal na Tabela 8-2, à p. 131 (o peso ideal é o valor inferior da faixa de variação).

Etapa três: determine e adote o nível de calorias pretendido

Eis o princípio mais importante de nosso programa "mude seu peso para o resto da vida em apenas um dia": comece a consumir o número de calorias de que você precisaria se já estivesse com o peso ideal. Esse é seu nível de calorias pretendido.

Há dois métodos alternativos.

MÉTODO A. Na Tabela 8-3, à p. 132, verifique seu nível calórico de manutenção (o número de calorias necessárias para manter determinado peso), segundo o peso ideal (o valor inferior da faixa de peso ideal da etapa dois, acima) e nível de exercício. Se o peso ideal estiver entre duas linhas da Tabela 8-3, faça a interpolação para obter o nível calórico. Por exemplo, se você pesa 70 – na metade (0,5) do intervalo entre 68 e 72 – e é moderadamente ativo: (2.400-2.250) x 0,5 = 75; portanto, seu nível calórico de manutenção diário seria 2.250 + 75 = 2.325.

Recomendamos que mantenha um programa de exercício, no mínimo, moderadamente ativo. Se você mantiver o nível calórico de manutenção para seu peso ideal, sua perda de peso (ou seu ganho, se estiver abaixo do peso) diminuirá, à medida que você se aproximar desse nível ideal.

MÉTODO B. Verifique seu nível calórico de manutenção na Tabela 8-3, segundo seu peso e nível de exercício **atuais**, depois subtraia 500 calorias por dia, para perder 0,5 quilo por semana, ou mil calorias por dia, para perder 1 quilo por semana.[9]

Tabela 8-2. Determinação do peso ideal estimado (peso em kg, com roupas comuns)[10]

Tabela de altura e peso para mulheres*			
Altura (m)	Constituição pequena	Constituição média	Constituição grande
1,47	46,2 – 50,3	49,4 – 54,8	53,5 – 59,4
1,50	46,7 – 51,2	50,3 – 55,7	54,4 – 60,7
1,52	47,1 – 52,1	51,2 – 57,1	55,3 – 62,1
1,55	48,0 – 53,5	52,1 – 58,5	56,7 – 63,5
1,57	48,9 – 54,8	53,5 – 59,8	58,0 – 64,8
1,60	50,3 – 56,2	54,8 – 61,2	59,4 – 66,6
1,62	51,7 – 57,6	56,2 – 62,5	60,7 – 68,4
1,65	53,0 – 58,9	57,6 – 63,9	62,1 – 70,3
1,68	54,4 – 60,3	58,9 – 65,3	63,5 – 72,1
1,70	55,7 – 61,6	60,3 – 66,6	64,8 – 73,9
1,72	57,1 – 63,0	61,6 – 68,0	66,2 – 75,7
1,75	58,5 – 64,4	63,0 – 69,4	67,5 – 77,1
1,78	59,8 – 65,7	64,4 – 70,7	68,9 – 78,4
1,80	61,2 – 67,1	65,7 – 72,1	70,3 – 79,8
1,83	62,5 – 68,4	67,1 – 73,4	71,6 – 81,1

* Mulheres entre 18 e 25 devem subtrair 0,5 kg para cada ano inferior a 25.

Tabela de altura e peso para homens*			
Altura (m)	Constituição pequena	Constituição média	Constituição grande
1,57	58,0 – 60,7	59,4 – 63,9	62,5 – 68,0
1,60	58,9 – 61,6	60,3 – 64,8	63,5 – 69,4
1,62	59,8 – 62,5	61,2 – 65,7	64,4 – 70,7
1,65	60,7 – 63,5	62,1 – 67,1	65,3 – 72,5
1,68	61,6 – 64,4	63,0 – 68,4	66,2 – 74,3
1,70	62,5 – 65,7	64,4 – 69,8	67,5 – 76,2
1,72	63,5 – 67,1	65,7 – 71,2	68,9 – 78,0
1,75	64,4 – 68,4	67,1 – 72,5	70,3 – 79,8
1,78	65,3 – 69,8	68,4 – 73,9	71,6 – 81,6
1,80	66,2 – 71,2	69,8 – 75,2	73,0 – 83,4
1,83	67,5 – 72,5	71,2 – 77,1	74,3 – 85,2
1,85	68,9 – 74,3	72,5 – 78,9	76,2 – 87,0
1,88	70,3 – 76,2	74,3 – 80,7	78,0 – 89,3
1,90	71,6 – 78,0	75,7 – 82,5	79,8 – 91,6
1,93	73,4 – 79,8	77,5 – 84,8	82,1 – 93,8

* Valores aproximados convertidos para metro e quilo. No original, as unidades de medida adotadas são pés/polegadas e libra. [N.E.].

Tabela 8-3. Nível calórico de manutenção

Esta tabela oferece uma estimativa do nível calórico de manutenção, segundo o peso ideal ou atual e nível de atividade.

Peso*	Sedentário	Moderadamente ativo	Muito ativo
40,8	1.170	1.350	1.620
45,3	1.300	1.500	1.800
49,8	1.430	1.650	1.980
54,4	1.560	1.800	2.160
58,9	1.690	1.950	2.340
63,5	1.820	2.100	2.520
68,0	1.950	2.250	2.700
72,5	2.080	2.400	2.880
77,1	2.210	2.550	3.060
81,6	2.340	2.700	3.240
86,1	2.470	2.850	3.420
90,7	2.600	3.000	3.600
95,2	2.730	3.150	3.780
99,7	2.860	3.300	3.960
104,3	2.990	3.450	4.140
108,8	3.120	3.600	4.320

* Valores aproximados convertidos para quilo. No original, a unidade de medida adotada é libra. [N.E.]

Preferimos o método A, o programa "mude seu peso para o resto da vida em apenas um dia", no qual você começa a consumir o número de calorias necessárias para manter a meta de peso (peso ideal). Lembre-se de que o metabolismo de cada indivíduo é singular; portanto, você terá de experimentar até ajustar esses números adequadamente.

Com qualquer um dos métodos, é importante manter a alimentação balanceada e correta enquanto se perde peso. Para êxito em longo prazo, a meta deve ser aprender uma nova maneira de se alimentar – ou seja, mudar as preferências e atitudes em relação aos alimentos. Ninguém quer sentir fome, nem passar privação, fato este que arruinaria o processo. Devemos comer, ao menos, 22 calorias para cada quilo do peso ideal, e não menos do que mil calorias por dia para a mulher ou 1.200 para o homem.

Sedentário: passa a maior parte do dia sentado, caminha apenas ocasionalmente, e não tem uma rotina regular de exercício;

Moderadamente ativo: a rotina normal envolve caminhadas ou movimentos físicos freqüentes. Ou ela é sedentária, mas há um programa regular de exercício equivalente a caminhar ou correr 32 quilômetros ou mais por semana;

Muito ativo: a rotina normal envolve atividade física intensa e contínua (por exemplo, trabalho na construção civil, distribuição de correspondência ou jardinagem). "Muito ativo" equivale a um estilo de vida sedentário além de caminhar ou correr aproximadamente 80 quilômetros por semana.

Observe que o nível calórico de manutenção muda à medida que o peso se altera. Como os índices metabólicos variam para cada indivíduo, essa tabela dá apenas um valor aproximado, que deverá ser ajustado segundo as necessidades de cada um.

ATINGIR A PORCENTAGEM IDEAL DE GORDURA CORPORAL

A massa muscular magra é, na verdade, mais pesada do que a gordura corporal. Duas pessoas podem ter a mesma altura, constituição física e peso, mas uma, talvez, seja menos obesa do que a outra. O objetivo real da perda de peso é perder gordura, não músculo, água ou depósitos temporários de glicogênio. É mais importante determinar a porcentagem ideal de gordura corporal do que o peso ideal. Podem-se seguir as instruções em tabelas de gordura corporal (ver www.fantastic-voyage.net), mas um método mais preciso é optar por uma balança ou um dispositivo para mensuração de gordura corporal que use feedback de uma pequena corrente elétrica que passe pelo corpo. Esses dispositivos são facilmente encontrados (ver a seção de recursos em www.fantastic-voyage.net).

É necessária certa quantidade de gordura corporal para proteger os órgãos vitais e para ser usada como forma primária de armazenamento de energia. As mulheres precisam de um pouco mais para dar suporte às funções de reprodução e amamentação, além de características sexuais secundárias. A porcentagem ideal de gordura corporal é de 12% a 20%, para homens, e de 18% a 26%, para mulheres. Mas não é saudável ficar muito acima ou abaixo desse percentual, de modo que recomendamos manter o valor menor dessas faixas.[11]

Além disso, faz diferença **onde** se encontra o excesso de gordura no corpo. O acúmulo de gordura visceral em torno do meio do tronco – adiposidade central, popularmente conhecida como "pneu" – é, sobretudo, nocivo. Em um estudo publicado em JAMA, os pesquisadores mostraram que o risco de câncer no endométrio era 15 vezes maior em mulheres com elevada proporção entre cintura e quadril do que em mulheres com uma proporção baixa.[12] Outros estudos constataram ligações marcantes entre adiposidade central e diabetes tipo 2, hipertensão e doença coronariana.[13]

A obesidade desencadeia a inflamação

Pesquisas recentes revelaram um mecanismo inesperado subjacente aos prejuízos causados à saúde pelo excesso de peso. Em um estudo publicado no *Journal of Clinical Investigation*, os pesquisadores relataram que, depois que a obesidade ultrapassa um limite crítico, os tecidos adiposos enchem-se de grandes números de macrófagos (células do sistema imunológico), que secretam substâncias químicas inflamatórias.[14] Além disso, os macrófagos secretam fator-alfa de necrose tumoral, o qual inicia a resistência à insulina, uma causa da síndrome metabólica e do diabetes tipo 2. A ativação crônica dessa resposta inflamatória é a base de muitas doenças degenerativas, entre as quais doença coronariana, acidente vascular cerebral e diabetes tipo 2. Os pesquisadores levantaram a hipótese de que, depois que as células adiposas atingem números excessivos, algumas começam a se romper ou vazar, fato este que desencadearia o processo de limpeza de detritos pelos macrófagos. Estes, então, liberam substâncias químicas que solicitam mais apoio do sistema imunológico, resultando em uma cascata de reação inflamatória.

ALGUMAS DICAS PARA PERDA DE PESO SAUDÁVEL – E PERMANENTE

O peso reflete o consumo total de calorias, a quantidade de exercício e o índice metabólico, mas a composição do alimento ingerido também é importante. Eis algumas dicas.

REDUZA OS CARBOIDRATOS. Constatamos que é quase impossível perder peso e manter essa perda sem a ingestão substancial de menos carboidratos, sobretudo aqueles com elevada carga glicêmica (CG). Como discutimos no Capítulo 5 – "Carboidratos e a carga glicêmica" –, o consumo de carboidratos com elevada carga glicêmica resulta na vontade de ingerir mais carboidratos. Manter uma dieta com carga glicêmica baixa e pobre em carboidratos ajuda a controlar o apetite e reduz a vontade de ingerir mais carboidratos. A sensação de saciedade acontece mais rapidamente e é muito mais fácil parar de comer quando se está saciado. Além disso, sente-se menos fome entre as refeições. Se você deseja perder peso, recomendamos que mantenha os carboidratos totais abaixo de 1/6 das calorias e elimine todos com carga glicêmica elevada (por exemplo, doces, massas e pães).

REDUZA AS GORDURAS. A redução de gorduras na alimentação ajuda a perder peso porque alimentos ricos em gorduras têm maior densidade calórica – 9 calorias por grama contra 4, para carboidratos e proteínas.

PREFIRA VERDURAS E LEGUMES. Prefira alimentos com baixa densidade calórica (ou seja, pobres em calorias, porém com peso elevado). A categoria ideal: hortaliças pobres em amido, que têm baixo índice glicêmico e são ricas em nutrientes valiosos de todos os tipos, ricos em fibra e que saciam.

CONSUMA FIBRA. Consuma, no mínimo, 25 g/dia, entre os quais, ao menos, 10 g de fibra insolúvel.

NÃO MUDE A ALIMENTAÇÃO RADICALMENTE. Enquanto o indivíduo perde peso, recomendamos evitar dietas que envolvam hábitos alimentares significativamente distintos daqueles quando ele não está fazendo "dieta".[15] As pessoas ficam contando os dias para que essa prisão gastronômica acabe. Não associam o benefício da perda de peso à aprendizagem de hábitos alimentares saudáveis – alterar gostos, desejos e atitudes –, mas, sim, aos padrões alimentares artificiais que anseiam abandonar.

Ao adotar nosso programa "mude seu peso para o resto da vida em apenas um dia" – consumindo o número de calorias de manutenção para o peso ideal como ponto de partida –, é preciso fazer apenas uma adaptação. Talvez esse período de adaptação demore duas ou três semanas, mas você terá tomado um caminho que poderá seguir indefinidamente.

FAÇA DE SUA META A SAÚDE, E NÃO A PERDA DE PESO. Se sua meta for um estilo de vida saudável, provavelmente você terá mais êxito em melhorar a saúde e alcançar a perda de peso permanente. Não fique ansioso para perder peso imediatamente. É fundamental apreciar o processo. É preciso associar a obtenção do peso saudável à alimentação saudável. Talvez demore alguns meses, mas isso garantirá que você jamais tenha de perder peso novamente.

Uma razão importante pela qual as pessoas desanimam e abandonam os programas de perda de peso é a existência de **níveis de estabilização de peso.** A massa muscular obtida e a expansão de vasos sangüíneos, em conseqüência do exercício, podem temporariamente interromper a perda de peso ou causar um pequeno ganho, mas esses fenômenos são positivos. Como o músculo pesa mais do que a gordura, é possível perder gordura corporal e centímetros sem perder peso, se estiver ocorrendo o desenvolvimento simultâneo de músculos. Mudanças em medicamentos, menstruação, constipação, retenção hídrica e outros fatores podem fazer com que o ritmo da perda de peso caia ou, até mesmo, cesse. Lembre-se de que a meta é perder gordura corporal. Nenhum desses fatores gera aumento em gordura corporal; portanto, não desanime com pequenas variações indesejadas no peso. Tenha paciência.

NÃO APRESSE A REDUÇÃO DE PESO. Uma das questões mais importantes na perda de peso é a recidiva. A maioria das pessoas que perde peso acaba recuperando-o. Pesquisas preliminares sobre o hormônio *grelin*, secretado no estômago, podem explicar parte desse problema. *Grelin* estimula o apetite, ao mesmo tempo em que reduz o metabolismo. Ambos os efeitos contribuem para o aumento do armazenamento de gordura. Os níveis desse hormônio atingem picos antes de cada refeição e caem depois que a fome é saciada. Indivíduos que recebem injeções de *grelin* ficam famintos, e estudos mostram que comem muito mais quando existe quantidade ilimitada de alimentos (por exemplo, em um self-service).

Um estudo recente na Universidade de Washington mostrou que os níveis de grelin aumentam substancialmente após um período de perda rápida de peso.[16] O dr. David E. Cummings, o principal cientista do estudo, acha que isso foi uma adaptação evolutiva para incentivar o corpo a recuperar a gordura perdida, como forma de proteção contra futuros períodos de privação. Esse programa genético não mais se aplica à situação moderna. Há pesquisas sendo feitas para desenvolver medicamentos que bloqueiam *grelin* e seu estímulo de apetite e de armazenamento de gordura corporal.

Contudo, a perda de peso lenta e gradativa não parece gerar os mesmos picos nos níveis de *grelin*. Esta é outra razão importante para atingir o peso ideal gradativamente. A melhor maneira de perder peso e não recuperá-lo é definir o nível calórico diário, de acordo com o nível de manutenção da meta de peso.

EXERCITE-SE. A atividade física é importantíssima para a queima de calorias, diminuindo o "ponto de acomodação" (o peso para o qual o corpo costuma pender) e aumentando o nível metabólico (o índice de queima de calorias), mesmo enquanto você não está se exercitando.[17] Recomendamos a queima de, no mínimo, 300 calorias diárias por meio de exercício.

ELEVE O ÍNDICE METABÓLICO. Um fator primordial na determinação do índice metabólico – a taxa na qual se queimam calorias – é o número de mitocôndrias nas células. Mitocôndrias são minúsculas usinas de energia que alimentam cada célula. Quanto mais mitocôndrias estiverem presentes, maior é a queima de energia, contribuindo para que o indivíduo continue mais magro.[18] Infelizmente, não podemos apenas tomar um suplemento de mitocôndrias. Contudo, as células adiposas têm pouquíssimas mitocôndrias porque aquelas armazenam energia em vez de queimá-la, ao passo que as células musculares têm muitas porque precisam de energia para desempenhar sua função. Portanto, à medida que se desenvolvem células musculares a partir de um programa regular de exercícios, aumenta o número de mitocôndrias, elevando, assim, permanentemente o índice metabólico, mesmo quando o indivíduo não está praticando exercício.

RESTRIÇÃO CALÓRICA

A restrição calórica, ou RC, está intimamente relacionada à manutenção do peso corporal magro. Existem evidências, em várias espécies animais, de que a restrição de calorias reduz o envelhecimento e pode prolongar a vida e a juventude. Esses experimentos não duraram tempo suficiente para demonstrar o prolongamento real da vida em seres humanos, mas estudos em humanos que adotam restrição calórica mostram a mesma redução na doença e em indicadores de envelhecimento (mudanças associadas ao aumento da idade) que vemos em populações animais.[19] Mais de 2 mil estudos animais mostraram os mesmos resultados dramáticos em diversas espécies.[20]

Um experimento amplamente divulgado em 1982, envolvendo ratos, apresentou ao mundo, pela primeira vez, a restrição calórica.[21] O grupo de controle recebeu uma dieta normal e teve duração normal de vida, de aproximadamente mil dias. De modo geral, os ratos do grupo de controle morreram por causa de deterioração do coração, doença renal ou câncer. A dieta do grupo experimental (os ratos com redução calórica) continha 1/3 a menos de calorias do que o grupo de controle, mas apresentava os mesmos nutrientes necessários, entre os quais vitaminas, minerais, proteínas e ácidos graxos essenciais. Esses ratos viveram cerca de 1,5 mil dias, ou 50% a mais.

Fato igualmente pertinente é que os pesquisadores observaram uma redução do processo de envelhecimento. Além de os ratos com redução calórica viverem mais, em sua maioria eles não apresentaram debilidade, saúde precária, apatia e aparência cinzenta, aspectos que acompanharam a velhice do grupo com alimentação normal, mesmo no fim de sua vida prolongada. Por exemplo, o pêlo dos roedores com alimentação normal, que é macio e branco no início da vida, geralmente torna-se cinzento e oleoso aos 24 meses. Por outro lado, os roedores submetidos à redução calórica mantiveram o pêlo branco e brilhante aos 40 meses ou mais. Os ratos com redução calórica também obtiveram mais êxito, ao correrem em labirintos, do que os outros de mesma idade. Os índices de diabetes e catarata, além da resistência do sistema imunológico, também foram dramaticamente melhores nos roedores com redução calórica.

Muito tempo depois de os ratos submetidos à alimentação normal terem morrido, os outros, com restrição calórica, continuaram com o pêlo brilhante, índices baixíssimos de câncer e outras doenças, e níveis mais elevados de energia e disposição associados à juventude. Quando esses ratos finalmente morreram, não houve motivo óbvio na maioria das vezes – provavelmente, apenas velhice. Segundo o dr. Edward Masoro, fisiologista do Health Science Center da Universidade do Texas, em San Antonio, "quando olhamos dentro deles, estão absolutamente limpos."[22]

Outros experimentos submeteram ratos com alimentação normal e com restrição calórica a níveis elevados de carcinógenos. Os ratos com restrição calórica apresentaram resistência significativa às substâncias químicas cancerígenas, ao passo que os outros, submetidos à dieta normal, sucumbiram facilmente.[23] Mesmo cepas de ratos especialmente desenvolvidas para serem propensas ao

PONTE DOIS

INIBIR O APETITE

Uma abordagem para fármacos usados na redução de peso é inibir o apetite, que é a idéia do spray nasal que está sendo desenvolvido por Nastech Pharmaceutical. O spray, agora em experimentos fase I, fundamenta-se no hormônio PYY, normalmente liberado pelo estômago quando este está cheio. Na verdade, o fármaco desencadeia a sensação de saciedade antes que o estômago esteja cheio.

Extensas pesquisas demonstram que os hormônios leptina e *grelin* desempenham papel importantíssimo no controle do apetite, o que, segundo sugerem pesquisas em Harvard, lideradas por Bárbara Kahn, pode ser causado por seus efeitos sobre a enzima AMPK (proteína quinase ativada por AMP).[24] Em experimentos com camundongos, a inibição de AMPK fez com que os animais comessem menos e perdessem peso, ao passo que o aumento dos níveis de AMPK teve efeito contrário. Os autores do estudo descrevem AMPK como "um medidor de combustível" para monitorar a condição energética celular." Esse resultado indica que fármacos para controlar os níveis de AMPK em seres humanos têm o potencial de causar o mesmo impacto.

Em um estudo publicado em *Science*, os pesquisadores relataram outro mecanismo por meio do qual leptina e *grelin* influenciam o apetite: esses hormônios, na verdade, fazem com que o cérebro se reprograme.[25] Anteriormente, pensava-se que agiam como outros hormônios que influenciam diretamente o comportamento de células cerebrais. Essa pesquisa mostrou que a leptina reforçou as conexões neurais que inibiam a ingestão de alimentos e enfraqueceu aquelas que aumentavam o apetite. *Grelin* causou efeito oposto e conseguiu desfazer as alterações neurais resultantes da administração anterior de leptina. "É quase como se o cérebro estivesse desenvolvendo uma memória para o peso que ele deseja que os animais tenham", comentou o dr. Jeffrey Flier, do Beth Israel-Deaconess Hospital, em Boston. A pesquisa enfatiza o poder desses hormônios de influenciar o comportamento alimentar, de forma que os fármacos que alteram seu equilíbrio têm o potencial de reprogramar nossos hábitos alimentares para uma direção mais saudável.

câncer, a doenças auto-imunes e outras ganharam proteção significativa com uma dieta pobre em calorias. O dr. Richard Weindruch, gerontologista da Universidade de Wisconsin, em Madison, comentou: "Qualquer animal problemático parece beneficiar-se com a restrição calórica."[26]

Vários experimentos realizados com diversos outros animais mostraram resultados coerentes. Os animais com restrição calórica vivem cerca de 30% a 50% a mais, envelhecem mais lentamente e, em geral, são muito mais livres de doenças, mesmo no fim de sua vida prolongada.

COMO FUNCIONA A RESTRIÇÃO CALÓRICA?

Então, por que a restrição calórica funciona? Curiosamente, uma evidência pertinente surgiu quando finalizávamos este capítulo. O dr. C. Ronald Kahn, diretor executivo do Joslin Diabetes Center, da Harvard Medical School, e seus colegas, criaram um camundongo geneticamente modificado sem um gene que controla a capacidade da insulina de permitir que as células adiposas armazenem gordura.[27] Esses camundongos chamados FIRKO são substancialmente mais do que normais – na verdade, tão normais quanto o desejavam – mas tinham 50% a 70% a menos de gordura corporal. Além disso, eram resistentes ao diabetes, permaneceram mais saudáveis por mais tempo do que os controles e viveram 18% a mais.

BAIXA GORDURA CORPORAL. Embora a dieta dos camundongos FIRKO fosse exatamente o oposto da restrição calórica, eles obtiveram, ao menos, alguns (embora não todos) benefícios da restrição calórica. Isso sugere que, no mínimo, um mecanismo por trás da restrição calórica é apenas a manutenção de um nível baixo de gordura corporal. Discutimos o potencial que essa pesquisa tem de proporcionar tratamentos para seres humanos na seção Ponte Dois, na página anterior.

NÍVEL DE GLICOSE NO SANGUE. Tanto os camundongos FIRKO quanto animais submetidos à restrição calórica têm níveis de glicose no sangue significativamente menores.[28] A razão para isso é que esses animais queimam glicose como combustível na mesma proporção em que os animais submetidos à dieta normal; porém, com menor aporte calórico, sobra menos glicose não utilizada.

NÍVEL DE RADICAIS LIVRES. Essas moléculas altamente reativas são subprodutos do metabolismo inadequado de alimentos. Os radicais livres causam deterioração gradual de tecidos corporais, sobretudo das frágeis membranas celulares. Muitos pesquisadores atribuem alguns processos de envelhecimento aos efeitos de radicais livres que circulam na corrente sangüínea.[29] Os animais submetidos à restrição calórica tinham níveis significativamente baixos de radicais livres (o resultado de menos metabolismo alimentar); portanto, apresentavam menos danos causados por tais radicais às membranas celulares. Além disso, os pesquisadores descobriram que os níveis de uma enzima hepática que desintoxica radicais livres são cerca de 60% maiores em animais que ingerem menos calorias.[30]

REPARO DO DNA. Outros pesquisadores descobriram que animais submetidos à restrição calórica têm enzimas reparadoras de DNA mais robustas. A deterioração no código do DNA causa câncer e acelera outros processos de envelhecimento; portanto, a maior eficácia dessas enzimas responderia, ao menos em parte, pela redução no envelhecimento e por um menor índice de tumores nesses animais.[31]

LIMITE DE CALORIAS NA VIDA. É interessante observar que a quantidade total de alimentos ingeridos durante toda a vida desses animais submetidos à restrição calórica, e daqueles submetidos à dieta normal, era aproximadamente a mesma. Os animais com redução calórica comiam aproximadamente 1/3 a menos de alimentos por dia, mas viveram 50% mais tempo, de forma que a quantidade total de alimentos ingeridos durante a vida foi mais ou menos a mesma dos animais com dieta normal. Isso é coerente com a idéia de células vivas como máquinas térmicas que se desgastam com o consumo de combustível, e não com a passagem do tempo. Daí a sabedoria contida na citação de T. S. Eliot apresentada no início deste capítulo: nossa vida é mensurada, ainda que não em colheres de café, então em calorias de alimentos que nossas colheres abarcam.

Cada espécie parece ter um número fixo de calorias que ela pode queimar no decorrer da vida. Ao ingerir menos a cada dia, haverá mais dias antes de essas calorias serem queimadas. Obviamente, pretendemos superar essa e outras restrições biológicas, mas, enquanto isso, podemos tirar vantagem dessas informações sobre as limitações da biologia.

Todavia, há um limite para a capacidade de a restrição calórica prolongar a vida. Em conseqüência da necessidade de obter nutrientes suficientes, não podemos, por exemplo, restringir calorias a, digamos, um terço dos níveis normais e esperar viver três vezes mais. Sem vitaminas, minerais, proteínas e outros nutrientes adequados, o ser humano ou outro animal adoece e, por fim, morre se a deficiência não for revertida. Parece que, ao menos no caso de animais como ratos, o nível ideal de calorias para longevidade é cerca de 2/3 daquele que os animais consomem se comerem livremente. Abaixo desse nível, é difícil ou impossível obter a nutrição necessária.

APLICAR A RESTRIÇÃO CALÓRICA AOS SERES HUMANOS

Há vários estudos populacionais que ilustram o potencial da restrição calórica para seres humanos. Por exemplo, entre as pessoas que vivem na região de Okinawa, no Japão, há 40 vezes mais centenários (indivíduos com 100 anos ou mais) do que as regiões setentrionais, e eles apresentam pouquíssimas doenças graves antes dos 60.[32] Os habitantes de Okinawa mantêm-se ativos por muito mais tempo do que os indivíduos em outras regiões do Japão. A diferença primordial em sua alimentação parece ser um menor aporte calórico.

Ao aplicarem os estudos com animais aos seres humanos, alguns pesquisadores estimaram que a duração máxima de nossa vida pode se prolongar de 120 a 180 anos.[33] Obviamente, pouquíssimos de nós vivem até 120 anos nas condições atuais. Essas estimativas referem-se à duração teórica máxima da vida – antes de aplicarmos as tecnologias da Ponte Dois e da Ponte Três para prolongá-la ainda mais. Talvez mais significativo seja o fato de que isso implica que, ao adotarmos uma dieta pobre em calorias – porém saudável –, teremos maior probabilidade de tirar vantagem absoluta de nossa longevidade biológica atual.

Os benefícios da restrição calórica também se estendem à expectativa de vida restante. Se você tem 40 e, assim, uma expectativa de vida restante de cerca de 40 anos, você prolongará apenas esse período restante. Portanto, quanto mais cedo iniciar a restrição calórica, maiores os benefícios. Contudo, não importa quando esse início ocorre; logo, os benefícios de manter um peso menor tornam-se visíveis.

DIRETRIZES PARA A RESTRIÇÃO CALÓRICA

Um resultado da restrição calórica é, sem dúvida, a perda de peso. Indivíduos que seguem as diretrizes estritas da restrição calórica acabam magérrimos, ao ponto de parecerem esqueléticos, o que não recomendamos. Com base no recente estudo do *Joslin* que citamos acima, fica claro que ao menos alguns dos benefícios da restrição calórica advêm do nível baixo resultante de gordura corporal. Portanto, nossa recomendação é adotar uma forma moderada de restrição calórica, não tão austera quanto a redução de 35% usada nos experimentos animais.

Sugerimos, então, as seguintes diretrizes:

- ingerir, no mínimo, 26 calorias por quilo do peso ideal. Por exemplo, um homem com peso ideal de 69 quilos deve ingerir, no mínimo, 1.800 calorias por dia; uma mulher com peso ideal de 57 quilos, 1.500 calorias por dia. Dependendo do nível de atividade, esses valores são 10% a 33% menores do que os recomendados nas tabelas de calorias de manutenção apresentadas anteriormente;
- estabelecer o peso mínimo igual a 95% do peso ideal, segundo as tabelas neste capítulo. Por exemplo, se seu peso ideal for de 90 quilos, o peso mínimo será de 85,5 quilos (90 x 0,95). Se o peso cair abaixo desse valor mínimo, aumente o consumo de calorias;

- escolher alimentos de baixa densidade calórica. O melhor modo de reduzir calorias é ingerir hortaliças pobres em amido (por exemplo, brócolis e abóbora, que saciam e têm relativamente pouquíssimas calorias, em vez de batatas e arroz);
- concentrar-se em fibras. Alimentos ricos em fibra constituem outra opção, os proporciona textura e volume sem calorias digeríveis. Além disso, a fibra tem benefícios para a saúde porque reduz os níveis de colesterol, melhorando a regularidade e reduzindo os riscos de câncer de cólon. Obviamente, a maioria das hortaliças é rica em fibra. Há, também, muitos alimentos benéficos que substituem os carboidratos e contêm fibra (bem como proteína de origem vegetal), em vez da textura e volume do amido (por exemplo, pães e cereais pobres em carboidratos). (Ver recomendações de produtos específicos em www.fantastic-voyage.net.)

BLOQUEADORES DE CALORIAS

Outra estratégia para perder peso é bloquear a digestão de alimentos depois de ingeridos. Há algumas abordagens limitadas, porém promissoras, para fazer isso com carboidratos e gorduras.

BLOQUEADORES DE AMIDO. De modo geral, medicamentos e suplementos "bloqueadores de amido" transformam amido no equivalente à fibra. Esses bloqueadores se combinam com a amilase, a enzima responsável pela quebra do amido em açúcares simples que o corpo é capaz de absorver. Com a amilase desativada, o amido nos alimentos passa pelo corpo sem ser digerido. Ele acaba no intestino grosso, onde sofre a ação de bactérias intestinais, semelhante ao que acontece à fibra e outras partes indigeríveis do alimento.

Aviso: o uso de um bloqueador de amido, quando consumimos grande quantidade de carboidratos, pode causar excesso de gases, distensão abdominal, flatulência e proliferação bacteriana excessiva. Com uma dieta pobre em carboidratos, o excesso de gases não é problema. Devemos considerar o bloqueador de amido como um adjunto de uma dieta pobre em carboidratos se o indivíduo tiver a síndrome metabólica ou diabetes tipo 2. Ele também reduz a carga de glicose de carboidratos, o que vale a pena para indivíduos com resistência à insulina. Ao usar um bloqueador de amido, o indivíduo deve seguir nossa recomendação de "baixa quantidade de carboidratos" de não mais do que 1/6 das calorias consumidas.

Um bloqueador de amido que existe no mercado há muitos anos é o *Precose* (acarbose), da Bayer, vendido com receita médica para ser tomado às refeições.[34] Um fármaco mais recente é o *Glyset* (miglitol). Há vários bloqueadores de amido "naturais" que dispensam receita médica; contudo, temos resultados incertos com esses produtos em nossos testes informais, que sugerem ser o *Precose* mais eficaz.

PONTE DOIS

RESTRIÇÃO CALÓRICA SEM A RESTRIÇÃO[35]

Uma pílula de controle da natalidade que funcionasse por meio da inibição do interesse em sexo provavelmente teria um mercado limitado. Da mesma maneira, as pessoas adoram o prazer sensual de comer; portanto, não querem limitá-lo. A solução da Ponte Um é adotar uma dieta que tenha baixa carga glicêmica, limite os carboidratos e seja pobre em gorduras. Contudo, ainda seria melhor se pudéssemos comer mais – talvez tanto quanto quiséssemos – e, ainda assim, desfrutar os benefícios da restrição calórica, permanecendo magros, como os "felizardos" camundongos FIRKO. Portanto, embora medicamentos para controle do apetite continuem a desempenhar papel importante, o Santo Graal de fármacos emagrecedores é aquele que nos permite comer o quanto quisermos, ao mesmo tempo em que mantemos o peso ideal.

No estudo do *Joslin*, bloquear o gene FIR (receptor adiposo da insulina) em células adiposas de camundongos permitiu que estes comessem muito e continuassem magros. Por quê? "Como é preciso insulina para ajudar as células adiposas a armazenarem gordura, esses animais tinham menos gordura e estavam protegidos contra a obesidade oriunda do envelhecimento ou excesso alimentar. Além disso, estavam protegidos contra as anormalidades metabólicas associadas à obesidade, entre as quais o diabetes tipo 2", disse o dr. C. Ronald Kahn, que liderou o estudo.[36]

Os fabricantes de fármacos estão, neste momento, trabalhando na tradução desses resultados em fármacos para seres humanos. Esses fármacos seriam, obviamente, campeões de venda. Por isso, podemos ter certeza de que os fabricantes não medirão esforços para desenvolvê-los.

Na pesquisa biotecnológica conduzida por Roger Unger e seus colegas, no Southwestern Medical Center, da Universidade do Texas, injetou-se no fígado de ratos um vírus geneticamente modificado para transportar o gene do hormônio leptina, que controla o apetite. Esses ratos, então, produziram níveis elevados do hormônio e perderam peso. Normalmente, a leptina é produzida por células adiposas, mas estas desenvolvem resistência à sua própria leptina. Como ela era oriunda de outro órgão (o fígado), as células adiposas mantiveram a sensibilidade.

Curiosamente, além de as células adiposas dos animais terem menos gordura, elas também tinham um número inesperadamente elevado de mitocôndrias. Em geral, as células adiposas têm pouquíssimas mitocôndrias; as células musculares, que precisam de bastante energia, têm muitas. Aumentar o número de mitocôndrias em células adiposas é um fato notável e nunca havia ocorrido. Depois de aperfeiçoado, esse método terá o efeito de aumentar o metabolismo permanentemente, mantendo, assim, um peso baixo.

Esses bloqueadores de amido não bloqueiam o açúcar porque este não precisa ser quebrado. Recomendamos *stévia* e sucralose (*splenda*) como substitutos do açúcar (ver Capítulo 5 – "Carboidratos e a carga glicêmica" –, para a discussão dos substitutos do açúcar).

BLOQUEADORES DE GORDURA. *Xenical* é um medicamento prescrito que, como os bloqueadores de amido, bloqueia enzimas digestivas fundamentais,[37] denominadas lipases, que quebram a gordura. *Xenical* bloqueia 1/3 da gordura consumida, impedindo-a de ser digerida.

Outra abordagem é um polímero "natural" denominado **quitosana**, um derivado de crustáceos e encontrado em lojas de produtos naturais, embora seja menos eficaz do que o *Xenical*.[38] A quitosana liga-se diretamente aos ácidos graxos. Ela pode se ligar até cerca de seis vezes seu peso em gordura, que, então, se torna indigerível e passa pelo trato gastrintestinal.

Um alerta: bloqueadores de gordura inibem vitaminas solúveis em gordura, como a vitamina E; portanto, não devem ser usados no período de três horas (antes ou depois) de se ingerirem suplementos solúveis em gordura. Além disso, eles bloqueiam vitaminas solúveis em gordura encontradas em alimentos, bem como as gorduras saudáveis (por exemplo, gorduras Ômega-3 e ácido oléico). Se o consumo de gordura consistir essencialmente de gorduras saudáveis, ainda pode ser aceitável ligar uma parte dessas a um bloqueador de gordura.

Estão sendo estudados bloqueadores de calorias, bem como inibidores de gordura corporal, mais eficazes. Enquanto isso, a restrição de calorias e manutenção de peso corporal menor apresentam grandes benefícios. Ao combinarmos a restrição calórica moderada com uma dieta que evita alimentos com elevada carga glicêmica, restringe carboidratos e, de modo geral, é pobre em gordura (embora se enfatizem as gorduras saudáveis), constatamos que uma pessoa pode ser magra, mas, ainda assim, comer bastante – e nunca sentir fome.

9

O PROBLEMA COM O AÇÚCAR (E COM A INSULINA)

O amor é doce [...]
— Johnny Cash, *Ring of Fire*

Mary, advogada de 52 anos, sentia cansaço o tempo todo. Tinha problemas de concentração no trabalho e era comum irritar-se com o marido. Quando questionada sobre o desejo sexual, respondia: "O que é isso?" Ainda que não fosse obesa, precisava perder 11 quilos. Em seu check-up mais recente, os exames de sangue revelaram que os triglicerídeos (gordura no sangue) estavam acentuadamente elevados – 426 (a faixa considerada normal é de 30-150), o HDL-C (o "bom" colesterol) estava baixo, 32, e o açúcar no sangue estava "ruim", mas não era um diagnóstico de diabetes – 110 (os índices normais ficam entre 60 e 99). A pressão arterial estava um pouco elevada, 152/94. O G-ITT de duas horas (prova de tolerância à glicose e à insulina) mostrou que seus níveis de açúcar no sangue estavam levemente elevados, mas os de insulina mostravam-se bastante altos.

O diagnóstico: síndrome X ou síndrome metabólica. Mary adotou o Programa de Longevidade de Ray & Terry e começou a consumir uma dieta pobre em carboidratos (menos de 40 g por dia), a qual contava com mais hortaliças sem amido. Ela acrescentou "boas" gorduras, na forma de azeite de oliva, castanhas e peixe, além de alimentos protéicos adequados, pobres em gordura. Além disso, deu início à suplementação nutricional, bem como EPA/DHA (óleo de peixe), cromo e uma fórmula com várias vitaminas e minerais. Cerca de uma semana depois, com sintomas causados pela abstinência de açúcar, entre os quais irritabilidade e cefaléia, ela começou a perder peso e a sentir-se melhor.

Depois de 12 semanas seguindo nosso programa, o peso de Mary caiu de 68 quilos para 59,8 quilos e seu nível de energia melhorou dramaticamente. Ela declarou que sua memória voltou a ser a mesma da juventude. Novo exame de sangue mostrou que os triglicerídeos caíram de 426 para 48, e o HDL-C subiu de 32 para 52. O açúcar no sangue em jejum estava em 72; a pressão arterial, 118/76 – tudo normal.

AÇÚCAR: O DOCE ASSASSINO

Usou-se o açúcar da cana, pela primeira vez, na Nova Guiné, cerca de 10 mil anos atrás. Ao lado do sarampo, da varíola e da gripe, ele foi introduzido na América do Norte em 1493, por Cristóvão Colombo. Desde então, o consumo de açúcar aumenta constantemente a cada ano. Agora, estima-se que o consumo anual *per capita* de açúcar refinado e adoçantes relacionados como mel, melado e xarope de milho rico em frutose seja de 69 quilos nos EUA.[1] (Como nenhum dos autores deste livro consome açúcar, ao menos duas pessoas estão ingerindo mais de 140 quilos por ano!). A maior parte desse aumento é relativamente recente; cem anos atrás, o consumo de açúcar anual *per capita* era inferior a 2 quilos. Ainda hoje, a população de países menos desenvolvidos consome muito menos açúcar. O consumo *per capita* no Afeganistão, por exemplo, era de apenas 1 quilo, em 1999.

Grande parte desse açúcar é consumida sob a forma de refrigerantes. Em 2002, a Associação Nacional de Refrigerantes teve o orgulho (achamos que deveriam se envergonhar!) de anunciar que os americanos consumiram 200 litros de refrigerante por pessoa, por ano, em média 666 porções de 0,3 litro.[2] O consumo de refrigerantes dobrou desde 1972, e aumentou seis vezes desde 1945. Além disso, o açúcar entra em muitos produtos alimentícios manufaturados, porque tem muitas características atraentes para os fabricantes de alimentos: é de baixo custo, agradável ao paladar, pode ser usado em vários alimentos, resiste bem ao armazenamento... e, de certa forma, pode causar dependência.

Na década de 1960, o Ministério da Saúde alertou os americanos quanto aos perigos do tabagismo. Mais recentemente, graças a importantes esforços da saúde pública, começou-se a educar a população sobre os problemas de saúde causados pelo excesso de gordura na alimentação, sobretudo as gorduras *trans* e saturadas. Programas de saúde preventivos nos incentivam a fazer mais exercício físico, a consumir mais frutas e hortaliças, a reduzir a pressão arterial e o colesterol, até mesmo a usar cintos de segurança e a fazer sexo seguro. Porém, até hoje, autoridades da saúde pública e a maioria da comunidade médica, ao menos nos Estados Unidos, ainda não alertaram o público sobre os riscos à saúde causados pelo açúcar, sem dúvida o "alimento" mais perigoso que ingerimos.

Há muitas razões para o açúcar permanecer intocável há tanto tempo. Seu uso está profundamente arraigado em nossa cultura e psique coletiva. Observe algumas frases comuns: "[...] tão americano quanto torta de maçã", "Como vai, docinho?" ou, até mesmo, "Meu doce, cheguei." Parte da confusão em torno de nosso amor pelo açúcar é a associação freqüente entre este e o amor em si.

Há, até mesmo, um dia específico do ano, *Valentine's Day**, dedicado à comemoração do amor e do açúcar **juntos**.

Existem sinais encorajadores de que isso começa a mudar. Em 2003, a OMS – Organização Mundial de Saúde lançou seu relatório "Dieta, Nutrição e a Prevenção de Doenças Crônicas", sugerindo que as pessoas no mundo todo cortassem as calorias totais oriundas de açúcares simples de 25% para menos de 10%.[3] A política americana "oficial" já está de acordo com o relatório da OMS, mas, na verdade, as informações não estão sendo disseminadas com eficácia. Segundo o dr. Marion Nestlé, da New York University, "se fizermos a soma na pirâmide alimentar do Departamento de Agricultura, constataremos que ela recomenda de 7% a 12% de açúcares livres. Mas temem mencionar os números reais por causa da indústria [do açúcar], que está muito agressiva no momento".[4] Ainda mais grave, o Departamento de Saúde e Serviços Sociais dos EUA opõe-se veementemente a muitos aspectos críticos da nova proposta da OMS, entre os quais a importância de reduzir o consumo de açúcar".[5]

Acreditamos que qualquer dieta saudável ou programa de perda de peso deve começar com a eliminação ou redução do açúcar.

INSULINA: O GERADOR DE GORDURA

Durante muitos anos, os conhecimentos médicos convencionais defenderam a idéia simplista, e agora falsa, de que a ingestão de gordura é a única responsável pelo aumento de peso. Os médicos hoje sabem que ingerir açúcar e outros carboidratos simples, que logo se transformam em açúcar no corpo, é, no mínimo, uma causa igualmente importante do excesso de peso. Infelizmente, a maioria dos médicos americanos continua a agir como se estivesse alheia a esse fato e não incentiva seus pacientes o suficiente a não consumirem tanto açúcar.

O açúcar prejudica não só porque se converte rapidamente em gordura, a qual é armazenada como excesso de peso, mas também por elevar níveis de insulina na corrente sangüínea. A insulina é um hormônio secretado por **células das ilhotas** pancreáticas para ajudar a reduzir elevações do açúcar no sangue. Esse hormônio foi "descoberto" em 1921, pelo dr. F. G. Banting, mas, na verdade, é uma molécula antiqüíssima.[6] Remonta há mais de 400 milhões de anos. A insulina foi fundamental para o desenvolvimento de formas complexas de vida, porque sua função primordial é permitir que os organismos armazenem glicose para uso futuro. Sem a insulina, os animais – entre os quais o homem – precisariam comer

---

* Dia de S. Valentim, comemorado em 14 de fevereiro nos EUA e em vários outros países, correspondente ao Dia dos Namorados. [N.T.]

Ensinar às crianças os males do açúcar

No início da Era Paleolítica, o homem não tinha acesso a alimentos processados ou *fast-food*. Sem a capacidade de moer grãos, transformando-os em farinha, nossos ancestrais não comiam alimentos assados. Sua dieta consistia, sobretudo, em proteínas, gorduras saudáveis e hortaliças. As frutas eram as únicas fontes de açúcar simples e sua disponibilidade era sazonal e em pequenas quantidades. Do ponto de vista genético, é essa dieta que nosso corpo está programado para consumir.

Foi apenas nos últimos 40 anos, mais ou menos, que os restaurantes de *fast-food* e lojas de conveniência 24 horas surgiram para dominar nossa paisagem alimentar. A maioria dos leitores deste livro pode se lembrar dos dias que precederam a ingestão de "barras de cereais" (barras de doce disfarçadas) no desjejum ou de "super-refeições" no jantar. Nos últimos 25 anos, nosso consumo de carboidratos refinados, como produtos de panificação, massas e açúcar, aumentou 30%. Hoje, algumas escolas públicas têm máquinas de venda automática nos corredores e os alunos podem levar refrigerantes para a sala de aula.

Em janeiro de 2004, o American Academy of Pediatrics Committee on School Health deu um passo na direção certa, ao sugerir que "autoridades escolares e pais precisam informar-se melhor sobre as implicações para a saúde de refrigerantes vendidos na escola."[7] Alguns distritos escolares em todo o país já reagiram, retirando as máquinas de refrigerantes, apesar da perda significativa de receita em seu orçamento que essas decisões normalmente acarretam.

constantemente para garantir um suprimento ininterrupto de glicose (ou açúcar) para as células. Quase todas as células do corpo humano têm receptores de insulina em sua superfície. Quando a insulina se liga a esses receptores, abrem-se canais na membrana celular para que as moléculas de açúcar possam passar da corrente sangüínea para a célula. Sem a insulina, o açúcar não teria acesso à célula e esta morreria. Mas o excesso de insulina em si causa sérios problemas.

Antes da adição relativamente recente de açúcar à alimentação humana, o nível de insulina de quase todo mundo era baixíssimo – em geral, menos de 5 ng/dl (nanogramas por decilitro ou 100 ml de sangue). Hoje, os níveis são muito mais elevados, às vezes 20 ou mais. Aproximadamente 2/3 dos americanos têm excesso de peso ou são obesos.[8] Grande parte disso resulta dos 69 quilos de açúcar consumidos por eles por ano e, obviamente, mostra como a insulina é eficaz em transformar o excesso de açúcar em gordura.

Quando bebemos um refrigerante adocicado ou ingerimos um petisco açucarado, como barra de doce ou sonho, eis o que acontece:

1. eleva-se o açúcar (glicose) no sangue;
2. o nível de insulina na corrente sangüínea também sobe rapidamente para ajudar a impedir que o sangue fique muito açucarado (leia-se: melado). Mas a insulina elevada pode aumentar a pressão arterial e a gordura corporal. Ela causa retenção hídrica, desequilíbrios hormonais e muito mais;
3. o excesso de açúcar circulante combina-se com proteínas no corpo para formar AGEs (produtos finais de glicação avançada), que estão diretamente ligados a várias doenças, como o envelhecimento precoce.

O açúcar reduz a expectativa de vida

Estar acima do peso ou ser obeso – definido como 30% acima do peso corporal saudável máximo – não causa apenas problemas na auto-estima e na escolha de vestuário. O peso excessivo influencia dramaticamente a expectativa de vida. No Capítulo 1, discutimos quantos vivem a vida como se caminhassem em direção a um penhasco oculto. Com o aumento do peso, é como se o indivíduo se apressasse e corresse em direção ao penhasco. Quase 2/3 dos americanos adultos têm excesso de peso, e um em três é clinicamente obeso. Uma década atrás, "apenas" metade estava acima do peso, e um em cinco indivíduos era obeso.[9]

Um estudo recente, publicado no *Journal of the American Medical Association*, constatou que uma mulher obesa, aos 20 anos, pode planejar uma redução na expectativa de vida de oito anos, ao passo que o homem obeso, aos 20, pode prever que viverá 13 anos a menos do que aqueles com peso normal.[10] Ganhar peso mais tarde na vida tem um impacto menor, ainda que significativo, na expectativa de vida. Estar meramente acima do peso (sem ser obeso) aos 40 reduz a duração da vida em 3,1 anos.

Segundo o CDC – Centers for Disease Control and Prevention [Centros para Prevenção e Controle de Doenças] cerca de 1/4 da população americana adulta sofre de uma condição que resulta em grave incapacidade de processar o açúcar alimentar, conhecida como síndrome metabólica, ou SM.[11] Talvez você já seja portador de SM e não saiba; certamente não seria o único. Estima-se que ao menos metade dos pacientes que sofrem ataques cardíacos tem um certo grau de SM, transformando-a no fator de risco, atualmente conhecido, menos diagnosticado para doença coronariana.[12]

SM: UMA DOENÇA DA CIVILIZAÇÃO

Em um local público, observe todos os que mais parecem maçãs do que aipo (homens) ou ampulhetas (mulheres). Esses indivíduos têm excesso de peso na seção média: têm "pneus", clinicamente conhecidos como obesidade central. Os que mais parecem maçãs quase sempre são portadores de SM e, em quase todos os casos, é conseqüência direta de ingerir alimentos errados em excesso. Felizmente, a SM é totalmente evitável e curável com alimentação e estilo de vida apropriados.

A SM foi inicialmente descrita pelo dr. Gerald Reaven, em 1988.[13] Essa condição, também conhecida como síndrome X ou síndrome de resistência à insulina, refere-se a um grupo de anormalidades metabólicas fundamentadas na resistência dos tecidos do corpo aos efeitos da insulina. Isso significa que os tecidos não respondem aos níveis "normais" de insulina sempre que o açúcar ou outros carboidratos são consumidos, e o pâncreas precisa excretar quantidades cada vez maiores de insulina para reduzir os níveis de açúcar no sangue.

A SM pode acelerar o envelhecimento e predispõe o indivíduo a uma série de doenças potencialmente catastróficas, entre as quais as Três Grandes – doença coronariana, câncer e doença de Alzheimer – bem como diabetes, pressão arterial elevada, várias desordens neurológicas e artrite. Portadores de SM também se sentem cansados na maior parte do tempo, têm dificuldade de perder peso e problemas de memória, concentração e irritabilidade.

Por definição, um diagnóstico de SM requer a presença de três dos cinco critérios seguintes:[14]

- circunferência excessiva na cintura (mais de 102 cm, em homens, ou 88 cm, em mulheres);
- nível de triglicerídeos no soro (gordura no sangue) maior que 150 mg/dL (miligramas por decilitro ou 1/10 de um litro);
- "bom" colesterol (HDL-C) inferior a 40 mg/dL, em homens, ou 50 mg/dL, em mulheres;
- pressão arterial elevada superior a 135/85;[15]
- glicose no sangue em jejum superior a 99 mg/dL.

Embora não seja formalmente considerado fator diagnóstico, novas pesquisas mostram que indivíduos com número relativamente elevado de "pequenas" partículas de colesterol LDL (o tipo que se pode alojar mais facilmente nas paredes de artérias e levar à formação da placa) têm risco significativamente elevado para SM.[16]

A SM é o distúrbio metabólico mais comum entre os americanos, e estima-se que atinge 47 milhões de residentes nos EUA. A prevalência aumenta acentuadamente com a idade. Atinge 7% da população na faixa etária de 20 anos, mas chega a 44% daqueles com 60 e 70 anos.[17] Há uma relação direta entre SM e o diabetes tipo 2, mas a boa notícia é que apenas 20% de pacientes com SM chegam a desenvolver diabetes.[18]

AÇÚCAR E ENVELHECIMENTO

Níveis de glicose no sangue persistentemente elevados têm outra conseqüência indesejável: a formação de AGEs, que são criados no corpo quando as moléculas de açúcar ligam-se às proteínas (lembre-se: o açúcar é pegajoso), uma reação química conhecida cientificamente como reação de Maillard ou "caramelização". Esses conglomerados pegajosos de açúcar e proteína colam as enzimas vitais, aumentando o dano de radicais livres aos tecidos, o que acelera dramaticamente o processo de envelhecimento.[19]

Manchas senis na pele indicam formação de AGE. Catarata na lente do olho é outro exemplo. Se o indivíduo consumir uma dieta com menos açúcar, enfatizando alimentos com menor carga glicêmica – alimentos que não se transformam rapidamente em açúcar no corpo –, poderá reduzir a formação de AGEs e ajudar a retardar sinais visíveis de envelhecimento. Vista sob essa perspectiva, talvez aquela taça de sorvete não pareça tão tentadora.

A forma de cozimento dos alimentos também influencia a formação de AGE. O cozimento em altas temperaturas, como assar, grelhar, fritar e tostar, aumenta a formação de AGE. O cozimento a vapor ou em água é mais seguro porque a temperatura do processo não ultrapassa 100ºC, o ponto de ebulição da água. Quando os alimentos escurecem durante o cozimento, como a casca do pão, carnes regadas a molho, e até mesmo grãos de café, significa que seu teor de AGE aumentou. Como a maioria dos alimentos processados e *fast food* estão sujeitos à caramelização, eis uma razão para evitá-los.

Gostamos de muitos aspectos da dieta mediterrânea, como o uso disseminado de azeite de oliva saudável para o coração, tanto como condimento quanto no cozimento. Outros tipos de comidas mediterrâneas, como a grega ou a do Oriente Médio, também são boas. Infelizmente, algumas pessoas acreditam que a dieta inclui grandes quantidades de produtos à base de farinha refinada, como massas e pães. Isso se aplica mais à culinária italiana adaptada ao estilo americano; na Itália, em geral, consomem-se menores porções de massas. Uma forma de tornar a comida italiana mais saudável é substituir o macarrão pela mesma quantidade de abóbora espaguete – os carboidratos caem de 40 para aceitáveis 5 g por porção, dos quais 1,1 g são fibras.[20]

VERIFICAR O EXCESSO DE AÇÚCAR E A INSULINA

Para saber se você tem (ou se caminha em direção a) resistência à insulina (e SM), tente fazer o seguinte, em casa, agora:

PONTE DOIS

A ÚLTIMA PALAVRA SOBRE DIABETES

Espera-se que as informações sobre quais genes estão envolvidos e como sua atividade muda em indivíduos com risco de diabetes revolucionem o tratamento de SM e de diabetes melito tipos 1 e 2. Por exemplo, um estudo recente, liderado pelo Joslin Diabetes Center e Children's Hospital Boston Informatics Program, investigou quais genes eram ativados ou desativados antes do desenvolvimento do diabetes. Descobriram que a atividade reduzida de dois genes, PCG1-alfa e PCG1-beta, desencadeava uma cascata de eventos, entre os quais menor atividade de outros genes que controlam o metabolismo de carboidratos e de gorduras.[21] Em outra pesquisa, identificou-se a proteína-9 morfogenética óssea (BMP-9) como novo fármaco potencial por meio de protocolos de testes e triagem em grande escala, impossíveis alguns anos atrás. Primeiro, 3 milhões de registros foram analisados em mil bibliotecas, no banco de dados de Human Genome Sciences. Então, inseriram-se 8 mil proteínas secretadas em células renais embrionárias humanas, e usaram-se testes para avaliar a função das proteínas na limitação da expressão de uma enzima-chave na produção de glicose.[22] Nos testes, o efeito da BMP-9 assemelhou-se ao da insulina; portanto, BMP-9 ajudaria portadores de diabetes tipo 2 a controlar o açúcar no sangue com alimentação e outros medicamentos.

Outro fármaco com grande potencial para o tratamento do diabetes tipo 2 é o *Exenatide*, que imita a ação do peptídeo glucagon símile 1 (GLP-1), um hormônio natural liberado no trato intestinal depois que se come. GLP-1 e *Exenatide* estimulam o pâncreas a liberar insulina na corrente sangüínea. Nas etapas finais de ensaios clínicos, reportou-se também que o *Exenatide* reduz uma família de hormônios conhecidos como glucagon, os quais agem ao contrário da insulina, elevando o açúcar no sangue e reduzindo a absorção de calorias.

Os ativadores do receptor do proliferador ativado de peroxissomo (PPAR), fármacos que atuam sobre receptores de insulina na membrana celular, são outra novidade no tratamento de SM. Na corrente sangüínea, eles ajudam a insulina a transportar glicose para a célula. Uma versão desse fármaco, denominada *Avandia* (rosiglitazona), é atualmente usada por muitos diabéticos tipo 2 para ajudar na redução do açúcar no sangue. O problema da *Avandia* é que estimula apenas um tipo de receptor PPAR, os receptores gama, mas não causa nenhum efeito sobre os receptores alfa, que ajudam a controlar o açúcar na célula para este não ser transformado em gordura. Isso faz com que muitos diabéticos tipo 2 ganhem peso, geralmente a última coisa de que esses pacientes precisam.[23] Um fármaco chamado *Galida* (tesaglitazar), em desenvolvimento pela AstraZenec, visa tanto aos receptores PPAR alfa quanto aos gama. Ajuda a reduzir a resistência à insulina, mas também reduz os triglicerídeos (gorduras) no sangue e aumenta o colesterol HDL benéfico. *Galida* pode vir a ser um fármaco campeão de vendas para aquele segmento de 50 milhões de americanos com SM que não conseguem controlar os sintomas apenas com mudanças no estilo de vida.

Além disso, os pesquisadores estão analisando atentamente a marca registrada do diabetes tipo 1, que resulta quando as células das ilhotas pancreáticas produtoras de insulina são destruídas pelo sistema imunológico. O diabetes tipo 1 atinge uma porcentagem menor da população do que o diabetes tipo 2, mas não responde tão bem às intervenções da Ponte Um. Embora o estilo de vida e a dieta adequada possam ajudar portadores de diabetes tipo 1 no "controle" do açúcar no sangue, ainda são necessárias verificações de açúcar no sangue e injeções freqüentes de insulina. Não é raro um paciente sofrer mais de 2 mil agulhadas por ano. Mesmo assim, a incidência de efeitos colaterais graves, como ataques cardíacos, doença renal e cegueira, continua elevada.

Três soluções biotecnológicas promissoras para o problema fundamental da insuficiência das células das ilhotas pancreáticas no diabetes tipo 1 são os transplantes dessas células, novos sistemas de distribuição de insulina e regeneração do próprio pâncreas danificado (ver pesquisa da Ponte Três).

Pesquisadores em Alberta, no Canadá, que trabalham em um estudo conhecido como *Edmonton Protocol* para o tratamento de diabetes tipo 1, começaram a transplantar células das ilhotas pancreáticas produtoras de insulina de doadores para o fígado de receptores. Imediatamente após a implantação, essas células das ilhotas começaram a perceber o açúcar no sangue do novo hospedeiro e secretaram a quantidade exata de insulina necessária. Esse protocolo usa fármacos recém-produzidos graças à bioengenharia para superar obstáculos outrora insuperáveis ao transplante pancreático, como a rejeição tecidual.[24] Outra abordagem que está sendo investigada é a criação de quimeras humano-animais, organismos formados pela combinação de genes humanos e animais. Injetam-se células-tronco somáticas, retiradas de um paciente, no feto de um animal (por exemplo, a ovelha). Em seguida, máquinas separadoras de células separam e colhem as células humanas do animal recém-nascido para aquele paciente.[25] Segundo o Joslin Diabetes Center, quando o transplante de células das ilhotas pancreáticas tornar-se viável, os médicos poderão até mesmo usá-lo para aumentar a quantidade de insulina produzida por diabéticos tipo 2.[26]

Infelizmente, há pouquíssimas células das ilhotas pancreáticas disponíveis para doar a pacientes que poderiam se beneficiar com esses transplantes. Pesquisadores na Universidade da Flórida tiveram êxito na clonagem dessas células e curaram diabetes em camundongos, por isso a tecnologia da clonagem combinada aos fármacos imunossupressores biotecnológicos pode ser uma solução temporária.[27]

Porém, outra opção de distribuição de insulina, possivelmente disponível para uso humano em cinco anos e a 10 centavos cada é a chamada Pílula Inteligente (iPill). Depois de deglutida, ela permanece no estômago, onde seus minúsculos sensores e microbomba usam a temperatura corporal, glicose no sangue e pH para determinarem quando liberar insulina. Ela tem o tamanho de uma moeda de 1 centavo e funciona cerca de 24 horas. Quando a carga útil da iPill acaba, o dispositivo minúsculo é excretado com o resto dos resíduos corporais. Espera-se, para breve, o início dos experimentos que usarão cães como sujeitos.[28]

Finalmente, o excesso de açúcar na corrente sangüínea aumenta a formação de AGEs, as ligações cruzadas indesejadas de moléculas úteis com o excesso de açúcar. Como as AGEs aceleram o envelhecimento, é encorajador saber que houve progresso relevante para combater eficazmente esse processo. Um fármaco experimental chamado ALT-711 (cloro fenacil-dimentil-tiazolium), em desenvolvimento pelo Alteon há vários anos, pode romper ligações cruzadas sem danificar o tecido original.[29] ALT-711 representa uma nova abordagem para o tratamento de doenças resultantes do endurecimento de tecidos causado pela idade, como as artérias. As pesquisas mostram que esse composto pode dar flexibilidade às artérias endurecidas e, assim, reduzir a pressão arterial.[30] Outras moléculas com essa capacidade também foram identificadas e estarão disponíveis no futuro próximo.

1. use uma fita métrica para medir a circunferência de seu abdome na altura do umbigo. Valores acima de 88 cm, para mulheres, ou de 102 cm, para homens, indicam boa chance de SM;
2. meça a circunferência dos quadris no ponto mais largo;
3. divida a medida da cintura pela do quadril.

A proporção cintura/quadril é ainda mais indicativa de SM do que apenas a circunferência da cintura. Nas mulheres, a proporção deve ser menor do que 0,8 (ampulheta); em homens, deve ser menor do que 1,0 (aipo). Se a proporção for maior do que esses valores, peça ao médico que faça um dos testes descritos abaixo.

O teste mais exato para a resistência à insulina é medir o nível de insulina na corrente sangüínea. Infelizmente, é pouco utilizado pela maioria dos médicos, que preferem confiar em parâmetros indiretos, como gorduras elevadas no sangue ou pressão arterial elevada –, mas esses índices são menos precisos para o diagnóstico da resistência à insulina. Talvez você tenha de solicitá-lo ao seu médico, mas uma determinação do nível de insulina em jejum não é onerosa e pode fornecer muitas informações.

Segundo os pesquisadores canadenses Despres e LaMarche, até mesmo valores modestos de resistência à insulina aumentam substancialmente a chance de o paciente sofrer um ataque cardíaco. Segundo eles, um nível de insulina sempre elevado na corrente sangüínea é o segundo fator de risco para ataque cardíaco (para o sexo masculino, é o primeiro fator). De acordo com seus estudos, um nível de insulina superior a 12 dobra o risco de ataque cardíaco, ao passo que níveis acima de 15 triplicam-no.[31]

TESTE DE GLICEMIA EM JEJUM. A mensuração mais simples da glicose no sangue, feita pela maioria dos médicos como parte da triagem (grupos de testes), é o teste do açúcar (ou glicose) no sangue em jejum. Em geral, níveis de glicemia em jejum de 60-99 mg/dL são considerados normais, mas consideramos ideais os valores 60-80. Para nós, níveis de açúcar no sangue em jejum 80-99 são normais elevados, e constatamos que indivíduos nessa faixa já estão prestes a desenvolver SM ou, talvez, já sejam portadores da síndrome. Sempre que o açúcar no sangue em jejum exceder 100, isso sugere a presença de SM ou de diabetes tipo 2 explícito.

TESTE DE TOLERÂNCIA À GLICOSE COM GLICEMIA DE DUAS HORAS. Quando se constata que o paciente tem açúcar no sangue elevado em jejum, médicos convencionais recomendam o teste de tolerância à glicose com glicemia de duas horas.[32] Nesse teste, o paciente vai ao laboratório em jejum. Primeiro, mensura-se a glicose no sangue e, depois, o "desafio à glicose" – em geral, 75 g de açúcar na forma de bebida doce. Mensura-se novamente a glicose no sangue uma e duas horas depois.

O problema é que, quando em jejum, o paciente tem açúcar no sangue elevado, a SM já está presente há anos. Talvez já tenham ocorrido mudanças destrutivas em 50% a 75% das células pancreáticas secretoras de insulina. Se os médicos esperam para fazer a triagem apenas de pacientes com açúcar elevado no sangue em jejum, eles deixarão de fora muitos que estão prestes a sofrer dano permanente, porém passível de prevenção.

TESTE DE TOLERÂNCIA À INSULINA E À GLICOSE. O teste de tolerância à glicose com glicemia de duas horas é mais preciso do que o teste em jejum, mas constatamos que é ainda muito insensível para detectar indivíduos com resistência à insulina. Assim, recomendamos um G-ITT com glicemia de duas horas (teste de tolerância à insulina e à glicose), no qual os níveis de glicose e de insulina são mensurados, como teste de triagem, **mesmo na ausência de açúcar elevado no sangue**. Isso pode detectar indivíduos que já começaram a desenvolver alterações destrutivas no pâncreas, muito antes de o açúcar no sangue começar a aumentar.

Tabela 9-1. Níveis ideais de insulina e glicose em jejum

	Nível ideal	Nível aceitável	Alto risco	Referência usual "normal"
Insulina em jejum	2-3	inferior a 5	superior a 10	6-25
Glicose em jejum	60-80	60-99	superior a 100	60-99

Em um caso de diabetes tipo 2, os níveis de insulina podem ser elevados, baixos ou normais durante o teste, mas todos os níveis de açúcar no sangue seriam elevados.[33] Ver Figura 9-1 na página 157 para uma comparação das curvas G-ITT típicas para indivíduos normais e resistentes à insulina.

TESTE DE RESISTÊNCIA À INSULINA. O melhor teste para mensurar a resistência à insulina é injetar no paciente uma pequena dose de insulina de ação rápida e observar o que acontece à glicose no sangue. Em conseqüência dos custos envolvidos (a aplicação é intravenosa e o paciente tem de ser observado durante todo o processo), esse teste não é feito rotineiramente para detectar a resistência à insulina. Porém, para pacientes suspeitos, apesar de G-ITT normal com glicemia de duas horas, o teste de resistência à insulina pode ser diagnóstico.

Viver a vida com as células banhadas em excesso de insulina não leva à saúde plena nem à sobrevivência em longo prazo. A hiperinsulinemia (excesso de insulina no sangue) é considerada fator de risco importante em várias outras doenças relacionadas à idade, como doença de Alzheimer.[34] Em outro estudo realizado pelo dr. Gerald Reaven, um em cada três indivíduos no terceiro percentil superior de níveis de insulina sofreram um "evento clínico" adverso, como ataque cardíaco ou acidente vascular cerebral no decorrer dos seis anos do estudo, comparados com uma ausência absoluta desses eventos clínicos entre indivíduos no terceiro inferior.[35] Portanto, na próxima vez em que for ao médico, peça-lhe a verificação do nível de insulina em jejum.

LINHAS ADICIONAIS DE ATAQUE PARA SM E DIABETES TIPO 2

Se já existe o diagnóstico de SM ou diabetes tipo 2, há várias abordagens que se podem usar para tratar essas condições e impedir sua progressão.

PERDA DE PESO. Em casos de SM e diabetes tipo 2, a importância de manter o peso baixo é mais óbvia do que nunca. Se você seguir as sugestões alimentares deste livro (sobretudo a restrição de açúcar e a redução dos carboidratos totais), perderá peso quase que automaticamente. No capítulo anterior, aconselhamos que o indivíduo deve começar o programa de perda de peso consumindo o número de calorias necessários para o seu peso ideal (meta), e não para o peso atual. Estabelecer essa meta em 5% abaixo do "peso ideal" por meio de modesta restrição calórica traz ainda mais benefícios.

MUSCULAÇÃO. O treinamento de força progressivo (exercício com pesos) beneficia pacientes com SM e diabetes tipo 2 mais do que o exercício aeróbico ou cardiorrespiratório (que ainda é importante para a proteção contra a doença cardiovascular). O treinamento com pesos aumenta o fluxo sangüíneo para os músculos, gerando vários benefícios, entre os quais maior sensibilidade dos tecidos à insulina.

G-ITT Normal

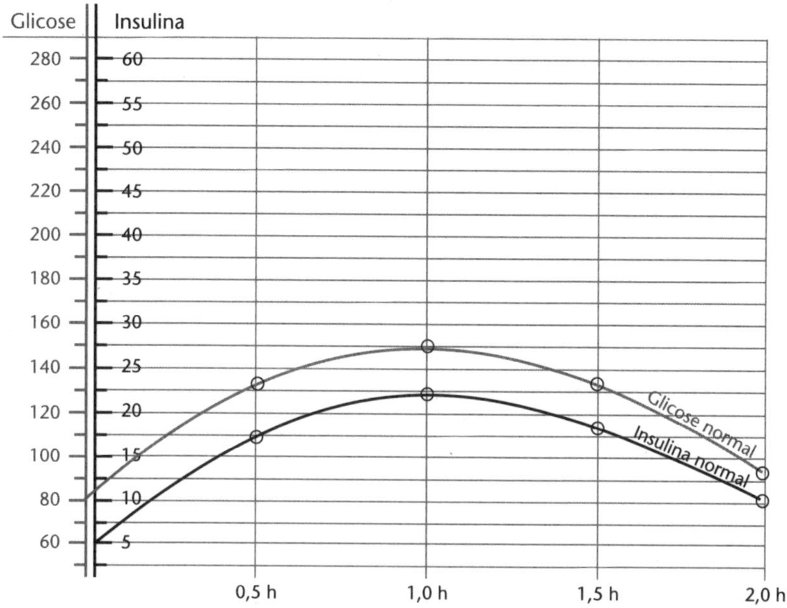

G-ITT Anormal (resistência à insulina)

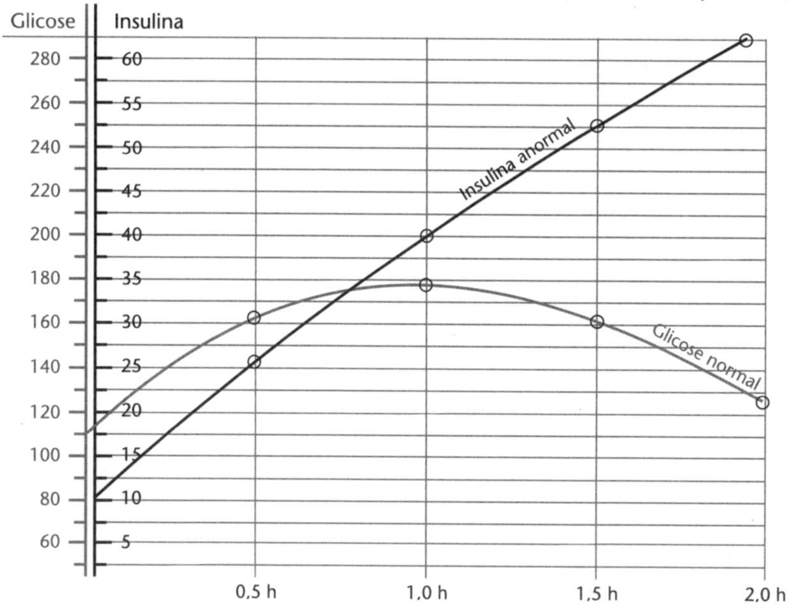

Figura 9-1. Testes de tolerância à insulina e à glicose

SUPLEMENTOS. Há vários suplementos que podem ajudar a controlar o açúcar no sangue e melhorar a sensibilidade à insulina. A maioria dos suplementos a seguir é analisada em outros pontos deste livro, e aqui daremos apenas a dosagem e as instruções de uso para SM ou diabetes tipo 2.

- Cromo 200 mcg, 2 ou 3 vezes ao dia (às refeições) para SM; 300 mcg, 3 vezes ao dia, para diabetes.
- Ácido alfa-lipóico 100-300 mg, 2 vezes ao dia; demonstrou-se que melhora a "eliminação da glicose estimulada pela insulina".[36]
- Sulfato de vanadil 7,5 mg, 1 ou 2 vezes ao dia; pode ajudar a reduzir o açúcar no sangue em diabéticos, mas também pode causar lesão renal; portanto, é necessário o monitoramento minucioso.[37]
- EPA/DHA (óleos de peixe) 1.000 mg/dia; ajuda a aumentar a fluidez de membranas celulares e permite que a insulina leve a glicose às células com mais eficácia.[38]
- Coenzima Q_{10} 60-100 mg, 2 vezes ao dia.[39]
- Carnosina 500 mg, 1 ou 2 vezes ao dia.
- Magnésio 200-400 mg/dia.
- CLA (ácido linoléico conjugado) 500-1.500 mg, 2 vezes ao dia.
- L-carnitina 600 mg, 2 ou 3 vezes ao dia.
- Vitamina E 400-800 UI/dia.
- Vitamina C 2.000 mg/dia.
- Biotina 3 mg, 3 vezes ao dia (megadoses); pode combater a resistência à insulina quando administrada em conjunto com picolinato de cromo.[40]
- Arginina 3 g, 3 vezes ao dia; ajuda a reduzir a resistência à insulina.[41]
- Glutamina 500-1.000 mg; ajuda a eliminar a vontade de consumir carboidratos, sobretudo durante o período de transição de redução do consumo de doces e outros alimentos com índice glicêmico elevado.
- DHEA 15-25 mg, 1 ou 2 vezes ao dia.[42]
- N-acetil cisteína (NAC) 500 mg, duas vezes ao dia.

MEDICAMENTOS. Mesmo que você não tenha SM nem diabetes tipo 2, converse com seu médico sobre os seguintes medicamentos, como parte de uma estratégia antienvelhecimento.

- Metformina: fármaco bem conhecido, vendido sob prescrição médica, para o diabetes tipo 2, porque ajuda a tornar as células menos resistentes à insulina. Provavelmente, ele melhora a sensibilidade à insulina em não-diabéticos portadores de SM. Alguns pesquisadores acreditam que a metformina pode propiciar grandes benefícios antienvelhecimento, comparáveis àqueles obtidos com restrição calórica rígida.[43]

PONTE TRÊS

A CURA DO DIABETES

O número de agulhadas a que os diabéticos se submetem todo ano para os testes de açúcar no sangue poderia ser reduzido a zero com o desenvolvimento da Nanotecnologia. Os professores Chang, Kisaalita e Chao, da Universidade da Geórgia, estão trabalhando em uma tecnologia conhecida como deposição angular indireta, ou GLAD, na qual silicone ou outros materiais são vaporizados em nanoestruturas que podem agir como minúsculos biossensores no corpo. Quando essa tecnologia estiver aperfeiçoada, esses nanosensores poderão ser implantados em qualquer parte do corpo e proporcionar avaliação contínua dos níveis de açúcar no sangue.

Em sua série *Nanomedicine*, Robert Freitas desenvolveu *designs* conceituais detalhados para nanosensores, que poderão circular pela corrente sangüínea, monitorando qualquer número de funções fisiológicas (por exemplo, o açúcar no sangue).[44] Embora os planos de Freitas só dêem frutos daqui a duas ou três décadas, já existe progresso substancial em dispositivos para a corrente sangüínea. Por exemplo, um pesquisador na Universidade de Illinois, em Chicago, curou diabetes tipo 1 em ratos com um dispositivo dotado de nanomotor que incorpora células das ilhotas pancreáticas. O dispositivo tem poros de 7 nanômetros que permitem a saída da insulina, mas bloqueiam os anticorpos que destroem essas células.

Uma empresa, iMEDD, conseguiu êxito ao vincular células produtoras de insulina a um microchip que pode, então, ser implantado no corpo para o suprimento constante e adequado de insulina,[45] e alguns pesquisadores já estão trabalhando em órgãos totalmente sintéticos, capazes de secretar hormônios (por exemplo, o pâncreas artificial que está sendo desenvolvido pelo Lawrence Livermore National Laboratory, do Departamento de Energia, e pela empresa californiana Medtronic MiniMed). Esse dispositivo será implantado sob a pele para monitorar os níveis de glicose no sangue. Suas minúsculas bombas liberam quantidades exatas de insulina, usando um algoritmo (programa computadorizado) que funciona como as células das ilhotas pancreáticas biológicas. Esse dispositivo, considerado "o Santo Graal do controle do diabetes", já está sendo testado clinicamente.[46] Com o auxílio dessas terapias inovadoras, será possível a cura real – não apenas o tratamento – do diabetes tipo 1 na próxima década.

- *Precose* e *Glyset*: medicamentos com prescrição médica também indicados para diabetes tipo 2 para reduzir o ritmo de absorção de carboidratos do trato digestivo. Na verdade, eles reduzem o índice glicêmico dos alimentos ingeridos. Consulte o médico quanto à dosagem apropriada.
- Suplementação de testosterona pode impedir ou tratar a resistência à insulina no homem.[47]

Esboçamos uma poderosa linha de ataque com as recomendações atuais da Ponte Um para controlar a insulina e o açúcar no sangue. Contudo, surgem estratégias mais potentes para o tratamento de diabetes e outros problemas de açúcar no sangue. Com as terapias biotecnológicas da Ponte Dois, na próxima década, o diabetes deverá se tornar uma doença do passado. Com a Nanotecnologia da Ponte Três, provavelmente poderemos ingerir o que quisermos. Portanto, relaxe: você não terá de abrir mão do sorvete e do bolo para sempre – apenas por uma ou duas décadas! Se você tiver um certo autocontrole agora, ainda estará vivo para poder comer o que quiser.

Veja Ray, por exemplo. Ele foi diagnosticado com diabetes tipo 2 há mais de 20 anos. Ao seguir o Programa de Longevidade de Ray & Terry, ele agora tem níveis absolutamente normais de açúcar no sangue e nenhum sintoma, indicação ou complicação do diabetes. Sua história está no próximo capítulo.

10

O PROGRAMA PESSOAL DE RAY

Quando eu tinha 15 anos, meu pai, então com 51, sofreu um ataque cardíaco. Ele passou os sete anos seguintes entrando e saindo de hospitais, com insuficiência cardíaca. Seu falecimento, aos 58, interrompeu uma carreira brilhante como maestro clássico, pianista e educador musical. Era um bom paciente e seguia à risca as recomendações do médico. Perdeu peso, parou de usar sal e fez uso de vitamina E (seu cardiologista ficou sabendo de pesquisas de última geração sobre a capacidade antioxidante dessa vitamina no combate à aterosclerose). Contudo, sabia-se pouquíssimo, na década de 1960, sobre a doença coronariana. Naquela época, não tínhamos praticamente nenhum conhecimento sobre o papel do colesterol, da oxidação, das gorduras, dos carboidratos, de inflamações ou ciclos de metilação.

A história de doença coronariana, em minha família, começou muito antes de meu pai; o pai dele morreu da mesma doença, quando meu pai tinha apenas 12 anos. Isso colocou uma nuvem sobre meu futuro, que ficou ainda mais obscuro quando fui diagnosticado com diabetes tipo 2, aos 35. O tratamento convencional inicial com insulina fez com que eu ganhasse peso, agravando ainda mais a situação. Ao perceber que teria de assumir a responsabilidade de abordar esse problema, dediquei-me à pesquisa da literatura e planejei um programa fundamentado em rígida restrição de gorduras (exceto de peixe), eliminação do açúcar em todas as suas formas, exercício físico, controle do estresse e consumo de suplementos (por exemplo, cromo). Perdi mais de 18 quilos e atingi níveis normais de colesterol e açúcar no sangue. Relatei tudo isso em meu *best-seller* sobre saúde, *The 10% Solution to a Healthy Life.*

Como já disse, conheci Terry Grossman em uma conferência do *Foresight Institute*, em 1999. Esse encontro deu início a uma intensa colaboração que nos permitiu aprimorar muito nossas idéias sobre saúde e bem-estar. Essa colaboração produtiva ocorreu exatamente no momento em que eu enfrentava outro grave desafio à saúde: a meia-idade. Embora alguns de meus contemporâneos sintam-se satisfeitos em aceitar a velhice como parte do ciclo da vida, meu ponto de vista é outro. Talvez seja "natural", mas não vejo nada positivo em perder a agilidade mental, a acuidade sensorial, a mobilidade física, o desejo sexual ou qualquer outra capacidade humana. Considero a doença e a morte, em qualquer idade, uma calamidade, problemas a serem superados. Até recentemente, havia relativamente pouco a se fazer sobre a curta duração da vida, a não ser racionalizar essa tragédia como algo bom.

Se a reversão dos processos de envelhecimento e de doenças degenerativas é uma guerra, é importante usar boa inteligência sobre o inimigo. Com isso em mente, submeti meus genes a testes, os quais apenas confirmaram o que eu já imaginava: os importantes genes Apo E eram ambos do tipo E3. De certa forma, essa constatação foi um alívio, indicando risco médio para doença coronariana e doença de Alzheimer, ao menos no que dizia respeito a esse gene-chave. Contudo, meu gene CETP era heterozigoto positivo, o que significa que o gene de um pai era positivo, ao passo que o do outro era negativo. Ter ao menos um gene CETP positivo indica uma disposição para baixos níveis de colesterol HDL (bom). Eu tinha vários outros genes heterozigotos positivos, indicando um maior risco de aterosclerose e diabetes tipo 2. Meu gene MTHFR também era heterozigoto positivo, indicando uma leve predisposição a níveis elevados de homocisteína. Considerando-se que meus níveis lipídicos anteriores mostravam exatamente esse padrão, não fiquei surpreso.

O sentimento que tenho em relação à minha saúde hoje é: até agora, tudo bem. Meus níveis de glicose, insulina e HGA1C (uma mensuração de níveis de glicose nos últimos 90 dias) no sangue estão normais. No passado, a situação era outra, até que adotei os princípios do Programa de Longevidade de Ray & Terry; agora, não tenho indicações, sintomas ou complicações do diabetes. Ano passado, submeti-me a um *clamp* euglicêmico, um teste elaborado e sensível para avaliar a resistência à insulina. O resultado foi "normal baixo" – um bom resultado para quem foi diagnosticado com diabetes tipo 2. Considerando-se meu programa geral, que engloba uma dieta pobre em carboidratos, meu diabetes está sob controle absoluto.

Meus níveis lipídicos cardíacos são todos ideais. Mantenho o colesterol total em torno de 130; LDL, em torno de 70; HDL, 55; proporção colesterol/HDL, 2,5; triglicerídeos, em torno de 70; homocisteína, 6,5; e proteína reativa-C de alta sensibilidade em torno de 0,2. Segundo nosso programa, todos esses valores estão na faixa ideal.

Embora eu tenha 56, um teste abrangente de minha idade biológica, feito na clínica de longevidade de Terry, avaliou-a em 40.[1] Minha meta é não passar dos 40, biologicamente falando, até termos os meios de deter e reverter completamente o envelhecimento em cerca de 20 anos. Embora não sejamos ainda capazes de deter o envelhecimento, meu plano é aplicar agressivamente os meios existentes para reduzir mais de uma dúzia de processos que o compõem. Assim, minha idade biológica poderá elevar-se lentamente a partir dos 40, mas, depois, pretendo revertê-la.

Em intervalos de meses, faço o teste de dezenas de níveis de nutrientes (por exemplo, vitaminas, minerais e gorduras), hormônios e subprodutos metabólicos em meu sangue. De modo geral, meus níveis estão onde quero, ainda que, em resposta a esses testes, eu adote o aperfeiçoamento contínuo de meu programa de suplementos, ouvindo sempre as opiniões de Terry.

Tenho um programa pessoal para combater cada um dos processos de envelhecimento e de doenças degenerativas. Terry e eu temos um problema com a palavra "suplemento" porque ela sugere algo opcional e de importância secundária. Portanto, preferimos chamá-los de "nutrientes". Minha opinião é que estou **reprogramando minha bioquímica** do mesmo modo que reprogramo os computadores em minha vida. Ainda que eu reconheça que meu corpo é mais complexo do que as máquinas, e ainda não tenho uma cópia absoluta de meu "código original" biológico, acredito que essa é uma descrição adequada.

Tomo cerca de 250 pílulas de nutrientes por dia. Uma vez por semana vou ao WholeHealth New England, uma clínica de saúde médica complementar administrada pelo dr. Glenn Rothfeld (eu iria à clínica de Terry, mas ela fica a mais de 3.200 km de onde moro), onde passo o dia. Fico em um escritório com telefone e acesso *wireless* à Internet e trabalho ali. Nessa clínica, recebo meia dúzia de terapias intravenosas – nutrientes aplicados diretamente na corrente sangüínea, evitando, assim, o trato gastrintestinal. Além disso, faço acupuntura com o dr. Rothfeld, um mestre acupunturista que ajudou a introduzir a terapia nos EUA há 30 anos.[2]

Embora meu programa de suplementos possa parecer extremo, na verdade, ele é ótimo. Está absolutamente de acordo com o Programa de Longevidade de Ray & Terry descrito neste livro, e Terry e eu pesquisamos exaustivamente cada uma das várias centenas de terapias que uso quanto à sua segurança e eficácia. Mantenho distância de idéias não comprovadas ou que parecem arriscadas (hormônio de crescimento humano, por exemplo).

PESO E DIETA

Com 1,70 m de altura, peso 65,8 quilos e tenho 14% de gordura no corpo, o que considero ótimo.

Sigo atentamente as diretrizes nutricionais descritas neste livro. Em conseqüência de minha preocupação com o diabetes, mantenho o consumo de carboidratos abaixo de 80 g por dia (cerca de 1/6 de minhas calorias), de acordo com nossa recomendação mais rígida de carboidratos do "Grupo 1", e uso *Precose*, um bloqueador de amido.

Meu desjejum típico começa com um cereal pobre em carboidratos, adoçado com *stévia*, leite de soja sem adoçante e, quase sempre, algumas bagas. Além disso, como peixe (por exemplo, salmão); às vezes, como clara de ovo ou substitutos de ovos (sem gemas) e bebo chá verde. Recentemente, comecei a usar uma mistura de substituição da refeição que Terry e eu desenvolvemos. Em geral, não almoço muito, às vezes apenas sopa de missô e mais chá verde. Satisfaço meu desejo de bebericar alguma coisa o dia todo com cerca de oito xícaras de chá verde durante a manhã e a tarde.

Para o jantar, como um prato principal de proteína – peixe ou *tofu*, às vezes frango magro ou peru. Consumo muitas hortaliças pobres em amido e saladas com molhos à base de azeite de oliva. Como também ampla variedade de produtos à base de soja. Bebo dois ou três copos de vinho tinto por semana.

EXERCÍCIO

O fundamento de meu programa de exercício físico é a caminhada, que posso fazer em qualquer lugar. Adapta-se bem à minha agenda movimentada de viagens. Estou sempre de tênis, assim posso caminhar em qualquer lugar e a qualquer momento, de 30 a 60 minutos ou mais, diariamente. Além disso, uso minha máquina de pesos três a quatro vezes por semana; ela fica em minha sala de exercícios com a esteira e uma pequena cama elástica. Costumo assistir a filmes e concertos enquanto me exercito. Também gosto de andar de bicicleta com minha família.

CONTROLE DO ESTRESSE

Dou prioridade máxima a dormir bem e, geralmente, durmo cerca de oito horas. Descrevo, adiante, meu programa de suplementos para melhorar o sono. Se estou bem descansado (o que acontece na maior parte do tempo), pouquíssimos problemas aborrecem-me. Contudo, quando não durmo o suficiente, os problemas mais sutis parecem-me frustrantes.

Exercito grande parte de meu pensamento criativo enquanto durmo. Escolho um problema antes de ir dormir. Durante um período de sonhos lúcidos pela manhã, entre dormir e acordar, retorno ao problema e, invariavelmente, obtenho novas informações. Para mim, esse período de sonhos lúcidos é um momento notavelmente criativo. A propósito, isso não funciona se eu usar um despertador, porque o despertar súbito elimina esse estágio intermediário.

Ocasionalmente, medito ou faço massagens. Considero o exercício relaxante, além de proporcionar uma oportunidade para que minha mente vagueie, meditando. Meus níveis de cortisol são normais.

Apesar de um forte compromisso com minhas idéias e projetos desde muito jovem, tento conservar o equilíbrio em minha vida e procuro manter saudáveis e vitais os relacionamentos com minha esposa, meus filhos, familiares, amigos e colegas de trabalho, com resultados quase sempre positivos. Obviamente, ninguém é perfeito.

SAÚDE MENTAL

A coisa mais importante que faço para manter meu cérebro saudável é usá-lo. Sabemos, por meio de estudos de análise cerebral, que nossos pensamentos literalmente criam nosso cérebro. Portanto, desafiar-nos intelectual e artisticamente é uma atividade vital contra o envelhecimento. Permaneço mentalmente ativo com vários projetos, um dos quais é o estudo contínuo de saúde e biologia humana. O bom sono, que discuti acima, também é vital para a saúde mental. Além disso, tomo vários suplementos descritos abaixo para melhorar a sustentação de meus neurônios.

TOXINAS

Empenho-me para melhorar a capacidade de meu corpo manusear e eliminar toxinas. Tomei medidas para reduzir minha exposição a elas: nunca fumei e evito ser fumante passivo. Tento ingerir alimentos orgânicos sempre que possível e bebo água filtrada e alcalinizada. Removi as obturações de amálgama que continham mercúrio, uso filtro de ar iônico no quarto e no escritório, além de fone de ouvido para meu celular. Bebo cerca de dez copos de água com pH alcalino altíssimo (por volta de 9,5) diariamente (além do chá verde). Descrevo, adiante, várias das terapias intravenosas e nutricionais que fortalecem a capacidade de desintoxicação do meu corpo.

TESTES

Além dos exames de sangue rotineiros, fiz uma colonoscopia virtual e uma tomografia computadorizada dos órgãos na parte inferior do corpo, e os resultados foram normais. Meu teste de esforço com tálio, uma prova da função cardíaca, foi normal. Minha pressão arterial está em uma faixa aceitável. Exames completos de câncer são todos negativos. Meu antígeno prostático específico (PSA) é baixo e estável a 0,4 ng/ml (nanogramas por mililitro).

REPROGRAMAR MINHA BIOQUÍMICA

Uma atitude comum é considerar que o consumo de substâncias que não sejam alimentos (por exemplo, suplementos e medicamentos) deve ser o último recurso, algo que se faz apenas para tratar de problemas explícitos. Terry e eu acreditamos que essa estratégia é ruim, sobretudo à medida que nos aproximamos da meia-idade e além. Nossa filosofia é aproveitar a oportunidade singular que temos, neste momento e lugar, para expandir nossa longevidade e potencial humano.

Ao seguir essa filosofia de saúde, empenho-me ativamente em reprogramar minha bioquímica. Em geral, estou bastante satisfeito com as dezenas de níveis de sangue que verifico rotineiramente. Meu perfil bioquímico melhora constantemente a cada ano.

Para aumentar os níveis de antioxidantes e para a saúde geral, tomo uma combinação abrangente de vitaminas e minerais, ácido alfa-lipóico, coenzima Q_{10}, extrato de semente de uva, resveratrol, extrato de mirtilo, licopeno, silimarina (cardo-mariano), ácido linoléico conjugado, lecitina, óleo de prímula (ácidos graxos essenciais Ômega-6), n-acetil-cisteína, gengibre, alho, carnitina-1, fosfato de piridoxal-5 e equinácea. Além disso, uso ervas chinesas prescritas pelo dr. Glenn Rothfeld.

Para reduzir a resistência à insulina e superar o diabetes tipo 2, tomo cromo, metformina (um potente medicamento antienvelhecimento, que reduz a resistência à insulina e que recomendamos a todos com idade acima de 50) e gimnema silvestre.

Para melhorar os níveis de colesterol LDL e HDL, uso policosanol, guglipídio, esterol vegetal, niacina, farelo de aveia, pó de pomelo, psílio, lecitina e *Lipitor*.

Para melhorar a saúde dos vasos sangüíneos, uso arginina, trimetilglicina e colina.

Para reduzir a viscosidade do sangue, uso diariamente um comprimido de aspirina infantil e lumbroquinase, um agente antifibrinolítico natural.

Embora meu CRP (teste para verificar a presença de inflamação no corpo) seja baixíssimo, reduzo a inflamação usando EPA/DHA (ácidos graxos essenciais Ômega-3) e curcumina.

Reduzi dramaticamente meu nível de homocisteína tomando ácido fólico, B_6 e trimetilglicina (TMG), e fator intrínseco para melhorar a metilação. Uma vez por semana, tomo uma injeção de B_{12} e uso B_{12} sublingual diariamente.

Várias de minhas terapias intravenosas melhoram a desintoxicação do corpo: EDTA semanalmente (para quelação de metais pesados, causa importante de envelhecimento) e DMPS mensalmente (para quelação do mercúrio). Além disso, uso n-acetil-carnitina por via oral.

Semanalmente, tomo vitaminas intravenosas e ácido alfa-lipóico para aumentar os antioxidantes. Semanalmente, faço glutationa IV para melhorar a saúde hepática.

Talvez a terapia intravenosa mais importante para mim seja a fosfatildilcolina (PC) IV, semanalmente, que rejuvenesce todos os tecidos do corpo, ao restaurar membranas celulares jovens. Além disso, uso PC diariamente por via oral e complemento meus níveis de hormônio com DHEA e testosterona. Uso I-3-C (indole-3-carbinol), crisina, urtiga, gengibre e ervas para reduzir a conversão de testosterona em estrogênio. Uso complexo de *Serenoa repens* (ver p. 366) para a saúde da próstata.

Para controlar o estresse, tomo tionina-1 (a substância calmante no chá verde), beta-sitosterol, fosfatidilserina e suplementos de chá verde, além de beber oito a dez xícaras do chá em si.

À noite, para ajudar a adormecer, tomo GABA (um neurotransmissor calmante e suave) e melatonina sublingual.

Para a saúde mental, tomo acetil-1-carnitina, vimpocetina, fosfatidilserina, ginko biloba, glicerilfosforilcolina, nextrutine e quercetina.

Para a saúde visual, tomo luteína e extrato de mirtilo.

Para a saúde da pele, uso um creme antioxidante no rosto, no pescoço e nas mãos, diariamente.

Para a saúde digestiva, tomo betaína HCL, pepsina, raiz de genciana, hortelã, acidófilo bifidobactérias, fruto-oligossacarídeos, proteínas do peixe, glutamina-1 e n-acetil-d-glucosamina.

Para inibir a criação de produtos finais avançados de glicação (AGE), um processo-chave de envelhecimento, uso n-acetil-carnitina, carnosina, ácido alfa-lipóico e quercetina.

MANTER UMA "CURVA DE SAÚDE" POSITIVA

Sobretudo, dedico muito tempo à pesquisa de minha situação de saúde e questões de saúde em geral. Nos últimos cinco anos, Terry e eu trocamos mais de 10 mil mensagens de correio eletrônico sobre saúde e tivemos vários debates. Mantenho diálogos sobre saúde por correio eletrônico e converso com muitos outros indivíduos sábios em todo o mundo, entre os quais o dr. Rothfeld. Faço uma pequena alteração em meus procedimentos de saúde uma vez por semana, e uma mudança maior cinco a dez vezes por ano. Essas revisões originam-se de conhecimentos recém-disponíveis sobre terapias inovadoras ou de resultados de novos estudos científicos. Outros conhecimentos são novos apenas para mim. Talvez sejam informações sobre mim mesmo, ou a conscientização de informações existentes e experiência com saúde. Comprometo-me a investigar minha saúde com mente aberta e busco continuamente outras perspectivas e abordagens.

Além disso, procuro ativamente tendências tecnológicas e modelos matemáticos em desenvolvimento sobre a evolução da tecnologia, sobretudo a tecnologia da informação. Cada vez mais, a própria ciência da saúde torna-se uma forma de tecnologia da informação, sujeita às suas leis evolucionárias. Esses modelos corroboram o que vivencio diariamente: nossas ferramentas para evitar a doença e o envelhecimento avançam em proporção exponencial. Por isso, minha confiança em minha capacidade – e na de meus contemporâneos que fazem o esforço necessário – de permanecer vivo e bem, até o dia em que o prolongamento radical da vida tornar-se-á simples, cresce na mesma proporção exponencial.

11

A PROMESSA DA GENÔMICA

Devemos procurar entender quem realmente somos,
em vez de ficar repetindo a nós mesmos quem deveríamos ser.
— John Powell

Ganha na vida não quem fica guardando as cartas boas,
mas sim quem sabe jogá-las.
— Josh Billings,
humorista do século XIX.

Este livro fundamenta-se na premissa de que podemos influir positivamente sobre nossa saúde se adotarmos diante da vida uma posição determinada e preventiva. Em vez de deixar a doença se manifestar para, então, buscar tratamento, o Programa de Longevidade de Ray & Terry apresenta a ferramenta Ponte Um, com a qual podemos criar condições ideais para a manutenção da saúde e, teoricamente, evitar as doenças de modo geral. Com a exposição dos riscos da saúde pessoal, até agora amplamente escondidos dentro de nossos genes, será possível formular para cada pessoa um programa de saúde preventivo específico.

O atual consenso é de que existem entre 35 mil e 40 mil genes humanos. Acaba de ser inaugurada nossa capacidade de obter informações sólidas sobre eles – e ela aumentará exponencialmente nos próximos anos. Hoje, as ferramentas da ciência moderna podem realizar em poucos minutos o que antes levava anos de tentativas e erros. Um novo campo da Medicina, chamado **genômica**, permite-nos, agora, explorar muitos de nossos genes. O resultado é que a medicina "tamanho único", praticada pelos médicos nos dias de hoje, será em breve substituída por terapias individualizadas, o que nos permitirá criar o programa Ponte Um perfeito: um plano personalizado de dieta, exercícios físicos, suplementos nutricionais e medicamentos (se necessário) para nossa coleção particular de genes: o genoma.

O PROJETO DO GENOMA HUMANO

O Projeto do Genoma Humano dos Estados Unidos teve início em 1990, como tentativa de criação de uma transcrição completa de todos os 3 bilhões de letras do DNA encontrados nos genes humanos. O esforço conjunto de instituições privadas e agências governamentais, e até mesmo de um consórcio internacional de pesquisadores, permitiu que o projeto fosse concluído em 2003, dois anos e meio antes do previsto e com gastos bem abaixo do orçamento estipulado inicialmente. Segundo James Watson, que, junto com Francis Crick, foi quem identificou a estrutura de dupla hélice do DNA, há 50 anos, "o término do Projeto do Genoma Humano representa um grandioso marco na vida de todo ser humano do globo terrestre".

O bom disso tudo é que, muito em breve, poderemos conhecer nossa constituição genética exata – todos os mais de 35 mil genes – a um custo bastante razoável.[1] Essa possibilidade já existe hoje em dia. Mas, ao preço de 100 mil dólares, está fora do alcance da maioria. Dentro de alguns anos, contudo, e por poucas centenas de dólares, poderemos obter um microchip ou um DVD com a listagem de todos os nossos genes, acompanhada de uma explicação do seu significado e de uma orientação sobre o que fazer para evitar possíveis problemas codificados em nossa herança genética.

A vida como um jogo de baralho

É comum ouvirmos a comparação da vida com um jogo de baralho. Diz-se que a pessoa que nasceu com uma doença genética grave recebeu uma "mão de cartas ruins", ao passo que a velhinha de 105 anos que atribui sua longevidade ao bolinho com geléia que come todo dia no café da manhã e aos dois maços diários de cigarro que fuma, sem dúvida, veio ao mundo com cartas excelentes na mão!

Na década de 1950, Roger Williams, M.D., introduziu o conceito de **individualidade bioquímica**, a idéia de que toda pessoa possui uma matriz biológica específica e única.[2] Até poucos anos atrás, contudo, a revelação da nossa individualidade bioquímica foi, na melhor das hipóteses, fruto de décadas de cuidadosos ensaios de tentativa e erro. Exemplo: depois de muitos anos de observação, pode ser que alguém tenha percebido que se sente mais disposto durante o dia quando ingere proteína no café da manhã, que tem alergia quando come morango ou que fica com dor de cabeça quando toma adoçante artificial. Mas pode ser que outra pessoa sinta efeitos contrários. Na verdade, "o que é bom para um, pode ser venenoso para outro", já que somos bioquimicamente distintos.

Antes das idéias de Williams, Gregor Mendel, o pai da Genética, desenvolveu o conceito de determinismo genético – segundo o qual os genes com os quais

Um dos principais problemas dessa nova tecnologia é que dados e informações são gerados a uma velocidade tão grande que cientistas e médicos têm dificuldade em tomar conhecimento de tudo. Diversos campos científicos se abriram para auxiliar a tornar as informações acessíveis, tanto aos pesquisadores quanto aos médicos clínicos.

A genômica é o estudo da composição do material genético propriamente dito – o DNA de nossos genes e cromossomos. Os testes genômicos, parte diagnóstica da revolução genética, já estão a pleno vapor e consistem em uma parte importantíssima dos testes de diagnóstico da Ponte Um que recomendamos.

A proteômica é o estudo das proteínas, sejam aquelas encontradas naturalmente no corpo, sejam as criadas em laboratório. O benefício mais importante dos desenvolvimentos da Ponte Dois, nas próximas duas ou três décadas, será, de fato, a instituição das terapias proteômicas, que permitirão aos pacientes receber tratamento individualizado para as doenças, segundo sua estrutura genética oculta. Testes de baixo custo simplificarão o processo de projetar o composto exato necessário para tratar praticamente qualquer distúrbio ou doença. A criação do composto, no entanto, é que vai exigir do computador uma capacidade gigantesca – muito maior do que a dos maiores e mais rápidos supercomputadores de hoje.

nascemos determinam nosso destino. Esse conceito abriu caminho para a idéia do relativismo genômico, segundo o qual nossos genes não **determinam** as doenças de que seremos acometidos; simplesmente apontam nossa **predisposição** para elas. Essa idéia tem implicações abrangentes para o futuro de nossa saúde e da medicina preventiva. Embora haja alguns genes, como o da fibrose cística e o da doença de Huntington, cuja presença significa que o indivíduo necessariamente terá uma doença específica em algum ponto da vida, pelo menos tomando por base a tecnologia de hoje, essa é apenas uma minúscula fração dos milhões de variantes possíveis do genoma humano.

Nossa constituição genética como um todo – a totalidade de nosso DNA hereditário – denomina-se **genótipo**. Até bem recentemente, no entanto, éramos obrigados a jogar esse jogo de baralho da vida quase que completamente no escuro, sem poder ver as cartas que tínhamos na mão. Que diferença faz a pessoa ser exímia jogadora de pôquer, que saiba blefar como ninguém, se ela não enxerga as cartas que tem? É essa a situação da humanidade, desde os seus primórdios. Podemos ter uma vaga idéia de nossa constituição genética, sabendo que doenças são comuns na família, mas praticamente ninguém teve até hoje acesso a informações precisas a respeito do próprio código genético.

Por esse motivo, a IBM está lançando o Blue Gene/L, em 2005, que ocupa uma sala do tamanho da metade de uma quadra de tênis e tem desempenho de 360 *teraflops* (360 trilhões de operações por segundo), cuja meta principal é resolver esse problema.[3] A intenção é colocar o projeto de medicamentos proteômicos à disposição de todos dentro de dez anos, e conseguir um aprimoramento relevante na capacidade de evitar e tratar doenças.

A biologia de sistemas é o estudo do funcionamento conjunto de todas as partes de um organismo vivo. Ela tenta "ligar os pontos entre todos os RNAs, DNAs, genes, proteínas, células e tecidos, elucidando a forma como interagem entre si para criar um ser humano que respira, bombeia sangue, combate doenças, processa alimentos e resolve problemas".[4] Se hoje ainda somos incapazes de explicar completamente o funcionamento de uma única célula, imagine o impacto de formar uma visão integrada do sistema como um todo. Essa tarefa assustadora é auxiliada por novos programas de computador, voltados para a visualização dos sistemas e que permitem aos cientistas trabalhar com uma quantidade de parâmetros da ordem de 100 mil – contrastando com o malabarismo que nossa cabeça tem de fazer para conseguir lidar com, no máximo, 20.[5]

A nova disciplina da Bioinformática encarrega-se do desenvolvimento das técnicas necessárias para reunir e processar todo esse volume de informações.

Nosso foco, neste capítulo, será a **genômica preditiva**, uma ferramenta de diagnóstico novinha em folha da Ponte Um. Já existe um grande número de testes genômicos comerciais destinados a auxiliar na previsão de nossa predisposição para muitas doenças graves, porém evitáveis ou modificáveis (por exemplo, doença cardíaca, doença de Alzheimer e câncer). O importante na genômica preditiva é lembrar que, em quase todos os casos, os genes simplesmente expressam **tendências**. As escolhas que fazemos na vida acabam exercendo uma influência muito maior sobre o que realmente acontece e como nossos genes se expressam.

No entanto, já que a genômica apenas revela nossas tendências, e como a proteômica e outras terapias que acabarão tendo o poder de alterar essas tendências estão apenas ensaiando os primeiros passos, é importante conservarmos o melhor nível de saúde possível durante os próximos 10 ou 20 anos, até a evolução completa desses novos tratamentos. As terapias da Ponte Um e as escolhas do nosso estilo de vida, descritas neste livro, poderão contribuir para evitar ou retardar bastante as alterações fisiológicas **irreversíveis** (ataque cardíaco, acidente vascular cerebral ou demência), permitindo-nos usufruir dos benefícios oferecidos pelas poderosas terapias proteômicas genéticas da Ponte Dois. Dentro de 10 ou 20 anos, teremos tratamento para doenças hoje intratáveis ou incuráveis. E, logo depois, vamos nos beneficiar da revolução da Nanotecnologia-IA da Ponte Três, ou seja, danos ao nosso corpo, hoje considerados **irreversíveis**, passarão a ser completamente corrigíveis.

A LINGUAGEM DO LIVRO DA VIDA

A maior parte das informações genéticas está contida dentro das moléculas da fita dupla de DNA encontrada no núcleo de cada uma de nossas células. São moléculas tão grandes que, se o DNA de uma única célula fosse desenrolado e esticado, chegaria a quase 2 metros! E se todo o DNA do corpo humano fosse emendado, daria para ir e voltar ao Sol mais de 600 vezes! A estrutura da molécula de DNA, porém, é muito simples: apenas quatro moléculas chamadas nucleotídeos – adenina (A), guanina (G), timina (T) e citosina (C) – interligadas, como os degraus de uma escada.

Com essa estrutura em fita dupla tão singular, a molécula de DNA pode ser desenrolada e reproduzir cópias perfeitas de fita única de suas fitas complementares. Assim, as informações genéticas contidas no DNA são "transcritas" (copiadas) para uma molécula de fita única de RNA "mensageiro", que, então, "expressa" (transmite) as informações do DNA, ligando os 29 aminoácidos encontrados no corpo, de modo a formar as proteínas que tornam possível a vida. São essas proteínas que realizam as funções diárias da vida celular.

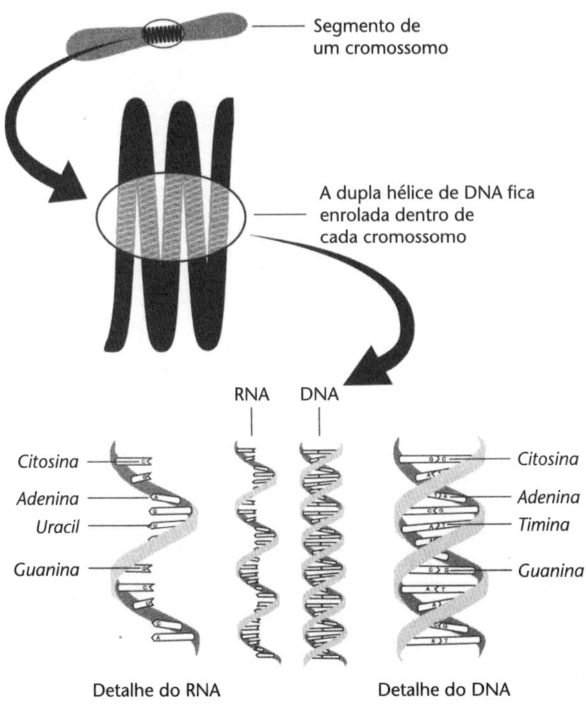

Figura 11-1.

O trabalho real do projeto do genoma humano envolveu a decodificação de toda a seqüência individual das letras (A, T, C, U e G) encontradas no DNA e no RNA humano. Foram seqüenciados aproximadamente 3 bilhões de letras.[6] Individualmente, as letras dão origem a "palavras" de três letras (códon), que formam as sentenças da proteína, as quais, por sua vez, combinam-se entre si, dando origem a cerca de 35 mil "parágrafos" (genes), os quais constituem os 23 "capítulos" (cromossomos) de nosso livro genético da vida.[7]

Há muito mais a respeito desse "livro" na Internet (ver www.ncbi.nlm.nih.gov). Porém, diferenças sutis em uma ou duas letras aqui e ali (errinhos de impressão) podem produzir diferenças drásticas. Quase 99,8% do DNA humano é idêntico em todas as pessoas e o DNA humano é 98% idêntico ao do chimpanzé. Sim, é essa fração de 1% entre nós que cria toda a grande variedade da vida e garante a não-existência de dois seres humanos iguais (sem contar os gêmeos idênticos, que possuem o mesmo DNA).

O FUTURO MUNDO DA GENÔMICA PREDITIVA

Como as moléculas de DNA replicam-se trilhões de vezes para criar todas as células e todos os tecidos do corpo, são inúmeras as oportunidades de ocorrer alterações, tecnicamente citadas como **polimorfismos** (literalmente, formas múltiplas). Acredita-se que existam mais de 10 milhões de polimorfismos responsáveis pela maior parte de nossa individualidade bioquímica. Os que envolvem apenas um único nucleotídeo (A, T, C ou G, conforme dissemos antes) constituem a variedade mais comum, de modo que esses polimorfismos de nucleotídeo único (SNPs) são extremamente corriqueiros. Os SNPs são importantes porque podem mudar o modo de funcionamento do corpo e, em alguns casos, nos predispor ou nos tornar mais resistentes a doenças específicas.

Estima-se que cada pessoa possa chegar a ter um milhão de SNPs.[8] A genômica preditiva tenta identificar os SNPs mais significativos, a fim de determinar qual a predisposição para desenvolver uma doença específica ou um risco para a saúde, e procura avaliar a possibilidade de que essa condição possa manifestar-se em função de circunstâncias ambientais ou de escolhas de estilo de vida específicas.

Além disso, o mesmo SNP que é benéfico para uma pessoa em um certo ambiente pode ser nocivo a outra, em outras circunstâncias. Por exemplo: um SNP que historicamente proporciona às pessoas melhores chances de sobreviver durante períodos de escassez ou privação de alimentos é conhecido como "gene da parcimônia" – ele ajuda o indivíduo a sobreviver com calorias mínimas. Hoje em dia, porém, esse polimorfismo genético é mais um problema do que um benefício, uma vez que seus portadores apresentam maior propensão à obesidade quando consomem calorias em excesso ou, até mesmo, quando consomem apenas a quantidade adequada de calorias. Séculos atrás, quando a fome era muito mais comum, os índios Pima, do sudoeste dos Estados Unidos, portadores do gene da parcimônia, mostraram-se mais aptos do que outros a suportar longos períodos de privação alimentar quase total. Havia, portanto, uma vantagem em possuir essa variação genética e ela preponderou, mas, ao mesmo tempo, fez com que os índios Pima de hoje, em sua maioria, ficassem obesos.[9]

Grupos étnicos distintos também possuem SNPs distintos. Uma das enzimas responsáveis pela desintoxicação de algumas toxinas ambientais, por exemplo, é conhecida como CYP2D6 (citocromo P456 2D6). Além de metabolizar muitos fármacos comuns prescritos por médicos, essa enzima também metaboliza um remédio herbáceo muito popular chamado *kava*, usado há muitos séculos por habitantes das ilhas do Pacífico Sul, no tratamento de distúrbios relacionados ao estresse. Mesmo assim, quando o *kava* é ingerido por indivíduos de origem européia setentrional, o efeito causado em muitos deles é o de toxicidade hepática. O motivo está no fato de que 10% dos europeus são portadores de um SNP que torna a enzima CYP2D6 defeituosa e, portanto, incapaz de metabolizar o *kava*. Esse SNP é raramente encontrado em povos indígenas do Pacífico Sul.

TESTES GENÔMICOS

Quase todas as doenças incapacitantes e mortalmente degenerativas mais comuns de nosso tempo (por exemplo, a doença cardiovascular, o câncer, o diabetes tipo 2 e a doença de Alzheimer) decorrem da **interação** entre fatores genéticos e ambientais. Existem agora exames capazes de detectar algumas dessas interações. Os testes genômicos permitem ao paciente e ao médico adquirir uma compreensão mais profunda dos processos patológicos e desenvolver intervenções mais específicas e eficazes.

Já estão à venda alguns testes genômicos, cada qual para aproximadamente uma dúzia de SNPs, por um custo de US$ 30 a US$ 50 por gene,[10] enquanto há apenas um ou dois anos era raro conseguir realizar um teste genético por menos de US$ 300. Daqui a alguns anos, de acordo com a Lei de Ray de Aceleração dos Retornos,[11] pelo mesmo valor poderemos ter painéis que testam **milhares** de genes. Até o fim da década, é bem provável que tenhamos acesso a chips de DNA capazes de testar a maioria, talvez todos, dos 10 milhões de SNPs possivelmente existentes.[12]

Os problemas dos testes genômicos

Com nossos conhecimentos e habilidades atuais, conseguiríamos gerar apenas um volume excessivo de informações, mesmo se pudéssemos conhecer todas as centenas de milhares de SNPs que possuímos. Nem nós, nem os médicos, saberíamos

PONTE DOIS

COMPARANDO GENES

O tempo e o custo, associados à síntese e à seqüência de codificação de bilhões de bases do DNA humano, caíram vertiginosamente nos últimos 15 anos. Se as atuais tendências continuarem, "dentro de uma década, uma pessoa trabalhando na bancada do laboratório poderá chegar a seqüenciar ou a sintetizar sozinha, repetidas vezes, em um turno de oito horas, o DNA que descreve todas as pessoas do planeta – assim como pode ser que, até essa ocasião, um indivíduo seja capaz de seqüenciar, sozinho, o seu DNA em poucos segundos."[13] Empresas como a U.S. Genomics e o Institute for Genomic Research estão desenvolvendo os sistemas analíticos necessários à manutenção dessa tendência, empregando, para isso, técnicas como a marcação fluorescente de moléculas, os sistemas de nanofluidos e as análises a laser.

Essa altíssima velocidade de seqüenciamento facilita as comparações entre diversas espécies, fato que nos ajudará a entender melhor a evolução do genoma humano. Tais comparações genéticas servem de fundamentação para alegações de que os parasitas e as doenças causam uma quantidade muitíssimo maior de mutações radicais nos genes humanos do que se imaginava antes.[14] Essa velocidade de seqüenciamento também permite fazer comparações genéticas entre subpopulações (por exemplo, um grupo de controle aparentemente saudável e um grupo que sofre de determinada doença). Todas essas análises comparativas contribuirão para a identificação de conjuntos de mutações mais comumente encontrados em certas doenças.

Desde a década de 1990, usam-se micromatrizes (chips mais ou menos do tamanho de uma moeda de um centavo) para estudar e comparar, de uma só vez, padrões de expressão de milhares de genes.[15] As possíveis aplicações da tecnologia são tão variadas e as barreiras tecnológicas foram tão reduzidas que, agora, existem imensos bancos de dados dedicados aos resultados da "vigilância genética feita pela própria pessoa".[16]

o que fazer com a grande maioria dessas informações. Será preciso esperar que os cientistas da Bioinformática desenvolvam sofisticados programas computadorizados, capazes de dar sentido a todos esses dados. Os clínicos de hoje, portanto, costumam limitar a seleção a apenas alguns dos polimorfismos mais comuns e, além disso, não são muitos os pacientes dispostos a tomar conhecimento de defeitos em seu código genético para os quais não haveria remédio no momento. Muitas

A determinação do perfil genético está sendo usada para revolucionar os processos de seleção e a descoberta de medicamentos. As micromatrizes, "além de confirmarem o mecanismo de ação de um composto, fazem a discriminação entre compostos que atuam em fases distintas da mesma via metabólica."[17] O resultado disso é que os medicamentos chegarão ao mercado com maior rapidez. Seu efeito será muito mais direcionado – por exemplo, os fármacos "projetados" serão acessíveis para pessoas que apresentem mutações genéticas específicas. O médico também terá mais elementos para saber se um determinado medicamento será eficaz para o paciente. Os remédios prescritos na base da tentativa e erro e os tratamentos "tamanho único" estão com os dias contados.

Sabemos, agora, que a expressão do gene é controlada por peptídeos (pedaços de moléculas de proteínas) e tiras curtas de RNA. Muitas terapias novas fundamentam-se na manipulação desse processo, na tentativa de desativar genes potencialmente nocivos ou de ativar genes desejáveis. Duas delas são a "terapia antisense" e a "interferência mediada por RNA". A terapia antisense emprega seqüências de imagens-espelho de RNA (RNA antisense) para bloquear a expressão de genes nocivos. Já se encontra no mercado um medicamento antisense, o *Vitravene*, e outros são esperados dentro em breve.[18]

A terapia de interferência mediada por RNA envolve a colocação de segmentos de dupla fita de RNA, que se ligam firmemente ao RNA mensageiro criado por um gene específico. Desencadeia-se, assim, uma reação pela qual o RNA mensageiro é recortado em pedaços pequenos, com o efeito de silenciar o gene. Com a criação de um segmento de RNA interferente, os cientistas conseguem bloquear a expressão de um gene e, muito possivelmente, impedir o desenvolvimento da doença.[19]

Uma nova geração de seqüenciadores e sintetizadores de DNA permitirá aos cientistas escrever, e não apenas ler, trechos de DNA. O desafio de escrever longas seqüências com poucos erros é enorme, mas muitas máquinas capazes de construir automaticamente grandes segmentos de DNA estão em desenvolvimento. Armados com essas tecnologias, grupos de pesquisa tentam construir organismos sintéticos, projetar proteínas novas e criar letras artificiais de DNA para expandir o "alfabeto genético."[20]

---

mulheres, por exemplo, cujas mães tiveram diagnóstico de câncer de mama, não aceitam submeter-se a testes de polimorfismo BRCA1, uma vez que o resultado positivo sugeriria alta probabilidade de elas desenvolverem câncer de mama ou de ovário.[21] A maioria dos exames disponíveis hoje, portanto, está restrita às poucas centenas de SNPs que podem ser modificados por meio de intervenções como dieta, estilo de vida, suplementos nutricionais e medicamentos.

PONTE TRÊS

VIVER COM BIO-ROBÔS (NO INTERIOR DO CORPO HUMANO)

Imagine um minúsculo dispositivo de mão, equipado com sensores de DNA inseridos em um microchip, capaz de detectar doenças em poucos minutos no consultório médico – ou mesmo em casa, entre uma consulta e outra – e que não requer mais do que uma gota de saliva ou de sangue. Esse é o futuro imaginado pelo professor dr. Charles Lieber, químico pesquisador de Nanobiotecnologia. Ele e sua equipe estão desenvolvendo sensores ultra-sensíveis, quase do tamanho de moléculas, e mesmo assim mil vezes mais aprimorados do que os últimos exames de DNA, como a amplificação por PCR.[22]

A meta inicial de Lieber é detectar câncer de próstata com um microchip de dez fios de silício com apenas 10 nanômetros (um bilionésimo do metro) de largura cada um. Esses nanofios são revestidos por moléculas biológicas capazes de detectar PSA, o sinal delator do câncer de próstata. Quando apenas três ou quatro moléculas de PSA ligam-se aos nanofios, gera-se um sinal elétrico. Espere ver esses dispositivos à venda já em 2007, diz Larry Bock, CEO da Nanosys, licenciadora da tecnologia de Lieber. Os futuros modelos poderiam contar com milhares desses fios e detectar uma imensidão de doenças e enfermidades.

Contudo, a partir do momento em que se detecta uma falha genética, como consertá-la? O truque é fornecer às células os componentes genéticos que estão faltando. Atualmente, os médicos se valem de vírus modificados para fornecer DNA, mas eles podem provocar diversas reações imunológicas, motivo que impede sua utilização repetidas vezes. Uma idéia é empacotar moléculas de DNA dentro de minúsculas nanopartículas, capazes de penetrar o núcleo das células.

Essa estratégia do cavalo de Tróia é exatamente o que os pesquisadores da Case Western Reserve University e da Copernicus Therapeutics estão desenvolvendo. Eles injetam nos lipossomas (glóbulos gordurosos) DNA de tamanho minúsculo, suficiente para atravessar a membrana externa da célula. Uma vez dentro da célula, o próximo desafio consiste em fazê-lo chegar ao núcleo. Solução: peptídeos (pedaço de uma molécula de proteína com apenas 25 nanômetros de

Outra preocupação associada aos testes genômicos é a da privacidade do paciente. É comum as companhias de seguro de saúde e de vida pedirem cópia dos registros médicos do paciente antes de emitir a apólice. Não seria justo as seguradoras poderem usar essas informações, obtidas voluntariamente pelos pacientes para ajudá-los a melhor definir e reduzir os riscos de sua herança genética, como base para discriminação. Para evitar essa possibilidade, os resultados genômicos largura – tão pequeno que passa pelos poros da membrana do núcleo), que então encapsulam as moléculas de DNA e as liberam dentro do núcleo, onde podem corrigir o código genético da célula. As primeiras experiências foram realizadas com 12 portadores de fibrose cística, que têm um gene defeituoso causador de acúmulo de muco no pulmão. Os pesquisadores esperam que os médicos tenham acesso a essa técnica, em caráter experimental, dentro de poucos anos.

Um pouco mais adiante no futuro, nanopartículas semicondutoras chamadas **pontos quânticos** provavelmente desempenharão um papel crucial no diagnóstico e transporte de medicamentos, segundo o dr. Shuming Nie, professor de Engenharia Biomédica da Emory University e do Georgia Institute of Technology.[23] Essas nanopartículas do tamanho de moléculas brilham quando se ligam a genes e proteínas específicas, podendo ser usadas para identificar células de tumor, por exemplo. Podem também monitorar a eficácia da terapia medicamentosa e servir de estrutura para a engenharia de tecidos ou de "bomba inteligente", que leva quantidades controladas de medicamentos a células tumorais geneticamente marcadas.

Em vez, porém, de esperar até alguma coisa dar errado no corpo para depois consertá-la, Robert A. Freitas Jr. defende uma abordagem ainda mais radical em sua série *Nanomedicine*.[24] "Bio-robôs artificiais poderão habitar nosso corpo dentro de cinco ou dez anos", afirma. "Os avanços da engenharia genética provavelmente permitirão a construção de um micróbio artificial – um chassi celular básico – para executar determinadas funções. Esses bio-robôs poderão receber missões (por exemplo, produzir vitaminas, hormônios, enzimas ou citocinas dos quais o corpo hospedeiro seja deficiente), bem como ser programados para absorver e decompor seletivamente venenos ou toxinas."

Além disso, Freitas desenvolveu projetos conceituais de um robô reparador de DNA, capaz de penetrar o núcleo de cada célula, mas que também poderia modificar o DNA da maneira desejada. Em última instância, ele seria capaz de substituir todo o núcleo da célula por um computador fabricado pela Nanoengenharia, o qual conteria o código genético e os mecanismos destinados a produzir cadeias de aminoácidos. Isso permitiria o bloqueio de replicações indesejadas e a atualização instantânea do código genético.

---

são, em geral, protegidos por códigos de segurança, divulgados apenas ao médico responsável pelo paciente. Além disso, a maioria dos médicos guarda os resultados em local separado do prontuário médico comum do paciente.[25] Quando uma companhia de seguros solicita registros médicos de um paciente, os resultados genômicos não são incluídos.

Alexander Pope afirmou, na década de 1700: "saber pouco é perigoso". No nosso atual estágio de conhecimento, precisamos lembrar que ainda sabemos muito pouco no campo da genômica e, portanto, os testes genéticos não devem ser banalizados. Ao contrário de muitos testes laboratoriais de rotina, cujos resultados dão certeza e contribuem para diminuir as preocupações, os resultados de um painel genômico invariavelmente revelam a existência de alguns "genes ruins" – aqueles com potencial de aumentar o risco de doença grave, como ataque do coração, certos tipos de câncer ou doença de Alzheimer. A obtenção de informações genômicas pode ter um grande valor, e essas podem salvar vidas, mas o que queremos enfatizar, aqui, é a seriedade dos testes genômicos e a necessidade de estarmos psicologicamente preparados para os resultados.

Um exemplo prático: Apo E

Existem agora testes genômicos para várias centenas de SNPs. Muitos deles são discutidos neste livro, nos capítulos pertinentes ao assunto; descrevemos, por exemplo, um polimorfismo do gene MTHFR, em nossa discussão de reações de metilação, e o "SNP nulo" GSTM1, em nossa discussão do diagnóstico precoce do câncer.

A título de exemplo das informações agora disponíveis com os testes genômicos, examinemos o caso dos polimorfismos Apo E (apolipoproteína E), que são marcadores genéticos potentes para doenças cardiovasculares e doença de Alzheimer. Vejamos, primeiro, os riscos e benefícios específicos associados aos diversos polimorfismos de Apo E, para depois descrevermos como essas informações podem levar a recomendações específicas de estilo de vida, capazes de contribuir para a modificação da expressão, na vida real, de tipos genéticos mais perigosos.

Apolipoproteínas são proteínas transportadoras de lipídios (por exemplo, gordura e colesterol) pelo fluxo sangüíneo. Gordura e colesterol são substâncias oleosas insolúveis em água e que, por isso, precisam de moléculas transportadoras específicas para levá-las de um ponto a outro do organismo.

Existem três variedades genéticas principais da apolipoproteína E, chamadas **alelos:** Apo E2, Apo E3 e Apo E4. Em virtude de discrepâncias mínimas em apenas um ou dois de seus aminoácidos, eles diferem bastante quanto à capacidade de transportar o colesterol pelo fluxo sangüíneo. Apo E2, por exemplo, é muito eficaz na limpeza do colesterol das artérias, ao passo que Apo E4 tem atuação limitada nesse sentido.

Cada indivíduo possui duas cópias do gene Apo E2, uma herdada do pai e outra, da mãe, e, portanto, são seis as combinações possíveis entre elas: E2/E2, E3/E3, E4/E4, E2/E3, E2/E4 e E3/E4. Quem possui uma ou duas cópias do alelo E4 talvez tenha maior chance de apresentar colesterol alto, triglicerídeos e cardiopatia coronariana.[26] Mais importante do que isso, Apo E4 também se correlaciona a um aumento acentuado no risco de doença de Alzheimer. O indivíduo sem nenhuma cópia de Apo E4 tem 9% de risco de desenvolver doença de Alzheimer até a idade de 85. O portador de apenas uma cópia desse alelo – o genótipo E3/E4, presente em mais de 25% da população, ou o raríssimo genótipo E2/E4 – tem 27% de chance de vir a ter doença de Alzheimer até essa mesma idade; em outras palavras, o triplo do risco. Porém, quem tem duas cópias – o genótipo E4/E4 – apresenta

Alguns SNPs importantes

Embora as interações entre os genes possam ser tão importantes quanto os SNPs em si, os cientistas começaram a perceber a poderosa influência exercida por alguns SNPs.

O BRCA1 é um enorme fator de risco genético para câncer de mama. Toda mulher com cópia defeituosa desse gene tem grande chance de desenvolver câncer de mama e/ou de ovário.

Os genes GSTM1, GSTP1, CYP1A1, CYP1B1 e CYP2A6 codificam enzimas hepáticas que determinam o grau de eficiência com que o organismo é capaz de eliminar os efeitos de toxinas ambientais. Variações nesses genes representam risco maior ou menor de desenvolver diversos tipos de câncer.

A deficiência de alfa-1 antitripsina predispõe ao enfisema precoce, sobretudo em fumantes.

A apolipoproteína E tem forte influência sobre o risco de o indivíduo desenvolver doença cardiovascular e de Alzheimer.

AGT, ACE e AT1R são genes associados à pressão arterial. Seus testes de polimorfismo indicam se o indivíduo deve evitar sal e que classes de fármacos são mais eficazes para o tratamento da pressão arterial, se necessário.

Um SNP muito benéfico, hoje investigado, foi encontrado na mitocôndria de pessoas centenárias. Em um estudo realizado com 52 italianos com idade igual ou superior a 100 anos, os pesquisadores encontraram um polimorfismo comum em 17% dos centenários, mas em apenas 3,4% de 117 indivíduos com menos de 99 anos.[27] O portador desse gene mutante parece ter chances quatro vezes maiores de ultrapassar a marca dos 100 anos. Um aspecto ainda mais interessante é que esse gene pode ser adquirido à moda antiga, ou seja, por herança, ou por mutação ao longo da vida. Esse processo introduz a intrigante idéia de ser possível fazer coisas que induzam essa mutação benéfica, aumentando, assim, nossas chances de viver mais de 100 anos. No momento em que formos capazes de alterar nossos genes pela terapia genética, teremos condições de ativar os que promovem a longevidade, como esse, e desativar os responsáveis pelo envelhecimento.

risco de 55%, ou seja, seis vezes maior.[28] Além disso, a idade média de diagnóstico da doença de Alzheimer é muito mais baixa, dependendo do número de cópias de Apo E4: 84, para quem não tem nenhuma cópia de E4; 75, para quem tem uma; e em torno de 68, para quem tem duas.[29]

O alelo Apo E2, por outro lado, surge para conferir um certo grau de proteção contra o desenvolvimento da doença de Alzheimer e quem tem pelo menos uma cópia de E2 possui risco 40% a 50% menor de vir a ter a doença.[30] Porém, o alelo Apo E2 não é perfeito porque algumas formas de doença cardíaca são mais comuns em seus portadores. Mas, levando tudo em conta, ele é uma ótima mão de cartas para o jogador de baralho; a velhinha de 105 anos, de quem falamos antes, que fuma e come bolinho com geléia todo dia, provavelmente nasceu com duas cópias do Apo E2.

A forma Apo E3, porém, é a mais comum – mais de 50% da população tem E3/E3 – e oferece alguma proteção contra a doença cardíaca e a doença de Alzheimer.

Embora o alelo Apo E4 seja um fortíssimo fator de risco para doença de Alzheimer e possa ser associado a outras formas de demência, o bom é que a maioria de seus portadores não desenvolve demência, e cerca de metade dos indivíduos com diagnóstico de Alzeheimer não possui cópia nenhuma.[31] Em alguns estudos, estima-se a proporção de pacientes com demência atribuível ao alelo Apo E4 em cerca de 20%.[32] Se, no entanto, não passasse de um mau sinal, o Apo E4 teria sido provavelmente eliminado de nosso conjunto de genes há muito tempo. Os portadores dessa variação apresentam uma incidência muito **mais baixa** de contrair certas doenças graves, como a degeneração macular relacionada à idade, principal causa de cegueira no mundo desenvolvido. No entanto, portadores do alelo mais "favorável" E2 têm risco muito maior de perder a visão, em decorrência da degeneração macular.[33] Os danos causados pelos radicais livres parecem desempenhar papel-chave no desenvolvimento do tipo específico de dano visto na doença de Alzheimer. Assim, se o indivíduo descobre que é portador do alelo E4, terá de fazer um grande esforço para limitar os danos dos radicais livres.[34] Os portadores do Apo E4 devem começar a tomar medidas drásticas de combate aos radicais livres o mais cedo possível.

Eis algumas recomendações práticas que exemplificam bem as orientações personalizadas que podemos obter, com base no conhecimento de apenas um aspecto de nosso DNA – o conhecimento de que somos portadores da variação genética Apo E4:

- ingerir diariamente nutrientes como vitamina C, vitamina E, ácido alfa-lipóico, extrato de semente de uva e coenzima Q_{10} para redução de radicais livres;

- procurar fazer uso de agentes farmacológicos que possam ajudar a reduzir a produção de radicais livres no cérebro. Um deles é o inibidor da monoaminoxidase-B, selegilina, e outro, o hormônio melatonina. Recomenda-se, também, dose baixa de aspirina (81 mg por dia);
- observou-se que muitos agentes nutracêuticos exercem efeito protetor sobre os neurônios do cérebro. Considerar o uso de fosfatidilserina (100 a 300 mg por dia), fosfatidilcolina (900 mg, duas vezes ao dia), acetil-L-carnitina (500 mg, duas vezes ao dia) e vimpocetina (10 mg, duas vezes ao dia);
- mudanças no estilo de vida podem ser benéficas, como redução do estresse e exercício aeróbico regular;
- como o Apo E4 também está associado a níveis elevados de lipídios, deve-se implementar dieta pobre em gordura para reduzir o nível de colesterol, além de manter uma dieta de baixa carga glicêmica e pobre em carboidratos para reduzir os triglicerídeos.

Hoje, temos a possibilidade de conhecer e, ao mesmo tempo, modificar a expressão dos genes com os quais nascemos por meio de dieta, nutrição e opções de estilo de vida. Essas técnicas receberão, em breve, a adesão de estratégias bioquímicas mais potentes para alterar a expressão de nossos genes. Não muito tempo depois, é provável que sejamos capazes de mudar completamente nossos genes e escolher aqueles que queremos.

Atualmente, há testes da genômica preditiva que fornecem informações genéticas personalizadas outrora inimagináveis. Essa nova especialidade médica está em sua infância e, como qualquer ciência recente, tem seus perigos e armadilhas, mas os testes primitivos e mal compreendidos de agora levarão a análises cada vez mais sofisticadas. A lente de aumento com que enxergamos o genoma, hoje, permitirá a visão de detalhes microscópicos amanhã.

12

INFLAMAÇÃO – A ÚLTIMA "EVIDÊNCIA INCONTESTÁVEL"

A resposta inflamatória é mensurável, e aqueles com uma resposta maior correm maior risco de ataque cardíaco ou acidente vascular cerebral.

— Dr. Paul Ridker,
pesquisador seminal da Escola Médica de Harvard, que
ajudou a definir a ligação entre inflamação e doença cardiovascular

Neste momento, um dos tópicos de pesquisa mais quentes em Medicina é a conexão entre inflamação e uma série de processos patológicos. De fato, trata-se de um tópico "quente", já que a definição literal de inflamação é "atear fogo". Até recentemente, acreditava-se que as doenças inflamatórias limitavam-se àquelas condições com inflamação óbvia, ou aguda, como artrite (articulações inflamadas), asma (vias respiratórias inflamadas) e, até mesmo, acne (pele inflamada). Estudos recentes mostram que há outro tipo menos óbvio – a inflamação crônica, ou "silenciosa", que tem papel significativo em doenças que não eram consideradas inflamatórias, entre as quais doenças cardiovasculares, doença de Alzheimer, diabetes e certos tipos de câncer.

Os estudantes de Medicina aprendem os sinais principais de inflamação **aguda** por meio de uma regra mnemônica simples: **rubor** (vermelhidão), **calor, tumor** (edema) e **dor**. Embora quase sempre desconfortável, a inflamação aguda tem papel fundamental na resposta do corpo a lesões como entorses, distensões e fraturas, e aos invasores bacterianos, virais e alergênicos. Os sintomas de inflamação **crônica** são completamente diferentes. Na verdade, são praticamente imperceptíveis até que uma catástrofe ocorra, em geral muitas décadas depois.

A inflamação crônica também é conhecida como inflamação silenciosa e pode ativar genes potencialmente nocivos. Considera-se que o processo de envelhecimento, por exemplo, envolve a ativação de certos genes "de envelhecimento" e a desativação de outros, "de rejuvenescimento". Portanto, a pedra fundamental do Programa de Longevidade de Ray & Terry é a minimização da inflamação silenciosa. Neste capítulo, analisaremos possíveis opções específicas de estilo de vida para alcançar essa meta. Além disso, descreveremos um teste simples, que pode revelar o índice de inflamação existente. Primeiro, analisaremos alguns dos processos patológicos graves, nos quais os cientistas encontraram a inflamação silenciosa latente sob a superfície.

O PAPEL DA INFLAMAÇÃO EM DOENÇAS ESPECÍFICAS

A inflamação crônica de baixo grau pode permanecer latente no corpo durante décadas sem causar nenhum problema óbvio ou visível. Mas o tempo todo ela corrói a saúde e rouba anos de vida. Tomar medidas para controlar a inflamação silenciosa é uma ferramenta potente para combater várias doenças degenerativas importantes, como doença cardiovascular, doença de Alzheimer, diabetes e câncer.

Doença cardiovascular

Até recentemente, os cardiologistas achavam que a doença cardiovascular era causada apenas pelo acúmulo de depósitos de colesterol nas paredes das artérias coronárias (coração). Novas pesquisas sugerem que a inflamação silenciosa é uma causa fundamental para o depósito de colesterol nas artérias. Além disso, mostrou-se que ela é um potente fator de risco cardiovascular, independente de outros fatores de risco já conhecidos.[1] Sabemos que uma proteção significativa contra a doença coronariana advém de uma dieta com baixo teor de gordura, capaz de reduzir o colesterol, mas é também importantíssimo seguir uma dieta que, além disso, reduza a inflamação.

Doença de Alzheimer

Assim como a inflamação nas artérias do coração aumenta o risco de ataque cardíaco, a inflamação do tecido cerebral aumenta o risco de doença de Alzheimer da seguinte maneira: a inflamação silenciosa no cérebro eleva a produção de proteína amilóide solúvel e sua conversão em fibrilas amilóides insolúveis (analisadas posteriormente no Capítulo 14 – "Limpar a bagunça: toxinas e desintoxicação"), que são excreções tóxicas que interferem no funcionamento normal do cérebro e destroem as células cerebrais. Se estas não removerem imediatamente as fibrilas amilóides, as células mortas unem-se para formar lâminas pregueadas de detritos cristalinos, denominadas **placa**. Um cenário para o desenvolvimento da doença de Alzheimer apresenta as seguintes etapas:

1. à medida que as fibrilas acumulam-se no interior das células do cérebro, tem início a deterioração da função cerebral (como visto na doença de Alzheimer). Os depósitos amilóides formados por células mortas e em deterioração prejudicam o suprimento de sangue no cérebro, agravando o problema;[2]
2. a fibrila amilóide é idêntica àquela das cadeias de aminoácidos que formam as imunoglobulinas (anticorpos), as proteínas na linha de frente do sistema imunológico. Portanto, a inflamação desencadeada por fibrilas amilóides superestimula o sistema imunológico;[3]
3. a atividade excessiva do sistema imunológico, conseqüentemente, leva à inflamação;
4. depósitos de placa alteram o metabolismo celular normal, causando mais inflamação.

Além disso, a inflamação no cérebro gera radicais livres, que destroem neurônios em indivíduos com predisposição genética. Essa perda de células do cérebro pode resultar em demência.[4]

Como analisado no capítulo anterior, portadores do alelo Apo E4, uma variação genética vista em mais de 25% da população, correm maior risco de desenvolver a doença de Alzheimer.[5] Eles também desenvolvem demência em idade precoce, em média dez anos antes de indivíduos não-portadores desse gene.[6] As proteínas Apo E são responsáveis pela eliminação rápida de proteína amilóide solúvel, para que não haja chance de formação das perigosas fibrilas amilóides cristalinas ou placa.[7] A variante Apo E4 (ao contrário dos genótipos E2 e E3) elimina lentamente a proteína amilóide solúvel e, por isso, há chance de formação de placa.

Contudo, apenas por ser portador da variante Apo E4 não significa que o indivíduo esteja destinado a desenvolver a doença de Alzheimer. Precisamos procurar outros fatores de risco. Um deles, por mais inusitado, parece ser o vírus do herpes simples, especificamente o do tipo 1. Em combinação com Apo E4, ele pode desencadear a doença de Alzheimer.[8] Isso é um exemplo de como um fator ambiental geralmente benigno (herpes simples) pode aumentar o risco de uma doença grave, quando existe uma determinada predisposição genética (Apo E4).

De qualquer maneira, ao se fazer o teste genético e constatar a presença do alelo Apo E4, sabe-se que é preciso ter cuidados especiais para ajudar a controlar o maior risco de doença de Alzheimer e doença cardiovascular. Use suas informações genéticas para personalizar seu programa de saúde e minimizar o risco.

Diabetes

Uma história semelhante tem lugar no caso do diabetes melito tipo 2. Na doença de Alzheimer, formam-se depósitos de amilóide no cérebro. No diabetes tipo 2, forma-se um outro tipo de amilóide no pâncreas.[9] A elevação crônica de níveis de insulina e açúcar no sangue aumenta a inflamação na corrente sangüínea, desencadeando uma cascata de eventos no pâncreas de um portador de diabetes tipo 2, semelhantes aos que se vêem no cérebro de um portador de doença de Alzheimer. Na doença de Alzheimer, o desencadeador pode ser herpes; no diabetes, o açúcar ingerido é o responsável.

Mesmo quando a pessoa não é diabética, mas ingere alimentos com alto teor de açúcar ou com elevada carga glicêmica, aumenta o índice de inflamação silenciosa em seu corpo. O próprio processo de envelhecimento é, de certa forma, uma doença causada pelo açúcar, como mostra a Figura 12-1.

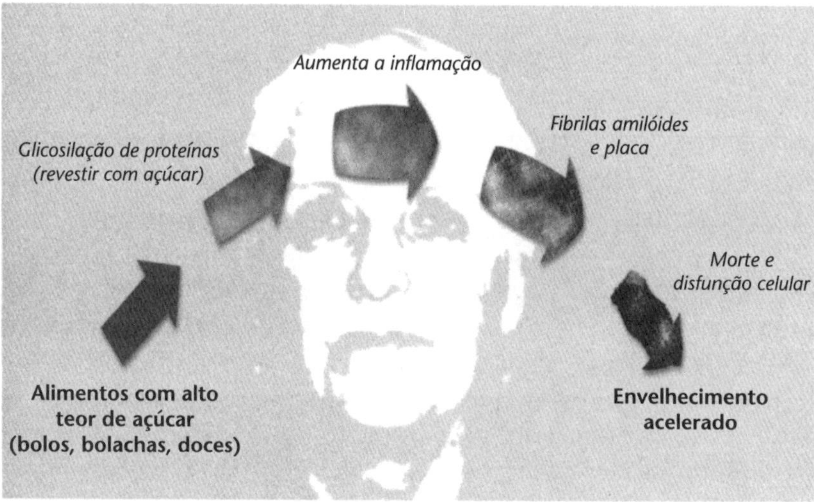

Figura 12-1 Como o açúcar aumenta o envelhecimento

Evitando-se o consumo de açúcar e de outros alimentos com alto teor glicêmico, podemos romper esse círculo vicioso, reduzir o índice de inflamação no corpo e retardar o envelhecimento.

Câncer

Pesquisas sobre a conexão entre inflamação e câncer tornaram-se tão intensas que o dr. Robert Tepper, da Millennium Pharmaceuticals, declarou que "praticamente todos nossos esforços de P&D estão [agora] voltados para inflamação e câncer."[10] A inflamação estimula vários tipos de câncer, inclusive o de cólon e o de pulmão. NSAIDs (drogas antiinflamatórias não-esteróides), como aspirina e ibuprofeno, reduzem a inflamação e seus usuários regulares apresentam menor risco de vários tipos de câncer, entre os quais o de cólon.[11] Um estudo com mais de 14 mil mulheres mostrou que aquelas que usaram aspirina regularmente tinham menos da metade do índice do tipo mais comum de câncer de pulmão.[12] A teoria é que a inflamação silenciosa altera a forma de expressão de certos genes, criando condições para o desenvolvimento de malignidade. Ao reduzir os níveis de inflamação no corpo, os genes cancerígenos ficam inativos na maior parte do tempo, reduzindo o risco de câncer.

PROSTAGLANDINAS E INFLAMAÇÃO

Prostaglandinas são moléculas que afetam fisiologicamente as células-alvo, da mesma maneira que os hormônios. Embora hormônios percorram todo o corpo, exercendo influência longe de seus pontos de origem, as prostaglandinas agem apenas sobre as imediações do local onde são produzidas, em conseqüência de sua curtíssima vida útil.

As prostaglandinas são produzidas no corpo, direta ou indiretamente, a partir do ácido linoléico, um ácido graxo essencial Ômega-6 (EFA), e ácido alfa-linolênico, um EFA Ômega-3. Esses ácidos graxos estão presentes em castanhas, grãos, sementes, produtos de origem animal e na maioria dos vegetais. O diagrama a seguir mostra as etapas metabólicas nas quais EFAs transformam-se em prostaglandinas.

Há três tipos principais de prostaglandinas. Dois deles (PG-E1 e PG-E3) são antiinflamatórios, enquanto o terceiro (PG-E2), na verdade, aumenta a inflamação no corpo. Todos são necessários para a boa saúde, e a inflamação excessiva resulta apenas quando há desequilíbrio entre eles. Eis como são produzidos.

1. Como mostra o diagrama, a primeira etapa na produção de um deles, PG-E1, que é antiinflamatório, diz respeito à conversão do ácido linoléico EFA Ômega-6 em ácido gama-linolênico (GLA), sob a influência da enzima dessaturase. Na dieta, o ácido linoléico advém de vegetais, castanhas, grãos e sementes.
   Observação: essa etapa é prejudicada pelo aporte de ácidos graxos *trans* (por exemplo, óleos vegetais hidrogenados como margarina) e determinadas infecções virais. O consumo excessivo de álcool e o processo de envelhecimento também interferem na função dessa enzima. Podemos auxiliar o corpo nessa conversão metabólica, ingerindo alimentos ricos em GLA pré-formado (por exemplo, soja, sementes de gergelim, sementes de girassol e nozes).

2. Sob a influência da enzima elongase, o GLA converte-se em ácido dihomo-gama-linolênico (DGLA).
3. O DGLA forma a poderosa prostaglandina antiinflamatória PG-E1 ou PG-E2 pró-inflamatória.[13] O resultado é, em grande parte, determinado pelo nível de insulina na corrente sangüínea. Se for elevado (por exemplo, quando se ingerem alimentos com elevado teor de açúcar ou altamente glicêmicos), mais DGLA transforma-se em ácido araquidônico, o qual, por sua vez, forma PG-E2 pró-inflamatória. Portanto, oculta nesse complexo processo bioquímico, encontramos a evidência incontestável que liga diretamente o consumo excessivo de açúcar ao aumento da inflamação.

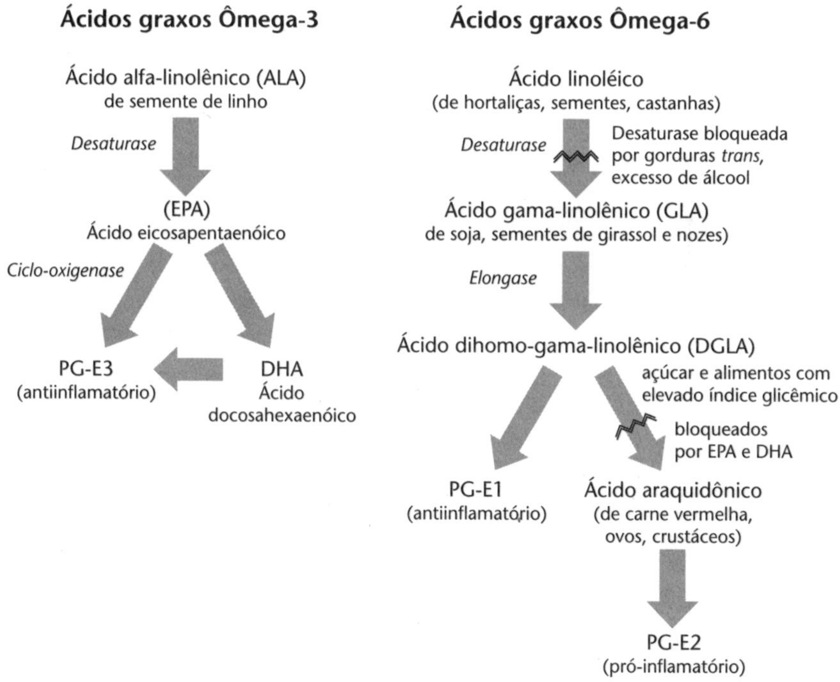

Figura 12-2. Processos metabólicos de ácidos graxos essenciais

Quando consumimos açúcar ou carboidratos de alto teor glicêmico, aumentamos o nível de insulina, o qual estimula a produção de ácido araquidônico e eleva o índice de inflamação no corpo.[14] Se, por outro lado, ingerimos uma dieta rica em fibras, pobre em calorias e com baixa carga glicêmica, como analisamos em capítulos anteriores, reduzimos o nível de insulina, a produção de ácido araquidônico e a inflamação. Existem outras ferramentas alimentares para reduzir a inflamação no corpo também. Carne vermelha, crustáceos e gema de ovo são fontes alimentares ricas em ácido araquidônico pré-formado, o qual é pró-inflamatório. Portanto, devemos limitar o consumo desses alimentos.

Outra maneira de bloquear a conversão de DGLA em ácido araquidônico pró-inflamatório é consumindo mais ácidos graxos essenciais Ômega-3, ácido eicosapentaenóico (EPA) e ácido docosahexaenóico (DHA). Encontramos EPA, sobretudo, em óleos de peixe; ele ajuda a suprimir a formação de PG-E2 indesejável, enquanto promove a formação do terceiro tipo benéfico de prostaglandina, PG-E3. Assim, o consumo de peixe e óleo de peixe é outro método potente para reduzir a inflamação no corpo.[15] Recomendamos 1.000-3.000 mg de EPA suplementar e 700-2.000 mg de DHA. Indivíduos portadores de doença inflamatória talvez precisem de 5.000-10.000 mg de EFAs Ômega-3.

Os vegetarianos ficarão contentes em saber que EPA também pode ser obtido a partir de sementes de linho, óleo de cânabis e óleo de semente de abóbora, embora muitas pessoas não tenham a capacidade de fabricar EPA suficiente por meio desse processo, o que deveria fazê-las usar suplementos de EPA/DHA (óleo de peixe). Muitos têm a impressão falsa de que basta tomarem óleo de sementes de linho e seu corpo produzirá todo o EPA/DHA necessário, mas, em muitos casos, isso não funciona. Para vegetarianos estritos, o óleo de sementes de linho pode ser a melhor alternativa, mas, para outros, recomendamos suplementos de óleo de peixe porque contêm as moléculas exatas necessárias para reduzir a inflamação, ao passo que o óleo de sementes de linho precisa primeiro passar por várias etapas metabólicas.[16]

OPÇÕES ALIMENTARES E DE ESTILO DE VIDA PARA REDUZIR A INFLAMAÇÃO

Como podemos ver, aquilo que ingerimos influencia significativamente o nível de inflamação silenciosa no corpo e, conseqüentemente, o risco de graves doenças mediadas pela inflamação. Quando consumimos uma dieta rica em alimentos com elevado índice glicêmico (por exemplo, alimentos doces, produtos com farinha de trigo refinada e sucos de fruta) ou alimentos ricos em ácido araquidônico pré-formado (carne vermelha e ovos), aumenta-se PG-E2 e o volume de inflamação silenciosa. Eis a dieta que recomendamos para reduzir a inflamação:

Evitar alimentos que aumentem a inflamação, por exemplo	Enfatizar alimentos que reduzam a inflamação, por exemplo
Carne vermelha, ovos	Peixe de água doce
Açúcar	Especiarias e ervas, como açafrão da Índia (contém curcumina), rosmarino, gengibre e pimentas vermelhas (contêm capsaicina)
Café, álcool	Chá verde
Carboidratos com elevado índice glicêmico (como confeitos e massas)	Carboidratos com baixo índice glicêmico (como grãos integrais e hortaliças verdes).

Há outras opções de estilo de vida que podem reduzir a inflamação no corpo.

- Perder peso. Células adiposas são geradoras potentíssimas de inflamação. À medida que o indivíduo perde peso, reduz-se automaticamente o volume de inflamação silenciosa. Manter o peso corporal adequado por meio de dieta e exercício regular é importantíssimo, porque o excesso de tecido adiposo aumenta o nível de inflamação no corpo.[17]
- Exercitar-se mais. Um programa de exercício com média de 30 minutos diários também reduzirá a inflamação significativamente.
- Reduzir o estresse. O estresse causa inflamação. Um estudo recente mostrou que a exposição crônica ao estresse eleva significativamente os níveis do composto inflamatório IL-6 (interleucina-6).[18] A superprodução de IL-6 está vinculada a inúmeras doenças, entre as quais doença cardiovascular, artrite, diabetes tipo 2, certos tipos de câncer e envelhecimento acelerado. Tomar medidas para controlar o estresse é um passo importante para reduzir a inflamação no corpo.

Além disso, é possível controlar a inflamação silenciosa com suplementos. Já mencionamos os de óleo de peixe. Tanto peixes de água doce quanto suplementos de óleo de peixe são fontes riquíssimas dos importantes ácidos graxos antiinflamatórios Ômega-3, EPA e DHA, os quais previnem e ajudam a tratar a doença coronariana. Uma análise de 11 estudos, publicados em 2002, mostrou que, sozinha, a suplementação de ácidos graxos Ômega-3 reduziu a mortalidade em pacientes com doença de artéria coronária.[19] Ácidos graxos Ômega-3 podem reduzir substancialmente o risco de morte súbita causada também por irregularidades nos batimentos cardíacos, mesmo em casos de doença coronariana avançada.[20]

A especiaria açafrão da Índia (curcumina), tem potentes propriedades antiinflamatórias, bem como as têm também vários dos compostos encontrados no chá verde. Além desses, diversas ervas e extratos herbáceos, como boswéllia (incenso), alcaçuz, rosmarino e gengibre, têm propriedades antiinflamatórias. A cebola e o alho também exercem leve efeito antiinflamatório.

MEDICAMENTOS PARA REDUZIR A INFLAMAÇÃO

Fármacos antiinflamatórios estão entre os mais comumente usados nos Estados Unidos. Em casos de inflamação aguda, esses medicamentos podem proporcionar alívio da dor grave causada pela inflamação aguda em curto prazo. Esses fármacos são comumente usados para tratamento em longo prazo, mas é importante ponderar os benefícios e os riscos associados ao uso prolongado. Os fármacos antiinflamatórios mais conhecidos são NSAIDs, sobretudo a aspirina e o ibuprofeno. NSAIDs funcionam por meio do bloqueio de um grupo de enzimas denominadas ciclo-oxigenases, que dão início ao processo que transforma o ácido araquidônico pró-inflamatório em outros compostos inflamatórios, como PG-E2 (ver Figura 12-2, p. 189). Em alguns casos, o uso prolongado de medicamentos antiinflamatórios, com ou sem prescrição médica, pode ser altamente benéfico, mas, em geral, alternativas nutricionais mais seguras são mais vantajosas, como, por exemplo, os alimentos e especiarias mencionados acima.

Alguns estudos mostraram que pacientes que usam NSAIDs regularmente têm menor incidência de doenças associadas à inflamação silenciosa.[21] Um estudo de Johns Hopkins constatou que indivíduos que usaram NSAIDs por, no mínimo, dois anos tiveram uma redução de 60% no risco de doença de Alzheimer. Verificou-se uma redução de 26% apenas com o uso de aspirina, e outros NSAIDs causaram redução ainda maior.[22] Para prevenção de acidente vascular cerebral e ataque cardíaco, a terapia com baixas doses de aspirina (81 mg/dia) proporciona os benefícios do uso prolongado de NSAIDs, com menor risco do que a terapia com grandes doses de aspirina ou outros NSAIDs. Contudo, os estudos também mostram que a proporção risco/benefício sugere que a terapia com baixas doses de aspirina beneficia, sobretudo, pacientes de alto risco.[23] A razão disso é que NSAIDs podem causar úlceras e sangramento gastrintestinal. Essa categoria de fármacos é considerada uma das causas principais de morte e hospitalização iatrogênica (literalmente, "causada pelo médico"). Portanto, recomendamos que, até que mais pesquisas sejam feitas, a terapia prolongada com NSAIDs seja limitada a pacientes de alto risco e evitada por pessoas saudáveis.[24] Um grupo de novos fármacos antiinflamatórios introduzidos em 2000, entre os quais *Celebrex* e *Vioxx*,* são "inibidores específicos de COX-2" e supostamente reduzem a inflamação, sem aumentarem significativamente o risco de sangramento gastrintestinal. Contudo,

---

* A venda do Vioxx foi suspensa em 30 de setembro de 2004 devido a um estudo do próprio laboratório fabricante, que verificou o risco de problemas cardiovasculares em tratamentos prolongados. O original em inglês de *A medicina da imortalidade* foi publicado pouco antes da proibição mundial do medicamento. [N.E.]

estudos sobre a segurança desses fármacos em relação aos NSAIDs mais antigos e menos onerosos geraram resultados conflitantes.[25]

Considera-se que os famosos fármacos redutores de colesterol, "estatinas", reduzem o risco de doença coronariana por meio da redução dos níveis de colesterol na corrente sangüínea. Outra razão para sua eficácia é que também diminuem a inflamação.[26]

Nossa recomendação é que o indivíduo use baixas doses de aspirina com regularidade apenas se ele fizer parte do grupo de alto risco, como definido no Capítulo 15 – "A verdadeira causa da doença coronariana e como preveni-la." Esse grupo inclui pessoas que, entre outros fatores de risco, têm uma história de doença cardiovascular, parente próximo (pais, irmãos) com doença cardiovascular, fumam ou têm níveis elevados de colesterol.

Saúde odontológica e inflamação

Visitas regulares ao dentista podem reduzir a chance de ataque cardíaco. Infecções silenciosas de pequena intensidade e inflamação dos tecidos gengivais (gengivite) são fatores de risco potenciais para doença coronariana e acidente vascular cerebral.[27] A doença gengival é um dos tipos mais comuns de inflamação e atinge quase todos. Se não tratada, essa infecção crônica pode levar à destruição óssea e à perda dos dentes. Considera-se que essa condição, conhecida como osteonecrose, seja um dos tipos de inflamação associados a várias doenças neurológicas e cardiovasculares graves.

Para reduzir os riscos vinculados à inflamação gengival, a American Academy of Periodontology sugere que indivíduos com risco de doença cardiovascular ou que tenham sinais de doença gengival procurem o dentista regularmente. Além de ser fundamental para a saúde bucal, um esquema de tratamento odontológico, do qual fazem parte a escovação duas vezes ao dia, o uso do fio dental e as visitas regulares ao dentista, pode ajudar a prevenir a doença cardiovascular.

TESTES PARA AVALIAR A INFLAMAÇÃO

Ao seguir as recomendações apresentadas no Programa de Longevidade de Ray & Terry, é possível reduzir grande parte da inflamação presente no corpo e os riscos de doenças graves discutidas acima.

O marcador (indicador) usado para mensurar o nível de inflamação no corpo é chamado proteína reativa-C de alta sensibilidade (hs-CRP, ou CRP). CRP é uma proteína produzida no fígado e liberada na corrente sangüínea em resposta à inflamação. Recomendamos que seja obtido um hs-CRP de referência, se inexistente, e depois, como parte regular das avaliações contínuas de saúde. Se o indivíduo tem história de doença cardiovascular ou qualquer condição inflamatória crônica, ou história familiar de doença cardiovascular prematura ou doença de Alzheimer, devem ser também considerados o teste genômico e a mensuração de ácidos graxos essenciais.

O papel da proteína reativa-C

Com um processo inflamatório agudo, como infecção bacteriana grave, os níveis de CRP podem aumentar de um valor normal inferior a 5 até 1.000 ou mais. A inflamação crônica ou silenciosa leva a aumentos muito mais sutis, digamos, de 0,8 para 5,2. Porém, até mesmo esse pequeno acréscimo pode ser bastante significativo no decorrer do tempo.

Vários estudos recentes demonstraram que a determinação de hs-CRP pode ajudar na previsão de futura doença de artéria coronária.[28] Homens no terceiro percentil superior para CRP têm duas vezes mais ataques cardíacos do que aqueles no terceiro inferior.[29] CRP não é apenas um fator preditivo de doença coronariana, doença de Alzheimer e acidente vascular cerebral; também sofre aumento em conseqüência de condições de vida adversas, como inatividade física, obesidade, distúrbios do sono e depressão.

Há doenças e incapacidade mais graves entre idosos com níveis de CRP elevados do que entre aqueles com níveis menores. Indivíduos saudáveis com 80 ou 90 anos de idade ainda têm baixos níveis de CRP. Alguns pesquisadores acreditam que CRP é uma ferramenta tão útil que pode ser usada como marcador para o envelhecimento biológico.[30]

A hs-CRP é um exame de sangue de baixo custo que pode ser feito facilmente pelo médico comum. O sangue deve ser colhido pela manhã, após jejum de 12 horas. Considera-se a faixa de referência usual de hs-CRP normal inferior a 5, mas, segundo nossa revisão da literatura médica, esse nível ainda é altíssimo para a saúde. Deve-se tentar atingir hs-CRP inferior a 1,3, porque níveis mais baixos associam-se à redução do processo de envelhecimento e menores riscos à saúde.[31]

Condições de teste	hs-CRP ideal	"Normal" usual do laboratório
Jejum	Inferior a 1,3	Inferior a 5

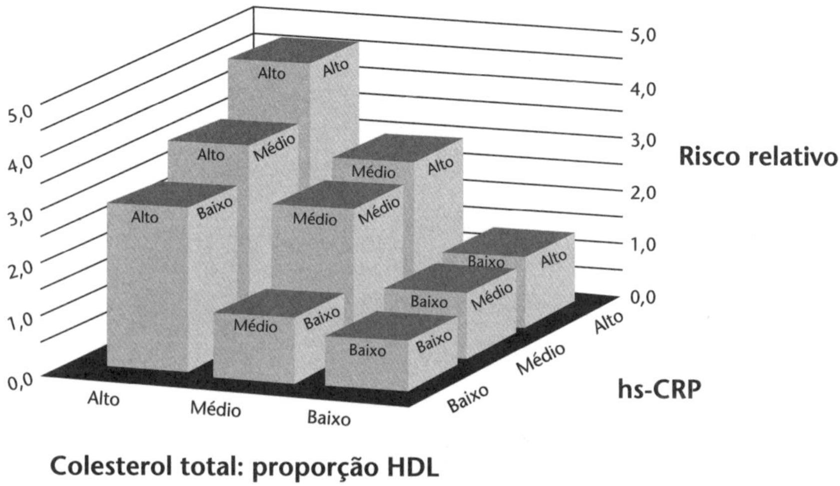

Figura 12-3. Impacto de níveis crescentes de hs-CRP sobre o risco de doença coronariana[32]

Determinação de ácidos graxos essenciais

Outro teste conveniente, sobretudo em casos de doença inflamatória como asma, alergias graves (por exemplo, eczema) e artrite reumatóide, é o perfil de ácidos graxos essenciais. Esse exame de sangue também é feito em jejum, pela manhã, e fornece valores precisos e proporções entre vários ácidos graxos importantes discutidos anteriormente, como os ácidos graxos antiinflamatórios EPA, DHA e DGLA, bem como o ácido araquidônico pró-inflamatório. O conhecimento dos níveis desses ácidos graxos e suas proporções serve como fundamento de um plano de ação detalhado para suplementação corretiva.

Marcadores genômicos para o risco inflamatório

Agora é possível testar vários marcadores genéticos que indicam uma predisposição para a inflamação. Para fins ilustrativos, discutiremos duas mutações específicas.

Pacientes com a mutação IL-1 β 31C → t correm o risco de desenvolver mais inflamação a partir de um dado estímulo do que indivíduos sem essa variação genética.[33] Se o teste genômico constatar a presença desse polimorfismo, há medidas alimentares específicas a serem seguidas. Suplementação com óleo de peixe (EPA/DHA) e cardo-mariano inibe a inflamação causada por esse defeito genético, bem como as ervas curcumina, boswéllia e alcaçuz.

FNT-alfa (fator de necrose tumoral alfa) é outro mensageiro químico inflamatório que tem efeitos potentes no corpo. Pacientes com a mutação FNT-alfa-308 G → a têm maior risco de condições inflamatórias como artrite e asma. O consumo de óleo de peixe e chá verde pode ajudar a reduzir essa inflamação excessiva.[34]

A maioria das pessoas não sofre um acidente vascular cerebral ou ataque cardíaco subitamente, nem desenvolve câncer, doença de Alzheimer ou diabetes do nada. Em geral, essas doenças constituem o resultado final de muitos anos de opções alimentares e de estilo de vida que aumentam o volume de inflamação silenciosa circulante no corpo. Ao fazer alterações no estilo de vida agora, é possível começar a reduzir a inflamação silenciosa e eliminar as chances de desenvolver doenças graves desde já.

13

METILAÇÃO – DE FUNDAMENTAL IMPORTÂNCIA PARA A SAÚDE

A metilação é um processo químico simples, no qual um grupo metila – um átomo de carbono e três de hidrogênio – liga-se a outras moléculas. A metilação anormal pode criar problemas no decorrer da vida, do nascimento à morte. É causa importante de defeitos no tubo neural, como espinha bífida e anencefalia, uma condição fatal na qual o cérebro fica exposto e não se desenvolve completamente. Essa simples reação bioquímica tem efeitos potentes sobre a síntese de DNA, a ativação e desativação de genes no interior da célula, a desintoxicação e o metabolismo.

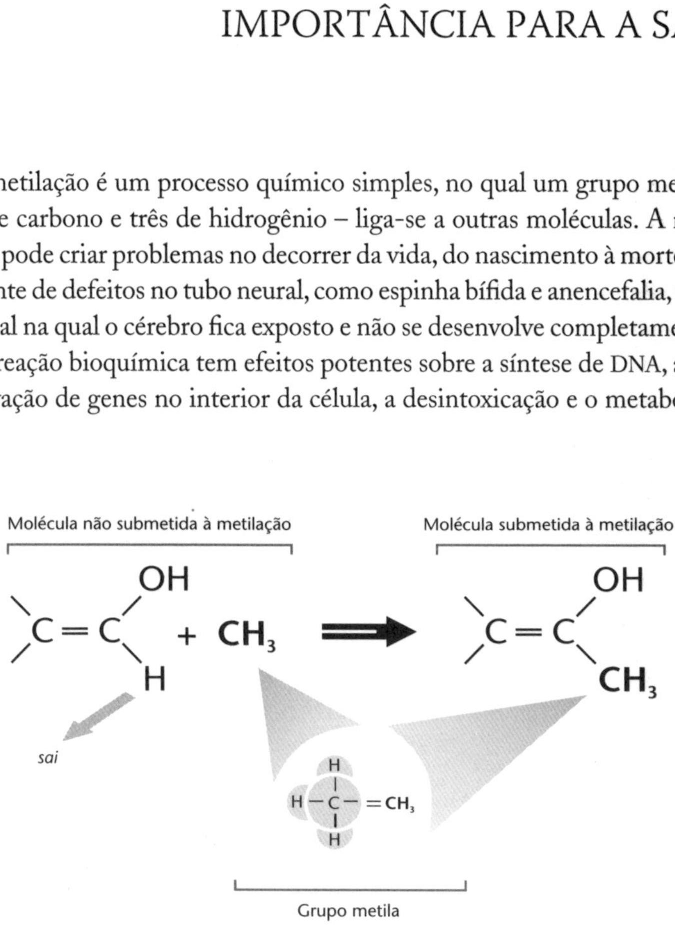

Figura 13-1. O processo de metilação

Em conseqüência de variações genéticas (polimorfismos), a metilação anormal é extremamente comum. Dependendo da idade e da etnia, entre 10% e 44% da população têm problemas com a metilação adequada, os quais podem levar ao câncer cervical e de cólon, à cardiopatia coronariana, a acidentes vasculares cerebrais, à doença de Alzheimer e a outras condições.[1] Felizmente, é simples detectar com os testes corretos e fácil de corrigir com suplementos nutricionais. Contudo, a maioria dos médicos não faz o teste rotineiro para detectá-la, e muitas pessoas descobrem que têm um defeito de metilação apenas quando já estão sob seus efeitos negativos.

PROCESSOS DE METILAÇÃO

A metilação pode causar alterações no DNA

A metilação é essencial na formação adequada do DNA. Anteriormente, mencionamos SNPs (polimorfismos de nucleotídeo único), nos quais apenas um nucleotídeo no DNA de um gene sofre alterações. Por exemplo, se uma região de DNA que contém citosina do ácido nucléico (C) sofre metilação, ela pode transformar-se em timina do ácido nucléico (T).[2] Refere-se a essa mutação comum como "polimorfismo C → T (citosina para timina)" e pode levar a alterações genéticas dramáticas (e, às vezes, catastróficas). Basta colocar um grupo metila em algum lugar que ele não ocupava antes para produzir uma alteração geralmente espetacular nos genes. Essas reações de metilação podem causar algo bastante benigno, embora no ponto mais grave possam aumentar o risco de câncer.[3]

Desintoxicação bloqueada

O corpo também usa a metilação para ajudar a eliminar um número de toxinas perigosas, oriundas de metais pesados (por exemplo, mercúrio, chumbo, antimônio e arsênio). Se o indivíduo tem metilação defeituosa, esses metais tóxicos podem se acumular, o que interfere no funcionamento normal de várias funções corporais. Ao realizarmos um mineralograma do cabelo, é possível constatar a presença no corpo de quantidades excessivas de metais pesados tóxicos, além de sugerir metilação defeituosa.

O fígado usa a metilação para auxiliar na excreção de toxinas externas, bem como de alguns de seus resíduos químicos, como os subprodutos hormonais. A metilação defeituosa resulta em acúmulo de toxinas externas (por exemplo, pesticidas) e níveis excessivos de hormônios corporais, como o estrogênio. Trata-se de um problema significativo porque o excesso de estrogênio é associado ao aumento no risco de vários tipos de câncer.[4]

Homocisteína: um teste simples para a metilação apropriada

A maneira mais simples de determinar se o corpo desempenha adequadamente a metilação é avaliar o nível de **homocisteína** no sangue. A homocisteína é um exemplo de "metabólito tóxico". Esses subprodutos formam-se no decorrer de funções corporais normais e causarão problemas, a menos que sejam excretados rapidamente ou percam a toxicidade. A homocisteína forma-se quando se ingere metionina, um aminoácido normalmente encontrado em alimentos protéicos, como carne vermelha e aves. O corpo usa o processo de metilação para desintoxicar a homocisteína. Em um indivíduo saudável, isso acontece sem grandes problemas, mas, quando há um "defeito de metilação", em geral em conseqüência de um problema genético, a homocisteína acumula-se em níveis tóxicos.

Mais de 200 trabalhos científicos são publicados a cada ano sobre a importante relação entre os níveis de homocisteína e a saúde, mas a maioria dos médicos ainda não testa adequadamente os níveis dessa substância – quando o faz – e não trata os níveis elevados com a necessária agressividade.[5]

Na prática médica convencional, os níveis de homocisteína costumam ser verificados apenas em pacientes de alto risco, o que é reforçado pelo fato de a American Heart Association ainda não reconhecer a homocisteína como "importante fator de risco na doença cardiovascular".[6] Várias pessoas com cardiopatia coronariana nos disseram que seu médico recusou-se a verificar os níveis de homocisteína, dizendo-lhes que era "desnecessário" porque não pertenciam ao grupo de "alto risco". De modo geral, mesmo quando os médicos constatam níveis elevados, prescrevem ácido fólico,[7] sugerem "algumas vitaminas B" e, então, acham que trataram a condição adequadamente. Mas, na maioria das vezes, não é isso o que acontece.

A eficácia do processo de metilação deteriora-se e os níveis de homocisteína costumam aumentar com a idade; portanto, uma parte crítica do Programa de Longevidade de Ray & Terry diz respeito ao teste apropriado e um programa nutricional de tratamento agressivo o suficiente para reduzir os níveis de homocisteína a valores seguros.

Se há níveis elevados de homocisteína, a maneira adequada de assegurar que a metilação ocorra normalmente no corpo é por meio da implementação de um programa inicial de suplementação nutricional e, depois de alguns meses, um outro teste. Devem-se fazer alterações no esquema de suplementos até que os níveis de homocisteína estabilizem ou atinjam um bom valor – em condições ideais, inferior a 7,5 µmol/L.

Efeito sobre o cérebro

As reações de metilação também são críticas para a função cerebral normal. O corpo usa o aminoácido triptofano na formação de neurotransmissores calmantes (químicos usados por células do cérebro para se comunicarem entre si), serotonina e melatonina. Os aminoácidos fenilalanina e tirosina são transformados nos neurotransmissores adrenalina, noradrenalina e dopamina, os quais têm o efeito oposto – costumam estimular a mente e causar excitação. A metilação está envolvida em várias dessas reações. Portanto, o fato de o indivíduo ficar excitado ou calmo pode ser uma função direta de reações de metilação no cérebro. Além disso, o cérebro usa a metilação para formar acetilcolina, o neurotransmissor necessário para a memória. A redução nos níveis de acetilcolina no cérebro está vinculada à perda de memória e à doença de Alzheimer.

Os defeitos de metilação associam-se a um maior risco de doença de Alzheimer, bem como de muitos distúrbios do humor comuns nos idosos, como a depressão e a paranóia. Vários estudos mostram um vínculo entre a metilação defeituosa e a função cerebral anormal. Em determinado estudo, constatou-se um nível elevado de homocisteína em uma alta porcentagem de pacientes psiquiátricos hospitalizados. Pacientes com distúrbios de humor (por exemplo, ansiedade e depressão) têm grande incidência de homocisteína elevada. É freqüente os pacientes de Alzheimer terem níveis de homocisteína elevados e níveis baixos de ácido fólico no sangue, um dos nutrientes que reduzem a homocisteína.[8]

Doença cardiovascular

Níveis elevados de homocisteína podem ser tóxicos para os revestimentos das artérias. A homocisteína danifica e fragmenta diretamente as paredes internas das artérias.[9] Na tentativa de reparar esse dano, o corpo preenche essas fendas com partículas de colesterol LDL, dando início, assim, ao processo de aterosclerose que discutiremos no Capítulo 15 – "A verdadeira causa da doença coronariana e como preveni-la". Então, a homocisteína causa ainda mais danos. Ela aumenta a inflamação, a qual acelera todo o processo de formação da placa e eleva a chance de que a placa se rompa. Quando a placa arterial se rompe, pode causar um ataque cardíaco ou um acidente vascular cerebral.

Tanto a quantidade de homocisteína quanto o volume de inflamação no corpo são influenciados pela dieta, pelos nutrientes e pelo estilo de vida; portanto, eis aqui um processo comum, no qual vários fatores-chave discutidos neste livro – desequilíbrio de açúcar, colesterol, inflamação, metilação e risco genético – intersectam-se para criar condições de saúde ou doença.

Níveis elevados de homocisteína constituem um fator de risco independente para ataque cardíaco e acidente vascular cerebral, como confirmado pelo famoso estudo *Framingham*.[10] Outro estudo que envolveu quase 15 mil médicos constatou que homens nos percentis superiores para homocisteína tinham probabilidade três vezes maior de sofrer um ataque cardíaco.[11] Pacientes com níveis máximos de homocisteína também têm até 4,5 vezes o risco de doença de Alzheimer.[12] A homocisteína elevada representa um risco de doença cardiovascular equivalente ao do tabagismo.[13]

Como uma porcentagem significativa de pacientes com doença cardiovascular tem homocisteína anormal, discordamos das recomendações da American Heart Association, mencionadas anteriormente, e acreditamos que todos os pacientes com doença cardiovascular devem testar o nível de homocisteína e receber orientações nutricionais adequadas. Na verdade, como a otimização dos processos de metilação no corpo é tão importante, recomendamos que todos verifiquem os níveis de homocisteína, não apenas os pacientes cardíacos.

REDUZIR A HOMOCISTEÍNA

Felizmente, a redução até mesmo de níveis perigosamente elevados de homocisteína costuma ser simples, com suplementos nutricionais de baixo custo e facilmente encontrados. Além de reduzir os níveis de homocisteína, a suplementação com vitaminas B_6 e B_{12}, ácido fólico e alguns outros nutrientes pode ajudar na prevenção de doenças resultantes desses níveis elevados.[14]

Há fortes evidências que ligam os níveis elevados de homocisteína à carência de vitaminas B_6, B_{12} e ácido fólico. Porém, o que é propício para um indivíduo pode não ser nem suficiente para outro. A simples mensuração dos níveis desses nutrientes na corrente sangüínea não proporciona as informações necessárias. Estudos mostram que os níveis sangüíneos desses nutrientes estão, em geral, dentro dos chamados valores normais, mesmo quando mais é necessário para corrigir a metilação anormal e reduzir a homocisteína.[15] Portanto, avaliar o nível de homocisteína é um indicador melhor da quantidade necessária de B_6, B_{12} e ácido fólico do que mensurar os níveis sangüíneos desses nutrientes.

Em conseqüência de diversas variações genéticas comuns, há quase sempre uma ampla variação nas quantidades desses nutrientes, necessárias para reduzir adequadamente a homocisteína. O indivíduo talvez tenha excelente nível de homocisteína (inferior a 7,5) consumindo apenas 2 mg de vitamina B_6, 0,6 mcg de vitamina B_{12} e 400 mcg de ácido fólico (as quantidades de ingestão diária recomendada, RDA, desses nutrientes). Porém, outro indivíduo talvez tenha um nível de homocisteína perigosamente elevado, apesar de tomar 200 mg de B_6 (cem vezes a RDA), 1.000 mcg de B_{12} (1.600 vezes a RDA) e 2.000 mcg de ácido fólico (cinco vezes a RDA). Nesse caso, pode ser necessário administrar alguns desses nutrientes (como B_{12}) por injeção ou usar suas formas ativadas (por exemplo, o ácido fólico ativado).

Além disso, a alimentação é importante para o nível de homocisteína. A carne vermelha e as aves contêm quantidades relativamente grandes de metionina, o aminoácido que pode transformar-se em homocisteína no corpo. Assim, essa é outra razão pela qual desencorajamos o consumo de grandes quantidades de produtos de origem animal. Pessoas com dificuldade para controlar o nível de homocisteína devem ingerir menos alimentos ricos em metionina, como carne vermelha, peru e frango, e dar preferência aos peixes, hortaliças e frutas. Um estudo mostrou que uma dieta vegetariana conseguiu reduzir os níveis de homocisteína em 13%, sem suplementos.[16]

O tabagismo e o consumo de café estão associados ao aumento dos níveis de homocisteína, ao passo que o consumo de vinho tem uma associação em "forma de J" – uma pequena quantidade de vinho (um ou dois copos por dia) reduz a homocisteína, mas quantidades maiores irão elevá-la.[17] O consumo moderado de cerveja reduz os níveis de homocisteína, talvez em conseqüência de seu teor de vitamina B_6.[18]

O mais importante: não desista antes que o nível de homocisteína esteja adequadamente controlado, fazendo o que for necessário. Um trabalho recente no JAMA alegou que a terapia redutora de homocisteína em "alta dose" era de benefício mínimo na prevenção de acidente vascular cerebral. Os autores do estudo compararam o efeito de suplementação em pequena dose (0,2 mg de B_6, 6 mcg de B_{12} e 200 mcg de ácido fólico) ao que consideravam ser doses elevadas (25 mg de B_6, 400 mcg de B_{12} e 2.500 mcg de ácido fólico), sobre o risco de acidente vascular cerebral.[19] Não constataram nenhuma diferença significativa entre os dois programas de suplementação e concluíram que "a redução moderada de homocisteína total [...] não teve efeito sobre os resultados vasculares." A frase-chave aqui é "redução moderada". Nesse estudo, a chamada suplementação com dose elevada apenas reduziu níveis médios de homocisteína de 13,4 para 11,0, ainda bem acima de nossos valores-alvo (inferiores a 7,5). Mas, se tivesse sido usada suplementação ainda mais agressiva, em vez de satisfazerem-se com uma redução modesta de níveis de homocisteína para valores ainda perigosos, é provável que tivessem demonstrado resultados mais benéficos.

Uma revisão de 12 estudos concluiu que os níveis de homocisteína poderiam ser reduzidos em 33% com uma combinação de 500 a 5.000 mcg de ácido fólico, além de 500 mcg de vitamina B_{12}, digamos, de 15 para 10.[20] O grande *European Concerted Action Project* mostrou depois que cada aumento de 5 pontos no nível de homocisteína estava vinculado ao aumento no risco cardiovascular de 35% em homens e 42% em mulheres.[21] A reunião dessas informações leva à conclusão de que a suplementação rotineira com uma dose diária de baixo custo de ácido fólico e vitamina B_{12} pode reduzir significativamente a incidência de doença cardiovascular.

A suplementação em pequenas doses funciona para muitos, mas não para todos. Mencionamos que as quantidades de ingestão diária recomendada, RDA, desses nutrientes em geral não reduzem suficientemente os níveis elevados de homocisteína. Mas, às vezes, até mesmo grandes doses orais mostram-se inadequadas. A razão tem a ver com a digestão. As mesmas células (células parietais) no estômago que fabricam o ácido clorídrico para auxiliar a digestão alimentar também fabricam o chamado **fator intrínseco**, a proteína transportadora usada para levar vitamina B_{12} do trato intestinal à corrente sangüínea. À medida que o indivíduo envelhece, as células parietais tornam-se menos ativas; portanto, o ácido estomacal adequado para digerir nutrientes e o fator intrínseco necessário para a absorção de B_{12}quase sempre estão ausentes. Nesse caso, as pessoas não conseguem assimilar a vitamina B_{12} (que requer o fator intrínseco) nem minerais (que requerem ácido estomacal adequado). Um nível baixo de B_{12} no sangue é uma razão importante para a tendência de os níveis de homocisteína aumentarem com a idade. Ocasionalmente, para corrigir a conseqüente má absorção de nutrientes, é necessário administrá-los por injeção.

Alguns estudos sugerem que a redução adequada de homocisteína ocorre com uma dose de ácido fólico entre 500 e 5.000 mcg ao dia, ao passo que outros acham que um pouco acima da RDA de 400 mcg já basta.[22] Porém, como discutiremos em detalhes no Capítulo 21 – "Suplementação intensa", em conseqüência de variações genéticas, muitas pessoas têm necessidades vitamínicas que excedem as quantidades de RDA. Isso é, sobretudo, verdadeiro no que tange à função da metilação no corpo, visto que uma determinada variação genética (o polimorfismo MTHFR 677 C → T) atinge quase metade dos indivíduos em alguns grupos populacionais, e indivíduos com essa variação genética precisam mais do que as quantidades de RDA de ácido fólico.

SUPLEMENTOS NUTRICIONAIS

Eis os suplementos nutricionais que podem reduzir níveis elevados de homocisteína (Tabela 13-1, p. 204). Observe que, em diversos exemplos, muitas vezes as quantidades de ingestão diária recomendada, RDA, são exigidas. Note, sobretudo, que as quantidades de B_{12} geralmente necessárias são milhares de vezes maiores do que a RDA de 0,6 mcg.

TESTES PARA AVALIAR A METILAÇÃO

O DESAFIO DA METIONINA (TESTE DE ESFORÇO DE HOMOCISTEÍNA). A maioria das mensurações de homocisteína é feita como parte de um painel de risco cardiovascular, um grupo de testes sangüíneos que visa à triagem de pacientes com doença cardiovascular. De modo geral, colhe-se o sangue de manhã, após uma noite de jejum. O paciente precisa estar em jejum para que se obtenham leituras precisas de colesterol, triglicerídeos, lipoproteína (a) etc., mas o jejum é menos conveniente para avaliar os níveis de homocisteína e metilação. Lembre-se de que a homocisteína é formada a partir da quebra do aminoácido metionina alimentar. Depois de uma noite de jejum, os níveis de metionina são mínimos e, por isso, medir a homocisteína nessas condições não proporciona a avaliação mais precisa da capacidade de o corpo quebrar esse aminoácido.

Tabela 13-1. Nutrientes úteis na redução de homocisteína

Nutriente	Dose típica necessária para reduzir a homocisteína	Ingestão diária recomendada (RDA)
Vitamina B_{12}	100-200 mcg	0,6 mcg
Ácido fólico	800-10.000 mcg	400 mcg
Vitamina B_2	25-100 mg	1,7 mg
Vitamina B_6	50-100 mg	2 mg
Betaína	100-300 mg	N/A
Zinco	15-50 mg	15 mg
Magnésio	400-800 mg	400 mg
TMG (trimetilglicina)	500-3.000 mg	N/A

Um eletrocardiograma de um paciente em repouso gera muito menos informações sobre o risco cardíaco do que um teste de esforço, no qual o eletrocardiograma é monitorado enquanto o paciente esforça o coração, exercitando-se em uma esteira. Similarmente, para avaliar bem a capacidade que o corpo tem de metabolizar a homocisteína, em vez do teste estático (jejum) convencional, recomendamos um teste de esforço de homocisteína, no qual se colhe sangue do paciente depois de ele consumir um desafio oral de metionina.

Para um teste de esforço de homocisteína, o paciente chega à clínica em jejum. Colhe-se sangue para obter um nível referencial de homocisteína (outros elementos do painel de risco cardiovascular podem ser colhidos nesse momento também). Dá-se, então, ao paciente um desafio oral de 25 a 100 mg/kg de metionina e colhe-se o sangue novamente, 3-4 horas depois. Pacientes com níveis de homocisteína normais em jejum quase sempre apresentarão anormalidades após o desafio de metionina. Ao usar esse método, os médicos podem identificar até 27% mais pacientes com metilação defeituosa do que usando apenas a determinação de homocisteína em jejum.[23]

O nível de homocisteína – como ele deve ser?

Realmente, não há "valores seguros" para a homocisteína. É como o tabagismo – parece que qualquer quantidade é ruim. Um trabalho da Noruega contesta que "a homocisteína total seja um fator de risco independente para CHD (cardiopatia coronariana) sem limiar", o que significa que não há nenhum nível livre de risco. Portanto, não se sabe ao certo qual seria o nível mais adequado.[24] A maioria dos grandes laboratórios proporciona valores de referência do que considera "normal" para cada exame laboratorial. Um dos principais laboratórios de referência nacional considera uma variação aceitável para homocisteína em jejum inferior a 15 para homens e 12,4 para mulheres.[25] Muitos nutrólogos consideram a homocisteína em jejum inferior a 7,0 como baixo risco, 9,0, risco moderado e 15,0 ou mais, alto risco. Definimos nossa meta ideal para a homocisteína em jejum igual ou inferior a 7,5, um valor viável para a maioria. Segundo nossa experiência, constatamos que, com a suplementação adequada, a maioria dos indivíduos pode reduzir os níveis até esses valores relativamente seguros.

TESTE GENÔMICO. Muitos indivíduos têm genes que os predispõem à metilação anormal. Testes genômicos de baixo custo podem determinar se há uma predisposição genética para alterações no metabolismo da homocisteína e na metilação.

A enzima MTHFR (metilenotetrahidrofolato redutase) ajuda a transformar a homocisteína novamente em metionina. Um dos polimorfismos mais comuns (variações genéticas) na população humana é uma variante genética dessa enzima – o chamado polimorfismo MTHFR 677 C → T. (Isso significa que o 677° nucleotídeo no gene que codifica para homocisteína, citosina, é substituído por timidina.)

Esse polimorfismo 677 C → T é bastante comum. Até 44% das populações caucasiana e asiática têm, ao menos, uma cópia desse gene mutante. Diz-se que ele é muito menos comum entre indivíduos de origem africana, embora um estudo na África subsaariana tenha revelado uma prevalência dessa aberração genética em mais de 62% da população na região litorânea do Togo.[26]

Embora uma única cópia do gene mutante, em si, raramente provoque níveis elevados de homocisteína, cerca de 12% de caucasianos e asiáticos são homozigotos, ou seja, têm duas cópias do polimorfismo. Sem o tratamento nutricional agressivo, esses indivíduos costumam apresentar níveis elevados de homocisteína.[27]

Indivíduos com duas cópias do polimorfismo MTHFR 677 C → T têm três vezes mais o risco normal de desenvolver doença cardiovascular prematura.[28] Além disso, esse polimorfismo aumenta o risco de outras doenças. Por exemplo, mulheres com apenas uma cópia do gene mutante ainda têm o dobro do risco de desenvolver CIN (neoplasia intra-epitelial cervical), uma lesão pré-cancerosa da cérvix, ao passo que aquelas com duas cópias têm um risco três vezes maior.[29] Esse polimorfismo pode também influenciar significativamente a expectativa de vida; um estudo do Japão mostrou que, embora 19% de pessoas entre 14 e 55 anos fossem homozigotos para esse gene mutante, ele foi encontrado em apenas 7% de indivíduos acima de 80.[30] Isso sugere que indivíduos com duas cópias do gene morreram mais cedo.

Felizmente, parece que, na maioria dos casos, os efeitos prejudiciais dessa variante genética podem ser corrigidos com quantidades adequadas de suplementos nutricionais.

14

LIMPAR A BAGUNÇA: TOXINAS E DESINTOXICAÇÃO

Pela primeira vez na história da humanidade, todo ser humano está sujeito ao contato com produtos químicos perigosos, da concepção à morte.
— Rachel Carson, Silent Spring, 1962.

Temos de parar e nos perguntar: de quanto ar puro precisamos?
— Lee Iacocca, ex-presidente da Chrysler Corp.

Ninguém pode evitar a exposição a toxinas geradas interna ou externamente (ambientais). No ano 2000, mais de 3 milhões de toneladas de resíduos tóxicos foram lançados diretamente ao ar, à terra e à água – apenas nos Estados Unidos.[1] A triste verdade é que nosso planeta ficou tão tóxico que a saúde de todos corre perigo. Quem já enfrentou uma greve de lixeiros conhece as conseqüências de uma interrupção na remoção de resíduos. Mesmo um ralo ou vaso sanitário entupido pode perturbar o funcionamento normal do lar. Nosso corpo não é diferente, e a remoção eficaz e imediata de toxinas é importantíssima para a longevidade.

Estamos expostos às toxinas de várias formas: no ar e na água poluídos, no local de trabalho e nos alimentos. Somos bombardeados com radiação eletromagnética e poluídos por metais pesados. Até mesmo nós criamos algumas das toxinas mais perigosas dentro das células. Mecanismos eficientes e eficazes para descontaminação e eliminação segura dessas toxinas são fundamentais para a longevidade e a manutenção da saúde. Discutiremos cada uma dessas toxinas e algumas medidas que podemos tomar para impedir seu acúmulo no corpo.

POLUIÇÃO DO AR

O ar poluído ameaça a saúde de todas as formas de vida aeróbica em nosso planeta. Além de seus efeitos tóxicos diretos sobre o corpo, a poluição do ar cria

Limpeza verde

Um estudo realizado pela NASA, vários anos atrás, mostrou que plantas domésticas podem reduzir as toxinas transportadas pelo ar (por exemplo, benzeno e formaldeído), presentes no ar interno que os filtros de ar não conseguem remover.[2] Clorófitos são ótimos para remover formaldeído, ao passo que plantas com folhas penugentas ajudam a remover partículas. Entre outras plantas úteis estão hera, lírio-da-paz, palmeira jupati, sempre-viva, crisântemos, gérbera e espada-de-são-jorge.

nevoeiro com fumaça, chuva ácida e buracos na camada de ozônio, aumentando o risco de câncer de pele. Mais do que isso, eleva o potencial de aquecimento global, também conhecido por efeito estufa.[3] A agência de proteção ambiental norte-americana EPA (*Environmental Protection Agency*) enumera 188 poluentes nocivos do ar, entre os quais benzeno, formaldeído e dioxinas. Alguns são carcinógenos bem conhecidos; outros associam-se a distúrbios respiratórios, defeitos congênitos e outros graves problemas de saúde.

Em 1990, a EPA realizou um levantamento abrangente para avaliar as concentrações externas de 148 contaminadores tóxicos do ar. Em mais de 90% das 60 mil regiões estudadas, as concentrações de hidrocarbonetos eram superiores aos níveis cancerígenos desejados pela EPA. Duzentas áreas tinham concentrações de poluentes que excediam em cem vezes ou mais[4] os níveis recomendados.

Quando o ar frio, mais pesado, aprisiona o ar quente sob ele, tem-se uma "inversão". Na maioria das vezes, isso pode resultar no fato de o ar externo ficar muito poluído e as autoridades locais emitirem alertas, pedindo aos portadores de doenças respiratórias que permaneçam em casa. Porém, os níveis internos de muitos poluentes são quase, ou mais de, cem vezes superiores aos externos.[5] A poluição do ar interno é uma questão fundamental, porque muitos indivíduos passam até 90% do tempo em ambientes fechados. Entre as fontes comuns de poluição do ar interno estão os gases de cozinha e de aquecedores, a fumaça de cigarro, os desinfetantes domésticos industrializados, os pesticidas, a liberação de gases de materiais de construção e carpetes, a fumaça de fogões a lenha e lareiras e o radônio.

No esforço de melhorar a eficiência de energia, os engenheiros conseguiram reduzir as perdas térmicas de muitos prédios por meio da vedação de vazamentos e recirculação contínua do mesmo ar. Quando uma pessoa trabalha em um prédio com energia "eficiente" – em geral, não é permitido abrir as janelas –, fica exposta a quantidades ainda maiores de poluição do ar interno. Isso resultou em um novo grupo de doenças humanas, relacionadas à poluição, conhecidas como síndrome do edifício enfermo, as quais estão associadas à maior incidência de alergia e irritação do trato respiratório, bem como câncer e infecções.[6]

A Tabela 14-1, abaixo, mostra algumas medidas simples que podem ser tomadas para evitar ou reduzir a exposição a poluentes transportados pelo ar.

Tabela 14-1. Redução de poluentes do ar interno

Para evitar a toxicidade de	Faça
Fumaça de cigarro	Não permita que fumem em sua casa e evite locais onde é permitido fumar
Desinfetantes domésticos industrializados	Use vinagre e água
Produtos químicos para lavagem de roupas a seco	Use roupas laváveis. Deixe roupas lavadas a seco "respirarem" do lado de fora da casa ou na garagem, antes de guardá-las
Gases liberados de materiais de construção e carpetes	Use filtros de ar independentes, plantas para interiores
Equipamentos de escritório	Coloque impressoras, copiadoras e aparelhos de fax o mais longe possível de sua área de trabalho; a área onde essas máquinas são usadas deve ser bem ventilada
Fumaça de fogões a lenha e lareiras	Use lareiras a gás
Radônio	Use sistema de mitigação de radônio

POLUIÇÃO DA ÁGUA

Beber água poluída com organismos microbianos patogênicos produz efeitos em curto prazo, em questão de horas ou dias, depois da exposição. Bactérias, vírus ou parasitas podem causar doenças agudas como gastrenterite ("gripe" estomacal ou de "turista"), hepatite e cólera.

Os efeitos crônicos persistem durante anos ou décadas após a exposição a contaminadores transportados pela água. Entre os poluentes da água estão produtos químicos usados para eliminar patógenos (por exemplo, cloro, solventes industriais, pesticidas), elementos radioativos e minerais tóxicos como o arsênico. A exposição crônica a esses contaminadores transportados pela água está associada ao câncer e a problemas hepáticos, renais e do trato reprodutivo.[7]

Quando se aumenta o consumo de água como recomendado neste livro, é importante prestar atenção à água consumida. A maior parte da água municipal, como sai na torneira, é inadequada para a saúde. O cloro e o flúor, rotineiramente adicionados à água, são substâncias químicas altamente reativas com efeitos adversos sobre o corpo humano.[8] O cloro é necessário para eliminar germes que contaminam a água enquanto ela percorre o trajeto da fonte original aos lares; portanto, evite beber ou banhar-se em água clorada. Devemos filtrar a água da torneira antes de usá-la.

Use um filtro que também possa alcalinizar a água potável. No Capítulo 4 – "Alimentos e água", discutimos a importância de reduzir a acidez dos tecidos por meio de uma dieta mais alcalina e o consumo de água alcalinizada. O organismo da maioria dos indivíduos já é muito ácido, em conseqüência da ingestão excessiva de carne, carboidratos simples e açúcar. Água alcalinizada é uma medida muito eficaz para equilibrar esse problema.

Além disso, devemos filtrar a água do banho. O cloro pode ser absorvido diretamente pela pele.

Vários sistemas de filtração doméstica podem remover a maioria das toxinas da água da torneira por algumas centenas de dólares.

Fortalecer a capacidade de desintoxicação

Há várias medidas que se podem tomar para ajudar na eliminação de toxinas. Os seguintes alimentos, suplementos nutricionais e modificações no estilo de vida são importantíssimos.

- Uma dieta rica em alho, cebola, limão, alecrim e chá verde pode ajudar a fortalecer as funções enzimáticas do fígado e a eliminação de metais pesados.
- Vegetais crucíferos, como brócolis, couve-flor, couve, repolho, couve-de-bruxelas e couve-chinesa, contêm antioxidantes com propriedades desintoxicantes. O coentro é um agente quelante natural.
- Outro suplemento nutricional útil é N-acetil cisteína (NAC), que aumenta os níveis de glutationa, um dos desintoxicantes mais importantes do fígado na fase II.
- Cardo-mariano (silimarina) e ácido alfa-lipóico auxiliam o fígado.
- Níveis adequados de vitamina C, muitas das vitaminas B, magnésio e selênio são fundamentais para a função enzimática ideal na desintoxicação.
- Água alcalina (ver Capítulo 4) ajuda a evitar constipação e melhora a desintoxicação.
- Entre outras técnicas úteis do estilo de vida, estão saunas e exercício aeróbico vigoroso porque há a indicação de que metais pesados e toxinas solúveis em gordura possam ser parcialmente excretados no suor.[9]

POLUIÇÃO AMBIENTAL

Os ambientes de trabalho e diversão podem causar impacto sobre a saúde de muitas maneiras. Por exemplo, os zeladores de campos de golfe apresentam maior incidência de linfoma não-Hodgkins, câncer de próstata e de cérebro e doença neurológica.[10] Seu trabalho envolve exposição prolongada a pesticidas, fungicidas, herbicidas e fertilizantes. Empregados de refinarias de petróleo, outro grupo exposto a várias toxinas ambientais, sofrem maiores índices de mortalidade de câncer dos lábios (384% do normal), estômago (142%), fígado (238%), pâncreas (151%), tecidos conectivos (243%), próstata (135%), olhos (407%), cérebro (181%) e leucemia (175%).[11] Limpadores de chaminés são expostos a grandes doses de poeira tóxica e sofrem mortalidade excessiva de várias doenças, entre as quais câncer de pulmão, bexiga e esôfago, bem como doenças respiratórias e doença cardíaca isquêmica.[12]

POLUIÇÃO DOS ALIMENTOS

Os produtos químicos são usados intensamente na produção alimentícia. Árvores frutíferas, por exemplo, são regularmente pulverizadas com inseticidas, fungicidas e herbicidas durante a estação de cultivo. Aviões jogam veneno granulado sobre pomares de maçã para eliminar roedores. As árvores são pulverizadas com produtos químicos próprios para impedir que as maçãs caiam dos galhos. Depois de colhidas, as frutas são revestidas com cera para melhorar a aparência e, em seguida, armazenadas durante meses em depósitos repletos de gases tóxicos para prolongar o armazenamento por vários meses antes da comercialização. Quando ingerimos maçãs de cultivo convencional, muitas dessas toxinas permanecem sobre, e mesmo **dentro**, da fruta.

Por mais atentos que sejamos, não podemos evitar o acúmulo de pesticidas em nossos tecidos. Resíduos de pesticidas estão presentes em todas as categorias de alimentos e, não raro, um único item alimentício contém resíduos de cinco ou mais produtos químicos tóxicos.[13]

Para reduzir essas toxinas, devemos ingerir orgânicos sempre que possível e imergir frutos e hortaliças durante alguns minutos em água misturada com produto de limpeza industrializado próprio, que ajuda a remover algumas das toxinas da parte externa de frutas, verduras e legumes.

Alimentos de origem animal são mais ricos em toxinas do que verduras e frutas, sendo que a maioria das toxinas concentra-se nos tecidos adiposos. Para reduzir a exposição a toxinas, devemos dar preferência a alimentos de origem vegetal, eliminar a gordura visível da carne vermelha e retirar a pele de aves. O cozimento de carne vermelha ou de aves faz com que uma quantidade signifi-

Apenas orgânico

Segundo o Grupo de Trabalho Ambiental, certas frutas e hortaliças são altamente contaminadas por pesticidas, enquanto em outras a contaminação é muito menor. Ao evitar as mais contaminadas e ingerir as menos contaminadas, estima-se que é possível reduzir a exposição aos pesticidas em 90%.[14] Obviamente, devemos ingerir produtos orgânicos sempre que possível, mas essas recomendações aplicam-se àquelas situações em que alimentos de cultivo convencional são a única opção.

Mais contaminados	**Menos contaminados**
Pimentão	Milho
Espinafre	Abacate
Aipo	Couve-flor
Batata	Aspargo
Pêssego	Cebola
Nectarina	Ervilha-de-cheiro
Morango	Brócolis
Maçã	Abacaxi
Pêra	Manga
Cereja	Kiwi
Uva	Mamão papaia
Framboesa	Banana

cativa de gordura fique na parte superior da panela, podendo, assim, ser facilmente removida antes do consumo.

POLUIÇÃO ELETROMAGNÉTICA

O corpo é constantemente bombardeado com uma ampla variedade de formas de radiação eletromagnética artificial. Algumas ocorrem em nosso ambiente imediato, entre as quais monitores de computador, telefones celulares, secadores de cabelos, barbeadores elétricos, aquecedores de água e cobertores elétricos. A exposição vem também de fontes remotas, como torres de telefonia celular, estações de rádio e televisão, transmissores via satélite e sinais de radar. Radiação das dezenas de estações de rádio e televisão e torres de telefonia celular em nossa área passam através de nosso corpo a cada segundo.

Embora ainda seja uma questão polêmica, há cada vez mais evidências de que a exposição contínua a essas fontes de radiação pode produzir mudanças na função de tecidos biológicos e pode levar a uma ampla variedade de efeitos adversos para a saúde.[15] A radiação eletromagnética pode causar dano ao DNA,[16] e a radiação de telefones celulares pode alterar as proteínas nas células.[17]

No decorrer de bilhões de anos, todos os organismos vivos na terra aprenderam a adaptar-se à "freqüência da terra"[18] básica de oito ciclos por segundo (8 Hz) e a outras freqüências naturais. O DNA e outros mecanismos da vida celular são bem adaptados a essa radiação, mas não foram programados para lidar com 60 ciclos por segundo (60 Hz) de corrente alternada (CA), 900 MHz das freqüências de telefones celulares, ou 97,3 FM.

É impossível evitar completamente nevoeiro e fumaça eletromagnéticos em que vivemos, mas há medidas que podemos tomar para reduzir a exposição e os perigos. Minimize o uso de monitores de computador, secadores de cabelos, barbeadores elétricos e outros dispositivos elétricos de alta potência. Certifique-se de que você (e, sobretudo, seus filhos) senta-se, ao menos, a 3 metros de distância da tela da TV. Não durma com cobertores elétricos nem em colchão de água aquecida.[19]

Telefones celulares podem causar exposição significativa à radiação eletromagnética. Ninguém realmente conhece os efeitos, em longo prazo, para a saúde, de segurar um radiotransmissor (na verdade, é isso que um telefone celular é) próximo à cabeça por centenas ou milhares de horas por ano. Portanto, devemos tentar limitar o uso do telefone celular. Se for impraticável, ao menos, que sejam tomadas medidas para redução da exposição à radiação eletromagnética durante o uso.

Um fone de ouvido com microfone embutido permite que o telefone celular fique localizado a alguns centímetros da cabeça; portanto, alguém pode pensar que está reduzindo a exposição à radiação oriunda do telefone. Contudo, o cabo que chega ao ouvido pode, na verdade, atuar como antena, e o ouvido e o cérebro acabam recebendo dose ainda mais concentrada de radiação nessas circunstâncias.[20] Uma solução mais segura é usar uma conexão independente com o ouvido por meio de um tubo de ar, com a parte do cabo do dispositivo passando por um obstrutor de ferrita,[21] para impedir que parte da radiação chegue à cabeça. É possível reduzir ainda mais a radiação afastando a fonte do corpo por meio de uma antena externa (disponível para alguns telefones que têm kits para carros).

POLUIÇÃO POR METAIS PESADOS

Demonstramos que metais pesados tóxicos aumentam a atividade dos radicais livres, uma causa importante da aceleração do envelhecimento. Muitas enzimas fundamentais para a saúde requerem uma vitamina e um co-fator mineral para ativação adequada. Os metais pesados tóxicos podem substituir os co-fatores minerais apropriados, interferindo no funcionamento normal dessas enzimas. Assim, o acúmulo de metais pesados tóxicos pode contribuir para o envelhecimento precoce e doenças relacionadas à idade. Além disso, a toxicidade de metais pesados pode resultar em anormalidade da função imunológica, distúrbios de aprendizagem e doenças neurodegenerativas. Entre os sintomas típicos vistos em pacientes com toxicidade de metais pesados estão a fadiga, os distúrbios de humor, a baixa concentração e a queda de cabelos.

PONTE DOIS

MICROORGANISMOS SUBMETIDOS À BIOENGENHARIA PARA AJUDAR

A biorremediação e outras técnicas genômicas são desenvolvimentos tecnológicos da Ponte Dois que oferecem estratégias promissoras para eliminar acúmulos de toxinas, tanto no ambiente quanto no corpo. Historicamente, nós, humanos, lançamos nossos dejetos no ar, na água e no solo, sem levar em conta onde eles acabarão.

Atualmente, essa desconsideração flagrante pelo ambiente não é tão óbvia, mas ainda é nociva (por exemplo, vedar detritos tóxicos em contêineres e enterrá-los em minas ou acima do nível do solo em aterros, vedá-los em concreto e usá-los em materiais de construção).

Biorremediação. Uma tecnologia da Ponte Dois, conhecida como bioremediação, pode ser muito mais eficaz e menos onerosa. Ela se refere ao uso de microorganismos submetidos à bioengenharia, como fungos ou bactérias, para fazer o trabalho. Pesquisadores já identificaram bactérias capazes de digerir e destruir muitas toxinas perigosas, de TNT a dioxina. Descobertas importantes em Engenharia Genética conferem avanços rápidos a esse campo.

Em curto prazo, as bactérias atuais estão provando que contêm verdadeiros tesouros de capacidades práticas. A bactéria comum *Geobacter sulfurreducens*, cujo genoma foi seqüenciado em 2003, por exemplo, produz cargas elétricas enquanto elimina a contaminação de urânio.[22] Isso significa que essas bactérias podem conseguir gerar eletricidade a partir de lixo radioativo, alimentar dispositivos eletrônicos em locais remotos ou ser usadas em células combustíveis microbianas. Craig Venter e outros estão tentando escrever genomas para bactérias sintéticas especificamente projetadas para determinadas tarefas de limpeza.[23]

A Engenharia Genética é usada para tornar as culturas resistentes às pragas, de modo que menos inseticidas e fungicidas sejam necessários.[24] Apesar da oposição de alguns grupos à idéia da Engenharia Genética como um todo, essa tecnologia tem o potencial de ajudar a alimentar o mundo, além de reduzir a

Arsênico, berílio, cádmio, cromo, cobalto e níquel são metais pesados de ocorrência natural e considerados carcinogênicos. Já foi mostrado que causam desenvolvimento de tumores em animais experimentais e inibem a capacidade do corpo de reparar o DNA danificado.[25] Outros metais pesados tóxicos são mercúrio e alumínio, além de dezenas de outros.

necessidade de fertilizantes sintéticos, pesticidas e herbicidas, em vez de descobrir maneiras de eliminar essas toxinas depois.

Entender como as plantas usam metais-traço, como o zinco e o ferro, resultará em culturas que "extraem minerais do solo com mais eficácia" e exigem menos fertilizantes.[26] Culturas temporárias podem ser manipuladas para a autodestruição na época do plantio das culturas perenes, de forma que não precisam ser exterminadas com herbicidas.[27]

Doenças de priônio. Os pesquisadores também aplicam as técnicas genômicas para entender as vias de desintoxicação em indivíduos e como falências nessas vias podem levar à doença. O estresse, por exemplo, muda dramaticamente o metabolismo lipídico e a desintoxicação no fígado, por meio da alteração da expressão dos genes que controlam esses processos.[28] Até recentemente, a causa da doença de Parkinson era desconhecida, e não havia maneira de deter o avanço da enfermidade. Agora, os sintomas são associados a mutações, causadas por toxinas como o pesticida rotenona, em dois genes que influenciam como o corpo lida com as proteínas. Essas mutações resultam no acúmulo de proteínas cuja forma é anormal (priônios). Além disso, as toxinas eliminam dopamina. "Dopamina é como o óleo no motor de um carro", segundo Peter Lansbury, professor associado de Biologia em Harvard. "Se houver óleo, o carro anda sem problemas. Caso contrário, ele pára."[29] A perda de dopamina no cérebro é a marca registrada da doença de Parkinson. Entender esse processo representa um grande salto e esperamos que ele acelere os tratamentos de bioengenharia.

Proteínas malformadas formam agregados, dentro das células, que podem produzir efeitos nocivos. Aubrey de Grey descreveu estratégias, usando a terapia genética somática para introduzir novos genes que romperão esses "agregados intracelulares" – toxinas dentro das células, como protofibrilas.[30]

Uma estratégia-chave para combater materiais tóxicos fora da célula, entre os quais proteínas malformadas, a placa amilóide vista na doença de Alzheimer e outras condições degenerativas, é criar vacinas que ajam contra suas moléculas componentes.[31] Vários grupos de pesquisa estão buscando essa estratégia, o que pode resultar na ingestão do material tóxico pelas células do sistema imunológico.

O mercúrio é um metal particularmente tóxico, que causa vários problemas quando dado aos animais laboratoriais. Metilmercúrio, a forma de mercúrio encontrada em frutos do mar, é uma neurotoxina famosa, amplamente distribuída pelos oceanos da Terra. Por exemplo, crianças que vivem em comunidades *Inuit* tradicionais, na Groenlândia, e consomem uma dieta muito rica em frutos do mar sofrem de maior incidência de problemas neurocomportamentais, causados pela exposição ao mercúrio.[32] O mercúrio tem efeitos negativos sobre a função do sistema imunológico em animais laboratoriais.[33]

Visto que praticamente todos os frutos do mar estão, agora, contaminados com mercúrio,[34] é importante limitar o consumo de peixes e frutos do mar a certas espécies. Peixes maiores, como atum, peixe-espada, agulhão e tubarão, têm teor de mercúrio muito mais elevado e não devem ser consumidos.[35] Peixes menores, como anchova, sardinha e salmão, ocupam posição inferior na cadeia alimentar e têm menos mercúrio em seus tecidos. O salmão natural é preferível ao cultivado na piscicultura porque é relativamente pobre em mercúrio e rico em gorduras Ômega-3 vitais.[36] Nosso programa recomenda suplementação de óleo de peixe, mas é preciso ter certeza de que a fonte de óleo de peixe EPA/DHA foi testada e apresenta contaminação mínima. A seguir, apresentamos a quantidade de mercúrio encontrado em alguns peixes e produtos pesqueiros industrializados.

Além disso, estamos expostos ao mercúrio presente em obturações dentárias de amálgama "prateado", o qual é formado por mais de 50% de mercúrio. Recomendamos evitar quaisquer obturações adicionais de amálgama composto por mercúrio, tanto em adultos quanto em crianças. Certifique-se de que o dentista usará apenas materiais menos tóxicos, como polímeros de vidro ou cerâmica,[37] para obturações novas ou caso faça a substituição de antigas. Se for necessário o uso de metal, por exemplo, em coroas e pontes, o ouro é o menor biorreativo existente.

Em alguns indivíduos geneticamente susceptíveis, o alumínio pode influenciar doenças neurodegenerativas, sobretudo aquelas associadas aos déficits de memória.[38] Podemos reduzir a exposição, evitando o uso de utensílios de cozinha de alumínio ou papel-alumínio; em caso de uso de antiperspirante, devemos optar por um produto sem alumínio, encontrado em lojas de produtos naturais.

Discutimos, a seguir, opções alimentares e de estilo de vida que podem ajudar o corpo na remoção de metais pesados. Além disso, existem vários produtos químicos conhecidos como agentes "quelantes", disponíveis na forma oral e intravenosa, muito eficazes na remoção de metais pesados tóxicos do corpo.

Tabela 14-2. Níveis de mercúrio de frutos do mar comuns[39]

Quantidade mínima de mercúrio (o consumo regular é permitido)	Quantidade intermediária de mercúrio (deve-se obedecer ao consumo ocasional)	Quantidade máxima de mercúrio (procurar evitar o consumo)
Salmão (natural do Pacífico)	Salmão dos Grandes Lagos	Atum, enlatado e filé
Hadoque	Bacalhau	Halibute
Siri-azul (Atlântico médio)	Siri-azul (costa do Golfo)	Tubarão
Truta (cultivada)	Dourado	Peixe-espada
Linguado (verão)	Abadejo	Merluza
Roncador	Bagre-do-canal	Pescada
Camarão	Ostras orientais	Ostras da costa do Golfo

TESTE PARA VERIFICAR A PRESENÇA DE TOXINAS

Toxinas de metais pesados

Vale a pena avaliar a carga corporal de metais pesados para determinar com que agressividade devemos buscar sua remoção. Há muitas maneiras de testar a presença de toxinas de metais pesados. Exames de cabelo, urina e sangue são os mais comumente usados.

MINERALOGRAMA DO CABELO. Este teste oferece uma maneira econômica e indolor de examinar a presença do acúmulo crônico de metais pesados. Coleta-se uma pequena quantidade (cerca de 1 g) de cabelo da nuca, onde a remoção não é visível. O cabelo que acabou de emergir do folículo proporciona uma boa representação de exposição a metais pesados em passado recente. Embora não seja um teste perfeito, visto que os resultados quase sempre são distorcidos pela contaminação externa, há uma correlação razoável entre o teor de metais pesados no cabelo e os níveis corporais totais. Se o mineralograma do cabelo apresentar anormalidades significativas, é possível obter mais informações com um exame de urina com provocação para avaliação mais exata e confirmação de resultados.

EXAME DE URINA COM PROVOCAÇÃO. De modo geral, o paciente recebe uma dose oral ou injeção intravenosa de um agente, cujo objetivo é concentrar metais pesados na urina, a qual é então coletada durante as próximas 6 a 24 horas para análise. Baseando-nos nesses resultados, poderemos determinar um curso de desintoxicação de metais pesados, geralmente agentes quelantes orais ou injetáveis.

EXAMES DE SANGUE. Estes são menos úteis para avaliar as toxinas de metais pesados. Para que os metais tóxicos apareçam em exames de sangue, é preciso

PONTE TRÊS

DESINTOXICAÇÃO NANOBIÓTICA

Evitar poluentes e eliminar toxinas com suplementos e dieta não é tudo. A toxicidade extrema, oriunda de infecções, quimioterapia, poluição e outras causas, pode sobrecarregar a capacidade natural do fígado, dos rins e de outros sistemas corporais de desintoxicação. Quando isso ocorre, a inflamação causada por toxinas influencia todo o sistema cardiovascular, fazendo com que a pressão arterial caia. Esse estado, tecnicamente conhecido por "choque", priva o corpo de oxigênio, e o fígado, os pulmões, o coração e outros órgãos começam a falir. Logo vem a morte, quase sempre em conseqüência de insuficiência renal.

Nanotecnologia e insuficiência renal. Para insuficiência renal, a solução tradicional compreende as máquinas de hemodiálise. Esses dispositivos do tamanho de lavadoras de roupa podem assumir a função importante de limpeza do corpo, que é geralmente feita por rins saudáveis. Contudo, elas podem apenas filtrar certas toxinas; além disso, o tratamento demora até sete horas e os pacientes precisam ficar conectados a máquinas onerosas e de grande porte várias vezes por semana. "A hemodiálise funciona bem para a insuficiência renal, mas é inútil para a maioria dos outros tipos de desintoxicação", disse Axel Rosengart, professor assistente de Neurologia e Cirurgia na Universidade de Chicago.[40] Embora útil para a insuficiência renal crônica, mais da metade dos pacientes com insuficiência renal aguda (por exemplo, nos casos de "choque") ainda morre, apesar da hemodiálise. Os pesquisadores de Nanotecnologia estão em busca de uma solução.

Rosengart e outro pesquisador, Michael Kaminski, engenheiro do Argonne National Laboratory, desenvolveram uma solução mais rápida e simples, usando nanopartículas magnetizadas, anexadas a receptores projetados para identificar e apreender as moléculas-alvo da toxina. As nanopartículas são injetadas na corrente sangüínea, onde circulam pelo corpo, apreendendo as toxinas-alvo. Para remover as partículas do corpo após o tratamento, um pequeno tubo inserido na artéria do braço ou da perna rapidamente encaminha o sangue por uma unidade de mão com imã. Como as nanopartículas são feitas de ácido polilático, que é biodegradável, quaisquer partículas remanescentes acabarão sendo eliminadas do sangue. Até agora, os testes limitaram-se a ratos, mas os resultados são promissores. "Nossos testes iniciais foram muito bem-sucedidos – tenho certeza de que seremos capazes de remover mais de 99% das partículas", disse Kaminski. Depois de aperfeiçoada, essa abordagem não precisará limitar-se a pacientes com insuficiência renal, e poderá ser usada para ampliar as capacidades de desintoxicação de todos.

Uma máquina ainda mais avançada em desenvolvimento para purificar o sangue é o rim bioartificial, que usa um cartucho plástico, contendo um bilhão de células renais dentro de 4 mil fibras plásticas ocas. Está sendo desenvolvido na Nephros Therapeutics, segundo pesquisas do residente David Humes,[41] da Universidade de Michigan, e desempenhará todas as funções renais, entre as quais as atividades reguladoras do sistema imunológico. Em um ensaio clínico parcial, seis em dez pacientes criticamente doentes sobreviveram; julgava-se que todos, exceto um, não tinham mais do que 10% a 20% de chance de sobreviver. Essa combinação de rim biológico/artificial poderá existir para uso generalizado até 2006.

Para as centenas de milhares de pacientes com insuficiência renal crônica, contudo, seria melhor substituir uma máquina externa com implantes duradouros que incorporam células renais vivas capazes de receber nutrição do próprio corpo. O desafio para essa tecnologia é implantar células capazes de filtrar cerca de 100 litros de fluidos diariamente, enquanto se evita a rejeição do sistema imunológico. William Fissell, um pesquisador do laboratório Humes, da Universidade de Michigan, está testando uma solução: nanoporos estendidos sobre nanofendas alongadas.

Nanotecnologia e insuficiência hepática. Para o outro importante órgão de desintoxicação do corpo – o fígado –, vários laboratórios estão desenvolvendo dispositivos similares, usando células do fígado para eliminar as toxinas que se acumulam no sangue quando o fígado falha. Esses fígados bioartificiais poderiam ajudar pacientes com insuficiência hepática crônica – sua única esperança, hoje, é um raro transplante do órgão.

Uma abordagem mais radical para lidar com a insuficiência hepática é projetar um "chip hepático", um modelo realista de um fígado humano em um chip de silicone de produção em massa.[42] Atualmente em desenvolvimento pela engenheira de tecidos do MIT, Linda Griffith, ele não **substituiria** o fígado, mas, sim, permitiria aos cientistas testar fármacos que combatem o câncer hepático e a hepatite, e descobrir, de antemão, como as células hepáticas reagiriam a diversas substâncias tóxicas.

Nanotecnologia e reversão do envelhecimento. O resultado final desses avanços nanomédicos será um grande progresso na medicina antienvelhecimento, que o especialista em Nanomedicina, Robert A. Freitas Jr., chama de descronificação, ou "voltar o relógio".[43] Primeiro, a descronificação deterá o envelhecimento biológico; depois, o reduzirá por meio de três procedimentos em cada um dos trilhões de células nos tecidos do corpo.

Freitas descreve três etapas para a descronificação. A primeira seria injetar nano-robôs, que entrariam em cada célula do corpo e eliminariam detritos metabólicos acumulados e depósitos tóxicos. Visto que essas toxinas voltariam a acumular-se, isso seria feito pelos nano-robôs continuamente ou, digamos, uma vez por ano, como parte de um ajuste anual. Além disso, os nano-robôs corrigiriam minuciosamente qualquer dano sofrido pelo DNA genético. O aspecto final da desintoxicação nanobiótica seria o reparo de outras estruturas celulares que as células são incapazes de executar sozinhas, como mitocôndrias incapacitadas ou em mau funcionamento.

ter toxicidade ou envenenamento significativos. Acúmulos crônicos subagudos e de baixa intensidade são muito mais comuns, embora raramente detectados em exames de sangue. Por isso, preferimos o mineralograma de cabelo ou o exame de urina, na maioria dos casos.

Toxinas solúveis em gordura

É mais difícil avaliar os níveis de toxinas ambientais solúveis em gordura no corpo. Esses exames são onerosos e, geralmente, reservados a pacientes mais gravemente afetados por doença ambiental. O exame comercial existe apenas para algumas centenas das mais de 70 mil toxinas ambientais conhecidas, mas é uma simples questão de avaliar a capacidade de desintoxicação do corpo.

Muitas das toxinas orgânicas discutidas anteriormente ficam concentradas nas células adiposas. O mecanismo primário que o corpo usa para remover toxinas solúveis em gordura é convertê-las em metabólitos mais seguros, solúveis em água, que são mais facilmente excretados na urina e nas fezes. O fígado tem o papel principal na descontaminação de toxinas e centenas de enzimas especializadas em desintoxicação para ajudá-lo nessa tarefa.

Em geral, a desintoxicação hepática (do fígado) ocorre em duas etapas, conhecidas como reações de desintoxicação fase I e fase II. Na fase I, as toxinas sofrem biotransformação via enzimas especializadas, conhecidas como enzimas citocromo P450. Nessa etapa, as toxinas solúveis em gordura passam a ser solúveis em água. Os produtos das reações da fase I ainda podem ser bastante tóxicos; portanto, é importante que as reações da fase I e fase II trabalhem juntas; caso contrário, as toxinas nocivas da fase I podem se acumular. Na fase II, uma molécula solúvel em água liga-se à toxina parcialmente metabolizada na fase I, tornando-a muito menos tóxica e mais fácil de ser excretada pelo corpo.

Em um teste comum, o paciente toma três toxinas suaves: cafeína (NoDoz), acetaminofenol (*Tylenol*) e aspirina. Como a cafeína é quase completamente metabolizada pelas reações da fase I, uma amostra de saliva colhida algumas horas após a ingestão de cafeína indicará se o processo da fase I está em bom funcionamento.

Acetaminofenol e aspirina requerem ambas as fases para ser eliminados. Ao fazer um exame simples de sangue e urina na manhã seguinte, é possível avaliar a capacidade de o fígado desintoxicar toxinas ambientais.[44]

Teste genômico de desintoxicação

O sistema principal de desintoxicação da fase I consiste em enzimas citocromo P450, usadas pelo fígado (ver acima). Variações genéticas dessas enzimas podem resultar em problemas (ou, às vezes, em melhorias) na capacidade de desintoxicação. Entre as centenas de enzimas citocromo P450, identificaram-se várias dezenas de polimorfismos bem conhecidos. Alguns dos mais comuns (e os problemas a eles associados) são apresentados a seguir.

Tabela 14-3. Riscos de alguns polimorfismos genéticos de enzimas de desintoxicação do fígado

Enzima	Riscos de genes variantes (polimorfismos)
CYP450 1A1	Maior suscetibilidade a alguns tipos de câncer, como de pulmão, em fumantes[45]
CYP450 2D6	Aparecimento precoce de doença de Parkinson[46]
CYP450 2E1	Maior risco de alcoolismo em certos grupos étnicos[47]
CYP450 3A5	Mudanças necessárias na dosagem de alguns fármacos sob prescrição médica[48]

A MAIOR FONTE DE TOXINAS: PROTEÍNAS MALFORMADAS

Proteínas malformadas talvez sejam as toxinas mais perigosas de todas e são formadas dentro das próprias células. As pesquisas sugerem que essas proteínas podem ser o ponto central de muitos processos patológicos no corpo. Doenças tão diversas, como doença de Alzheimer, doença de Parkinson, a forma humana da doença da "vaca louca", fibrose cística, catarata e diabetes, todas resultam da incapacidade que o corpo tem de eliminar adequadamente proteínas malformadas.

As moléculas protéicas executam a maior parte do trabalho feito na célula. As proteínas são produzidas dentro de cada célula, segundo cópias de DNA. Elas começam como longas seqüências de aminoácidos, as quais precisam então dobrar-se em configurações tridimensionais exatas para funcionar como enzimas, proteínas transportadoras, e assim por diante. Moléculas "acompanhantes" especializadas protegem as seqüências de aminoácidos, enquanto passam pelo processo de dobramento.[49] Mesmo assim, cerca de 1/3 de moléculas protéicas formadas dobram de forma inadequada. Essas proteínas desfiguradas precisam ser logo destruídas. Caso contrário, irão acumular-se rapidamente, perturbando as funções celulares em muitos níveis.

Em circunstâncias normais, assim que a proteína malformada surge, ela é marcada por uma molécula transportadora, ubiquitina, e acompanhada até uma região especializada da célula, onde é quebrada em seus aminoácidos componentes para ser reciclada em proteínas novas e, espera-se, corretamente dobradas. Contudo, à medida que as células envelhecem, elas produzem menos energia necessária para a função ideal desse mecanismo. Além disso, as toxinas de metais pesados interferem na função normal dessas enzimas, agravando o problema. Há, também, mutações genéticas que predispõem indivíduos ao acúmulo de proteínas malformadas.[50]

Se o processo de eliminação e reciclagem for perturbado, os fragmentos protéicos inadequadamente dobrados começam a acumular-se dentro da célula. Essas partículas, conhecidas como protofibrilas, flutuam no citoplasma ou porção fluida da célula e começam a agregar-se, formando filamentos, fibrilas e, por fim, estruturas globulares maiores. Até recentemente, esses acúmulos de material insolúvel eram considerados causas daquelas doenças, mas, agora, sabemos que os conjuntos solúveis menores de fragmentos protéicos – as protofibrilas – constituem o verdadeiro problema.

Quanto mais rapidamente as protofibrilas transformam-se em depósitos insolúveis, conhecidos como amilóides, mais lento é o progresso da doença. Alguns indivíduos formam amilóide rapidamente, o que os protege do dano causado pela protofibrila. Outros transformam protofibrila em amilóide com menor rapidez, permitindo dano mais extenso. Além disso, esses indivíduos têm pouquíssimo amilóide visível. Isso explica o resultado paradoxal de algumas pessoas terem acúmulo intenso de placa amilóide no cérebro, mas nenhuma evidência de doença de Alzheimer, enquanto outros têm pouquíssima placa visível, mas apresentam manifestação considerável da doença.

O alelo Apo E4, discutido anteriormente como fator de risco genético para a doença de Alzheimer, desacelera o processo de produção de amilóide. Se o indivíduo é portador de Apo E4 (como 25% da população o é), ele tem predisposição ao dano protofibrilar no cérebro e deve, sobretudo, usar suplementos nutricionais especificamente voltados para reduzir esse dano (ver Capítulo 11).

Muitas outras doenças estão associadas ao acúmulo de protofibrilas. Priônios, a causa da doença da "vaca louca" e sua equivalente em seres humanos, variante da doença de Creutzfeldt-Jakob, são, na verdade, proteínas malformadas, ou seja, protofibrilas.[51] Muitas outras doenças humanas graves, entre as quais diabetes tipo 2, ALS (doença de Lou Gehrig) e doença de Huntington, são causadas pelo dobramento anormal de proteínas.

À medida que as células envelhecem, tornam-se menos eficazes na produção de ATP, a fonte energética para todas as funções celulares. Portanto, há menos energia disponível para a reciclagem rápida de proteínas malformadas. Além disso, à medida que as toxinas de metais pesados acumulam-se com a idade, elas perturbam a função enzimática normal. Há pesquisas em andamento para descobrir medicamentos capazes de neutralizar o dano causado por protofibrilas. Enquanto isso, há medidas que se podem tomar.

Entre as estratégias para auxiliar o corpo no controle dos danos causados por protofibrilas, estão terapias para melhorar a produção de energia ou de ATP. Nutrientes específicos como coenzina Q_{10}, NADH e carnitina ajudam o corpo a produzir mais ATP. Co-fatores vitamínicos e minerais (por exemplo, vitaminas B, magnésio e manganês) também podem ajudar. Agentes quelantes ajudam a remover toxinas de metais pesados.

Em duas ou três décadas, os nano-robôs nos ajudarão a eliminar toxinas e detritos das células e a reparar o dano resultante. Enquanto isso, é importante fazer opções adequadas para o estilo de vida, a fim de reduzir a exposição às toxinas ambientais e otimizar as capacidades de desintoxicação do corpo.

15

A VERDADEIRA CAUSA DA DOENÇA CORONARIANA E COMO PREVENI-LA

Surge uma nova compreensão sobre a ocorrência de ataques cardíacos, indicando que tratamentos agressivos cada vez mais populares podem fazer pouquíssimo ou quase nada para impedi-los [...] Em 75 a 80% dos casos, a placa formada não obstruía uma artéria, não implicando cirurgia bypass *nem colocação do* stent. *A placa perigosa é flexível e frágil, não apresenta sintomas e não é vista como obstrução ao fluxo sangüíneo... Alguns médicos ainda seguem o antigo modelo. Outros dizem que sabem que ele deixou de ser verdadeiro, mas que, às vezes, acabam desobstruindo artérias ainda assim, mesmo quando os pacientes não apresentam sintomas. Além disso, os pesquisadores também constatam que a placa, e o risco de ataque cardíaco, podem mudar rapidamente – dentro de um mês, segundo um estudo recente – por algo tão simples quanto a intensa redução do colesterol. Ainda mais inquietante... é que a colocação do* stent *pode, na verdade, causar pequenos ataques cardíacos em cerca de 4% dos pacientes. Isso pode resultar em muitos indivíduos sofrendo problemas cardíacos em conseqüência de um procedimento cujo objetivo era preveni-los.*

New York Times, Gina Kolata, 21 de março, 2004.

A doença coronariana continua sendo a causa principal de óbito entre homens e mulheres, matando mais de 600 mil americanos por ano[1] (embora o risco comparável da mulher fique atrás do risco do homem em cerca de dez anos; um importante fator de risco é a idade de 45 anos ou mais para o homem, contra 55, para a mulher).[2] Até recentemente, os conhecimentos convencionais sobre a causa principal da maioria dos ataques cardíacos era a seguinte: com o tempo, o excesso de colesterol LDL-C (lipoproteína de baixa densidade ou "mau colesterol") oxida-se, acumula-se nas artérias coronárias e, por fim, calcifica, transformando-se em placa rígida. Essas calcificações reduzem a passagem do sangue por essas artérias. Se essa placa atingir um nível perigoso – fechando 80% ou mais da artéria –, um coágulo sangüíneo pode ficar preso na passagem estreita e obstruir o fluxo sangüíneo. Essa obstrução total e súbita da artéria – uma trombose coronariana, ou ataque cardíaco – faz com que a porção do músculo cardíaco alimentado por aquela artéria morra, resultando na morte do paciente ou em lesão permanente no coração.

Essa antiga compreensão da doença coronariana levou ao desenvolvimento de duas importantes operações e ambas transformaram-se em grandes indústrias.[3] O *bypass* cirúrgico "supera" o problema de uma artéria obstruída, ao desviar o fluxo sangüíneo através de uma veia enxertada ou artéria mamária. O *bypass* cirúrgico da artéria coronária é uma das cirurgias mais invasivas existentes e tem uma chance de 2% a 6% de mortalidade cirúrgica.[4] Entre suas muitas complicações, está o declínio significativo na função mental e no humor, em até 80% dos sobreviventes.[5]

Ainda mais popular é a angioplastia com balão, durante a qual se insere em uma artéria, na virilha do paciente, um tubo fino e flexível (chamado cateter) com um minúsculo balão inflável na extremidade, levando-o pela artéria até a obstrução. Depois de posicionar-se o "balão", ele é inflado para comprimir a placa e ampliar o lúmen, ou abertura, da artéria obstruída. Por volta de 2000, introduziu-se um refinamento dessa técnica: a adição de um *stent*, um tubo rígido para impedir que a placa comprimida voltasse a expandir-se e formasse futuras obstruções no mesmo lugar. A angioplastia é menos invasiva do que a cirurgia *bypass*, mas também apresenta complicações significativas.

Em conseqüência dessas cirurgias, os pacientes podem achar que têm uma artéria nova em folha, livre de aterosclerose (no caso da cirurgia *bypass*) ou uma com maior espaço para o fluxo sangüíneo (no caso da angioplastia). Contudo, muitos estudos desses dois procedimentos demonstram que eles **não** impedem futuros eventos coronarianos.[6] Na verdade, muitas pesquisas não conseguiram demonstrar nenhum aumento estatisticamente significativo na sobrevivência da cirurgia *bypass* nem da angioplastia com balão, em comparação com tratamento não cirúrgico para a maioria dos grupos,[7] tais como fármacos betabloqueadores, aspirina e estatina, com risco e custo muito menores.

Como os pacientes quase sempre sentem alívio da dor no peito (angina) após a cirurgia, parecem ter a confirmação de que a terapia "funcionou". Agora, entendemos que essas cirurgias não mostram benefício sustentado, exceto em uma pequena porção de pacientes com grave doença em vários vasos ou com mais de 80 anos.[8] O modelo de doença coronariana como um simples problema de circulação é errado para a maioria dos ataques cardíacos. A verdadeira causa da grande maioria de ataques cardíacos não é abordada – e pode agravar-se ainda mais com esses procedimentos cirúrgicos.

Angina

A angina é percebida como pressão, aperto ou dor na região cardíaca. A principal teoria sobre sua causa é que, na tentativa de impedir a ruptura da placa vulnerável e a catástrofe resultante, o corpo "isola" a referida placa, colocando sobre ela uma camada calcificada. Quando se forma excesso de placa calcificada, ela interfere no fluxo sangüíneo. Com o esforço físico, não chega sangue suficiente ao coração, resultando em desconforto ou dor, chamada angina do peito (literalmente, dor no peito). Além disso, é possível que a placa calcificada aumente o suficiente para obstruir completamente o fluxo sangüíneo, levando a um ataque cardíaco ou acidente vascular cerebral, mas isso explica menos de 15% dos ataques cardíacos.[9]

A NOVA COMPREENSÃO: A MAIORIA DOS ATAQUES CARDÍACOS É CAUSADA PELA PLACA VULNERÁVEL E POR INFLAMAÇÃO

A placa maior, calcificada, que cresce na superfície interna de artérias coronárias **não** é a causa da maioria dos ataques cardíacos. Ao contrário, o principal culpado é a placa flexível, "vulnerável" e relativamente pequena que se forma dentro das paredes dos vasos.[10] A placa maior e calcificada é, na verdade, relativamente estável e, em conseqüência de sua cobertura calcificada rígida, sua ruptura é menos comum. A placa flexível, menos estável e mais dinâmica, é muito mais sujeita à ruptura súbita. Quando o corpo forma um coágulo para tentar sanar essa ruptura, o resultado pode ser a obstrução total do fluxo sangüíneo, ou seja, um ataque cardíaco. A placa flexível fica oculta nas paredes da artéria e, geralmente, não causa obstrução óbvia ou perda de fluxo sangüíneo até, é claro, a ruptura quase sempre fatal.

Porém, há boas notícias ocultas nestes conhecimentos porque o acúmulo da placa flexível e vulnerável é muito mais fácil de reverter do que o da placa rígida e calcificada. Os níveis dos dois tipos de placa são relacionados porque o mesmo processo (ver p. 231) parece resultar em ambas as formas. Uma teoria dominante sobre a origem da placa rígida é que ela é a tentativa do corpo em proteger a artéria da placa vulnerável, revestindo-a com uma camada rígida e calcificada. Contudo, a cirurgia *bypass* e a angioplastia com balão não retardam o processo de formação da placa rígida ou flexível; na maioria das vezes, elas o aceleram.

Um estudo de pesquisa precoce, feito em 1986, pelo dr. Greg Brown, da Universidade de Washington, em Seattle, demonstrou que obstruções súbitas que causam ataques cardíacos ocorriam em pontos de artérias coronárias que tinham

PONTE DOIS

BLOQUEAR A INFLAMAÇÃO

Com o reconhecimento recente de que a inflamação desempenha papel crucial em cada etapa da formação da placa, bem como na erupção final da placa vulnerável que dá início ao ataque cardíaco, surge uma outra frente importante na guerra contra a doença coronariana. Uma nova geração de fármacos visa aos leucotrienos, moléculas sinalizadoras com papel importante no desencadeamento da inflamação. Em um recente estudo animal, um novo fármaco inibidor de leucotrienos, da Pfizer, chamado CP-105.696, fez com que placas arteriais em camundongos reduzissem dramaticamente em meros 35 dias (o grupo de controle não apresentou nenhuma redução).[11] Vários outros novos fármacos inibidores de leucotrienos também estão em desenvolvimento.

Já existem bloqueadores de leucotrienos no mercado, os quais tratam a asma: *Singulair*, da Merck, e *Accolate*, da AstraZeneca. Estudos animais indicam que eles também são eficazes para deter a aterosclerose, e há ensaios clínicos em andamento para avaliar o valor dos fármacos em humanos.[12] Se seu valor na doença coronariana for confirmado, poderão ser usados imediatamente, porque já foram aprovados e são comercializados para outra doença.

Uma abordagem relacionada é bloquear a primeira etapa da formação da placa vulnerável, a oxidação do colesterol lipoprotéico de baixa densidade (LDL-C). Isso causa inflamação, que resulta na produção de VCAM-1 (molécula de adesão de célula vascular-1). A VCAM-1, por sua vez, faz com que as partículas de LDL-C prendam-se à superfície da artéria. Um novo fármaco da AtheroGenics, chamado AGI-1067, inibe a oxidação de LDL-C e parece deter a produção de VCAM-1. Um estudo de 1999, em 300 pacientes, mostrou reversão significativa da placa aterosclerótica,[13] e está em andamento o teste da etapa final, de dois anos e US$ 40 milhões, envolvendo 4 mil pacientes.

Outro fármaco promissor em desenvolvimento, que impede a adesão do LDL-C às paredes das artérias, é o *Pactimibe*, da Sankyo Pharmaceuticals. O fármaco, agora nas últimas etapas de teste, bloqueia a enzima ACAT (Acil-CoA Colesterol Aciltransferase), que atua nesta etapa inicial crucial da formação da placa.[14]

O fármaco da GlaxoSmithKline, "480.848", também age para inibir uma enzima fundamental, Lp-PLA2 (fosfolipase A2 associada à lipoproteína). Na verdade, essa enzima é um pequeno fragmento de cada partícula de LDL-C; bloquear a enzima parece impedir que a partícula dê início ao processo da placa. O fármaco está na etapa final de testes.[15]

pouquíssima placa, nem mesmo o suficiente para justificar uma cirurgia *bypass* ou angioplastia.[16] No fim da década de 1980, o dr. Steven Nissen, da Cleveland Clinic, começou a examinar as artérias coronárias de pacientes cardíacos com uma câmera inovadora de ultra-sonografia que introduzia nos vasos sangüíneos. Ele constatou muitas protuberâncias flexíveis de placa, quase sempre chegando a centenas em um único paciente, mas relativamente pouquíssimas áreas de placa calcificada. Ele propôs a idéia de que eram essas protuberâncias flexíveis de placa, amplamente distribuídas, e não os depósitos de placa rígida, a causa principal dos ataques cardíacos.[17] As pesquisas de Brown e Nissen, bem como estudos semelhantes, demoraram a ser aceitos. Recentemente, o dr. Nissen surgiu como grande inovador na promoção de novas terapias para a doença coronariana, desempenhando papel importante em vários novos fármacos (ver quadro da Ponte Dois sobre o *Torcetrapib*, da Pfizer, e novos fármacos PPAR, à p. 235). Além disso, o dr. Nissen realizou um estudo importante (mencionado a seguir), que indica que a redução do colesterol LDL a níveis significativamente abaixo das recomendações normais reduz o risco.

O estudo principal que começou rapidamente a mudar o pensamento sobre a importância da placa vulnerável foi feito em 1999, pelo dr. David D. Waters, da Universidade da Califórnia. No estudo, denominado AVERT (atorvastatina *versus* tratamentos de revascularização), o dr. Water designou aleatoriamente dois grupos de pacientes que tinham sido encaminhados para angioplastia. Um recebeu a cirurgia e tratamentos padronizados de acompanhamento. O outro recebeu estatina para reduzir o colesterol, sem cirurgia. Este grupo, na verdade, teve menos ataques cardíacos e internações por dor no peito do que o grupo da cirurgia.[18] O dr. Waters comentou que a pesquisa "causou tumulto". Dizíamos que a aterosclerose é uma doença sistêmica. Ela ocorre em todas as artérias coronárias. Se você conserta um fragmento, um ano depois haverá outro responsável por um ataque cardíaco; portanto, a terapia sistêmica, com estatinas ou fármacos antiplaquetas, tem o potencial de ajudar muito mais. Há uma tradição em Cardiologia que não quer aceitar isso. Há uma cultura de que os estreitamentos são o problema e que, se consertados, o paciente melhora".[19]

O dr. Eric Topol, cardiologista da Cleveland Clinic, em Ohio, acrescentou: "há essa crença arraigada de que consertar uma artéria é bom". O dr. Topol descreveu a situação típica na qual um paciente tem sintomas como vago desconforto no peito, vai ao cardiologista, faz uma tomografia do coração, que mostra sinais de placa calcificada, faz um angiograma – um procedimento invasivo – e, depois, logo recebe a indicação de cirurgia. "É como um trem do qual não se pode descer em nenhuma estação ao longo do trajeto", disse o dr. Topol. "Assim que você embarca nele, recebe os *stents*. Depois que se entra no laboratório de cateterismo, é bem provável que farão alguma coisa."[20]

O dr. David Hills, cardiologista do Centro Médico do Sudoeste, da Universidade do Texas, em Dallas, explicou parte da motivação. "Se você for um cardiologista invasivo e Joc Smith, o residente, enviar-lhe pacientes e você lhes disser que não precisam do procedimento, logo Joe Smith não os mandará mais. Às vezes, podemos nos convencer de agir assim, embora, em nosso coração, saibamos que não é o certo." Ao explicar a perspectiva dos pacientes, o dr. Hills acrescentou: "Acho que já conversaram com alguém que os convenceu de que esse procedimento salvará sua vida. Dizem-lhes: — Se você não o fizer, é uma bomba-relógio ambulante".[21]

Os fabricantes de *stents* reconhecem que as pesquisas não conseguem mostrar um benefício em termos de evitar ataques cardíacos e morte. Paul LaBiolette, vice-presidente sênior da Boston Scientific, importante fabricante de *stents*, disse: "Realmente não tem relação com a prevenção de ataques cardíacos em si; o objetivo óbvio do procedimento é ser paliativo e aliviar os sintomas".

Contudo, a dor da angina pode ser controlada sem cirurgia na maioria dos casos, quase sempre rapidamente. "Agora os resultados estão aumentando, como uma bola de neve", disse o dr. Peter Libby, da Harvard Medical School. "A doença é mais mutável do que pensávamos."[22]

Essa nova perspectiva explica por que as cirurgias *bypass* e a angioplastia não funcionam e ajuda a explicar por que ataques cardíacos costumam ocorrer sem nenhum alerta e, em geral, em pessoas que parecem "perfeitamente saudáveis", de acordo com métodos diagnósticos convencionais. Armados com esse modelo mais preciso, podemos aplicar métodos não invasivos para analisar cada etapa desse processo degenerativo e progressivo. Ao combinarmos abordagens terapêuticas focadas, podemos dramática e rapidamente reduzir o risco de um ataque cardíaco a níveis baixíssimos. Com pouquíssimas exceções, ninguém precisa sofrer um ataque cardíaco.

O QUE SABEMOS AGORA

Nossa nova compreensão sobre a progressão da doença coronariana proporciona importantes informações.

O PAPEL DO HDL. Continuamos a atribuir à lipoproteína de alta densidade (HDL), o "bom" colesterol, a remoção do colesterol das artérias, antes que ele tenha a chance de oxidar-se. Pesquisas recentes mostram que HDL também dá proteção, ao interferir no próprio processo inflamatório.[23]

FATORES DE RISCO. Tabagismo, diabetes e pressão arterial elevada são importantes fatores de risco para a doença coronariana. Nossos novos conhecimentos explicam por quê. O tabagismo acelera a oxidação de LDL, a primeira etapa na formação da placa vulnerável. O diabetes, que resulta em níveis elevados de glicose no sangue, acelera a glicação de LDL, que também faz parte dessa etapa inicial. A obesidade quase sempre leva ao diabetes tipo 2, além de incentivar os processos inflamatórios. A pressão arterial elevada pressiona ainda mais as paredes das artérias, criando pequenas fendas, incentivando, assim, os processos inflamatórios. Angiotensina II, um hormônio associado à hipertensão, também aumenta a inflamação.

O VALOR DA ASPIRINA. A suplementação com baixas doses de aspirina (81 mg por dia) reduz a incidência de ataques cardíacos, ao reduzir a inflamação e a formação de coágulos.

IMPREVISIBILIDADE. Ataques cardíacos ocorrem de repente a indivíduos aparentemente saudáveis. A placa vulnerável não tem sintomas e é difícil detectá-la por meio de exames do coração ou quaisquer outros procedimentos, embora uma nova geração de aparelhos de tomografia computadorizada ultra-rápida, de alta sensibilidade (UFCT, também conhecida como tomografia computadorizada por feixe de elétrons, ou EBCT) e de ressonância magnética (MRI) logo poderá detectá-la.[24] A última geração de *scanners* EBCT de alta velocidade consegue mostrar a placa vulnerável, se a freqüência cardíaca for reduzida a cerca de 55 batimentos por minuto, o que geralmente requer um betabloqueador intravenoso.

O FRACASSO DA CIRURGIA *BYPASS* E DA ANGIOPLASTIA NA PREVENÇÃO DE ATAQUES CARDÍACOS SUBSEQÜENTES. Na maioria dos casos, a cirurgia *bypass* substitui uma artéria doente, em geral uma com alto nível de calcificação, por uma veia. Tipicamente, as calcificações nas artérias desviadas são relativamente estáveis, mas a veia está sujeita ao desenvolvimento rápido de nova placa vulnerável. Além disso, porque as veias têm capacidade muito menor de lidar com as pressões altíssimas do fluxo sangüíneo em artéria coronária, elas costumam desenvolver a placa vulnerável com rapidez ainda maior do que a artéria original. Os sítios de inserção para veias também são áreas que atraem processos inflamatórios, onde a placa vulnerável desenvolve-se rapidamente. E a cirurgia não faz nada para retardar o processo básico da placa flexível.

PROBLEMAS DA ANGIOPLASTIA. A angioplastia trata a placa calcificada, mas, como a cirurgia *bypass*, não trata o verdadeiro culpado: as formações amplamente distribuídas de placa vulnerável, que ficam em outros pontos. Ela nada faz para reduzi-las. Quando o balão comprime as obstruções, ele, na verdade, danifica a placa calcificada anteriormente estável, causando sua ruptura, abrindo muitas fendas para o desenvolvimento e vazamento da placa vulnerável. Os muitos pontos de lesão causados pela angioplastia aceleram o processo inflamatório que fundamenta a formação da placa vulnerável.

PROBLEMAS DO *STENT* ARTERIAL. Além de deixarem a placa vulnerável intocada, esses procedimentos cirúrgicos altamente invasivos induzem uma forte resposta inflamatória que, obviamente, é contraproducente.

COMO A PLACA FLEXÍVEL SE FORMA

A inflamação aguda sinaliza que nosso sistema imunológico está combatendo patógenos. Mas há, também, uma forma mais insidiosa de inflamação "silenciosa", subjacente a muitas doenças, entre as quais doença coronariana, artrite reumatóide, doença de Alzheimer e, até mesmo, vários tipos de câncer.[25] Ao entendermos como a inflamação silenciosa leva à formação e futura ruptura da placa flexível e vulnerável, poderemos aplicar métodos não invasivos para abordar cada etapa desse processo degenerativo e, combinados com abordagens terapêuticas focadas, poderemos rápida e dramaticamente reduzir o risco de um ataque cardíaco a níveis baixíssimos.

1. ACÚMULO DO "MAU" COLESTEROL. Nas artérias coronárias, o processo de formação da placa flexível começa com o colesterol lipoprotéico de baixa densidade (LDL-C), que contém ésteres de colesterol, triglicerídeos, fosfolipídios e outras proteínas. O LDL-C é (corretamente) considerado vilão nesta história, mas tem papel importante ao transportar colesterol do fígado aos tecidos do corpo, que usam o colesterol para tarefas vitais de reparo das membranas. Além disso, o LDL-C também participa da criação de nossos hormônios esteróides, como o os hormônios sexuais.[26]

Se o nível de LDL-C for excessivo, ele se acumulará na parede da artéria na íntima, a camada do vaso sangüíneo mais próxima ao sangue, onde passa por mudanças químicas, entre as quais a oxidação. Ferro no sangue pode agir como um catalisador para esse processo porque facilita a oxidação. Esta pode ser uma razão de as mulheres na pré-menopausa terem proteção contra a doença coronariana: a menstruação mantém baixos os níveis de ferro.[27] As moléculas de LDL-C também sofrem glicação, ou a ligação com moléculas de açúcar.

2. A ENTRADA DE INVASORES. Essas moléculas LDL-C modificadas não mais parecem inofensivas ao sistema imunológico; portanto, são confundidas com invasores estranhos. As células endoteliais (revestimento) na parede dos vasos sangüíneos solicitam ajuda, secretando substâncias químicas que evitam a infecção, entre as quais os oxidantes, que danificam diretamente os "invasores", além das quemoquinas e citocinas, que são moléculas sinalizadoras do sistema imunológico.

3. RESPOSTA DO SISTEMA IMUNOLÓGICO. As células do sistema imunológico, entre as quais monócitos (leucócitos que ingerem células mortas ou danificadas) e linfócitos T (leucócitos que atacam e destroem substâncias estranhas e germes), respondem ao SOS e invadem a camada íntima para travar a batalha com as moléculas LDL, agora patológicas. As quemoquinas e outras moléculas secretadas pelas células endoteliais e musculares na parede do vaso fazem com que os monócitos se multipliquem e transformem-se em macrófagos, os combatentes completamente maduros do sistema imunológico.

4. FORMAÇÃO DE LISTRAS DE GORDURA. Os macrófagos – literalmente, "grandes comedores" – combatem os aparentes invasores (as moléculas LDL oxidadas e glicosiladas), ingerindo-os. Por fim, eles ficam repletos de LDL gorduroso. Esses macrófagos "recheados", conhecidos como "células-espuma", porque parecem grandes bolhas de espuma, ao lado das células T, formam uma "listra de gordura", a forma inicial da placa vulnerável.

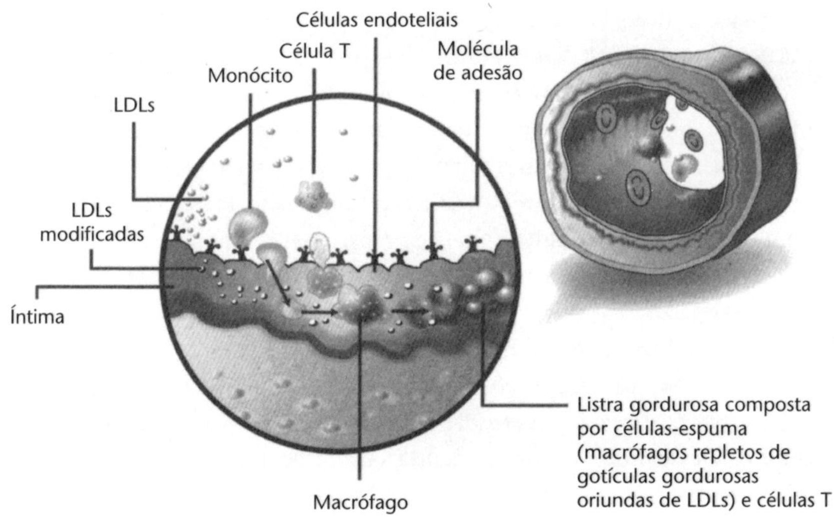

Figura 15-1. Criação de uma listra de gordura

5. FORMAÇÃO DA CÁPSULA FIBROSA. A inflamação faz com que as células musculares lisas do vaso sangüíneo, que normalmente ficam abaixo da íntima, cheguem ao topo da listra de gordura, onde formam uma cápsula fibrosa. Esta aumenta o tamanho da placa, mas também a protege da corrente sangüínea. Tipicamente, a placa neste ponto não restringe o fluxo sangüíneo, mas expande o diâmetro externo do vaso sangüíneo.

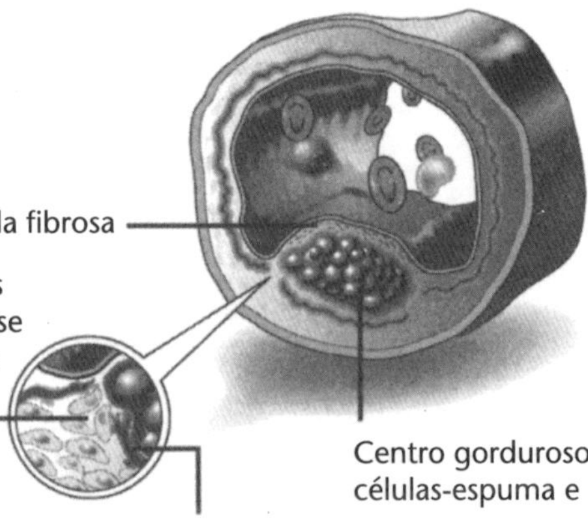

Figura 15-2. Desenvolvimento de uma cápsula fibrosa

6. **ROMPIMENTO DA CÁPSULA.** As células-espuma sofrem outras mudanças, as quais as levam a secretar mais moléculas inflamatórias. Essas moléculas danificam as células musculares e outras que compõem a cápsula fibrosa. O resultado pode ser uma ruptura desastrosa.

7. **FORMAÇÃO DE COÁGULO SANGÜÍNEO.** As células-espuma – macrófagos – causam ainda mais prejuízo: secretam uma substância chamada "fator tecidual". Quando a cápsula se rompe, o fator tecidual e os mecanismos normais de coagulação do sangue podem fazer com que um grande coágulo sangüíneo, denominado trombo, surja sobre a cápsula. Embora as artérias tenham meios químicos de quebrar esses coágulos ameaçadores, esses "inibidores de coagulação" são bloqueados pelo fator tecidual.

8. **ATAQUE CARDÍACO.** Se o trombo resultante for grande o suficiente para obstruir completamente o vaso, o resultado é uma trombose coronariana – um ataque cardíaco.

É difícil detectar a placa vulnerável, fato que explica por que os procedimentos diagnósticos tradicionais não conseguem encontrá-la. Em geral, ela não restringe significativamente o fluxo sangüíneo antes de romper-se. Como a placa vulnerável localiza-se **dentro** da parede da artéria, e não em sua superfície, ela meramente faz com que a parte externa da parede do vaso apresente uma leve saliência, a qual passa facilmente despercebida. Porém, o processo de formação da placa vulnerável, esquematizado acima, fundamenta cerca de 85% de todos os ataques cardíacos.[28]

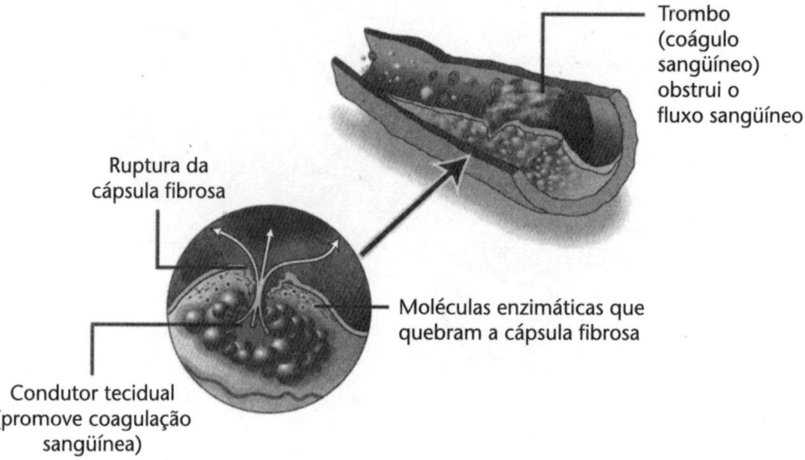

Figura 15-3. A ruptura da placa causa um ataque cardíaco

A FUNÇÃO DA PLACA RÍGIDA, CALCIFICADA

Embora a maioria dos ataques cardíacos seja causada pela placa flexível, ainda há uma razão importante para a preocupação com o nível da placa rígida e calcificada nas artérias coronárias: os níveis de placa flexível e rígida parecem estar relacionados um ao outro.[29]

Ao contrário da placa flexível e vulnerável, é fácil determinar a quantidade de placa calcificada nas artérias coronárias, usando-se a tomografia computadorizada ultra-rápida (UFCT). Trata-se de uma tomografia tridimensional do coração que pode mostrar o cálcio nas paredes das artérias. Presume-se que o cálcio seja placa calcificada porque não há outra razão para sua presença ali. Um computador calcula o valor de cálcio para cada região de placa calcificada, cada artéria coronária e o valor total de cálcio para o coração como um todo.

Há uma certa controvérsia entre os médicos quanto à utilidade desse valor de cálcio coronariano na predição do risco de um ataque cardíaco. Valores mais elevados estão, na verdade, relacionados a um risco maior, mas isso pode ser porque um alto valor de cálcio esteja vinculado a níveis mais elevados de placa vulnerável. Acreditamos que é um parâmetro útil, se entendermos as diversas funções da placa flexível e da calcificada.

Em vez de interpretar o valor de cálcio do paciente como número absoluto, devemos compará-lo ao de outras pessoas de mesma idade e sexo. Se o seu valor for superior à média mostrada na tabela a seguir, então é provável que seu índice

PONTE DOIS

AUMENTAR HDL

Agora que estamos compreendendo o desenvolvimento da doença coronariana, em termos da interação de moléculas específicas, os fármacos que visam precisamente a cada etapa-chave no processo estão prestes a surgir. Embora nunca se possa saber ao certo quais fármacos passarão pelo processo de regulamentação e dominarão o mercado, os resultados de testes com uma nova geração de medicamentos para reduzir o risco de doença coronariana são muito encorajadores.

Enquanto este livro é escrito, algumas pesquisas interessantes são realizadas sobre a forma sintética de colesterol HDL, denominada Apo A-I Milano (AAIM). Em testes com animais, AAIM resultou em regressão rápida e dramática da placa aterosclerótica.[30] Em um teste fase 1 do FDA, que incluiu 47 sujeitos humanos, a administração de AAIM por infusão intravenosa resultou em redução significativa (média de 4,2%) na placa, depois de apenas cinco tratamentos semanais. Nenhum outro fármaco jamais mostrou a capacidade de reduzir a aterosclerose tão rapidamente.[31] Mais pesquisas são necessárias para confirmar esses resultados em ensaios clínicos maiores e para determinar o impacto desse tratamento sobre a incidência de ataques cardíacos e óbitos relacionados à doença coronariana. Contudo, uma indicação de seu potencial é refletida pela aquisição recente, por US$ 1,3 bilhões, pela Pfizer, da Esperion, a pequena empresa que desenvolveu o fármaco.

Além disso, a Pfizer também está apostando em outra abordagem para aumentar os níveis de HDL e combater a formação da placa. A patente do *Lipitor*, seu fármaco para reduzir LDL, campeão de vendas, gerando US$ 9 bilhões por ano, está perto de perder a validade e a Pfizer espera substituí-la com um novo fármaco que combina *Lipitor* e *Torcetrapib*, que aumenta o HDL. O *Torcetrapib* funciona bloqueando uma enzima que normalmente quebra o HDL.[32] O *Lipitor* é o fármaco mais vendido de todos os tempos, e a Pfizer planeja gastar US$ 1 bilhão nos testes da fase III do *Lipitor-Torcetrapib*, agora em andamento.

Outro método de aumentar HDL é por meio da ativação de certas chaves celulares, chamadas PPARs (receptores ativados por proliferadores de peroxissoma), que é como o "agonista alfa PPAR", da Eli Lilly, funciona. Além disso, esse fármaco reduz os triglicerídeos, outro fator de risco, e está no estágio intermediário de testes.[33] PPAR está chamando muita atenção: GlaxoSmithKline, Merck, Bristol-Myers Squibb, Pfizer e AstraZeneca estão todos trabalhando em fármacos baseados em ativar PPARs. Esses ativadores de PPAR também podem reduzir o LDL e ajudar a controlar os níveis de açúcar no sangue, por isso podem ser eficazes contra o diabetes tipo 2 e a doença coronariana.

de criação de placa seja alto. Neste caso, ele deveria dar mais prioridade à redução dos fatores de risco para doença coronariana. Se seu valor for superior a 75% do valor de indivíduos de mesma idade e sexo, então essa prioridade é urgente.

Tabela 15-1. Valores de cálcio (média e 75º percentil)[34]

Homens			Mulheres		
Idade	Média	75º percentil	Idade	Média	75º percentil
40-45	2	11	40-45	0,1	1
46-50	3	36	46-50	0,1	2
51-55	15	110	51-55	1	6
56-60	54	229	56-60	1	22
61-65	117	386	61-65	3	68
66-70	166	538	66-70	25	148
+70	350	844	+70	51	231

Indivíduos cujos níveis de colesterol e outros fatores de risco não estejam bem controlados podem aumentar seu valor em até 40% ao ano,[35] à medida que o desenvolvimento da placa calcificada acelera.[36] (A quantidade do aumento em si eleva-se, em vez de permanecer constante. Por exemplo, a uma taxa de crescimento de 40%, começando em, digamos, 100, seu valor de cálcio aumentaria a cada ano subseqüente para 140, 196, 274, 384 e assim por diante, comparado com 140, 180, 220 e 260, se aumentasse 40 pontos constantes.) Indivíduos que adotam dietas mais saudáveis e tomam certas medidas, como o uso de fármacos para lipídios (discutidos a seguir), tipicamente reduzem esse índice de crescimento em cerca de 10%. Contudo, observe que as medidas paliativas usuais não detêm o crescimento – o crescimento total da placa calcificada ainda acelera, mas com um índice menor.

Quanto maior o valor de cálcio em relação à média de indivíduos de mesma idade e sexo, mais urgente é a necessidade de reduzir o índice de crescimento para zero ou, melhor ainda, revertê-lo. (Alguns médicos dizem que é impossível reverter a placa calcificada, mas vários estudos apóiam essa reversão. Esse potencial foi definido pela primeira vez pelo dr. Dean Ornish, com seu programa de reversão de doença coronariana, que demonstrou a redução de níveis de placa rígida coronariana.[37])

Se você fez cirurgia *bypass* ou angioplastia, significa que provavelmente teve – e quase certamente continua a ter – um valor de cálcio altíssimo. As cirurgias **não** curam. Na verdade, elas nada fazem para reduzir a placa flexível ou rígida. Os diversos processos inflamatórios subjacentes à formação da placa são tipicamente

PONTE DOIS

ÚLTIMAS INOVAÇÕES

Impedir a coagulação sangüínea combate a doença coronariana em seu estágio final, ao reduzir o risco de coágulos sangüíneos fatais que constituem um ataque cardíaco. Milhões de pessoas com fatores de risco elevado tomam aspirina, que, modestamente, reduz a coagulação. Mas pacientes com altíssimo risco quase sempre tomam *Coumadin* (warfarina), o principal fármaco para ralear o sangue na última metade do século. O problema do *Coumadin* é que ele interage com muitos outros medicamentos, alimentos e suplementos, sendo sua administração segura dificílima. Um novo fármaco, denominado *Exanta*, da AstraZeneca, está perto de ser aprovado e parece superar muitas dessas complicações.[38] Alguns críticos do *Exanta* destacam os níveis elevados de enzimas hepáticas em usuários do fármaco, uma possível indicação de efeito tóxico, mas o aumento nas enzimas hepáticas parece ser temporário, mesmo se a terapia continuar.

Indivíduos que sofrem de insuficiência cardíaca congestiva logo poderão implantar um sensor do tamanho de um grão de arroz no átrio esquerdo. O dispositivo, desenvolvido por Integrated Sensing Systems (ISSYS), em Ypsilanti, Michigan, lê a pressão arterial no interior do coração, a qual é um indicador-chave da condição cardíaca. O resultado do sensor pode ser lido em um dispositivo externo ao corpo que se comunica com o implante, sem fio. Atualmente, para obter essas informações, pacientes com insuficiência cardíaca em estágio final precisam passar por vários procedimentos invasivos, nos quais se insere um cateter sob controle de raios X. A Cleveland Clinic, agora, planeja começar a implantar o dispositivo em pacientes humanos.

Outro dispositivo minúsculo com o objetivo de diagnosticar a placa arterial dentro das artérias, usando ultra-sonografia, está sendo desenvolvido por Brutus T. Khuri-Yakub, da Stanford University, com patrocínio do National Institutes of Health.[39]

acelerados por essas cirurgias e suas conseqüências. Talvez o principal benefício desses procedimentos seja o choque que causam no indivíduo, para que ele passe a levar a sério a saúde cardíaca. É fundamental para o indivíduo com história de ataque cardíaco, angina e/ou cirurgias cardíacas implementar agressivamente todos os métodos de redução de risco, descritos posteriormente neste capítulo.

FATORES DE RISCO PARA DOENÇA CORONARIANA E COMO REDUZI-LOS

Armados com um modelo mais exato de como a doença coronariana se desenvolve, podemos agora entender melhor o papel desempenhado pelos muitos fatores de risco. Embora alguns deles possam ser mais pertinentes para alguns indivíduos do que para outros, a melhor estratégia é tomar medidas razoáveis para melhorar suas chances de todo modo possível.

A urgência de reduzir os fatores de risco cardiovasculares depende de onde se está na progressão da doença. Autópsias de crianças revelam que as listras de gordura coronariana, que representam o estágio mais inicial, já podem ser bem desenvolvidas na infância. Indivíduos com mais de três dos principais fatores de risco apresentados abaixo devem fazer uma UFCT a cada cinco anos, ou anualmente, se o valor de cálcio estiver acima do 75° percentil.

Para cada um dos principais fatores de risco, fazemos recomendações para reduzi-los. Certos suplementos, como vitaminas C e E, alho e policosanol, são incluídos para vários fatores de risco. **Não se devem exceder as doses recomendadas; uma dose cobre todos os fatores de risco aos quais se aplica o suplemento.** Por exemplo, se você toma a dose recomendada de vitamina C para controlar, digamos, a hipertensão, não tome mais se também estiver preocupado com outros fatores de risco que, da mesma forma, exijam esse suplemento.

PRINCIPAIS FATORES DE RISCO PARA DOENÇA CORONARIANA

Conte seus principais fatores de risco, acrescentando um ponto para cada categoria (por exemplo, tabagismo) que esteja na faixa de fatores de risco. Por exemplo, acrescente um ponto se você fuma agora e fumou durante mais de dez anos. Este autoteste serve apenas como guia superficial para determinar se o indivíduo deve submeter-se a outras avaliações.

Se houver três ou mais fatores de risco importantes, recomendamos:

- uma bateria de exames de sangue (colesterol, HDL, triglicerídeos, hs-CRP, homocisteína);
- UFCT com valor de cálcio;
- teste de esforço.

Acrescente um fator de risco para cada categoria que estiver na faixa de fatores de risco na Tabela 15-2.

Tabela 15-2

Categoria de fator de risco	Faixa ideal	Faixa de fatores de risco
Herança genética	Nenhum dos pais ou irmãos com doença coronariana	Pai teve ataque cardíaco antes de 55 anos e/ou mãe teve ataque cardíaco antes de 65 anos
Sexo e idade	Homem, 44 anos ou menos; mulher, 54 anos ou menos	Homem, 45 anos ou mais; mulher, 55 ou mais
Tabagismo	Nunca fumou	Você agora fuma 1 ou mais maços/dia e/ou fumou nos últimos 10 anos ou mais
Peso	95% do peso ideal (ver Tabela 8-2, no Capítulo 8)	20% ou mais acima do peso ideal
Colesterol e triglicerídeos	Colesterol total 160-180; LDL: 80 (se houver menos de 3 grandes fatores de risco); 70 ou menos (se houver 3 ou mais fatores de risco)[40]; LDL acima de 60; proporção entre colesterol total e LDL abaixo de 2,5; triglicerídeos abaixo de 100 (ver recomendações para níveis ideais de colesterol, abaixo)	Qualquer dos seguintes: colesterol total acima de 200; LDL acima de 130; LDL abaixo de 40; proporção entre colesterol total e LDL acima de 4 (ver recomendações abaixo)
Homocisteína	7,5 ou menos	10,0 ou mais
hs-CRP	1,3 ou menos	Acima de 5,0
Insulina e glicose em jejum	Glicose 60-80; insulina 2-3	Glicose acima de 110; e/ou insulina acima de 10
Pressão arterial	Sistólica 120 ou menos Diastólica 80 ou menos	Sistólica 140 ou mais; e/ou diastólica 90 ou mais
Estresse	Não é personalidade tipo A, com alto nível de cólera (ver Capítulo 23 sobre estresse); não é tipo D	Tipo A, com alto nível de cólera; ou tipo D
Exercício	Ativo	Sedentário

Herança genética

O perfil genético influencia profundamente a predisposição do indivíduo a muitos dos outros fatores de risco, como níveis elevados de LDL e baixos de HDL, resistência à insulina, hipertensão, homocisteína elevada e outros. Devemos avaliar a história de saúde dos pais e, até certo ponto, dos irmãos. Se o pai sofreu ataque cardíaco antes dos 55 anos, ou a mãe antes dos 65, isso é considerado importante fator de risco.[41] Além disso, é preciso examinar as próprias predisposições do indivíduo. Se houver uma tendência para hipertensão ou resistência à insulina, é provável que isso resulte ao menos parcialmente dos genes.

Devemos tirar vantagem dos testes genômicos (genéticos), recentemente disponíveis, sobre os quais discutimos no Capítulo 11. Alguns dos testes mais comuns para avaliar as predisposições genéticas ao risco cardiovascular são os genes Apo E, eNOS, MTHFR e PAI-1. Por exemplo, a variante Apo E da alipoproteína E resulta em disposição para níveis excessivos de LDL e maior risco cardiovascular. O gene eNOS direciona a produção da enzima NOS (óxido nítrico sintase), responsável pela dilatação dos vasos sangüíneos. O óxido nítrico ajuda a prevenir o desenvolvimento da progressão da placa.[42] Mutações comuns desse gene levam ao maior risco de aterosclerose. O gene MTHFR está intimamente envolvido nas reações de metilação e produção de homocisteína (a homocisteína é um dos determinantes mais potentes do risco de doença cardíaca). Mutações nesse gene são muito comuns, mas fáceis de corrigir com simples suplementação nutricional (ver Capítulo 21). O gene PAI-1 produz inibidor do ativador de plasminogênio, o qual reduz riscos de coágulos sangüíneos, importante fator de risco em ataques cardíacos e acidentes vasculares cerebrais. Portadores de mutações do PAI-1 podem tomar medidas para reduzir o risco de formação de coágulos sangüíneos. O ponto positivo sobre o teste genético é que, se descobrirmos que temos uma mutação potencialmente nociva, poderemos eliminar grande parte do risco seguindo intervenções seguras e simples no estilo de vida.

Poderíamos considerar retroceder no tempo e escolher os pais com mais cuidado. É inútil dizer que não há nenhuma perspectiva para concretizar a tecnologia para isso. Mas, como discutido anteriormente, estamos perto de conseguir bloquear genes "ruins" (por meio de RNA-interferência) e, por fim, seremos capazes de acrescentar novos genes saudáveis, usando a terapia genética. Enquanto isso, vale a pena as pessoas se conscientizarem de suas predisposições genéticas, com vistas a combater agressivamente esses fatores de risco para os quais há uma tendência genética.

Sexo e idade

O senso comum diz que apenas os homens precisam preocupar-se com a doença coronariana. Uma pesquisa de 2002, feita pela *Society for Women's Health Research*, revelou que 60% das mulheres temem, sobretudo, o câncer, comparados com apenas 5% para doença coronariana.[43] Mas a doença coronariana é o exterminador número um, tanto de homens quanto de mulheres. De 1,1 milhão de ataques cardíacos todo ano, quase metade é registrada em mulheres.[44] É verdade que as mulheres na pré-menopausa têm um nível de proteção; estatísticas para eventos cardíacos, bem como níveis de valor de cálcio coronariano em exames UFCT mostram que as mulheres sofrem um atraso em relação aos homens de dez anos.

Se você é homem, ao chegar aos 45 anos, precisará considerar o sexo masculino e a idade como importantes fatores de risco. Para as mulheres, a idade torna-se fator de risco importante aos 55. Se você tem dois outros fatores de risco importantes, deve dar alta prioridade à adoção de todas as recomendações deste capítulo.

Tabagismo

O tabagismo aumenta significativamente o risco de morrer de ataque cardíaco ou acidente vascular cerebral.[45] Há 4 mil tóxicos contidos no tabaco e em sua fumaça, e poderíamos dedicar todo este livro a catalogar a destruição que todas essas substâncias causam aos processos metabólicos. A fumaça de cigarro, tanto direta quanto em segunda mão, aumenta muito a atividade de radicais livres, que acelera a oxidação de LDL, a etapa fundamental que transforma moléculas de LDL na variante patológica que invade as paredes dos vasos coronários. Além disso, o tabagismo:

- aumenta o nível geral de inflamação no corpo, que acelera cada etapa da doença coronariana;
- interfere no metabolismo da vitamina C, um antioxidante importantíssimo;
- aumenta a freqüência cardíaca e a pressão arterial, fato que acelera o dano causado às artérias;
- dobra os níveis sangüíneos de adrenalina, causando vasoconstrição (diminuição do diâmetro dos vasos sangüíneos) e a agregação de plaquetas, o que incentiva a erupção final de um trombo coronário;
- interfere no metabolismo da vitamina B_6, que é fundamental para o metabolismo adequado da homocisteína.

Nossas recomendações são óbvias: não fume e evite ser fumante passivo.

Peso

Ficar acima do peso contribui para uma série de doenças e vários fatores de risco aqui mencionados. É um importante contribuinte para o desenvolvimento de síndrome metabólica, diabetes tipo 2 e hipertensão. O *Framingham Study* constatou maior risco de doença coronariana com os níveis elevados de obesidade, tanto para homens quanto para mulheres.[46]

Colesterol e triglicerídeos

Colesterol e suas frações LDL e HDL continuam a ter papéis importantes no novo entendimento da doença coronariana, baseada na inflamação. O processo inflamatório começa com o excesso de partículas LDL, que entram no revestimento das artérias coronárias e oxidam-se. As partículas de HDL (o "bom" colesterol) reduzem o risco de doença coronariana ao transportarem o excesso de colesterol de volta ao fígado e, também, ao reduzirem a oxidação de LDL. Embora o excesso de colesterol possa ter função-chave na criação da placa vulnerável, níveis baixíssimos podem aumentar outros riscos. Níveis extremamente baixos de colesterol podem aumentar o risco de acidente vascular cerebral hemorrágico (causado não pela aterosclerose, mas pelo rompimento de um vaso sangüíneo).[47] Além disso, existe uma correlação entre baixíssimos níveis de colesterol e maior incidência de suicídio.[48]

Segundo as estatísticas para a população em geral, o colesterol total de 180 a 200 é considerado ideal. Contudo, indivíduos que seguem nossas recomendações diferem da população em geral. Em nosso programa, a faixa ideal para o colesterol total é 160 a 180. Em condições ideais, LDL-C deveria ser 80 ou menos, dependendo do número de fatores de risco do indivíduo. O HDL-C deveria ser 60 ou mais. Uma proporção ideal entre o colesterol total e o HDL-C fica abaixo de 2,5. Ao seguir nossas recomendações nutricionais e de suplementação, reduzem-se a inflamação, o peso, a pressão arterial e a possibilidade de ocorrer um acidente vascular cerebral hemorrágico no paciente.

Pesquisas recentes confirmaram que reduzir o colesterol LDL a níveis muito inferiores às recomendações padronizadas (abaixo de 100) diminui substancialmente o risco de doença coronariana. O estudo de 2004, feito por pesquisadores da Harvard Medical School e publicado no *New England Journal of Medicine*, examinou a questão de se reduzirem os níveis de LDL-C bem abaixo de 100 (com o paciente tomando 80 mg por dia de *Lipitor*, uma estatina), o que reduziria substancialmente o risco de doença coronariana. O grupo "experimental", usando a terapia mais agressiva para reduzir LDL-C, apresentou um nível mediano de LDL-C igual a 62, comparado a 95 para o grupo de controle, que seguiu um curso mais moderado de terapia com estatina (por exemplo, 20 mg de *Lipitor* por dia). O grupo experimental, que tomou a dose maior, teve substancialmente menos ataques cardíacos, bem como menos indicações para cirurgia *bypass* ou angioplastia. "Sem dúvida, é importantíssimo", comentou o dr. David Waters, professor de Medicina na Universidade da Califórnia, em São Francisco. Waters, que não participou das pesquisas, acrescentou: "Temos em nossas mãos o poder de reduzir muito o risco de doença coronariana".[49] Com base nessa e em outras pesquisas corroborantes, recomendamos manter os níveis de LDL-C em torno de 80 (se houver menos de três importantes fatores de risco) ou 70 ou menos (se houver três ou mais fatores de risco importantes).

Se o seu valor de cálcio coronariano for superior a 75%, em comparação a indivíduos de mesmo sexo e idade, você provavelmente tem um processo de criação de placa muito ativo; portanto, é urgente reduzir o máximo possível os fatores de risco de doença coronariana. Nesse nível, o risco de um ataque cardíaco é provavelmente maior do que o risco de suicídio ou acidente vascular cerebral hemorrágico; portanto, a prioridade deve ser a redução dos níveis de colesterol e LDL-C, diminuindo os níveis totais de colesterol a 150 ou 160.

Pesquisas recentes mostram que determinadas frações de LDL-C e HDL-C são melhores indicadores de risco do que o total de LDL-C e HDL-C. Pesquisadores ainda estão estudando se a fração HDL2 ou HDL3 de HDL-C é a forma mais protetora.[50] LDL tipo B e lipoproteína (a) são formas particularmente nocivas de LDL-C.[51] Partículas de LDL nessas duas frações são menores do que as partículas relativamente grandes e leves do tipo A, e por isso invadem mais facilmente a parede do vaso. Níveis elevados dessas duas formas de LDL-C triplicam o risco de doença coronariana em comparação com níveis elevados apenas de LDL-C.[52]

Outro fator de risco independente para doença coronariana é a quantidade de triglicerídeos (lipídios, ou gordura flutuante livre) no sangue.[53] Em condições ideais, os níveis de triglicerídeos devem ser inferiores a 100.

O primeiro passo para melhorar os níveis de colesterol e triglicerídeos é adotar uma dieta saudável, seguindo as recomendações nutricionais nos capítulos 4 a 8 deste livro. Sobretudo, deve ser reduzida drasticamente a gordura saturada, a influência alimentar mais significativa. Nenhum outro nutriente aumenta mais os níveis de LDL do que gordura saturada.

Há uma certa controvérsia no que diz respeito ao colesterol alimentar. Os níveis de colesterol no sangue são controlados pelo fígado; portanto, um sistema saudável consegue manter níveis saudáveis de colesterol no sangue, apesar do consumo de colesterol em alimentos. Contudo, se o indivíduo tem níveis ruins de lipídios, esses mecanismos de controle do colesterol provavelmente não estão funcionando de forma ideal. Se os níveis de colesterol no sangue não são adequados, recomendamos a redução do colesterol na alimentação a não mais que 100 mg por dia. Lembre-se de que uma gema de ovo tem cerca de 220 mg de colesterol!

Existem muitos suplementos eficazes, não prescritos, que melhoram significativamente os níveis de colesterol, LDL, HDL e triglicerídeos. Recomendamos tentá-los primeiro e, depois, usar fármacos prescritos à base de estatina (discutidos a seguir) se os suplementos forem insuficientes. Os suplementos aqui descritos têm mecanismos independentes de estatinas; portanto, podem ser usados em conjunto com os medicamentos.

Entre os suplementos mais eficazes, temos os seguintes.

Policosanol é um suplemento muito eficaz para melhorar os níveis de lipídios, com resultados comparáveis à estatina.[54] Além disso, estudos demonstraram que combinar policosanol com estatina resulta em efeitos ainda maiores. Um estudo mostrou que doses de 10 a 20 mg, por dia, de policosanol "reduzem o colesterol total, em 17% a 21%, e colesterol LDL, em 21% a 29%. Além disso, aumentam o colesterol lipoprotéico de alta densidade em 8% a 15%."[55] Semelhante aos fármacos lipídicos, o policosanol também inibe a oxidação de LDL, uma etapa fundamental na criação de células-espuma mortais.

Tabela 15-3. Níveis sangüíneos ideais e de referência

Exame de sangue	Valor de referência padrão	Nível "ideal"
Fibrinogênio (mg/dL)	Abaixo de 460	Abaixo de 300
Proteína reativa-C (mg/dL)	Abaixo de 5	Abaixo de 1,3
Homocisteína (umol/L)	Abaixo de 15	Abaixo de 7,5
Ferritina (mg/dL)	Abaixo de 180	Abaixo de 100
Colesterol (mg/dL)	100-199	160-180
LDL (mg/dL)	0-129	LDL: 80 (se houver menos de 3 importantes fatores de risco); 70 ou menos (se houver 3 ou mais importantes fatores de risco)
HDL (mg/dL)	40-59	60 ou mais
Proporção colesterol – LDL	2,5-4,0	Abaixo de 2,5
Triglicerídeos	0-149	Abaixo de 100

Policosanol é usado, há muitos anos, na Europa e, recentemente, tornou-se conhecido nos Estados Unidos. O principal ingrediente é o octacosanol, um álcool graxo de cadeia longa encontrado naturalmente na superfície de folhas e frutos.

O policosanol atua sinergisticamente com **gugulipídio** (gugulesteronas), um antigo suplemento natural feito da resina da árvore *Commiphora mukul*, no norte da Índia. Um estudo de 125 pacientes mostrou que, acima de um período de quatro semanas, o gugulipídio reduziu o colesterol total em 11% e os triglicerídeos, em 16,8%. Além disso, ele aumentou o HDL em 60%.[56]

A **vitamina** E também pode ser eficaz na redução do colesterol e do risco geral de doença coronariana. Em 1996, no *Cambridge Heart Anti-Oxidant Study* (CHAOS), mil pacientes cardíacos do sexo masculino receberam 400 ou 800 unidades internacionais de vitamina E, ao passo que o grupo de controle, com outros mil homens (com o mesmo perfil de saúde), recebeu placebo. Dezoito meses depois, os grupos de vitamina E tiveram 75% a menos de ataques cardíacos.[57]

Os **esteróis vegetais** são outros suplementos naturais muito eficazes para melhorar os níveis de lipídios. Eles são comercializados em margarinas redutoras de colesterol (por exemplo, *Benecol e Take Control*), mas esses produtos contêm gorduras nocivas, por isso recomendamos o consumo de esteróis vegetais como suplemento na forma de pílula (ver em www.fantastic-voyage.net recomendações específicas de produtos).

Recomendamos inicialmente o uso de policosanol e gugulipídio, além de outros suplementos de apoio (ver tabela a seguir), e que se avaliem os resultados dois meses depois. Se os níveis ainda precisarem melhorar, devem ser acrescentados esteróis vegetais, com a realização de um novo teste, dois meses depois. Se os níveis continuarem ruins, podemos pensar em acrescentar estatina, seguindo recomendações médicas.

Fosfatidilcolina (PC) é um componente importante das membranas celulares. Com a idade, o nível de PC na parede celular diminui, o que é um importante processo de envelhecimento. Ao suplementar com PC, podemos deter e, até mesmo, reverter esse processo. Pesquisas indicam que PC pode estimular o transporte inverso de colesterol – ou seja, a remoção de colesterol da placa arterial.[58] Trata-se do mesmo processo que o HDL promove. PC (tanto como suplemento oral quanto como terapia intravenosa) é amplamente usada na Alemanha e aprovada pelo órgão alemão responsável, equivalente ao FDA. Ao usar PC oral, é importante escolher uma que tenha, ao menos, 99% de pureza. Muitos suplementos identificados como fosfatidilcolina são, na verdade, apenas cerca de 30% PC. A lecitina industrializada contém PC, mas apenas cerca de 20% a 25% é PC. Há recomendações para produtos específicos em www.fantastic-voyage.net.

Recomendamos que se comece com o seguinte primeiro turno de suplementação para melhorar os níveis de lipídios.

Depois de dois meses, se os níveis ainda não forem desejáveis, sugerimos acrescentar 3.600 mg (1.800 mg, duas vezes ao dia) de esteróis vegetais e, depois, testar novamente após mais dois meses.

Se os suplementos naturais não conseguirem reduzir os níveis de colesterol, LDL, HDL e triglicerídeos a valores ideais, o paciente e o médico podem considerar o uso de inibidores da enzima HMG-COA reductase, conhecidos como estatinas. As estatinas reduzem o ritmo de produção de colesterol pelo fígado e aumentam o índice de remoção de LDL do sangue. Além disso, dão a impressão de inibir a oxidação de LDL, retardando, assim, a primeira etapa de formação da placa vulnerável. Há controvérsia entre os pesquisadores sobre esse último ponto. Alguns cientistas acreditam que a redução na formação da placa vulnerável é inteiramente causada por melhorias nos níveis de lipídios.

É importante observar que as estatinas podem causar efeitos tóxicos ao fígado, por isso o médico terá de monitorar a saúde do fígado por meio de exames de sangue que avaliam as enzimas hepáticas principais.[59]

Tabela 15-4

Suplemento	Quantidade por dose	Vezes por dia	Dose diária total
Policosanol	10 mg	2	20 mg
Gugulipídio	500 mg	2	1.000 mg
Vitamina E	400 UI	2	800 UI
Alho	900 mg	3	2.700 mg
Curcumina	900 mg	1-2	900-1.800 mg
Niacina*	100-500 mg	2	200-1.000 mg
Fosfatidilcolina	900-1.800 mg	2	1.800-3.600 mg
Fibra solúvel**	4-6 g	2-3	8-18 g
Extrato de proteína de soja	1 ½ colher de chá (3g)	2	3 colheres de chá (6 g)
Extrato de chá verde	500-1.000 mg	2	1.000-2.000 mg

* Recomendamos hexanicotinato de inositol, que é uma niacina sem rubor (não causará rubor na face). Dosagens de até 3.000 mg por dia são geralmente usadas, embora recomendemos começar com cerca de 200 mg por dia. Observe que indicamos o monitoramento periódico da função hepática quando se usa niacina.

** Recomendamos fibra solúvel, como pectina, goma guar ou psílio, sobretudo antes de refeições ricas em gordura. Quando se usam os fármacos prescritos nitrofurantoína ou digitálicos, não deve ser usada fibra solúvel.

Outra consideração importantíssima, quando se usam fármacos lipídicos, é que esses medicamentos esgotam a coenzima Q_{10} do corpo, um nutriente vital necessário para manter a saúde das mitocôndrias (as fornalhas energéticas em cada célula). É essencial tomar esse suplemento quando se usam estatinas – recomendamos a dose de 50 a 100 mg de coenzima Q_{10}, duas vezes ao dia.

Uma estatina particularmente eficaz é a atorvastatina, conhecida como *Lipitor*. Ao contrário de outros fármacos lipídicos, *Lipitor* é aprovado como tratamento para reduzir triglicerídeos, além de melhorar os níveis de colesterol. *Lipitor* pode reduzir LDL em 40% a 60% e triglicerídeos, em 20% a 40%. Além disso, ele aumenta HDL em %5 a 10%.[60]

Homocisteína

Como discutimos no Capítulo 13, níveis excessivos de homocisteína, uma indicação de processos anormais de metilação, têm implicações negativas muito mais potentes. Níveis elevados de homocisteína aceleram a conversão de LDL em células-espuma, repletas de macrófagos, e bloqueiam a produção de óxido nítrico, que é curativo para as células endoteliais nas paredes dos vasos sangüíneos. Recomendamos manter os níveis de homocisteína abaixo de 7,5. Nosso programa para atingir essa meta é descrito no Capítulo 13.

Proteína reativa-C (hs-CRP)

Pesquisas recentes mostram que a proteína reativa-C, que avalia os níveis de inflamação no corpo, é um fator de risco importantíssimo. Reduzir hs-CRP deve ter a mesma prioridade de otimizar os níveis de colesterol. Um estudo no periódico *Circulation* mostrou que o risco de ataque cardíaco em homens aumentou três vezes, com níveis de hs-CRP superiores a 2,11, contra níveis inferiores a 0,55, e mais de cinco vezes para mulheres com níveis de hs-CRP acima de 7,3, contra níveis inferiores a 1,5.[61] O nível sobe temporariamente durante períodos de infecção; portanto, será necessário repetir o exame se o nível estiver elevado, sobretudo se o indivíduo estiver resfriado ou gripado. Dada a função vital da inflamação em cada etapa do processo de doença coronariana, a associação de hs-CRP e o risco de doença coronariana não é nenhuma surpresa.

Recomendamos atingir hs-CRP inferior a 1,3. Discutimos o papel da inflamação e nosso programa para reduzi-la no Capítulo 12.

Insulina e glicose em jejum

Como discutimos no Capítulo 9, a síndrome metabólica e sua forma mais avançada no diabetes tipo 2 têm grandes implicações para o desenvolvimento da doença coronariana. Pacientes com essas condições têm resistência à insulina, o que resulta em níveis elevados de insulina no sangue. A insulina é um promotor do crescimento e acelera a formação da placa coronariana. Além disso, ela incentiva a hipertensão (pressão arterial elevada), que é seu próprio fator de risco, como mencionamos a seguir. Os níveis elevados de glicose no sangue encorajam a glicação (ligação com moléculas de açúcar) de LDL, uma etapa-chave na transformação de macrófagos e LDL em células-espuma patológicas. O metabolismo de gorduras também tem a probabilidade de ser perturbado pela resistência à insulina, causando níveis excessivos de triglicerídeos, outro fator de risco coronariano.

Recomendamos verificar os níveis de insulina e glicose em jejum e seguir as diretrizes no Capítulo 9.

Pressão arterial

Mesmo em circunstâncias normais, a pressão arterial nas artérias coronárias é bastante elevada, o que incentiva a inflamação que dá início ao processo de aterosclerose. O nível de inflamação no vaso coronário agrava-se com a pressão arterial elevada. Um estudo de 10.874 homens, apresentado em *Archives of Internal Medicine*, mostrou que indivíduos com estágio 1 de hipertensão (moderada, com

140/90 ou mais) tinham um risco 50% maior de morrer de cardiopatia coronariana.[62] Mesmo aqueles com pressão arterial normal-elevada (agora denominada "pré-hipertensão", incluindo pressões arteriais acima de 120/80) tinham um risco 34% maior. Muitos outros estudos demonstraram a capacidade de a hipertensão acelerar aterosclerose e aumentar a probabilidade de um ataque cardíaco. Além disso, a hipertensão é um sintoma da síndrome metabólica (SM, ou síndrome X).

A pressão arterial considerada ideal é inferior a 120/80. Se sua pressão arterial é superior a esse nível, recomendamos começar um programa nutricional e de suplementação, além do uso de fármacos prescritos, caso a primeira opção fracasse. O primeiro passo é adotar as recomendações nutricionais do Programa de Longevidade de Ray & Terry e atingir o peso ideal. Determine se há SM ou diabetes tipo 2 e siga nosso programa no Capítulo 9. Essas medidas, sobretudo a adoção de uma dieta pobre em carboidratos e com índice glicêmico baixíssimo, são quase sempre suficientes para resolver a hipertensão.

Entre os suplementos úteis no controle da hipertensão temos:

Suplemento	Quantidade por dose	Vezes ao dia	Dose total diária
Vitamina C	1.000 mg	2	2.000 mg
Vitamina E	400 UI	2	800 UI
Coenzima Q_{10}	100 mg	3	300 mg
Óleo de peixe (EPA e DHA)	EPA (500-1.500 mg) DHA (350-1.000 mg)	3	EPA (1.000-3.000 mg) DHA (700-2.000 mg)
Ácido alfa-lipóico (LA)*	250 mg	2	500 mg
l-arginina**	2-3 g	3	6-9 g
Alho	900 mg	3	2.700 mg
Cálcio	500 mg	1-2	500-1.000 mg
Magnésio	400 mg	2	800 mg
Potássio	100 mg	1	100 mg
Policosanol***	10 mg	2	20 mg
Extrato de chá verde	500-1.000 mg	2	1.000-2.000 mg
Espinheiro	250 mg	2-3	500-750 mg

* LA é um suplemento importante na prevenção e tratamento de SM, como discutimos no Capítulo 9.

** L-arginina traz muitos outros benefícios para a saúde ao melhorar a saúde dos vasos.

*** Policosanol é muito eficaz para melhorar os níveis de colesterol e lipídios relacionados.

Se essas recomendações forem insuficientes e o uso de fármacos prescritos for considerado, antagonistas angiotensina II, como *Cozaar* ou *Hyzaar*, parecem mais seguros e eficazes do que outros, como os bloqueadores dos canais de cálcio.[63] Diuréticos e betabloqueadores parecem aumentar a resistência à insulina, o que é contraproducente e aumenta o risco de desenvolver-se SM e diabetes tipo 2.[64]

Estresse

Dado o papel relevante da inflamação em cada etapa do longo processo que leva a um ataque cardíaco, não é difícil entender por que o estresse é um fator de risco. Estudos demonstraram que sentimentos de agressividade e raiva aumentam os níveis de homocisteína. O estresse contínuo auto-imposto, associado à personalidade tipo A, resulta em níveis mais elevados de adrenalina, o que agrava a inflamação.[65] Como discutiremos no Capítulo 23 – "Estresse e equilíbrio," nem todos com personalidade tipo A correm risco. Indivíduos com temperamento colérico, que continuamente ficam furiosos, têm o tipo de personalidade de maior risco. A personalidade tipo D, caracterizada por falta de vinculação social e incapacidade de expressar emoções, também tem maior risco de desenvolver doença coronariana.[66]

Exercício

Em um contexto positivo, níveis adequados de exercício reduzem todos os fatores de risco controláveis, além de melhorarem a sensibilidade à insulina, o que contribui para a perda de peso e reduz a pressão arterial, o estresse e a inflamação. Discutimos essa questão-chave no Capítulo 22.

FATORES DE RISCO SECUNDÁRIOS PARA A DOENÇA CORONARIANA

Apnéia obstrutiva do sono

É uma condição comum, na qual a boca abre amplamente durante o sono, causando obstrução temporária de ar e declínio no oxigênio disponível. Uma pessoa que sofre um episódio de apnéia do sono dá a impressão de estar engasgada. Indivíduos com apnéia do sono moderada a grave podem ter dezenas a centenas desse episódio todas as noites. Essa condição, encontrada em muitos pacientes que roncam muito, pode ser diagnosticada em uma clínica de sono. Além disso, há testes caseiros que usam uma sonda eletrônica fixada no dedo para monitorar os níveis de oxigênio no sangue. A maioria das pessoas que sofre de apnéia do sono desconhece o problema.

PONTE DOIS

CURAR O CORAÇÃO

Indivíduos que sofreram um ataque cardíaco freqüentemente têm lesão no tecido cardíaco. Em geral, o coração é incapaz de regenerar-se, mas foi demonstrada essa regeneração, usando-se as células-tronco do próprio paciente. No *Beaumont Hospital*, em Royal Oak, Michigan, e no Hospital Pró-Cardíaco, no Rio de Janeiro, injetaram-se, em pacientes candidatos a transplante cardíaco, células-tronco da própria medula óssea no ventrículo esquerdo do coração. O tecido danificado regenerou, eliminando a necessidade de transplante. "Esta é a primeira abordagem na qual se tem a oportunidade de realmente curar o coração", disse o dr. Michael Rosen, da Columbia University, referindo-se aos benefícios do uso de células-tronco em vez de um transplante cirúrgico.

Artérias humanas completas já foram cultivadas em laboratório. Começando com células musculares humanas, uma equipe de pesquisa da Universidade de Birmingham, na Inglaterra, permitiu que as células se multiplicassem, depois acrescentaram um gene denominado hTERT, para aumentar a longevidade das células. Em seguida, os pesquisadores usaram uma plataforma feita de polímero (plástico) biodegradável para direcionar o crescimento das células na forma desejada. Após dois meses, o grupo conseguiu colher artérias funcionais, com cerca de 8 cm de comprimento. Essas artérias têm a composição genética das células musculares originais. A segurança do método precisa ser avaliada antes que as artérias possam ser usadas em pacientes humanos, mas o projeto representa outro

A apnéia do sono resulta em aumento na pressão arterial e inflamação; portanto, acelera a formação da placa vulnerável.[67] É um fator de risco para doença coronariana.

O excesso de peso corporal contribui para a apnéia do sono. Por isso, atingir o peso ideal é uma abordagem para resolver o problema. Um tratamento conhecido é a CPAP (pressão positiva contínua das vias aéreas), no qual o paciente usa uma máscara conectada a um dispositivo que mantém a pressão positiva das vias aéreas, reduzindo episódios de apnéia do sono. Esse incômodo dispositivo pode parecer intrusivo, mas indivíduos que sofrem de apnéia do sono grave acham que vale a pena conseguir dormir bem.

Antes de considerar a CPAP, recomendamos tentar um produto muito mais simples, um dispositivo flexível chamado *sleep angel* (ver www.fantastic-voyage.net), que parece ser eficaz para apnéia do sono leve a moderada. Essa peça elástica passo animador na construção de peças de reposição para o corpo humano. Por fim, seremos capazes de converter nossas células (por exemplo, células da pele) em células cardíacas jovens e novas, reparando e rejuvenescendo o coração sem cirurgia, por meio da introdução dessas células na corrente sangüínea.

Finalmente, os computadores agora são potentes o suficiente para simular o coração, célula a célula. Simulações elaboradas do coração estão sendo desenvolvidas por várias empresas[68] e por organizações acadêmicas de pesquisa, entre as quais a UC San Diego e a Oxford University. O esforço geral, conhecido coletivamente como projeto cardioma, busca estimular com exatidão cada aspecto do sistema cardiovascular, de simples células ao coração como um todo, até a delicada interação de muitos processos eletroquímicos complexos. "Agora, podemos fazer um bom trabalho de recriar, no computador, o que acontece às células cardíacas na insuficiência cardíaca, e prever como uma contração cardíaca reagirá a determinado fármaco ou outros estímulos," disse Andrew McCulloc, da UC San Diego. "Isso nos permite responder a muitas perguntas clínicas e experimentais."

Essas ferramentas já estão auxiliando a prática médica. Médicos fornecem resultados de exames MRI e UFCT e recebem diagnósticos que, de outra maneira, exigiriam cirurgia invasiva.[69] À medida que hardware e software de simulação cardíaca continuam a melhorar, seremos capazes de descobrir novos fármacos, bem como testá-los e a outras terapias, por meio de simulação. Um teste com fármaco que levaria meses será feito em horas, acelerando bastante o processo de seu desenvolvimento. Aliás, o desenvolvimento de terapias e fármacos para todas as doenças segue essa direção.

é usada entre a cabeça e o queixo e permite que a boca abra parcialmente, mas não de todo. Visto que é menos provável ter um episódio de apnéia do sono sem a boca completamente aberta, esse dispositivo reduz os episódios de apnéia. Outra abordagem é evitar dormir de costas porque a ocorrência de apnéia é muito mais provável nessa posição. Algumas pessoas costuram uma bola de tênis na parte de trás do pijama para se forçarem a dormir em outras posições.

Fibrinogênio

Fibrinogênio é uma proteína no sangue que contribui para a coagulação. Níveis excessivos aumentam a probabilidade de formação de coágulo quando a cápsula fibrosa de uma placa vulnerável se romper.[70] Recomendamos a avaliação dos níveis de fibrinogênio. A faixa referencial é, em geral, apresentada entre 150 a 460, mas recomendamos níveis inferiores a 300.

Para indivíduos com níveis elevados ou normais elevados, recomendamos a terapia de baixa dose de aspirina (81 mg por dia), que reduzirá a tendência de formação de coágulos sangüíneos, embora pareça que a aspirina não reduz diretamente os níveis de fibrinogênio.

Reduzir os níveis de fibrinogênio no sangue é difícil, mas suplementos que podem fazê-lo ou, ao menos, reduzir a coagulação são curcumina, EPA e DHA, alho, gengibre, chá verde, gugulipídio, policosanol, betacaroteno e vitaminas C e E. Além disso, é preciso observar que níveis elevados de homocisteína também vão beneficiar-se.

Calvície masculina

Um estudo de 11 anos, na Harvard Medical School, com 22.071 médicos, mostrou risco crescente de doença coronariana com níveis elevados de queda de cabelos.[71] O vínculo parece ser causado pelo fato de que a vasoconstrição dos vasos sangüíneos subjacente à calvície também atua na aceleração da aterosclerose e de ataques cardíacos. É improvável que combater o sintoma da calvície com fármacos como *Propecia* melhore esse fator de risco. Contudo, adotar uma dieta saudável para o coração, suplementação e programa de exercícios reduzirá tanto o risco de doença coronariana quanto a maior queda de cabelos (mas não reverterá a perda já ocorrida).

Ferro no sangue

Níveis elevados de ferro no sangue, uma condição hereditária denominada hemocromatose,[72] sobretudo em combinação com níveis elevados de LDL, promovem a oxidação de LDL, a primeira etapa fundamental na criação de células-espuma fatais. Mulheres na pré-menopausa apresentam níveis mais baixos de ferro, em conseqüência da menstruação. Homens podem simular parte desse efeito por meio de doação de sangue regular. (Parece que aqueles médicos medievais que praticavam a sangria não estavam errados.) Suplementos que reduzem níveis de ferro são fibra, cálcio, magnésio, alho, vitamina E, chá verde e vinho tinto. Não se devem tomar suplementos (sobretudo minerais) que incluam ferro e devem-se evitar panelas de ferro. É possível verificar o nível de ferro no corpo com um "nível de ferritina" sérica, que, em condições ideais, seria inferior a 100.

Doença gengival

A doença periodontal (por exemplo, gengivite) caracteriza-se por inflamação crônica e, em estudos, está associada ao maior risco de doença coronariana.[73] Não sabemos ainda se a existência de doença gengival em si contribui para a doença coronariana, ou se os processos infecciosos e inflamatórios subjacentes contribuem tanto para a doença gengival quanto para a doença coronariana. Além disso, é possível que as diversas bactérias envolvidas na doença gengival possam contribuir para o processo de aterosclerose. Recomendamos higiene dental adequada, de modo a reduzir a probabilidade de doença gengival, que inclui uso diário do fio dental, visitas regulares ao dentista e tratamento adequado, se houver diagnóstico de doença gengival.

Hipotireoidismo

Há uma forte ligação entre hipotireoidismo (função insuficiente da tireóide) e outros fatores de risco para doença coronariana.[74] Metade dos pacientes com hipotireoidismo apresentam níveis elevados de homocisteína, comparados a 18% da população geral. Mais de 90% desses pacientes têm níveis excessivos de colesterol ou de homocisteína, comparados com cerca de 1/3 da população geral. Os hormônios tireóideos, sobretudo triiodotironina (T3), desempenham papéis importantes no metabolismo de gorduras e colesterol. Isso explica os níveis elevados de homocisteína e colesterol, associados ao hipotireoidismo. Verificar o funcionamento da tireóide (níveis de T3 livre, T4 livre e TSH) deve ser rotina no exame anual, e o funcionamento irregular da tireóide também precisa ser tratado.

TRATAMENTO E DIAGNÓSTICO NÃO INVASIVOS

Se o indivíduo tem menos de três fatores de risco importantes (ver Tabela 15-2, à p. 239), recomendamos os seguintes exames de sangue, ao menos a cada cinco anos.

- uma bateria de exames de sangue, entre os quais colesterol, LDL-C, HDL-C e triglicerídeos;
- proteína reativa-C;
- glicose em jejum;
- hemoglobina A1*c* (se a glicose em jejum for superior a 100);
- lipoproteína (a).

Os resultados desses exames podem acrescentar um ou mais fatores de risco. Se houver três ou mais fatores de risco, também recomendamos o seguinte:

- UFCT com valor de cálcio avalia a quantidade total de placa calcificada. Deverá ser solicitada a quantidade de cálcio associada a cada lesão, porque a distribuição da placa calcificada também indica risco. A placa concentrada

PONTE TRÊS

NANO-ROBÔS SUBSTITUIRÃO AS CÉLULAS SANGÜÍNEAS

O autor de *Nanomedicine*, Rob Freitas, criou e analisou *designs* conceituais detalhados para substituir as células vermelhas do sangue, plaquetas e glóbulos brancos.[75] Como a maioria dos sistemas biológicos, as células vermelhas do sangue desempenham sua função de oxigenação com muita ineficácia, e Freitas as reprojetou para desempenho ideal. Com alguns gramas de respirócitos de Freitas circulando com o sangue normal, é possível passar horas sem oxigênio. Embora os protótipos ainda estejam no futuro, as exigências físicas e químicas foram resolvidas com detalhes impressionantes. Essas análises mostram que os *designs* de Freitas seriam centenas ou milhares de vezes mais capazes do que o sangue biológico.

Será interessante ver como esse desenvolvimento é tratado em competições esportivas. Podemos ter o fantasma de adolescentes (cuja corrente sangüínea pode conter sangue enriquecido com respirócitos) em quadras esportivas, nas escolas, rotineiramente superando atletas olímpicos (que, provavelmente, serão impedidos de usar essas tecnologias).

Freitas imaginou plaquetas artificiais do tamanho de um mícron, que poderiam realizar homeostasia (controle de sangramento) até mil vezes mais rápido do que as plaquetas biológicas. Freitas também descreveu microbívoros nano-robóticos (substitutos de células brancas do sangue), que captam software

em um local tem maior probabilidade de obstruir artérias, resultando em angina. E se várias artérias estiverem seriamente obstruídas, isso poderá resultar em insuficiência cardíaca congestiva. Contudo, a constatação mais importante é o valor total de cálcio (total dos valores de cálcio para todas as lesões). Se o indivíduo tiver um valor acima do 50º percentil para sua idade e sexo, o risco será provavelmente alto e ele deverá seguir as recomendações deste capítulo com urgência;

- no teste de esforço, o ECG (eletrocardiograma) é monitorado durante um exercício progressivo em esteira, o que poderá revelar se há um grau significativo de obstrução em uma ou mais artérias coronárias e a capacidade destas de suprir sangue ao coração adequadamente. Como a UFCT, o teste de esforço não avalia diretamente a questão-chave da placa vulnerável. Uma versão mais sensível é um teste de esforço com tálio, no qual se injeta tálio da Internet para destruir infecções específicas centenas de vezes mais rápido do que antibióticos e serão eficazes contra todas as infecções bacterianas, virais e fúngicas, até mesmo células cancerígenas, sem limitações de resistência medicamentosa. Ele estima que esses microbívoros nano-robóticos poderão destruir bactérias nocivas ou um vírus em 30 segundos – ao menos cem vezes mais rápido do que as células brancas do sangue biológico. O patógeno será quebrado em aminoácidos e outros nutrientes inofensivos, em vez do resultado geralmente tóxico da ação de nosso sistema imunobiológico.

Nós, os autores deste livro, observamos, por meio de um microscópio, as células brancas do sangue cercarem e devorarem um patógeno, e ficamos estarrecidos com a lentidão desse processo natural.

Além disso, Freitas tem um projeto de nano-robôs que poderão substituir todo o sistema circulatório. Um sistema de trilhões de nano-robôs "vasculóides", à base de safira, proporcionaria todas as funções de nosso atual sistema circulatório, entre as quais a própria circulação, substituindo a função do coração. Freitas descreveu isso como um nano-robô que "duplicaria todas as funções essenciais de transporte bioquímico e térmico do sangue, entre as quais a circulação de gases respiratórios, glicose, hormônios, citocinas, resíduos e todos os componentes celulares necessários".

Substituir o sangue por trilhões de dispositivos nano-robóticos exigirá um longo processo de desenvolvimento, refinamento e aprovação legislativa, mas já temos os conhecimentos conceituais para imaginar a engenharia de melhorias substanciais dos métodos notáveis, mas extremamente ineficazes, usados em nosso corpo biológico.

---

radioativo quando o indivíduo atinge o nível máximo de esforço. Imediatamente após deixar a esteira, um dispositivo com imagem denominado câmera gama faz imagens do coração. Se parte do seu músculo cardíaco não estiver recebendo suprimento suficiente de sangue, isso será refletido na imagem. Faz-se outro conjunto de imagens depois que a freqüência cardíaca retornar ao normal. As imagens associadas ao eletrocardiograma durante o esforço são avaliadas pelo médico para determinar tanto a função do coração quanto da artéria cardíaca;

- uma nova geração de aparelhos de tomografia computadorizada (TC) e MRI (imagem por ressonância magnética) está sendo desenvolvida e será capaz de obter imagens das protuberâncias sutis associadas à placa vulnerável. Depois de desenvolvidos, esses sistemas serão de grande valor na avaliação da verdadeira origem do risco de ataque cardíaco.

Se você já tem o diagnóstico de cardiopatia coronariana, há duas outras formas intensivas de ECG que podem dar ao médico informações detalhadas sobre o padrão de obstrução arterial e seu efeito sobre o coração.

- **Monitoramento *Holter*** consiste em um ECG de 24 horas realizado durante a rotina normal do indivíduo. O paciente usa várias conexões elétricas (de três a cinco) presas ao tórax, ligadas a uma unidade eletrônica do tamanho de um telefone celular. Durante 24 horas, a unidade eletrônica registra os sinais de ECG, que são processados por computador e depois analisados pelo médico. Esse procedimento pode detectar arritmias (freqüências cardíacas anormais) que não seriam detectadas pelo ECG normal, até mesmo pelos testes de esforço.
- **Monitoramento de episódios** é semelhante ao *Holter*, mas ocorre durante um período de tempo maior, geralmente um mês ou mais. A unidade não registra todos os sinais, mas registra traçados de ECG sempre que o paciente pressiona um botão, indicando uma percepção de sintoma (por exemplo, palpitação ou sensação de angina). A unidade armazena continuamente os últimos minutos dos sinais de ECG, de tal forma que o registro de ECG armazenado para cada episódio desencadeado reflete os sinais de ECG alguns minutos antes, bem como alguns depois de sua ocorrência.[76]

CONTRAPULSAÇÃO EXTERNA FORÇADA

Além dos procedimentos curativos não invasivos envolvendo dieta e suplementos descritos anteriormente, um método criativo para reduzir a angina e melhorar a função cardíaca em pacientes com insuficiência cardíaca é a contrapulsação externa intensificada (EECP).[77] Esse tratamento, completamente não invasivo, envolve a colocação de manguitos cheios de ar em torno das panturrilhas, coxas e nádegas do paciente. Com o paciente deitado em uma mesa, os manguitos são comprimidos com ar em um determinado ritmo, controlado por computador, que recebe dados do ECG daquele paciente em tempo real. A inflação dos manguitos é programada para ocorrer precisamente durante a fase de repouso do ritmo cardíaco, chamada diástole. Quando o computador infla os manguitos, o sangue é enviado da parte inferior do corpo de volta ao coração. Esse tratamento, aprovado pelo FDA para alguns casos de angina do peito e insuficiência cardíaca, promove rapidamente o desenvolvimento de vasos sangüíneos coronários colaterais (artérias coronárias muito pequenas que aumentam as artérias coronárias principais). Ou seja, o EECP faz com que o coração desenvolva seus desvios naturais.

O EECP acelera bastante o processo natural de aumentar a circulação colateral por *bypass*. É fato conhecido que pacientes cardíacos idosos, que tiveram mais tempo para desenvolver a circulação colateral, têm menor risco de morrer de um ataque cardíaco por essa razão. Contudo, com o EECP, indivíduos podem desenvolver circulação colateral eficaz em qualquer idade. Um curso típico do tratamento EECP é de uma hora por dia, cinco dias por semana, durante sete semanas. Embora envolva uma dedicação significativa de tempo e uma certa inconveniência, é preferível à cirurgia invasiva e envolve um processo de cura saudável, em vez dos riscos e complicações cirúrgicas. O EECP é aprovado tanto pelo FDA quanto por *Medicare* em certas circunstâncias.

TRATAMENTO E DIAGNÓSTICO INVASIVOS

Procedimentos diagnósticos invasivos para doença coronariana também têm muitos efeitos colaterais, entre os quais a possibilidade de danificar as artérias, que pode acelerar a formação de placa vulnerável e calcificada. Um procedimento diagnóstico convencional muito usado, mas altamente invasivo, é o cateterismo cardíaco, popularmente conhecido como angiograma. Tipicamente, o cardiologista recomenda o angiograma quando o paciente "fracassa" em um teste de esforço. O procedimento consiste em inserir um cateter (um tubo extenso) em uma veia grande (geralmente na perna) e direcioná-la até o coração. Injeta-se um corante e fazem-se imagens radiográficas. Podemos diagnosticar as obstruções por meio de alterações na vazão de fluxo do corante, próximo às áreas obstruídas das artérias coronárias.

A natureza invasiva do procedimento gera riscos significativos: ele pode, na verdade, causar ataques cardíacos, arritmias cardíacas e infecção.[78] Há, também, o risco de danificar o sensível revestimento das artérias coronárias, incentivando, assim, a formação de nova placa vulnerável.

Recomendamos que os pacientes tirem vantagem do crescente arsenal de procedimentos diagnósticos não invasivos que podem conseguir tanto ou mais que a angiografia convencional. Assim que estiverem totalmente desenvolvidos, os exames UFCT e MRI, que podem captar imagens da placa vulnerável, serão ainda mais informativos, sobretudo porque angiogramas são incapazes de detectar a placa vulnerável. No início deste capítulo, discutimos como as duas formas mais conhecidas de tratamento invasivo convencional para a doença coronariana – cirurgia coronariana *bypass* e angioplastia com balão – não conseguem abordar sua verdadeira causa, isto é, a placa vulnerável.

O número desses procedimentos usados com pacientes é excessivo, mesmo por padrões médicos publicados. Muitos estudos mostram pouquíssima ou nenhuma diferença em resultados entre grupos de pacientes tratados com estatinas e com cirurgia,[79] ao passo que outros estudos questionam a aplicação adequada dessas cirurgias.[80] Acreditamos que a vasta maioria (ao menos 90%) de cirurgias *bypass* poderia ser evitada e que os pacientes atingiriam reversão mais eficaz da placa coronária, tanto vulnerável quanto calcificada, com os meios não invasivos descritos neste livro. Em geral, a cirurgia *bypass* é um paliativo (supressor da dor) para reduzir a dor da angina, embora até mesmo esse sintoma possa ser rapidamente reduzido, na maioria dos casos, com métodos não invasivos. Há um pequeno número de casos nos quais as artérias coronárias estão tão obstruídas que o ataque cardíaco pode ocorrer sem a erupção da placa vulnerável. Para esses, recomendamos a cirurgia *bypass* ou angioplastia. Contudo, apenas uma pequena porcentagem de cirurgias *bypass* realizadas caem, de fato, nessa categoria.[81]

A cirurgia *bypass* é extremamente invasiva e, na verdade, exige parar o coração do paciente durante a cirurgia. Uma máquina coração-pulmão mantém as funções vitais do paciente durante esse período. Muitas das complicações surgem do processo de parar o coração, do uso da máquina coração-pulmão e do processo difícil e incerto de reativar o coração.

Há muitos riscos e complicações que se associam à cirurgia *bypass*. Mencionamos anteriormente a chance de 2% a 6% de falecimento por causa da própria cirurgia. Além disso, há riscos de um ataque cardíaco não fatal, acidente vascular cerebral, lesão nervosa e períodos prolongados de recuperação.

Como dissemos no início deste capítulo, a angioplastia com balão pode ser eficaz na redução temporária da dor da angina, mas estudos não descreveram reduções significativas em óbitos ou ataques cardíacos subseqüentes. A angioplastia comprime a placa calcificada, mas não trata do processo básico que cria a placa vulnerável, a verdadeira causa da maioria dos ataques cardíacos. Na verdade, essa cirurgia invasiva tem elevado potencial de irritar a região da placa calcificada, tornando-a instável e, assim, incentivando a inflamação e a formação da placa vulnerável. Além disso, tem o potencial de lesar o revestimento delicado das artérias coronárias, o que também incentiva a formação da placa flexível.

O uso de *stents*, que se tornou refinamento-padrão desde 2000, não mudou muito esses resultados. Outra inovação, desenvolvida pela Johnson & Johnson, é revestir os *stents* com um fármaco denominado sirolimo, que desestimula o crescimento celular e, portanto, reduz significativamente a restenose, a tendência de crescimento celular em torno de e no *stent*, fazendo com que ele se feche após a cirurgia.[82] Esperamos que essa forma de angioplastia passe a prevalecer por causa do índice substancialmente melhor de restenose. Contudo, essa forma melhor de angioplastia ainda trata apenas áreas de obstrução (oclusão) de placa calcificada, e não aborda o perigo real: as regiões mais amplamente distribuídas de placa vulnerável, que têm probabilidade muito maior de romper e desencadear um ataque cardíaco. Todos os outros perigos de danificar vasos sangüíneos e promover a inflamação, causados por esse procedimento invasivo, continuam inalterados por esse refinamento.

PONTE TRÊS

SEM CORAÇÃO – POR PROJETO

Assim que aperfeiçoarmos substitutos nano-robôs para o sangue (na década de 2020), estaremos em posição de substituir todo o coração. Trata-se de uma máquina notável, mas tem vários problemas graves. Está sujeita a uma miríade de modos falhos – como discutimos extensivamente neste capítulo – e representa um ponto fraco fundamental em nossa longevidade potencial. Em geral, o coração falha bem antes do resto do corpo, e quase sempre prematuramente. Embora corações artificiais estejam começando a funcionar, uma abordagem mais eficaz será livrar-se totalmente do coração. Entre os projetos de Freitas, estão substitutos nano-robóticos das células do sangue com mobilidade própria. Se o sistema sangüíneo tiver mobilidade própria, os problemas de engenharia das pressões extremas exigidas pelo bombeamento centralizado podem ser eliminados. À medida que aperfeiçoarmos modos de transferir nano-robôs de e para o suprimento sangüíneo, poderemos também substituir, continuamente, aqueles que formam nosso suprimento sangüíneo.

A energia virá de células combustíveis microscópicas, usando hidrogênio, outros combustíveis ou o próprio combustível do corpo, ATP. Recentemente, fez-se progresso substancial com células combustíveis em nanoescala e em escala de microssistemas eletromecânicos (MEMS).[83]

Com os respirócitos proporcionando maior excesso à oxigenação, estaremos em condições de eliminar os pulmões também, usando nano-robôs para fornecer oxigênio e eliminar dióxido de carbono. Alguém poderá contestar, alegando que a respiração é prazerosa (mais do que a eliminação!). Como acontece com todos esses novos projetos, passaremos por estágios intermediários nos quais essas tecnologias ampliarão nossos sistemas naturais, para que possamos ter todos os benefícios possíveis. Por fim, contudo, não haverá razão para continuar com as complicações da respiração real e a exigência complexa de ter ar respirável onde quer que estejamos. Se realmente achamos a respiração tão agradável, desenvolveremos maneiras virtuais de desfrutar essa experiência sensual.

As formas invasivas de tratamento costumam ser paliativos grosseiros com muitos riscos e complicações graves e com pouquíssima, ou nenhuma, melhora nos resultados. A grande vantagem dos meios não invasivos de deter e reverter a placa tanto calcificada quanto vulnerável é que eles realmente curam a origem do problema. Com atenção e diligência suficientes, quase todos podem evitar a

Declínio cognitivo causado pela cirurgia

Uma das questões mais perturbadoras no uso de terapias convencionais e invasivas é a probabilidade de declínio significativo no humor e na função mental, até mesmo declínio cognitivo, depressão e variações de humor. Alguns médicos descartam essa preocupação como fenômeno temporário, mas estudos constataram que o declínio é permanente em, aproximadamente, metade de todos os pacientes *bypass*. Um estudo apresentado no *New England Journal of Medicine*, que acompanhou 261 pacientes *bypass*, durante cinco anos, constatou declínio significativo e duradouro na condição mental.[84] Avaliações da função intelectual caíram, em média, 36%, seis semanas após a cirurgia, e 24%, depois de seis meses; 41% dos pacientes apresentaram significativa perda cognitiva cinco anos após a cirurgia. Os pesquisadores concluíram que o declínio cognitivo imediatamente após a cirurgia *bypass* (que é disseminada) estava significativamente associado ao declínio contínuo, cinco anos mais tarde.

doença coronariana, os tratamentos invasivos e o enorme sofrimento e taxa de mortalidade que essa doença causa.

O FIM DA DOENÇA CORONARIANA

Já temos os conhecimentos para reduzir dramaticamente o risco de doença coronariana. Se forem adotados todos os métodos descritos neste capítulo, poderá ser reduzido o risco de um ataque cardíaco a um nível muito pequeno, quaisquer que sejam os genes do indivíduo. Quando as terapias da Ponte Dois estiverem totalmente desenvolvidas, teremos meios facilmente disponíveis para reverter o dano já causado pela aterosclerose e, até mesmo, por ataques cardíacos anteriores.

Há tantas estratégias eficazes sendo estudadas – reduzir LDL, aumentar HDL, deter a inflamação, impedir a formação de coágulos sangüíneos e inibir outras etapas fundamentais nos processos de doença coronariana – que, logo, poderemos eliminar essa doença. A maioria dessas terapias já está prestes a ser aprovada; portanto, acreditamos que a doença coronariana será facilmente controlada até o fim desta década.

16

PREVENÇÃO E DETECÇÃO PRECOCE DO CÂNCER

Não há provas científicas de que os alimentos e demais elementos nutricionais que ingerimos tenham algum valor específico no controle do câncer.
— American Medical Association, 1949.

Parece prudente, para todos os adultos, ingerir suplementos vitamínicos.
— American Medical Association, 2002.

No ano de 2004, cerca de 150 pessoas por hora serão diagnosticadas com câncer. Nos homens, a chance de desenvolver câncer em algum momento da vida é de 50%; nas mulheres, essa chance é de 1 para 3. O câncer continua sendo a segunda principal causa de mortalidade nos Estados Unidos, onde mais de 560 mil morreram de algum tipo de câncer em 2004.[1] Ainda assim, há algumas escolhas simples de estilo de vida que podem reduzir radicalmente a chance de passarmos a fazer parte dessas estatísticas.

Mais de 3/4 de todos os cânceres (77%) são diagnosticados em indivíduos com mais de 55 anos. Embora muitos se manifestem de forma repentina mais tarde na vida, geralmente levaram décadas para se formar. Ao tomarmos decisões melhores a respeito do nosso estilo de vida bem cedo e ao adquirirmos uma noção a respeito de cânceres específicos para os quais temos predisposição genética, poderemos reduzir ao mínimo nossa chance de desenvolvê-los.

As malignidades mais comuns e o número de casos diagnosticados anualmente, nos Estados Unidos, são cânceres de:

Pulmão (1,2 milhão)
Mama (1,05 milhão)
Cólon e reto (945 mil)
Estômago (876 mil)
Fígado (564 mil)
Colo do útero (471 mil)

Apesar dos bilhões de dólares gastos desde que Richard Nixon declarou guerra ao câncer, em 1971, essas estatísticas sofreram pouquíssimas alterações. Os índices desses cânceres comuns permaneceram estáveis ou sofreram um pequeno aumento, ao longo dos últimos 60 anos, exceto o câncer de estômago, que caiu em mais de 75%.[2] Infelizmente, essa queda é compensada por um drástico aumento na incidência de câncer de pulmão, no mesmo período.

Os segredos para a diminuição das mortes por câncer são a **redução do risco** e a **detecção precoce**. Dessas duas possibilidades, destacamos a redução do risco, e a melhor maneira de consegui-la é evitando ou deixando de fumar. Segundo estimativa da American Cancer Society, mais de 170 mil mortes por câncer em 2002 (30,6% do total) se deram em conseqüência direta do uso do tabaco.[3] Um dos principais triunfos da saúde pública do terço final do século XX foi a grande disseminação de informações sobre os perigos do tabagismo, o que provocou o abandono do cigarro por milhões de pessoas.

POR QUE SOMOS ACOMETIDOS PELO CÂNCER E COMO PREVENI-LO

O câncer é uma doença caracterizada pela proliferação celular descontrolada. Enquanto as células normais possuem um tempo de vida fixo, desde que haja alimento suficiente, as células cancerígenas continuam a crescer e a se multiplicar indefinidamente. Essa diferença de comportamento foi relacionada a mutações no DNA dessas células, basicamente causadas por exposição a substâncias químicas altamente instáveis e reativas, conhecidas como radicais livres. Eles se formam naturalmente em nosso corpo, mas determinados fatores ambientais específicos aumentam nossa exposição a essas moléculas de alta instabilidade. Alguns deles são:

- exposição à radiação (como raios X e luz solar direta);
- metais pesados tóxicos (chumbo, cádmio, mercúrio);
- toxinas ambientais (pesticidas, plásticos, poluição);
- fumaça de cigarro;
- alimentos fritos;
- estresse em excesso;
- ferro em excesso na dieta.

Cada célula do corpo sofre mais de 10 mil ataques de radicais livres por dia. Para manter a saúde e evitar que os tecidos se tornem cancerosos, precisamos de mecanismos muito eficientes, que sejam capazes de neutralizar essa barreira constante. Por sorte, cada célula vem equipada com um sistema de enzimas internas, destinado a inibir o ataque dos radicais livres. Muitas dessas enzimas requerem um suprimento contínuo de vitaminas e sais minerais para funcionar direito, outra razão pela qual um aspecto fundamental de nosso programa envolve uma intensa suplementação nutricional. Acreditamos que, ao fornecer ao corpo um suprimento constante e adequado de vitaminas e sais minerais, poderemos diminuir o risco de câncer.[4] Os metais tóxicos poderiam ligar-se às enzimas e tomar o lugar de sais minerais benéficos, inutilizando essas moléculas enzimáticas "poluídas". Assim, outro aspecto de nosso programa é a ênfase às estratégias de desintoxicação.

Os antioxidantes nutricionais – como as vitaminas A, C e E, o mineral selênio e os "supernutrientes", como a coenzima Q_{10} e o ácido alfa-lipóico, são "removedores" de radicais livres muito eficientes. Discutiremos esses suplementos nutricionais em maior extensão no Capítulo 21 – "Suplementação Intensa". Diminuir ao máximo a exposição à poluição e ao estresse, e procurar adotar um estilo de vida favorável à boa saúde são também decisões fundamentais para um ótimo funcionamento enzimático e para a prevenção do câncer.

DETECÇÃO PRECOCE DO CÂNCER

Existe uma enorme diferença entre a **prevenção** do câncer e sua **detecção precoce**. Contudo, em cartazes, anúncios de revista e na televisão, essa distinção muitas vezes não fica clara. Muitos "programas de prevenção do câncer", na verdade, não passam de programas de detecção precoce.[5] Não queremos minimizar o valor da busca da detecção precoce da doença, e sim enfatizar que a prevenção e a detecção precoce são processos completamente distintos.[6]

A detecção precoce do câncer não é tão importante quanto sua prevenção, em termos de redução de risco. Compare a importância de parar de fumar (prevenção) com a descoberta de um minúsculo câncer no pulmão através de raios X do tórax ou de um exame de tomografia (detecção precoce). Muitos estudos dão pouca importância aos benefícios da detecção precoce,[7] porque a maioria dos exames atuais exige que o paciente já tenha um número muito grande de células cancerígenas crescendo no corpo antes de a doença se manifestar. (Uma exceção é o exame DR-70, recém-desenvolvido e discutido na p. 267, que requer a presença de poucas células cancerígenas para detectar o câncer.)

O Programa de Longevidade de Ray & Terry baseia-se no fato, derivado de profundas pesquisas, de que a maioria dos cânceres pode ser prevenida por meio de boas escolhas ambientais e de estilo de vida. Nesse caso, a detecção precoce seria desnecessária. Acreditamos que, em vez de tentar descobrir que tipo de câncer temos, é mais eficaz avaliar nossa **predisposição** genética para tipos específicos e optar por um estilo de vida que evite todas essas malignidades.

PONTE DOIS

DETECÇÃO PRECOCE DO CÂNCER

Em breve, poderemos contar com um número muito maior de testes genômicos para auxiliar na detecção do câncer e determinar quais os agentes quimioterápicos específicos mais prováveis de destruí-lo. Há um teste criado pela Genomic Health Inc., que testa 21 genes selecionados especificamente para determinar a "impressão digital" de um tumor.

A partir desses testes genéticos, os cientistas vão poder julgar o grau de agressividade do câncer, sua propensão para espalhar-se pelo corpo e a chance de recorrência após o tratamento. Esse teste também revelará que medicamentos serão mais benéficos e, até mesmo, que pacientes apresentam pouca ou nenhuma chance de se beneficiar da quimioterapia. Está em fase de desenvolvimento um teste chamado *OncotypeDX*, que deverá estar no mercado em futuro próximo.[8]

Está chegando de Torino, na Itália, um scanner de mão chamado trimprob (Tissue Resonance InterferoMeter Probe), que pode ser passado sobre o corpo como uma vara de condão e é capaz de detectar tumores malignos com um grau de precisão próximo ao das imagens da tomografia computadorizada e da ressonância magnética. Essa precisão, porém, ainda não permite seu uso clínico, mas, em estudos, o aparelho detectou 93% de cânceres de próstata e 66% de cânceres de mama. Por causa de suas pequenas proporções, em termos de tamanho e custo (cerca de 1% do preço de um aparelho de ressonância magnética),

TESTES DE DETECÇÃO MAIS ANTIGOS

Os testes de detecção do câncer da Ponte Um englobam exames regulares de câncer de mama, colo do útero, colo-retal e próstata, entre outros. Para determinar quais os testes de maior valor, o National Cancer Institute patrocinou o Estudo de Detecção do Câncer PLCO (próstata, pulmão, cólon-reto e ovário).[9] Esses quatro cânceres são responsáveis por cerca de 53% de todos os óbitos por câncer em homens e 41% em mulheres nos Estados Unidos, a cada ano. A triagem contou com 154 mil homens e mulheres, com idade entre 55 e 74 anos, em dez centros de triagem por todo o País, e está prevista para durar, pelo menos, 13 anos. À medida que os resultados tornam-se conhecidos, vão-se refinando as diretrizes do National Cancer Institute para a detecção de rotina. Apresentamos, a seguir, as atuais recomendações para indivíduos de baixo risco.[10] (Cada um deve buscar orientação médica para saber seu grau de risco e se precisa se submeter a avaliações mais minuciosas.)

com alguns refinamentos, os pacientes poderão contar, nos próximos anos, com o simples toque de uma varinha de condão semelhante ao *Star Trek*, irradiada sobre seu corpo como recurso de detecção-avaliação precoce do câncer.

Outra novidade é um scanner que parece uma fotocopiadora. Usa radiação terahertz, ou raios T, para mostrar tanto a composição quanto a forma de objetos. As diferenças na maneira como as moléculas respondem a freqüências de terahertz permitem ao scanner criar imagens – mais ou menos como os raios X, mas até agora considerado mais seguro. "Por reter mais água, os tumores ficam brilhantes nas imagens de terahertz", segundo Don Arnone, um pesquisador da Toshiba. "[Os raios T] preencherão lacunas importante entre os raios X, a ressonância magnética e o olho nu do médico."[11]

As imagens moleculares empregam grande variedade de técnicas magnéticas, nucleares e ópticas para monitorar moléculas individuais, em vez de tumores de tamanho considerável. São administradas sondas que se ligam a moléculas visadas, e muitas delas emitem luz, dando origem a imagens reveladoras em uma imagem.

O médico poderá usar essa tecnologia tanto para identificar alterações precoces que levam ao câncer quanto para descobrir, em questão de dias, se um tratamento contra o câncer está funcionando. O resultado será "uma maneira de cuidar do paciente totalmente diferente da empregada nos dias de hoje", afirmou o dr. Samuel Wickline, da Escola de Medicina da Universidade de Washington, em St. Louis.[12] "Diversas empresas, como a GE Medical, estão se apressando para colocar aparelhos de imagem molecular no mercado."[13]

CÂNCER DE MAMA. A mulher deve começar a fazer o auto-exame a partir dos 20 anos e fazer exame clínico de mama a cada três anos, até a idade de 40 anos; após essa idade, o exame clínico de mama e a mamografia são recomendados a cada um ou dois anos.

CÂNCER CERVICAL. Os exames clínicos acompanhados de um exame de Papanicolau devem começar a ser feitos depois de três anos de início de vida sexual e, no máximo, aos 21 anos de idade. A partir daí, devem ser repetidos todo ano ou de dois em dois anos, dependendo do tipo de exame realizado. Depois de três exames consecutivos normais, a freqüência pode ser reduzida para cada dois ou três anos, após a idade de 30 anos. Se, em dez anos, três exames tiverem apresentado resultado negativo, mulheres com mais de 70 anos não precisam mais fazer o exame.

CÂNCER COLO-RETAL. Devem ser feitos anualmente exames para a detecção de sangue fecal oculto após a idade de 50 anos, com sigmoidoscopia flexível a cada cinco anos e colonoscopia a cada dez anos.

PONTE DOIS

PREVENÇÃO E TRATAMENTO DO CÂNCER

Os pesquisadores vêm tentando desenvolver dois tipos de vacina contra o câncer: a de prevenção e a de tratamento. Um exemplo do primeiro grupo é a vacina contra a hepatite B, que protege contra uma infecção hepática perigosa que, muitas vezes, leva ao câncer hepático. O fabricante de medicamentos *Merck* está desenvolvendo também uma vacina contra o HPV (vírus do papiloma humano), tido como a causa de, aproximadamente, 3/4 de todos os cânceres cervicais.[14] Todas as duas usam cepas recombinantes de levedura produzidas pela bioengenharia. Outras vacinas em fase de desenvolvimento visam a "imunizar" o ser humano contra a leucemia, o linfoma e cânceres de mama, cólon, pâncreas, ovário e cérebro.

Uma estratégia promissora da Biotecnologia é a que usa vacinas "terapêuticas" contra o câncer para tratar tumores já formados.[15] A principal razão para o câncer crescer no nosso corpo é a capacidade sem igual das células cancerígenas de se esconderem do sistema imunológico. É função das "células dendríticas" servir de sentinela deste sistema. Essas células agem como escoteiros de frente, em uma expedição de caça, e circulam em toda a corrente sangüínea, à procura de invasores estranhos. As células dendríticas fazem soar o alarme sempre que identificam uma célula cancerígena, desencadeando um forte ataque do sistema imunológico para destruí-las. Atualmente, muitas pesquisas e atenção são dedicadas ao desenvolvimento de vacinas à base de células dendríticas.

Por meio da incubação de uma pequena amostra de tumor com as células dendríticas do paciente, é possível criar um grande número de células dendríticas preparadas especificamente contra aquele câncer. Essas células podem ser concentradas em uma vacina apropriada para aquele tipo específico de câncer. As células dendríticas da vacina vão, então, circular pela corrente sangüínea, identificar as células cancerígenas alvo, onde quer que elas estejam escondidas, e alertar o sistema imunológico para que sejam rapidamente destruídas.

Os pesquisadores estão também empregando uma grande variedade de outras moléculas, entre as quais proteínas purificadas, seqüências sintéticas de DNA de bactérias,[16] uma molécula superficial encontrada em células-tronco embrionárias[17] e um gene que codifica a interleucina-12,[18] para ajudar as células dendríticas do corpo na busca de células cancerígenas. Estão em desenvolvimento, hoje em dia, mais de 50 vacinas destinadas a estimular o sistema imunológico a atacar cânceres. Algumas, como o *Dendreon*, para câncer de próstata, já se encontram em fase 3 de estudos clínicos, podendo em breve receber aprovação do FDA.

CÂNCER DE PRÓSTATA. Recomenda-se que o exame retal digital e a dosagem de PSA no sangue (antígeno específico da próstata) sejam realizados anualmente após a idade de 50 anos, embora as evidências até agora não indiquem que essa avaliação reduza a mortalidade por câncer de próstata.

TESTES DE DETECÇÃO MAIS RECENTES

Hoje em dia, há novos exames preventivos que, além da detecção precoce, são capazes de determinar a predisposição genética do indivíduo. Trata-se de exames de sangue, exames diagnósticos por imagem e testes genômicos.

Exames de sangue (DR-70)

O DR-70 é um marcador tumoral encontrado na corrente sangüínea, capaz de detectar 13 tipos diferentes de câncer, incluindo pulmão, cólon e reto, mama, estômago, fígado, ovário, esôfago, colo do útero, tireóide e pâncreas, em estágio precoce, com alto grau de especificidade e sensibilidade. Esse teste já é realizado em algumas áreas fora dos Estados Unidos e foi apresentado ao FDA como teste de detecção de câncer colo-retal.[19]

O referido teste mede de fato os FDPS – produtos da degradação do fibrinogênio, cuja concentração fica mais alta em tecido maligno. As células cancerígenas liberam enzimas conhecidas como proteases, que decompõem tecidos adjacentes e são responsáveis pelo caráter invasivo de muitos cânceres. As proteases decompõem uma proteína conhecida como fibrinogênio, transformando-o em FDPS, que são, então, detectados pelo teste do DR-70. A quantidade do marcador DR-70 encontrada no sangue é diretamente relacionada à atividade tumoral ou ao grau de malignidade. Esse exame tem grande utilidade como ferramenta de triagem em pacientes assintomáticos, podendo algum dia vir a fazer parte dos exames de rotina, realizados em uma consulta médica comum.

Exames diagnósticos por imagem

Os exames por imagem do corpo todo que lançam mão de tomografias computadorizadas múltiplas de diversas regiões corporais tornam-se cada vez mais difundidos nas áreas metropolitanas, sendo algumas vezes fortemente recomendados como exame de rotina preventivo do câncer. O uso desse tipo de exame, porém, acabou identificando três tipos principais de problemas:

- uma tomografia computadorizada helicoidal de corpo inteiro (que normalmente inclui a medição da calcificação da artéria coronária, a tomografia

PONTE DOIS

INIBIDORES DA ANGIOGÊNESE E OUTRAS NOVIDADES

Outra via de ataque nova e animadora baseia-se em um grupo de medicamentos chamados inibidores da angiogênese. A "angiogênese" refere-se à criação de novos vasos sangüíneos no corpo e é um processo crítico da capacidade de crescimento do tumor maligno. Sem crescimento de novos vasos sangüíneos, o tumor cancerígeno não consegue crescer além de um certo tamanho pequeno. Uma vez atingido esse tamanho – mais ou menos o de uma ervilha – o tumor produz um hormônio chamado VEGF (fator de crescimento endotelial vascular) que simula o crescimento de novos vasos sangüíneos, permitindo ao câncer acesso a nutrientes adicionais da corrente sangüínea, continuando então a crescer.[20] O VEGF não apenas estimula o crescimento dos vasos sangüíneos diretamente adjacentes ao tumor propriamente dito como permite que as células tumorais escapem para a corrente sangüínea e se estabeleçam em tecidos distantes, processo esse chamado de metástase e que confere ao câncer o seu aspecto letal.

O interesse na angiogênese teve início de fato em 1997, quando estudos realizados com a endostatina, um inibidor da angiogênese precoce, resultaram em completa regressão de alguns tumores.[21] Existem atualmente pelo menos 60 medicamentos antiangiogênicos em várias fases de estudos clínicos.[22] Em 2003, a Genetech anunciou que seu medicamento antiangiogênico experimental *Avastin* permitiu que portadores de câncer de cólon vivessem 30% a mais.[23] Os inibidores da angiogênese parecem ser muito mais seguros do que as terapias-padrão contra o câncer, com relativamente poucos efeitos colaterais. Existe até mesmo a possibilidade de que em um futuro não muito longínquo, indivíduos saudáveis serão tratados com medicamentos antiangiogênicos profilaticamente, para prevenir o câncer antes de ele se formar.

As perturbações ou interrupções na via normal da morte celular, ou **apoptose**, também fornecem pistas muito importantes. Como já foi dito antes, as fitas de DNA são protegidas por telômeros, que se encurtam à medida que as células humanas vão se dividindo, levando as células à instabilidade genética e à morte. A morte celular ocorre normalmente após 50 divisões. Algumas células, porém, evitam esse fim pré-programado ativando a telomerase, uma enzima que sintetiza telômeros e que permanece inativa na maioria das células. A reativação da telomerase em si, que torna as células "imortais", não causa câncer, mas pode causá-lo quando associada a outras mutações. "Quando as células seguem por essa plataforma de telômeros rumo a uma crise celular, ocorre morte celular em grande escala e instabilidade genômica", afirmou o professor Ron de Pinho, da Escola de Medicina de Harvard, "e apenas poucas das células que viriam a ser cancerígenas ressurgem das cinzas".[24] O bloqueio da enzima telomerase não deixa de ser uma estratégia promissora na interrupção da progressão do câncer.

Há pesquisas em andamento que exploram o novo conhecimento das vias da tumorigênese (formação de tumor) para acrescentar outras ferramentas a seu arsenal de combate ao câncer. Algumas estão desenvolvendo técnicas para provocar a apoptose – processo de induzir células cancerígenas ao suicídio.[25] A gendicina, cujo lançamento comercial em janeiro de 2004, na China, figura como o primeiro para qualquer terapia genética para tratamento do câncer, insere um gene que desencadeia a apoptose.[26] Outra característica de interesse é a do agrupamento de células cancerígenas. Modificando uma proteína humana chamada galectina-3, uma equipe da Universidade da Califórnia, em São Francisco, conseguiu impedir que as células de um câncer de mama se agrupassem, em experiências realizadas com camundongo.[27]

Muitas células cancerígenas produzem uma molécula chamada P-glicoproteína, que age como "cão de guarda" do câncer, retirando materiais ameaçadores, como medicamentos anticancerígenos. Essa molécula pode ser a chave para a resistência crescente dos tumores à quimioterapia. "O centro de um tumor é um ambiente extremamente hostil para a atuação dos medicamentos anticancerígenos, com grande variedade de barreiras erguidas para impedir que os medicamentos surtam efeito", afirmou o dr. Richard Callaghan, do Cancer Research UK. O bloqueio da P-glicoproteína pode aumentar a eficácia de toda uma categoria de medicamentos contra o câncer.[28]

Outros grupos estão se concentrando mais no "caçador" (um tipo de glóbulo branco chamado linfócito T) do que na "caça" propriamente dita (célula cancerígena). Pesquisadores do Cancer Research UK modificaram linfócitos T para que eles reconhecessem uma molécula em células de câncer de intestino e se ligassem a essas células. Feita a ligação, os glóbulos brancos assassinos executam um duplo ataque: liberam uma molécula que perfura a parede das células cancerígenas e chamam mais glóbulos brancos. "Pegamos talvez uns 10 milhões de células, expandimos para 10 bilhões e então as devolvemos ao paciente", disse Robert Hawkins. Em estudos feitos com seres humanos, esse método chegou a destruir efetivamente as células cancerígenas.[29]

computadorizada do tórax e do abdome) expõe o paciente ao equivalente a 250 raios X torácicos.[30] O excesso de exposição à radiação é, em si, um fator de risco para o câncer;

- existem inúmeros resultados falsos positivos e falsos negativos;
- é oneroso e não costuma ser coberto pelos planos de saúde.

O dr. Stephen Swensen estuda, há muitos anos, o valor prognóstico da tomografia computadorizada. Em um estudo de 1.520 fumantes e ex-fumantes, a tomografia identificou anormalidades em mais de 90% dos indivíduos examinados; encontraram-se 37 tumores malignos, mas 2.800 nódulos de pulmão foram considerados "suspeitos", fato que exigiu exames posteriores e muitos indivíduos precisaram de cirurgia torácica (o que, por si, encerra um risco de morte de 4%) para a realização de biópsia dessas lesões, que posteriormente se revelaram benignas. O dr. Swensen concluiu que, apesar de alguns pacientes terem sido salvos em função da tomografia, foram feitas muitas cirurgias desnecessárias, além de ocorrer perda de algumas vidas.[31]

Em vez da tomografia de corpo inteiro, recomendamos que seja dada preferência a exames mais concentrados de regiões específicas do corpo – por exemplo, uma tomografia do tórax para fumantes ou ex-fumantes intensos, ou colonoscopia virtual mais freqüente para indivíduos com história familiar de câncer de cólon. O diagnóstico virtual por imagem feito com tomografia computadorizada e ressonância magnética nuclear é menos invasivo, mais barato e mais prático para a maioria dos pacientes do que a visualização direta dos tecidos por meio de sonda, biópsia e cirurgia.

O teste definitivo para o câncer de cólon tem sido a colonoscopia, na qual se introduz pelo reto até o cólon um tubo flexível de fibra óptica de 180 cm, permitindo ao médico enxergar o revestimento do cólon diretamente e realizar a biópsia de regiões suspeitas. Em muitos lugares, já se faz a colonoscopia virtual por tomografia computadorizada, na qual o cólon é visualizado por meio de imagens de tomografia, e não diretamente pela sonda. Um estudo recente comparou os resultados de um grupo de 1.233 pacientes assintomáticos (com idade média de 58 anos), submetidos à colonoscopia virtual por tomografia computadorizada, seguida imediatamente por colonoscopia-padrão. Além de conseguir detectar pólipos (tanto crescimentos pré-cancerígenos quanto cancerígenos no cólon) com a precisão da colonoscopia convencional, o exame virtual detectou pólipos que o exame convencional não acusou.[32] A pequena porcentagem de pacientes em que foram encontradas lesões suspeitas com o exame virtual foi, então, submetida à colonoscopia-padrão e biópsia. Outra pesquisa realizada a partir de resultados de diversos locais de estudo revelou que a colonoscopia virtual deixou de detectar 25% de tumores cancerígenos detectados pelas colonoscopias reais.[33] A decisão, portanto, de indicar a colonoscopia convencional ou virtual continuará difícil, até que a maioria dos estudos sugira um benefício óbvio de uma em relação à outra. Uma vantagem da colonoscopia virtual é permitir a avaliação de todos os órgãos do abdome para uma possível detecção precoce de tumores cancerígenos ou outras anormalidades.

Testes Genômicos

As evidências indicam com clareza que nossa genética desempenha um papel de grande importância no tipo de câncer que temos maior propensão a desenvolver. O Estudo Sueco com Gêmeos, realizado pelo Instituto Karolinska de Estocolmo, acompanhou todos os gêmeos nascidos na Suécia, a partir de 1886. O maior estudo com gêmeos do mundo rastreou 140 mil indivíduos e revelou uma nítida associação entre o risco genético de certos cânceres, como de próstata, pâncreas e colo-retal, mas não outros, como o cervical e de útero.[34]

Podemos, agora, determinar nossa predisposição genética para vários tipos de câncer por meio dos testes genômicos. Hoje em dia, só se fazem alguns deles, mas com a tecnologia do "chip de DNA", essas informações aumentarão em grande escala nos próximos anos. Sabendo para que cânceres estamos mais geneticamente predispostos, podemos modificar nosso estilo de vida de modo a reduzir nosso risco.

Eis um exemplo: algumas das mais importantes enzimas incumbidas de impedir que nossas células se tornem cancerígenas são denominadas enzimas GST (glutationa S-transferase). Uma delas, a GSTM1, tem envolvimento fundamental na proteção de nossas células contra o assalto constante dos radicais livres oriundos das toxinas ambientais, como a poluição do ar e dos resíduos de agrotóxicos encontrados nos alimentos. Ainda assim, quase metade da população asiática e caucasiana e 1/3 da população negra nascem sem esse gene protetor, falha conhecida como polimorfismo nulo de GSTM1. Essa predisposição genética, aliada a um estilo de vida que aumenta o risco do câncer, tabagismo, poluição do ar e ingestão de alimentos contaminados com pesticida, faz com que o risco de diversos tipos de câncer sofra um aumento brutal.

A GSTM1 exerce muitas outras funções úteis, entre as quais a desintoxicação de hidrocarbonetos aromáticos encontrados na fumaça do cigarro. O fumante que não possui o gene GSTM1 tem alto risco de desenvolver câncer de pulmão ou bexiga, devendo, portanto, tomar muito cuidado para não se expor cronicamente à fumaça do tabaco. O tabagismo compara-se à roleta russa: quem tem o gene protetor GSTM1 e fuma joga com uma bala, e quem não tem e fuma joga com duas balas. Defeitos em outros genes GST também foram associados a cânceres de cólon, mama, ovário, nasofaringe etc.[35] Os perfis genômicos comuns englobam exames para GSTM1 e várias outras mutações genéticas.[36] Grande número de mutações oferecem proteção ou aumentam o risco de desenvolvimento de câncer.[37] Um importante marcador genético, por exemplo, que encerra poderosas informações prognósticas do risco de câncer de mama e ovário, é o gene BRCA1. Toda mulher com uma cópia defeituosa desse gene tem 92% de chance de desenvolver câncer de mama em algum momento da vida.[38]

Outra variante genética associada ao aumento do risco de câncer é a presença de um gene TP53 defeituoso, um supressor tumoral que faz com que as células malignas autodestruam-se antes de terem a oportunidade de se espalhar. Mais de 50% dos cânceres são encontrados em indivíduos cujo TP53 é defeituoso, fazendo dele o defeito genético mais comum associado ao câncer.[39] Atualmente, podemos testar com grande facilidade e a um custo bastante razoável a condição do nosso TP53.

PREVENÇÃO DO CÂNCER

Passemos da detecção precoce do câncer e da determinação do risco genético para a prevenção do câncer. Para ser eficaz, qualquer programa destinado a evitar o câncer implica, antes de qualquer coisa, dieta e nutrição, modificação do estilo de vida e quimioprevenção.

Dieta e Nutrição

O pensamento mudou desde 1949, quando a Associação Médica Americana declarou: "Não há provas científicas de que os alimentos e demais elementos nutricionais que ingerimos tenham algum valor específico no controle do câncer". Dieta, estilo de vida e nutrição revelaram desempenhar um papel importantíssimo na determinação do risco de câncer.[40] A pesquisa indica, por exemplo, que as populações que consomem grandes quantidades de alimentos de origem vegetal apresentam menor incidência de diversos tipos de câncer. Em 1991, o Instituto Nacional do Câncer incorporou essas descobertas a um Programa de 5 por Dia para Melhora da Saúde, que recomenda cinco porções diárias[41] de frutas e verduras/legumes como parte de uma dieta de pouca gordura e muita fibra. Apesar da promoção difundida desse programa ao longo da última década, menos de uma em cada cinco crianças americanas e menos de um em cada quatro adultos come cinco porções de alimentos agrícolas por dia, estatística esta que não se alterou depois de dez anos.[42] O Programa de Longevidade de Ray & Terry considera o Programa de 5 por Dia como um bom começo, mas recomendamos nosso Programa de 5 a 10 por Dia, que incentiva o consumo de **cinco a sete porções diárias de verduras/legumes e zero a três porções diárias de fruta**. Veja a Pirâmide de Alimentos de Ray & Terry, na p. 127. Devemos dar ênfase a legumes e verduras de baixa carga glicêmica (pouco amido) – de modo geral, verduras, em contraposição a tubérculos ricos em carboidratos. A fruta é muito benéfica, mas exige cuidado – apesar de ser praticamente impossível ingerir uma quantidade muito grande de legumes e verduras pobres em amido, é muito fácil ingerir uma quantidade grande de frutas e acabar consumindo açúcar em excesso.

Há gente que acha que a ingestão de suplementos nutricionais conseguirá compensar uma dieta insuficiente em alimentos de origem vegetal. Apesar de seu incontestável e comprovado valor, os suplementos, quando ingeridos sozinhos, não oferecem proteção suficiente contra o câncer. A prevenção ideal do câncer requer uma dieta rica em nutrientes de ocorrência natural, como aqueles encontrados nas frutas, nas verduras e nos legumes.[43] Nossas recomendações alimentares são as seguintes.

BEBER SUCO DE VEGETAIS. Comece bem o dia com um copo de 200 a 250 ml de suco de vegetais recém-espremidos como parte, ou em vez, do café da manhã: suco de pepino, brócolis, couve, repolho, cenoura (para dar sabor, mas não mais do que uma, para evitar o excesso de açúcar) e outros vegetais verdes que estiverem na geladeira. Com isso, mesmo antes de sair de casa de manhã, você já terá quase a metade dos seus cinco a dez requisitos do dia. Insistimos na importância de ingerir alimentos **orgânicos** sempre que possível, para evitar a exposição a pesticidas e outros resíduos químicos carcinogênicos.

INGERIR UMA DIETA MEDITERRÂNEA. A dieta mediterrânea, pobre em carne vermelha e rica em grãos integrais, peixe, frutas frescas, verduras e legumes, está associada a uma redução no risco de câncer.[44] Os cânceres do trato digestivo (boca, esôfago, estômago e cólon) e o câncer de pulmão e de próstata são inferiores. Em um estudo recente, realizado com mais de 22 mil gregos, aqueles que seguiam a dieta mediterrânea apresentaram uma diminuição de 24% na incidência total de câncer em relação aos que não se alimentavam daquela maneira.[45] A dieta mediterrânea prevê quantidades generosas de azeite virgem, que protege contra diversos tipos de câncer: cólon, mama e pele, além de doença cardíaca coronariana,[46] utilizando ainda fartas porções de tomate fresco e molho de tomate. O tomate cozido, assim como a maioria das outras frutas e hortaliças vermelhas, é rico em licopeno bioflavonóide, associado a um risco mais baixo de câncer de próstata.[47]

EVITAR O DEMÔNIO BRANCO – AÇÚCAR. Como as células cancerígenas consomem açúcar com avidez incrível, a tomografia por emissão de pósitrons (PET), usada pelos médicos para localizar o câncer no corpo, envolve o fornecer ao paciente glicose radioativa (ou açúcar), que se concentra em áreas que abrigam malignidades e se mostram como pontos vermelhos no exame. O Prêmio Nobel de 1931, Otto Warburg, demonstrou que as células cancerígenas possuem um metabolismo fundamentalmente diferente das células normais e usam o açúcar como alimento predominante para o seu crescimento.[48] Podemos inibir a forma-

Segredos da Soja e da Dieta Japonesa

Além da baixa incidência de doenças cardíacas e de sintomas da menopausa, as japonesas também parecem apresentar menos propensão ao câncer, e isso se deve, em parte, ao seu maior consumo de alimentos à base de soja, como leite de soja, tofu e soja em grão.[49] As isoflavonas da soja, genesteína e daidzeína, encerram propriedades protetoras contra o câncer, particularmente contra os cânceres sensíveis aos hormônios, como o de próstata, no homem, e o de mama, na mulher. A dieta típica japonesa também é pobre em carne e rica em frutos do mar. O peixe possui grande concentração de ácidos graxos EPA e DHA, que combatem o câncer. Outro elemento típico do combate ao câncer, consumido em quase toda refeição pelos japoneses, é o chá verde,[50] que contém um agente anticancerígeno potente conhecido como EGCG (epigalocatequina-3-galato). É altamente recomendável beber várias xícaras de chá verde por dia.

ção do câncer evitando todas as fontes de açúcar simples e todos os alimentos de alta carga glicêmica, que são aqueles que se convertem rapidamente em açúcar no organismo.

Foi observada em mulheres que participaram do Estudo de Saúde das Enfermeiras uma relação direta entre o consumo de açúcar e o câncer de pâncreas. O Estudo da Saúde da Mulher, publicado por pesquisadores da UCLA, em 2004, descobriu que uma dieta rica em carga glicêmica aumentou sobremaneira o risco de câncer colo-retal.[51] Quando acoplado ao excesso de peso e à vida sedentária, as mulheres desse estudo que consumiam açúcar em excesso apresentaram risco de desenvolver câncer de pâncreas mais de três vezes superior à média.[52] Evite o "demônio branco" sempre que possível.

Modificação do estilo de vida

EXERCÍCIO. O exercício tem sido associado a uma baixa incidência de câncer, ao passo que a vida sedentária aumenta o risco de câncer. Somos a favor das seguintes recomendações da American Cancer Society:

- o adulto deve praticar atividade moderada (ou mais vigorosa) durante, pelo menos, 150 minutos por semana. Podem ser, por exemplo, três sessões de 50 minutos, várias sessões de 10 minutos ou qualquer combinação que totalize duas horas e meia por semana;
- crianças e adolescentes devem praticar, pelo menos, 60 minutos de atividade física de moderada a vigorosa quase todos os dias.[53]

PONTE DOIS

AJUDANDO O PACIENTE A SE RECUPERAR DA TERAPIA CONTRA O CÂNCER

Os futuros tratamentos do câncer serão muito menos invasivos do que a quimioterapia e a radioterapia de hoje em dia. Se as vacinas contra o câncer funcionarem, por exemplo, as malignidades serão destruídas pelo sistema imunológico normal do corpo, sem necessidade das repetidas sessões de quimioterapia e de cirurgia. Enquanto aguardamos, a pesquisa genômica vem apontando duas maneiras de ajudar o paciente a se recuperar. Os cientistas da University Health Network, de Toronto, identificaram uma nova classe de células-tronco que podem ajudar o paciente a reconstruir seu sistema sangüíneo debilitado pelo tratamento do câncer. "Trata-se de uma descoberta bastante animadora porque, pela primeira vez, descobrimos células-tronco humanas que reconstroem rapidamente um sistema sangüíneo", afirmou o dr. John Dick, do departamento de Genética Molecular e Médica da Universidade de Toronto.[54]

De modo geral, o melhor é praticar exercícios ao ar livre. A exposição à luz do sol por si oferece proteção contra muitos tipos de câncer. A radiação UVB (ultravioleta B) da luz solar está associada a uma redução no risco de câncer de mama, cólon, ovário, próstata e linfoma. São observadas taxas mais baixas de mortalidade com maiores quantidades de exposição à UVB nos casos de câncer de bexiga, esôfago, rim, pulmão, pâncreas, reto e estômago.[55] O protetor solar interfere na absorção da radiação UVB, motivo pelo qual discordamos das recomendações convencionais de que devemos usar filtro solar sempre que sairmos de casa. A menos que você seja uma pessoa que se queima com muita facilidade, como as de pele muito clara e as ruivas, recomendamos não usar filtro solar o tempo todo, e sim aplicá-lo apenas diante de risco alto de queimadura solar: no pico do verão, em altitudes elevadas ou durante exposição prolongada à luz solar intensa, como ao andar de barco ou esquiar em dia de muito sol.

Se possível, o melhor é cobrir a pele exposta com roupa ou evitar a exposição direta ao sol do meio-dia. A exposição regular da pele à luz solar fraca é, em si, protetora do câncer. Uma eficiente proteção contra o melanoma – que é a forma mais perigosa de câncer de pele, associado à exposição solar *excessiva* – é o consumo de peixe e ácidos graxos Ômega-3 EPA e DHA (paralelamente a um menor consumo de fontes de ácidos graxos Ômega-6, como o óleo de milho e o de açafrão).[56]

PONTE TRÊS

BIÓPSIA SEM BISTURI

O químico vencedor do Prêmio Nobel, Richard E. Smalley, ele mesmo vítima de linfoma, afirmou em um congresso, em 22 de junho de 1999: "Vinte anos atrás, quando não havia nem mesmo essa quimioterapia rudimentar de hoje, eu já estaria morto. Mas daqui a 20 anos, tenho grande esperança de que não teremos mais de usar essa ferramenta cega. Nessa ocasião, a Nanotecnologia nos terá brindado com fármacos especialmente arquitetados [...] capazes de [visar] especificamente às células cancerígenas mutantes do corpo humano e [deixar] todo o resto em paz. Provavelmente, não chegarei a ver tudo isso, mas, com sua ajuda, tenho certeza de que isso será uma realidade. O câncer – pelo menos o tipo que eu tive – será coisa do passado".[57]

Pode ser que Smalley não tenha de esperar 20 anos. As pesquisas já desenvolveram um amplo conjunto de ferramentas promissoras da Nanomedicina da Ponte Três para o diagnóstico e tratamento do câncer. As ferramentas de diagnóstico estão voltadas para a detecção dos estágios iniciais do câncer, em vez de esperar que ele chegue a formar tumores visíveis. Variam de pontos de *quantum* extremamente pequenos (do tamanho do átomo), que emitem luz ao detectar moléculas associadas a células cancerígenas,[58] ao Bioanalisador *Ramann*, desenvolvido pelo Fred Hutchinson Research Center, em Seattle. Essa máquina, do tamanho de uma sala, lê estruturas moleculares projetando raios laser em amostras de tecido, contando, para isso, com o auxílio da famosa Intel e sua experiência em detectar imperfeições microscópicas nos chips.[59]

Exemplo disso seria o fato de o diagnóstico definitivo do câncer hoje, normalmente, exigir biópsia – a remoção cirúrgica de uma amostra de tecido para ser examinada em laboratório. Trata-se de procedimento doloroso, caro e perigoso para o paciente, em virtude tanto dos riscos inerentes à cirurgia propriamente dita quanto ao fato de que, sempre que se extirpa um tumor, existe o perigo de suas células se espalharem pela corrente sangüínea, com conseqüente aumento

EVITAR PESTICIDAS. A exposição a produtos químicos agrícolas tem sido relacionada a vários tipos de câncer. Os agricultores sofrem maior risco de câncer de estômago (40% de aumento), reto (50%), laringe (40%) e próstata (40%). O aumento do risco do câncer de próstata foi especificamente relacionado à aplicação de pesticidas (70% de aumento no risco).[60] Ressaltamos, mais uma vez, a importância de ingerir alimentos cultivados organicamente sempre que possível.

do risco de metástase, um desastre para o portador de um tumor localizado. Os biomédicos das Universidades de Cornell e Harvard estão, então, desenvolvendo "biópsias ópticas", que dispensam o bisturi, baseadas na "microscopia do multifóton" para diagnosticar tecidos cancerígenos com precisão de detalhes.[61] Incidindo um feixe de laser ultravioleta no órgão intacto, determinados compostos (aminoácidos, por exemplo) fluorescem (emitem luz). Resultado: imagens tridimensionais de alta resolução dos tecidos, com o mínimo de dano possível às células vivas.

Pesquisadores da Triton Biosciences levaram esse princípio um passo adiante, aliando diagnóstico e tratamento[62] e estão se concentrando nas micrometástases – aglomerados de células cancerígenas pequenos demais para serem encontrados e removidos pelo cirurgião. Ao contrário da quimioterapia, que mata células normais junto com células malignas, essa técnica atinge apenas células tumorais, da seguinte forma: acoplam-se nanopartículas de ferro e anticorpos a "biossondas" de cerca de 40 nanômetros de comprimento, que são então injetadas no corpo; os anticorpos farejam as células tumorais e se ligam a elas. Um campo magnético muito forte (semelhante a um aparelho de ressonância magnética), então, aquece as partículas de ferro, matando imediatamente as células cancerígenas.

A Nanospectra Biosciences usa uma técnica semelhante, ao injetar no paciente minúsculas "nanoconchas" de ouro e sílica,[63] que circulam pelo corpo e se depositam nas proximidades de células tumorais. Depois, os médicos usam um laser infravermelho para aquecer as partículas e destruir o tecido tumoral. Ambas as empresas esperam que esses sistemas sejam oferecidos ao público em consultórios médicos até 2006.

Outra tática de nanotecnologia envolve antiangiogênese. Uma equipe de Scripps Research Institute[64] insere moléculas, que se ligam às proteínas "v3" (essas estão sempre presentes em vasos sangüíneos recém-formados e também ajudam a impulsionar pequenas partículas para o interior das células), em nanopartículas, além de um gene mutante denominado Raf-1. Ao entrar na célula, esse gene interfere no crescimento das células dos vasos sangüíneos, destruindo-as. Um único tratamento em camundongos eliminou um grande tumor em apenas seus dias.

PERDER O EXCESSO DE PESO. O excesso de peso ou obesidade é um fator de risco independente para diversos tipos de câncer, fato este não muito conhecido. Uma pesquisa conduzida pela American Cancer Society, em 2002, revelou que apenas 1% do público norte-americano se dá conta de que manter o peso saudável reduz o risco de câncer. Ainda assim, de acordo com os Centers for Disease Control and Prevention (Centros para Prevenção e Controle de Doenças), a partir do ano 2000, 64% dos americanos adultos se encontravam acima do peso e cerca de 30% eram obesos.[65] Um estudo recente, publicado no *New England Journal of Medicine*, acompanhou prospectivamente mais de 900 mil americanos adultos para avaliar a relação entre peso e risco de câncer. Esse estudo mostrou que o excesso de peso e a obesidade eram responsáveis por 20% das mortes causadas por câncer em mulheres e 14%, em homens.[66] A obesidade foi especificamente relacionada a cânceres de fígado, pâncreas, próstata e colo do útero, linfoma não-Hodgkins e mieloma múltiplo.

EVITAR O TABAGISMO. Já se passaram mais de 40 anos desde a divulgação do primeiro alerta do Ministério da Saúde sobre Fumo e Saúde, em 11 de janeiro de 1964. Graças à ampla difusão de informações ligando o fumo a inúmeros riscos para a saúde, entre os quais câncer, enfisema e doença cardíaca, a porcentagem de norte-americanos que fumam diminuiu bastante. Essa tendência de queda é mais proeminente entre homens americanos: 52% fumavam em 1965, mas apenas 28% fumam hoje. Em 1965, 34% de mulheres norte-americanas fumavam, contra 22%, hoje. Infelizmente, a taxa de fumantes nos Estados Unidos permanece estável há vários anos, com pouca diminuição desde 1990.

A lista de doenças ligadas ao tabagismo parece o livrinho negro do Anjo da Morte. A fumaça do cigarro aumenta o risco de câncer de todos os tecidos em que a fumaça encosta, em seu percurso corpo adentro (pulmão, boca, garganta e laringe), em seu trajeto de saída do corpo (rim e bexiga) e em algumas regiões intermediárias (colo do útero e pâncreas). As doenças cardiovasculares, entre as quais o ataque cardíaco, a morte cardíaca súbita e o acidente vascular cerebral ocorrem em proporção muitíssimo maior entre fumantes. Problemas de pulmão, como enfisema, asma, bronquite crônica e doença pulmonar obstrutiva crônica são todas muito mais freqüentes nos fumantes. E essa lista é apenas parcial!

Parar de fumar é parte fundamental de qualquer programa de prevenção do câncer. São muitas as medicações e terapias que temos atualmente à nossa disposição para ajudar os fumantes a livrar-se do hábito. Se você ainda fuma, recomendamos veementemente adotar de imediato um programa de abandono do fumo.

Quimioprevenção

"Quimioprevenção" é um termo que se refere ao uso de substâncias naturais ou sintéticas para reduzir o risco de câncer. Grande número de nutrientes de ocorrência natural são quimioprotetores, como vitaminas, sais minerais, ervas, antioxidantes e hormônios. Embora em si insuficientes para prevenir o câncer, os agentes quimioprotetores naturais são uma parte de grande valor de um programa de prevenção ao câncer que se queira abrangente. Outros agentes quimioprotetores são discutidos no Capítulo 21 – "Suplementação Intensa".

VITAMINA C. Linus Pauling, o único cientista a receber dois prêmios Nobel não compartilhados, impressionou-se tanto com a capacidade da vitamina C de, ao mesmo tempo, prevenir e tratar o câncer que, junto com um colega, escreveu um livro sobre o assunto.[67] A vitamina C, sobretudo quando conjugada com o mineral selênio, consegue induzir células que estão "em vias de" se tornar cancerosas a recuar do "lado sombrio" e permanecer benignas.[68] As estimativas para as doses adequadas de vitamina C variam entre 1 e 10 g por dia. Nosso programa recomenda que a maioria dos adultos tome 2 g (2.000 mg) de vitamina C por dia para quimioprevenção.

SELÊNIO. Existem quatro "ACES" antioxidantes muito conhecidos: as vitaminas (A, C e E) e um mineral (selênio). O selênio é o co-fator mineral que ativa a potente enzima antioxidante GSH-PX (glutationa peroxidase). No estudo Prevenção Nutricional do Câncer, a suplementação com selênio reduziu a incidência total de câncer, sobretudo de próstata.[69] Recomendamos uma dose quimiopreventiva de 400 a 600 mcg de selênio por dia.

COENZIMA Q_{10}. A coenzima Q_{10} está essencialmente envolvida na geração de energia dentro da mitocôndria da célula. Os tecidos malignos do corpo geram um aumento na concentração de radicais livres e as enzimas antioxidantes ficam sujeitas a uma maior pressão, na tentativa de controlar o dano dos radicais livres do tumor cancerígeno. As necessidades metabólicas dessas enzimas protetoras sofrem um aumento brutal e a coenzima Q_{10} tem papel vital, porque as abastece da energia necessária para combater o câncer.

Os tumores de mama apresentam concentração incrivelmente baixa de coenzima Q_{10}, em conseqüência do estresse dos radicais livres[70] e, com isso, os nutricionistas costumam receitar doses enormes de coenzima Q_{10} suplementar às portadoras de câncer de mama. A coenzima Q_{10} possui diversos outros efeitos protetores no corpo, entre os quais a redução da pressão arterial e a proteção do coração. Recomendamos que adultos saudáveis tomem de 60 a 200 mcg de coenzima Q_{10} ao dia.

CURCUMINA. Essa erva, derivada da cúrcuma (um condimento bastante comum), é usada na medicina aiurvédica e chinesa há muitos séculos. Suas fortíssimas propriedades antiinflamatórias são capazes de interromper o crescimento de células cancerígenas no estágio G2 da divisão celular e, associada ao EGCG (galato de epigalocatequina) do chá verde, constitui uma prevenção sinergística contra o câncer.

A curcumina combate o crescimento das células cancerígenas de, pelo menos, 12 maneiras. Bloqueia as substâncias químicas que imitam o estrógeno, como pesticidas, evitando que elas causem estimulação excessiva de tecidos sensíveis aos hormônios, como os da mama e da próstata. Dessa forma, age em harmonia com outros fitonutrientes de ação parecida, como as isoflavonas da soja e vegetais crucíferos.[71]

PONTE TRÊS

ENTREGA INVISÍVEL

Um grande problema dos tratamentos contra o câncer é driblar o sistema imunológico dos pacientes, que, às vezes, se engana e trata moléculas benéficas como invasores estranhos, tentando destruí-las. Para isso, uma solução inovadora: pacotes "invisíveis" para fazer a droga chegar diretamente ao tumor. O centro de Nanotecnologia Biológica da Universidade de Michigan criou, para essa finalidade, moléculas esféricas chamadas "dendrímeros".[72] Um tipo de **dendrímero** serve para encontrar e marcar as células cancerígenas, outro diagnostica o tipo de câncer, enquanto um terceiro faz a droga chegar diretamente ao câncer e destruí-lo, podendo mostrar aos médicos a localização do tecido destruído, pois age como marcador de raios X ou de imagens por ressonância magnética. Em testes realizados com animais, o uso de **dendrímeros** permitiu aos pesquisadores destruir 30 vezes mais células cancerígenas com o medicamento anticancerígeno *metotrexato*, porém sem os efeitos colaterais tóxicos da náusea e da queda de cabelo.

Na Universidade de Alberta, os pesquisadores usaram tática semelhante: "bombas de conglomerados de nanopartículas", que carregam drogas projetadas específicas para o câncer de pulmão.[73] As nanopartículas, distribuídas por inalador, são programadas para escapar da vigilância do sistema imunológico e deixar as células saudáveis em paz.

É usada como antiinflamatório natural para tratar portadores de problemas inflamatórios, como a artrite. Bloqueia a enzima COX (ciclooxigenase), que provoca inflamação no corpo. É sabido que o câncer de cólon possui um forte componente inflamatório e que quem toma inibidores da COX, como a aspirina, apresenta menos incidência de câncer de cólon. Há estudos que mostram que a curcumina também contribui para prevenir o câncer de cólon.[74]

Somos francamente a favor do uso regular da cúrcuma no preparo dos alimentos e, como fator de prevenção do câncer, da ingestão de 900 mg de curcumina suplementar por dia.

MELATONINA. Muita gente sabe que a melatonina ajuda a dormir. O que pouca gente sabe é que a melatonina também é um poderoso hormônio antienvelhecimento. E menos gente ainda tem idéia do importantíssimo papel que a melatonina desempenha como agente protetor do câncer. Um trabalho analisou 27 estudos sobre o uso da melatonina na prevenção e no tratamento do câncer.

A ALZA *Corp.* desenvolveu outro esquema de entrega invisível, usando esferas minúsculas chamadas "lipossomas". Para evitar que o sistema imunológico as ataque, elas são revestidas de polietilenoglicol.[75]

A última palavra em sistemas de entrega invisível talvez sejam os "fulerenos" ou *buckyballs*. Essas moléculas ultraminúsculas (de apenas 1 nanômetro de diâmetro e batizadas com o nome de seu inventor futurista, R. Buckminster Fuller) consistem em 60 átomos de carbono dispostos de acordo com um formato esférico.[76] Sendo ocas no interior, são capazes de "esconder" vários fármacos ou um átomo radioativo, para fazê-lo chegar ao tumor. As *buckyballs* poderiam também ser utilizadas para levar radionucleotídeos perigosos (átomos de metal radioativo) às células para serem usadas como agentes de contraste em exames de ressonância magnética ou raios X.

O progresso com as *buckyballs* tem sido lento, mas um arranjo ligeiramente diferente nos átomos de carbono deu origem ao chamado "nanotubo", que parece promissor. Os nanotubos são tubos compridos, parecidos com agulhas, capazes de penetrar a célula com facilidade. E, sendo ocos, podem ser facilmente usados para conectar ou transportar medicamentos em seu interior.[77]

Os pesquisadores do *Memorial Soan-Kettering Cancer Center* usaram um método parecido com o dos *buckyballs* para transportar materiais radioativos. Desenvolveram um "nanogerador" molecular – um átomo radioativo único, fechado dentro de uma gaiola molecular e ligado a um anticorpo que se aloja em células cancerígenas, carregando, assim, o nanogerador para o interior dessas células e destruindo-as.[78]

Segundo os autores, a "melatonina poderia ser de fato considerada uma substância anticancerígena fisiológica".[79]

Muitos estudos se concentraram no uso da melatonina na prevenção e no tratamento do câncer de mama. Ela é capaz de inibir diretamente o crescimento de células do câncer de mama,[80] além de ser um importante antioxidante e imunoestimulante. Recomendamos a ingestão diária, ao deitar, de 0,1 a 3 mg desse agente quimiopreventivo de ocorrência natural.

ÁCIDO FÓLICO. Como discutimos no Capítulo 13, o ácido fólico está intimamente envolvido em inúmeras reações de metilação, entre as quais a síntese de DNA, ativando e desativando os genes de dentro da célula, e a desintoxicação de toxinas químicas. Anormalidades em todas essas reações foram relacionadas ao risco de malignidade. Recentemente, a deficiência em ácido fólico tem sido implicada como fator de risco de desenvolvimento de câncer. Em um artigo de revisão de 34 estudos sobre a conexão entre ácido fólico e câncer, foi descoberta

PONTE TRÊS

NANOCIRURGIA

Uma equipe de pesquisa da Universidade da Califórnia, em Irvine (UCI), recebeu do NIH (National Institutes of Health) uma verba de US$ 2,9 milhões, por cinco anos, para desenvolver uma sonda microscópia capaz de detectar e tratar tumores pré-cancerígenos e tumores malignos em seres humanos.[81] Assim como a nave do livro *Viagem fantástica*, de Asimov, essa diminuta sonda será inserida no paciente para ser controlada remotamente pelo cirurgião, guiada através do esôfago, estômago e cólon para determinar a presença de tumores crescendo na parede no intestino. Se der certo, a sonda poderá ajudar no diagnóstico precoce de cânceres e pré-cânceres do sistema gastrintestinal. Os pesquisadores testarão a sonda em porcos e voluntários humanos para auferir sua eficácia e segurança.

"Atualmente, o câncer gastrintestinal e outras doenças são diagnosticados apenas por inspeção visual da superfície do intestino", disse o dr. Kenneth Chang, diretor do H. H., Chao Comprehensive Digestive Disease Center, da UCI. "A detecção do câncer em estágio inicial é difícil porque procuramos mudanças microscópicas. A utilidade dessa nanossonda óptica seria a de localizar com precisão essas alterações antes de elas se transformarem em um câncer avançado; e poderia também evitar biópsias tradicionais que requerem a remoção de tecidos, permitindo uma amostragem óptica ou virtual de áreas muito maiores para biópsia.

No futuro, o cirurgião será capaz de captar células cancerígenas dentro de tecidos intocados pelas mãos humanas, usando a "nanocirurgia a laser", que está sendo desenvolvida pelo físico Eric Mazur, da Harvard University e seus colegas.[82]

uma ligação direta entre a baixa concentração de ácido fólico e cânceres de cólon e mama.[83]

O ácido fólico, muito importante para a saúde do coração e para a proteção do câncer, é um dos poucos nutrientes que age melhor quando ingerido como suplemento separado do que como parte da alimentação. A recomendação é de tomar, no mínimo, 800 mcg por dia, mas, dependendo de outros fatores (como o nível de homocisteína), essa concentração pode ser elevada para 5 mil a 10 mil microgramas – ou mais.

EPA/DHA. Os benefícios cardíacos dos derivados do ácido graxo essencial EPA (ácido eicosapentaenóico) e DHA (ácido docosa-hexaneóico) são bem conhecidos, mas esses "óleos de peixe" desempenham também papel importantíssimo

Em uma versão microscópica de um filme de James Bond, a luz do laser atravessa com um microscópio, de forma muito compactada, um espaço de apenas umas centenas de nanômetros. Os pesquisadores já conseguiram destruir até mesmo uma única mitocôndria **dentro** da célula sem matar a célula.

Uma equipe de cientistas, liderada pelo dr. Kevin Prise, do Gray Cancer Institute, da Inglaterra, descobriu, no entanto, que, em vez de usar radiação mortal para atingir todas as células do tumor, visar apenas a umas poucas células com um "microfeixe" pode causar destruição em massa das outras células doentes.[84] As células cancerígenas atacadas pelo microfeixe – um fluxo de íons de hélio de apenas 1 micrômetro (um milionésimo do metro) de largura – enviou sinais suicidas às outras células anormais quando elas estavam morrendo, mandando que elas se autodestruíssem também. Uma outra ferramenta cirúrgica do futuro, desenvolvida por cientistas do URobitics Lab da Johns Hopkins University, é um robô não metálico, que funciona junto com os sistemas de geração de imagem por ressonância magnética.[85] Com uma agulha minúscula, ele consegue atingir a precisão cirúrgica de um centésimo de milímetro – muito melhor do que é possível com a mão humana. Esse robô não metálico poderia ser usado, por exemplo, para realizar biópsias superprecisas de manchas pré-cancerígenas no pulmão ou para apontar com exatidão o lugar da quimioterapia.

Fizemos, anteriormente, alusão aos projetos conceituais dos minúsculos nano-robôs de Robert Freitas, os microbívoros, que poderiam patrulhar a corrente sangüínea em busca de bactérias, vírus e outros patógenos indesejados e destruí-los. Esse tipo de nano-robô será capaz de baixar da Internet programas capazes de combater problemas específicos, assim como poderá ser programado para reconhecer e destruir células cancerígenas, antes de elas terem qualquer chance de crescer e se espalhar.[86]

---

como agentes quimioprotetores de ocorrência natural. Assim como a curcumina, os óleos de peixe possuem ação antiinflamatória, que é a base do efeito protetor contra o câncer. Como discutimos no Capítulo 12, o EPA e o DHA são inibidores de ocorrência natural da COX-2, que é uma enzima que aumenta a concentração de produtos químicos inflamatórios no corpo, como a PG E2 (prostaglandina E2), sendo encontrada em concentração elevada em tecidos pré-cancerígenos e cancerígenos. Foram também encontradas concentrações elevadas de COX-2 e PG E2 em cânceres associados à inflamação, como o de mama e o de cólon.[87] O consumo de peixe de água doce, rico em EPA e DHA, bem como de suplementos de EPA/DHA, tem ação antiinflamatória, cardioprotetora e quimioprotetora.

Recomendamos uma ingestão mínima de 1.000 a 3.000 mg de EPA e de 700 a 2.000 mg de DHA por dia.

BETACAROTENO (UM CASO ESPECIAL). Nem todas as vitaminas protegem contra o câncer – pelo menos não em todo o mundo. De modo particular, o Estudo de Prevenção do Câncer, realizado na Finlândia, com o betacaroteno e o alfa-tocoferol (ATBC), revelou que a suplementação com betacaroteno aumenta de fato a incidência de câncer de pulmão, quando tomado na forma de suplemento por fumantes de cigarro.[88] Vários outros estudos confirmaram essa associação e, sendo assim, recomendamos que quem tem maior risco de contrair câncer de pulmão (como fumantes ou quem trabalha com amianto) não tome betacaroteno suplementar.[89] Para qualquer pessoa realmente preocupada com a prevenção do câncer, a solução é esta: quem fuma tem de parar, hoje, imediatamente. Mas quem não consegue parar, qualquer que seja o motivo, não deve tomar betacaroteno.

Com os novos exames de detecção precoce e as novas estratégias preventivas e de tratamento, é provável que o índice de mortalidade do câncer comece, muito em breve, a sofrer uma forte queda e que, no futuro próximo, o câncer deixe de ser o pavoroso assassino que é hoje.

17

O PROGRAMA PESSOAL DE TERRY

"Qual o segredo de sua longevidade?", perguntamos ao meu avô em sua 100ª festa de aniversário. Ele abaixou a voz para responder, e todos tivemos de nos aproximar para ouvi-lo: "Ora, assim que nasci, respirei fundo e depois expirei. E apenas continuo repetindo a mesma coisa... continuamente."
— Jacob Light, 21 de setembro de 1986.

Se quisermos viver muito tempo com excelente saúde, o fato de termos bons genes ajuda. Sinto-me afortunado porque ao menos um de meus avós, meu avô materno, citado acima, desfrutou ótima saúde até aos quase 105 anos, quando faleceu de um acidente vascular cerebral súbito durante o almoço. Foi hospitalizado brevemente duas vezes na vida, por pneumonia, aos 96, e apendicite, aos 97. A maioria de seus irmãos e irmãs passou dos 90. Saber que tenho ao menos alguns de seus genes é um conforto para mim, porque sei que também tenho muitos genes potencialmente nocivos. Por exemplo, minha avó materna morreu de câncer de cólon aos 57 anos e tenho muitos de seus genes também.

Fiz uma bateria de testes genômicos e essas informações tiveram papel importante para eu fazer pequenos ajustes em meu programa de manutenção de saúde. Depois que me recuperei da depressão inicial, ao descobrir sobre meus "genes ruins" (talvez eu tenha me sentido um pouco como o personagem Neo, depois de tomar a pílula vermelha no filme *Matrix* e abrir os olhos para "o mundo real"), fiquei ainda mais motivado para seguir os princípios apresentados neste livro.

Estatisticamente, devo esperar viver mais 20 a 30 anos. O parâmetro de 20 anos baseia-se em tabelas atuariais da Social Security Administration, e o de 30 anos, em questionários ("Quanto tempo você viverá?") que fazem perguntas específicas sobre o estilo de vida do indivíduo.[1] Mas essa projeção de longevidade não leva em conta a progressão acelerada de descobertas científicas. As tabelas atuariais de hoje baseiam-se no passado.

Em minha projeção atuarial de longevidade, muitas terapias da Ponte Dois devem ser de grande benefício para mim. Como mencionado no Capítulo 16 – "Prevenção e detecção precoce do câncer", dispositivos sofisticados de tomografia e novas terapias logo poderão detectar e destruir quaisquer células cancerígenas em meu corpo, antes que tenham a chance de ficar fora de controle. Se meu coração começar a falhar, como, sem dúvida, acontecerá, espero poder receber novo tecido cardíaco clonado de minhas próprias células, evitando, assim, o debate ético envolvido no uso de tecido embrionário. Colhi uma amostra de meu DNA celular e o coloquei em armazenamento criônico (congelamento) há alguns anos, para que eu tenha células mais jovens disponíveis para esse tipo de possibilidade. Entre outras opções, está um transplante cardíaco de animal transgênico (um animal no qual se inseriram genes humanos) ou, até mesmo, um coração biônico novinho em folha.

Agora, como Ray fez no Capítulo 10, gostaria de compartilhar alguns detalhes sobre o que estou fazendo para otimizar minhas chances de viver o bastante para viver eternamente.

PESO E DIETA

Meço 1,83 metro e peso 80,75 quilos. Minha composição corporal é de 17,9% de gordura, dentro dos limites aceitáveis para homens, entre 16 e 20 (embora alguns pesquisadores achem que a porcentagem ideal de gordura corporal para homens deveria ser de 10%).[2] Acho difícil a restrição calórica rígida, mas, com o uso de alguns novos alimentos pobres em carboidratos e em calorias que Ray e eu desenvolvemos, comecei a praticar Restrição Calórica Sem a Restrição® e espero que minha porcentagem de gordura corporal fique abaixo de 14%, que se traduz em perder 3,6 quilos.[3]

Sigo à risca os conceitos alimentares apresentados neste livro. Embora meu açúcar no sangue em jejum seja normal, ele é "normal elevado" e, antes de seguir uma dieta pobre em carboidratos, era quase sempre em torno de 90. Portanto, considero-me no grupo pobre em carboidratos e mantenho o consumo diário de carboidratos em menos de 1/6 de minhas calorias.

Gosto da culinária asiática e prefiro a dieta japonesa modificada que recomendamos. Quase sempre, no desjejum, incluo sopa missô, salmão, verduras cozidas no vapor, algas marinhas *nori* e chá verde. Às vezes, bebo uma mistura protéica que Ray e eu desenvolvemos como parte de nosso programa.[4] Tento beber suco de vegetais várias manhãs por semana, e bebo várias xícaras de chá verde no período da manhã e, ao menos, dez copos de água alcalinizada por dia.

Meu almoço costumeiro consiste em vegetais cozidos a vapor, *tofu* ou frango sem pele, pequena quantidade de arroz integral e chá verde. No jantar, salmão natural, duas ou três noites por semana, com vegetais. Como peru e frango orgânicos. Às vezes, como salmão grelhado, peru ou hambúrguer de búfalo sem o pão. Não como doces nem produtos que contenham açúcar refinado, mel, melado, frutose etc. Quando sinto vontade de comer doce, escolho alguns mirtilos orgânicos ou outra fruta com baixa carga glicêmica. Tomo um copo de vinho tinto algumas noites por semana, mas evito cerveja, em conseqüência da elevada carga glicêmica.

Embora eu viaje e coma fora freqüentemente, encontrei muitos restaurantes que atendem ao meu programa alimentar. É fácil encontrar refeições compostas por proteínas e verduras. Nunca como em restaurantes convencionais *fast-food*. Como se pode ver, sigo as diretrizes nutricionais de Ray & Terry estritamente.

TESTE GENÔMICO

Submeti-me a uma bateria de testes genômicos e tomei medidas para adaptar minha dieta e meu programa de suplementação, a fim de combater e minimizar os riscos apresentados por meus polimorfismos específicos. Por exemplo, pressão arterial elevada é muito comum em minha família. O teste genômico revelou que tenho cópias de polimorfismos específicos ACE, AGT e AT1R, os quais me predispõem à pressão arterial elevada. Portanto, tomo cuidado em limitar meu consumo de sódio, tento fazer exercícios regularmente e mantenho o peso sob controle. Até agora, minha pressão arterial permanece em um nível aceitável.

INFLAMAÇÃO E METILAÇÃO

Examinei minha hs-CRP (o teste de triagem para inflamação silenciosa no corpo) e é baixa e aceitável – 1,1. Para mantê-la assim, tomo duas colheres de chá (10 g) de óleo de peixe e duas cápsulas de curcumina diariamente. Meu nível de homocisteína é 7,0, dentro da faixa desejável inferior a 7,5, mas sou portador da mutação comum MTHFR, a qual me predispõe à metilação anormal. Portanto, para manter a homocisteína nessa faixa ideal, tomo ácido fólico, B_6, B_{12}, TMG e outros nutrientes, de modo a melhorar a metilação.

DESINTOXICAÇÃO

Meu teste de desintoxicação foi um ponto positivo em meu perfil genômico sombrio. Minha capacidade de desintoxicação parece ser, ao menos, média para sobreviver em um mundo poluído. Contudo, tento limitar minha exposição às toxinas ambientais o máximo possível. Consumo alimentos orgânicos sempre que posso. Bebo água alcalinizada, duplamente filtrada em casa. Para o banho, uso água filtrada. Removi minhas obturações que continham mercúrio. Submeto-me a dois tipos de terapias intravenosas regularmente, que ajudam na desintoxicação: uma fórmula com aminoácidos, vitaminas e minerais para eliminar o acúmulo de toxinas de metais pesados e uma troca fosfolipídica para rejuvenescer e desintoxicar as membranas celulares. Tenho um filtro de ar iônico no quarto e muitas samambaias e outras plantas pela casa. Tento limitar o uso de telefone celular e minha exposição à radiação eletromagnética. Uso uma minicama elástica para melhorar a desintoxicação linfática.

CARDIOPATIA CORONARIANA E CÂNCER

Fiz uma tomografia ultra-rápida do corpo todo, até mesmo do coração, e faço exame de sangue periódico. Faço teste de esforço e submeto-me à colonoscopia virtual regularmente. Para manter o colesterol dentro do nível adequado, tomo policosanol com gugulipídio.

HORMÔNIOS

Verifico meus níveis hormonais regularmente, mas ainda não uso nenhuma suplementação hormonal. Além disso, tomo uma fórmula herbácea para aumentar os níveis de testosterona livre. Tomo I-3-C (indole-3-carbinol) para reduzir a conversão de testosterona em estrogênio, bem como complexo de *Serenoa repens* para saúde da próstata e para reduzir a formação excessiva de DHT (dihidrotestosterona).

CÉREBRO

Tento praticar atividades artísticas que estimulam o lado direito do cérebro e atividades intelectuais que estimulam o lado esquerdo. Escrever é um excelente estímulo para ambos os lados do cérebro. Tomo vários "nutrientes inteligentes" para melhorar a memória, entre os quais vimpocetina, fosfatidilserina, fosfatidilcolina, *ginkgo biloba* e acetil-1-carnitina.

SUPLEMENTOS

Uso suplementação bastante agressiva. Tomo muitos suplementos na forma líquida ou em pó, mas equivale a tomar cerca de 64 pílulas e cápsulas por dia. Obviamente, essas não incluem as 24 pequenas "pílulas" que minha esposa, Karen, acupunturista e médica formada em medicina chinesa, receitou-me. Consumo quatro dos dez copos de água que bebo diariamente apenas para tomar meus suplementos.

NUTRIENTES ESSENCIAIS. Tomo uma fórmula com várias vitaminas, minerais e antioxidantes. Para obter ácidos graxos essenciais, uso uma fórmula com óleo de peixe EPA/DHA (Ômega-3) e óleo de prímula (Ômega-6).

SUPERNUTRIENTES. Por suas poderosas propriedades antioxidantes e outros benefícios, tomo ácido alfa-lipóico, coenzima Q_{10}, extrato de sementes de uva, arginina e resveratrol. Para manter a clareza mental e proteger a função cerebral, tomo os "nutrientes inteligentes" mencionados acima. Para a desintoxicação, uso N-acetil-L-cisteína e para inibir a ligação cruzada de tecidos relacionada à idade, tomo carnosina.

SUPLEMENTOS ESPECÍFICOS. Em conseqüência de minha história familiar de degeneração macular, tomo luteína, zeaxantina e mirtilo. Para me proteger contra a artrite, glucosamina e condroitina. Para auxiliar na função digestiva, uso uma fórmula com enzimas digestivas. Para ajudar a controlar o estresse e auxiliar o sono, tomo inositol e melatonina antes de deitar. Estou pensando em usar uma pequena dose de estatina porque muitas pesquisas sugerem inúmeros benefícios.

Meu programa parece ousado, mas para mim é simples ingerir um punhado de pílulas diariamente e garantir que minhas células estão banhadas por esses poderosos antioxidantes e nutrientes o tempo todo.

EXERCÍCIO

Tento caminhar 30 minutos ou mais ao ar livre diariamente. Gosto de atividades mais intensas, como esqui *cross-country*, no inverno, e ciclismo e patinação no verão. Faço musculação em casa.

ESTRESSE

Tenho muitos amigos, tento manter relacionamentos intensos com a família, e acho que esse é o aspecto mais importante do meu programa de redução de estresse. Procuro fazer massagens regularmente para ajudar na desintoxicação linfática, bem como na redução do estresse. Uso um estimulador de onda alfa para aumentar as ondas alfa calmantes no cérebro e freqüento aulas de meditação/ioga coreana duas vezes por semana.

O FUTURO

Enquanto observo muitos indivíduos da minha idade tentarem descobrir maneiras de usar o tempo que têm "nas mãos", agora que a aposentadoria se aproxima, um problema maior para mim é tentar manter o equilíbrio em minha vida, não trabalhando em tantos projetos de uma só vez. Ainda tenho muitas metas a alcançar, e tento incorporar orientações deste livro em meu cotidiano. Sinto que, como médico e educador na área de saúde, preciso colocar em prática o que ensino. Ao comer bem, exercitar-me regularmente, controlar o estresse e seguir o Programa de Longevidade de Ray & Terry à risca, sinto-me ótimo na maior parte do tempo. E, embora nunca tenhamos certeza absoluta do futuro, estou confiante em que minhas opções de estilo de vida irão maximizar minhas perspectivas de viver o suficiente para tirar vantagem das terapias radicais de prolongamento da vida que estão a caminho.

18

O CÉREBRO: A FORÇA DO PENSAMENTO... E DAS IDÉIAS

Inteligência é aquela faculdade mental pela qual se percebe a ordem em uma situação anteriormente considerada desordenada.
— R. W. Young

A massa de 1,4 quilo, formada por células nervosas e tecidos de sustentação, conhecida como cérebro é, sem dúvida, o objeto mais complexo e magnífico que conhecemos. Embora seja fácil poetizar sobre as maravilhas do cérebro humano, este órgão também é repleto de limitações e dificuldades. A maior parte de nossos pensamentos ocorre nas conexões interneuronais, as quais usam um método de sinalização eletroquímico cerca de 1 milhão de vezes mais lento do que os circuitos eletrônicos contemporâneos. De maior relevância para a tese deste livro são os inúmeros problemas aos quais o cérebro está sujeito, desde a fomentação de comportamento dependente ao seu potencial declínio súbito ou gradativo com a idade.

Contudo, estamos obtendo conquistas dramáticas e rápidas em nossos conhecimentos de como o cérebro funciona, da bioquímica de componentes neurais, como as sinapses (interconexões de células cerebrais), aos princípios de operação de grandes regiões do cérebro, como o cerebelo (centro da formação motora) e o hipocampo (envolvido na formação da memória). As idéias da Ponte Um, neste capítulo, podem otimizar o funcionamento mental hoje, enquanto reduzem dramaticamente o envelhecimento do cérebro e outros processos patológicos. As terapias da Ponte Dois e as primeiras da Ponte Três prometem deter e reverter a maioria das causas de declínio e envelhecimento mental. Por fim, as tecnologias da Ponte Três nos permitirão expandir amplamente nossas capacidades mentais por meio de uma fusão íntima com formas potentes de inteligência não biológica.

Todos os pensamentos e emoções, bem como o controle central da maioria das funções corporais, da freqüência de batimentos cardíacos à dilatação das pupilas, são controlados por sinais eletroquímicos oriundos do cérebro. O cérebro tem cerca de 100 bilhões de neurônios – células cerebrais ativas – posicionados e sustentados por mais de um trilhão de células gliais. Um neurônio típico conecta-se a outros por uma média de mil interconexões, ou sinapses; portanto, o cérebro humano médio tem cerca de 100 trilhões de conexões. As células gliais também parecem influenciar as ações das sinapses.

Nos últimos anos, houve rápido progresso em modelar e, até mesmo, simular regiões significativas do cérebro. O cientista americano Lloyd Watts e seus colegas desenvolveram uma simulação computadorizada de 15 regiões do córtex auditivo, que tem desempenho similar ao da percepção auditiva humana.[1]

Ao reunirem dados de vários estudos, Javier F. Medina, Michael D. Mauk e seus colegas, na Escola de Medicina da Universidade do Texas, planejaram uma simulação computadorizada detalhada do cerebelo, a região do cérebro na parte posterior da cabeça, responsável pelo controle dos movimentos. Ela inclui todos os tipos principais de células cerebelares, com mais de 10 mil neurônios e 300 mil sinapses simuladas.[2]

Os processos de raciocínio associados à tomada de decisão racional, planejamento e uso da linguagem concentram-se em uma fina camada de neurônios na superfície externa do cérebro denominada córtex cerebral, que tem apenas 1,5 a 4,5 mm de espessura.[3] Representando 2% do peso corporal total, o cérebro recebe 20% do sangue oriundo do coração e consome 20% de todo o oxigênio do corpo. A gordura representa 60% do peso do cérebro – o que ajuda a explicar a importância fundamental do consumo adequado de gorduras saudáveis na dieta.

Há 50 mil cientistas e engenheiros trabalhando em algum aspecto de entendimento do cérebro humano. A potência de nossas ferramentas para analisar o interior do cérebro e nossos conhecimentos do cérebro humano estão acelerando. Por exemplo, estamos dobrando a resolução, desempenho-preço e amplitude da cintilografia cerebral (invasiva e não invasiva) a cada ano. Muitos desses ganhos nos ajudarão a imitar a inteligência humana em nossas máquinas. Neste capítulo, nos concentraremos em informações práticas que podem nos ajudar a manter a função mental ideal, além de analisarmos algumas das tecnologias da Ponte Dois e da Ponte Três, que auxiliarão bastante esse esforço nos anos vindouros.

PRESERVANDO O CÉREBRO (PONTE UM)

Durante quase um século, a sabedoria convencional dizia que o cérebro era relativamente imutável e nossas precárias células cerebrais insubstituíveis. Chegou-se a pensar que nascíamos com um determinado número de neurônios, depois perdíamos certa quantidade deles diariamente como parte do desgaste da vida. Ao contrário de outros órgãos com potente capacidade regenerativa – consideremos como um osso se refaz depois de fraturado em vários pedaços ou como o fígado se recupera dos efeitos destrutivos de uma noite de consumo excessivo de álcool –, acreditava-se que o cérebro possuía capacidade limitadíssima de curar-se após uma lesão. Mas um dos mais profundos conhecimentos oriundos da neurociência contemporânea é de que o cérebro, na verdade, tem enorme capacidade de autocura e regeneração.

Durante mais de um século, os cientistas acreditaram que regiões específicas do cérebro eram imutáveis para tarefas específicas. Em 1857, o neurocirurgião francês Paul Broca descreveu regiões lesadas ou cirurgicamente atingidas do cérebro para certas aptidões perdidas (por exemplo, coordenação motora fina e aptidão lingüística). Embora áreas específicas costumem controlar determinadas aptidões, agora entendemos que essas tarefas podem mudar depois de uma lesão cerebral ou de a medula espinal paralisar parte do corpo. Em um estudo clássico de 1965, Hubel e Wiesel mostraram que a reorganização ampla do cérebro poderia ocorrer após lesão grave, causada, por exemplo, por um acidente vascular cerebral,[4] porque outras regiões do cérebro assumiriam as tarefas das seções danificadas.

Segundo esse novo conceito de plasticidade cerebral, regiões distintas do cérebro podem assumir funções geralmente desempenhadas por outras áreas. Os cientistas já estão usando essa abordagem para tratar pacientes que sofreram lesão em uma região específica do cérebro. Por exemplo, uma parte do lobo temporal denominada área de Broca, localizada acima da parte superior da orelha, é fortemente associada à interpretação da linguagem e à capacidade de falar. Um paciente que sofreu acidente vascular cerebral com lesão na área de Broca pode ter dificuldades em verbalizar e não conseguir falar claramente. Mas outras regiões do cérebro podem aprender a assumir a função da fala para que o paciente reconquiste a capacidade de falar.

Além disso, a disposição detalhada de conexões e sinapses resulta diretamente de quanto se usa determinada região. Como a cintilografia cerebral desenvolveu resolução suficientemente alta para ver o crescimento espinhal dendrítico (o crescimento de pequenas protuberâncias de dendritos, que podem formar novas conexões interneuronais) e a formação de novas sinapses, podemos observar o cérebro crescer e, literalmente, "acompanhar nossos pensamentos". Um experimento com macacos, realizado por Michael Merzenich e seus colegas, na Universidade da Califórnia, São Francisco, colocou o alimento dos animais em uma posição onde eles tinham de manipular um dedo com grande habilidade para apanhá-lo. Cintilografias do cérebro antes e depois mostraram um crescimento dramático nas conexões interneuronais e sinapses em uma região do cérebro responsável pelo controle daquele dedo.

Edward Taub, na Universidade do Alabama, confirmou essa constatação com um estudo da região do córtex responsável em avaliar os dados táteis dos dedos. Ao comparar o cérebro de indivíduos destros que não eram músicos com indivíduos experientes que tocavam instrumentos de corda, ele não encontrou nenhuma diferença nas regiões cerebrais dedicadas aos dedos da mão direita – mas uma enorme diferença nas regiões para os dedos da mão esquerda, envolvidos no complexo posicionamento sobre as cordas.

Além disso, cientistas aprenderam que, mesmo na vida adulta, o cérebro é repleto de células-tronco, as remanescentes do desenvolvimento embrionário. Atualmente, pesquisas intensas visam a desenvolver mecanismos para estimular essas células-tronco cerebrais, que são capazes de se transformar em novos neurônios e podem ajudar a reparar ou, em condições ideais, reverter o dano de doenças neurodegenerativas, até mesmo o do próprio envelhecimento. Uma chave desse processo parece estar relacionada ao óxido nítrico, uma das principais moléculas sinalizadoras do corpo. Em um experimento animal, ao suprimirem a produção de óxido nítrico no cérebro, os cientistas conseguiram aumentar o número de células-tronco, que se transformaram em novos neurônios em 70%.[5]

Células-tronco neurais podem se transformar em células precursoras neurais, as quais, por sua vez, transformam-se em neurônios e células gliais de apoio (denominadas astrócitos e oligodendrócitos). Esses neurônios prototípicos evoluem ainda mais e diferenciam-se em tipos específicos de neurônios, de minúsculos neurônios do tipo II de Golgi a neurônios corticoespinhais, com vários centímetros de comprimento. Contudo, essa diferenciação não pode ocorrer, a menos que as células-tronco neurais se afastem de sua origem nos ventrículos do cérebro ou hipocampo – e apenas cerca de metade delas completam a jornada com êxito. Os cientistas esperam superar esse processo imperfeito de migração neural por meio da injeção de células-tronco neurais diretamente em regiões-alvo e da criação de fármacos que promovam a neurogênese (o processo de criar novos neurônios) para reparar a lesão cerebral ou doença.[6]

Um experimento realizado pelos pesquisadores de Genética Fred Gage e Henriette van Praag, do Salk Institute for Biological Studies, em San Diego, mostrou que a neurogênese é, na verdade, estimulada pelas experiências pessoais. A mudança de camundongos de uma gaiola estéril e desinteressante para outra, estimulante (com roda de exercícios), aproximadamente dobrou o número de novas células no hipocampo. É possível obter o mesmo benefício, proporcionando ao cérebro experiências interessantes continuamente. Há várias maneiras de cultivar novas células no cérebro – fazer cursos de educação continuada, viajar, conhecer pessoas interessantes e participar de conversas estimulantes. As possibilidades são infinitas.

PONTE DOIS

INTERFACES CÉREBRO-COMPUTADOR, MEMBROS BIÔNICOS E ROBÔS CONTROLADOS PELO PENSAMENTO

Comunicação não invasiva, bidirecional e em tempo real entre células nervosas e máquinas começa a funcionar.[7] Em um experimento recente, um macaco controlou um braço robótico como se fosse o seu e um paciente humano, vítima de acidente vascular cerebral, conseguiu operar um computador.[8] O segredo do progresso, nessa área, é interpretar o complexo padrão de sinais tanto dentro quanto fora do cérebro. Poderia também permitir aos tetraplégicos, por exemplo, operar um computador ou outros dispositivos.

Um sistema denominado *BrainBrowser* está sendo desenvolvido na Georgia State University, para conectar-se ao cérebro e permitir que o indivíduo navegue pela *Internet* apenas com a força do pensamento.[9]

Um pequeno sistema, que pode ser implantado, desenvolvido por Advanced Control Research (ACR), em Plymouth, Inglaterra, consegue determinar as intenções de um indivíduo e, depois, mover uma mão mecânica de acordo com elas.[10] Segundo o professor Roland Burns, um dos diretores da ACR, o sistema analisará as informações contidas naquele sinal neural e, por meio de um sistema de reconhecimento de padrões, dirá o que o amputado está pensando, para, então, usar essas informações e comandar o pulso, fazendo-o girar, ou movendo o dedo indicador. "Nossa meta final é ter uma mão completamente multifuncional", disse ele.

Uma equipe de pesquisa da Stanford University desenvolveu um chip que pode ser implantado e que fornece sinapses artificiais. O dispositivo bombeia neurotransmissores biológicos iniciados por comandos eletrônicos, proporcionando outra maneira de conectar diretamente dispositivos eletrônicos computadorizados aos neurônios.[11]

Dentro de poucos anos, esperamos que aplicações dessas tecnologias estejam disponíveis para pacientes com paralisia ou debilitação sensorial. Dentro de dez anos, deverá ser rotina para o indivíduo com deficiência física mover membros paralisados ou dirigir um robô para realizar tarefas diárias, ou para aqueles com mão artificial recobrarem a destreza necessária para cortar papel com tesoura e ter sensação suficiente para sentir o toque de um ente querido.

Eliminar os intermediários – nervos e músculos nos braços e pernas, conectando o cérebro diretamente a aparelhos externos, pode melhorar, e não apenas substituir, o desempenho humano. Um importante programa de pesquisa da Defense Advanced Research Projects Agency busca intensamente essa meta, que deseja reduzir tempos de reação de soldados, melhorar a tomada de decisão e direcionar robôs e sistemas bélicos com a mente.

UMA MANEIRA "FRIA" DE POUPAR TECIDO CEREBRAL

Todo ano, cerca de 700 mil americanos sofrem acidentes vasculares cerebrais, a terceira maior causa de óbito depois da doença coronariana e do câncer. A maioria dos acidentes vasculares cerebrais ocorre quando um coágulo sangüíneo obstrui o fluxo do sangue para determinada área, causando sua morte por falta de oxigênio. Mas a morte de células cerebrais após um acidente vascular cerebral não ocorre instantaneamente – demora algumas horas. Os cientistas já sabem que esfriar o tecido cerebral reduz sua taxa metabólica e permite que suporte períodos de tempo mais longos sem oxigênio. É por isso que alguns indivíduos que "se afogaram" em águas geladas, mesmo por mais de uma hora, e depois foram ressuscitados, praticamente não tiveram nenhuma perda da função cerebral.

Durante a International Stroke Conference, no início de 2004, uma equipe de pesquisadores japoneses apresentou resultados relacionados à aplicação de um capacete de resfriamento na cabeça de pacientes com acidente vascular cerebral, o qual reduziu as temperaturas cerebrais em 4°C, de 37°C para cerca de 33°C. Ao retardar o metabolismo cerebral, os índices de sobrevivência melhoraram muito.

Um grupo da UCLA desenvolveu o MERCI *Retriever*, um dispositivo inserido em uma artéria na virilha que pode expandir-se como um saca-rolhas ao chegar à área atingida do cérebro. Então, ele pode apreender o coágulo que causou o acidente vascular cerebral e removê-lo, colocando um fim eficaz no problema.[12] Dentro de duas ou três décadas, esses dispositivos grosseiros serão substituídos por nano-robôs percorrendo a corrente sangüínea e destruindo coágulos, assim que eles se formarem. Acidentes vasculares cerebrais serão, então, eficazmente controlados, tornando-se apenas outra história nos anais da Medicina, como a sífilis e a lepra, hoje, na maioria das regiões do planeta.

AVALIAR A FUNÇÃO CEREBRAL

Até recentemente, técnicas de cintilografia, como magnetoencefalografia (MEG), que avaliam os campos magnéticos do cérebro, mostravam apenas aproximadamente onde ocorria a atividade cerebral. Agora, novas ferramentas permitem que os médicos façam uma análise mais detalhada.

Imagem por ressonância magnética

Um exame MRI (imagem por ressonância magnética) permite que os médicos vejam facilmente alterações e problemas da estrutura cerebral, como tumores, atrofias (como na doença de Alzheimer), hemorragias e acidentes vasculares cerebrais. Contudo, o MRI padrão oferece informações diagnósticas mínimas sobre a

PONTE DOIS

NOVOS TRATAMENTOS PARA ACIDENTE VASCULAR CEREBRAL

Um fármaco atualmente em testes humanos, *Desmoteplase*, foi desenvolvido a partir de uma proteína na saliva do morcego hematófago. Ele quebra os coágulos sangüíneos cerebrais associados ao acidente vascular cerebral, mas não impede a coagulação do sangue do paciente em outros pontos do corpo, como, por exemplo, em um arranhão no braço.[13] Além disso, uma equipe israelense construiu um dispositivo, em forma de malha, semelhante a um coador de chá, capaz de impedir que coágulos maiores de 300 μm passem da artéria carótida, no pescoço, ao cérebro.[14]

Embora ainda não esteja em fase de testes humanos, várias abordagens para reparar ou regenerar tecido nervoso também parecem promissoras. Os pesquisadores do Centro Médico da Universidade de Rochester estão trabalhando para desenvolver feixes de células nervosas humanas que poderiam ser injetados na medula espinal para produzir novas células. Eles manipularam geneticamente células progenitoras espinais para que se dividissem indefinidamente, resolvendo, assim, o problema de gerar número suficiente dessas células para uso clínico. Células progenitoras já são comprometidas a transformar-se em um determinado tipo de célula; portanto, é possível injetar um tipo de célula progenitora em um paciente com Parkinson, que precisa de neurônios produtores de dopamina, e outro em um paciente com esclerose múltipla, que precisa de neurônios produtores de mielina.[15] Outra fonte possível de reposição de células nervosas é o próprio corpo do paciente. Pesquisadores já tiveram sucesso em reduzir sintomas de Parkinson por meio da extração de células-tronco neurais do paciente, cultivando-as em laboratório para, depois, reimplantá-las.[16]

Há, no mínimo, oito fatores de crescimento que surgem à medida que as células nervosas são geradas e amadurecem. Várias empresas de Biotecnologia, entre as quais Amgen e ViaCell, visam a esses fatores para o desenvolvimento de fármacos. Ao estimulá-los ou inibi-los, talvez seja possível ativar ou desativar a neurogênese em partes distintas do cérebro. A capacidade de controlar a neurogênese pode ajudar pacientes com doenças nas quais as células nervosas morrem, e, até mesmo, melhorar o desempenho de indivíduos com cérebros saudáveis.[17] A empresa Biogen e o neurobiólogo da Yale University, Stephen Strittmatter, estão utilizando modelos de roedores para determinar como bloquear uma proteína que inibe o novo crescimento, abrindo, assim, a porta para o corpo recriar seus próprios nervos na medula espinal após trauma.[18] Usando a terapia genética, uma equipe no Children's Hospital, em Boston, estimulou o que denominaram "regeneração dramática" de células nervosas em olhos de ratos.[19]

função cerebral, como memória, emoções ou pensamentos. A partir de exames MRI, médicos podem dizer, por exemplo, que os pacientes com doença de Alzheimer têm ventrículos ampliados (áreas repletas de fluido no cérebro), mas esta é uma constatação inespecífica também encontrada em indivíduos com esquizofrenia e alcoolismo crônico. O hipocampo (região de processamento da memória de curto prazo), em pacientes com distúrbio de estresse pós-traumático, parece menor do que em pacientes normais, mas isso também é comum em Alzheimer. Além disso, o MRI padrão não fornece informações sobre a função cerebral.

Imagem por ressonância magnética funcional

Um aparelho de fMRI (imagem por ressonância magnética funcional) é capaz de mostrar o interior do cérebro com resolução espacial e temporal muito maior para observar o cérebro realizando tarefas em tempo real. O fMRI funciona avaliando os efeitos magnéticos do ferro na hemoglobina sangüínea, que indica a proporção de sangue oxigenado e não oxigenado em diversas áreas do cérebro. Regiões mais ativas mostram maior transporte de sangue oxigenado (da vasodilatação).[20]

O scanner fMRI foi um dos avanços diagnósticos mais significativos da neurociência, na década de 1990. Ele permite aos cientistas ver que regiões do cérebro são estimuladas (iluminadas) quando ele está envolvido em atividades distintas – por exemplo, raciocínio profundo *versus* bate-papo informal, durante momentos de profundo fervor religioso, enquanto alguém admira uma obra de arte inspiradora ou quando se apaixona.

Um dos autores, Ray, fez um fMRI como parte de uma reportagem para a revista *Inc.*, em 2002. Ele mostrou como regiões distintas do cérebro ficavam ativas quando lhe pediam que mudasse do pensamento sobre questões rotineiras para a realização de uma tarefa mental criativa.[21]

Embora o fMRI ainda seja incapaz de mostrar a atividade de neurônios e sinapses individuais, várias novas tecnologias de cintilografia, agora em uso experimental, podem fazê-lo.

O surgimento de tecnologias de cintilografia

Uma nova abordagem dramática é denominada microscopia de cintilografia a laser de dois fótons.[22] Ela cria um ponto de foco no espaço tridimensional que permite a cintilografia de altíssima resolução em várias porções. Usa pulsos de laser que duram apenas um milionésimo de bilionésimo (10^{-15}) de segundo para detectar a excitação de sinapses únicas, por meio da mensuração do acúmulo de cálcio intracelular associado à ativação de receptores sinápticos.[23] Esse método pode proporcionar imagens de altíssima resolução de espinhas dendríticas e sinapses individuais em ação.

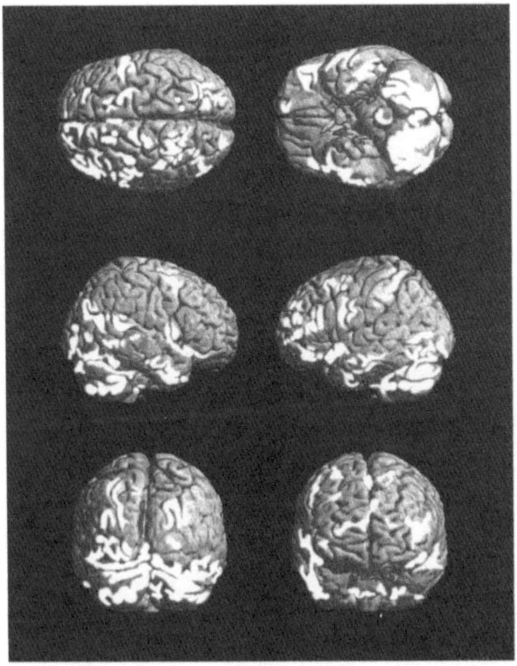

Figura 18-1. fMRI do cérebro de Ray[24] (Cortesia da revista *Inc.*) Áreas brancas indicam atividade cerebral

O físico Eric Mazur e seus colegas, na Harvard University, demonstraram a capacidade de usar lasers de alta potência para realizar modificações exatas de células, como o corte de uma conexão interneuronal ou a destruição de uma única mitocôndria sem atingir outros componentes celulares. "Gera o calor do sol", disse o colega de Mazur, Donald Ingber, "mas apenas durante um quintilionésimo de segundo, e em um espaço minúsculo."

Outro teste de funções corticais é denominado P300, uma grande onda positiva que ocorre cerca de 300 milissegundos, ou 0,3 segundo, após a apresentação de um estímulo. Nesse teste, tanto o tamanho quanto a latência (velocidade) das ondas elétricas no cérebro são avaliados em resposta a uma série de estímulos visuais ou auditivos aleatórios. O tempo normal de resposta é de 300 milissegundos mais a idade do paciente.

Sinais fracos e tempo de resposta mais lento (do que o esperado para a idade do paciente) são constatados em distúrbios mentais como depressão, esquizofrenia ou personalidades dependentes, distúrbios de raciocínio e de memória, doença de Alzheimer e de Parkinson, e em indivíduos mais velhos que não se exercitam.[25]

Essas alterações podem ser vistas muitos anos antes de os sintomas manifestarem-se; portanto, o referido teste pode ser útil na predição do futuro risco de graves problemas cognitivos.

Outra abordagem para identificar a função cerebral é a estimulação magnética transcraniana, que envolve a aplicação de um forte campo magnético pulsado, externo ao crânio, usando bobinas magnéticas, precisamente posicionado sobre a cabeça. Embora não seja, estritamente falando, uma tecnologia de cintilografia, estimulando ou induzindo uma lesão virtual (ao incapacitar temporariamente pequenas regiões do cérebro), as aptidões podem diminuir ou aumentar.[26] Além disso, a estimulação magnética transcraniana pode ser usada para estudar a relação entre áreas distintas do cérebro com tarefas específicas e, até mesmo, induzir sensações de experiências místicas. Promete ser um tratamento para distúrbios psiquiátricos como a depressão.[27]

Teste genômico

O teste genômico também pode dar informações úteis. Vários marcadores genéticos indicam maiores riscos de distúrbios mentais e neurológicos (por exemplo, doença de Alzheimer, autismo, esquizofrenia e depressão). Como mencionamos, o tipo E4 do gene Apo E pode aumentar o risco de doença de Alzheimer em até 18 vezes.

O gêmeo idêntico de uma criança autista tem 60% de chance de ter autismo – 600 vezes o risco normal. Variantes de três genes no cromossomo 7 são associados ao aumento no risco de autismo: um polimorfismo de WNT2, um gene associado ao desenvolvimento da linguagem, genes anormais de Reelin, que codificam para uma proteína que ajuda a direcionar neurônios em desenvolvimento para seu local apropriado no sistema nervoso, e Hoxa 1, fundamental para o desenvolvimento do metencéfalo. Camundongos sem esse gene desenvolvem sintomas semelhantes ao autismo.[28]

O gêmeo idêntico de um esquizofrênico tem 45% de chance de desenvolver o distúrbio, significativamente maior do que a média de 1% na população geral. Vários genes são associados ao maior risco de esquizofrenia, mas o interesse recente concentra-se no gene que codifica para a enzima cerebral calcineurina. Camundongos geneticamente modificados sem esse gene têm maior probabilidade de desenvolver sintomas esquizofrênicos.[29]

Obviamente, a genética desempenha forte papel na determinação da predisposição a essas patologias cerebrais, embora sua contribuição não seja absoluta. O DNA de gêmeos idênticos é 100% igual, mas nem todos os gêmeos idênticos desenvolvem as mesmas doenças – marcadores genéticos representam apenas tendências. No futuro próximo, os médicos talvez comecem a avaliar pacientes, quanto

PONTE DOIS

IMPLANTES NEURAIS

A era dos implantes neurais está a caminho. Temos implantes cerebrais baseados em modelos neuromórficos (ou seja, análise detalhada dos componentes do sistema nervoso e cérebro humanos) para uma lista de regiões cerebrais que cresce rapidamente.[30] Um amigo nosso que ficou surdo na vida adulta agora pode dar telefonemas novamente, graças ao seu implante coclear, um dispositivo que cria uma interface direta com o sistema nervoso auditivo. Ele pretende substituí-lo por um novo modelo com mil níveis de discriminação de freqüência, permitindo-lhe voltar a ouvir música. (Ele se queixa de ter as mesmas melodias tocando em sua memória nos últimos 15 anos e mal pode esperar para ouvir alguma coisa nova.) Uma geração futura de implantes cocleares, agora na prancheta de projetos, proporcionará níveis de discriminação de freqüência além da audição "normal".[31]

"Em vez de tratar o cérebro como sopa, acrescentando substâncias químicas que melhoram ou suprimem certos neurotransmissores", disse Rick Trosch, médico americano na vanguarda dessas terapias, "nós o estamos tratando como um circuito." Pesquisadores de Harvard e do MIT estão desenvolvendo implantes neurais para substituir retinas danificadas.[32] Há implantes celulares para pacientes de Parkinson que se comunicam diretamente com as regiões específicas do cérebro – ou seja, o núcleo posterior ventral e o núcleo subtalâmico – para reverter os sintomas mais devastadores dessa doença.[33] Um implante para portadores de paralisia cerebral e esclerose múltipla comunica-se com outra região do cérebro (o tálamo lateral ventral) e é eficaz no controle de tremores.[34] Um chip de silicone que atua como hipocampo artificial (centro de memória de curto prazo) está sendo testado em ratos.[35]

Desenvolve-se, atualmente, uma variedade de técnicas para conectar o mundo analógico aquoso de processamento de informações biológicas à eletrônica digital. Pesquisadores do Max Planck Institute, na Alemanha, desenvolveram dispositivos não invasivos que podem transmitir para, e receber de neurônios.[36] Eles demonstraram seu transistor de neurônios ao controlarem os movimentos de uma sanguessuga viva a partir de um microcomputador. Usaram tecnologia similar para reconectar neurônios de sanguessuga e persuadi-los a fazerem simples problemas de lógica e aritmética.

Agora cientistas estão experimentando pontos quânticos, chips ultraminúsculos feitos de cristais de material semicondutor fotocondutor (reativo à luz). Eles são revestidos de peptídeos que se ligam a locais específicos nas superfícies dos neurônios, e poderão permitir aos pesquisadores usar comprimentos de onda de luz exatos para ativar remotamente neurônios específicos para transporte de fármacos, por exemplo, substituindo os eletrodos externos invasivos normalmente usados para ativar neurônios.[37]

aos distúrbios mentais e neurológicos, usando o teste genético para determinar para quais doenças eles têm predisposição genética. Depois, usariam a imagem cerebral funcional e testes P300 para ver se há alterações sugerindo condições mentais ou neurológicas específicas.

Ao diagnosticar uma doença antes de sua expressão total, será possível esquematizar programas específicos para reduzir ou eliminar a expressão das enfermidades para as quais o paciente tenha predisposição. Então, teremos um mecanismo realista para a prevenção de graves doenças psiquiátricas ou neurológicas. Para uma população em processo de envelhecimento, isso será importantíssimo.

A prevenção de uma "epidemia" de Alzheimer

À medida que as terapias da Ponte Dois e da Ponte Três tornarem-se cada vez mais comuns, nas próximas décadas, haverá prolongamento drástico da duração da vida humana. Atualmente, 4 milhões de americanos têm doença de Alzheimer e outros 12 milhões têm uma condição menos grave, denominada debilitação cognitiva moderada, ao passo que uma alta porcentagem dos 80 milhões ou mais de americanos acima de 50 anos têm algum grau de perda de memória conhecida como debilitação da memória associada à idade). No momento, mais de 50% da população acima de 85 anos sofre algum grau de senilidade, com porcentagens ainda mais elevadas para grupos etários mais velhos. Como a duração da vida acima de 120 anos é provável dentro das próximas duas ou três décadas, isso seria um grande problema. Mas essas terapias da Ponte Dois e da Ponte Três que permitem o prolongamento da vida também impedirão a perda de faculdades mentais, causada pela idade.

O pior seria as pessoas acabarem como Titono, personagem da mitologia grega. Éos, a deusa imortal da aurora, cometeu o erro de apaixonar-se por Titono, um mortal. Não querendo passar a eternidade sem ele, ela implorou a Zeus que lhe concedesse a imortalidade. Seu pedido foi atendido e Titono tornou-se imortal, mas, ao contrário dos outros imortais do Olimpo, ele não continuou eternamente jovem. Seu relógio biológico continuou funcionando e, a cada ano que passava, ele ficava mais velho e mais decrépito. Ninguém quer a longevidade extrema para passar os anos dessa maneira.

COMO MANTER O CÉREBRO SAUDÁVEL

"Use-o ou perca-o"

Novas células cerebrais são formadas principalmente em duas áreas: os ventrículos do cérebro anterior preenchidos por fluido e o hipocampo, a região do cérebro onde novas memórias são criadas. Como mencionado anteriormente, experimentos com camundongos mostraram que a exposição regular a novas experiências resulta em um aumento dramático na formação de novos neurônios.[38] É possível, até mesmo, "aumentar" o cérebro fazendo exercício, assim como fazemos com os músculos do corpo. Uma equipe alemã, recentemente, ensinou um grupo de voluntários a fazer malabarismos. Esses indivíduos tiveram acréscimos no tamanho da substância cinzenta em áreas específicas durante o curso do treinamento, mas os ganhos desapareceram quando pararam de praticar.[39]

Alguns estudos em humanos também sugerem que manter atividade intelectual durante toda a vida pode proteger o indivíduo contra o declínio cognitivo nos últimos anos. O *Victoria Longitudinal Study*, atualmente em andamento no oeste do Canadá, mostra que pessoas de meia-idade e mais velhas envolvidas em projetos desafiadores e intelectualmente estimulantes, entre os quais atividades cotidianas como leitura diária do jornal, têm menor probabilidade de sofrer declínios na função cognitiva.[40]

Além de exercitar o lado esquerdo do cérebro, devemos também manter o lado direito em forma, por meio da expressão de talentos artísticos ou criativos: estudar um instrumento musical, aprender a pintar, esculpir ou cantar, adotar um novo passatempo. Permanecer ligado aos outros. Fazer novos amigos e continuar mantendo relacionamentos pessoais duradouros. Com essas técnicas simples, podemos ajudar a evitar a deterioração da função intelectual, bem como muitos dos distúrbios de humor tão comuns entre indivíduos mais velhos.

Pensar sobre a saúde

Outro modo de uma pessoa manter o cérebro intelectualmente ocupado é pensar na saúde e pesquisar continuamente novas maneiras de melhorá-la. Essa atividade tem duplo objetivo, algo como o adágio de Thoreau sobre o calor oriundo da madeira ser um tipo de combustível que nos aquece duas vezes – uma, enquanto a cortamos e, de novo, enquanto ela se queima. Pensar sobre a saúde beneficia o cérebro duas vezes: primeiro, ao praticar a atividade intelectual de tentar determinar o caminho ideal para o bem-estar (ler este livro é um passo nessa direção); segundo, ao usufruir os benefícios que essas opções de estilo de vida geram na melhoria da saúde cerebral.

Evitar o abuso de substâncias

Drogas e hábitos que causam dependência proporcionam poderosa estimulação de receptores de dopamina no cérebro, porque ela é o neurotransmissor do prazer. Nosso cérebro vem pronto para buscar prazer, e aqueles que não o conseguem por meios socialmente aceitos às vezes buscam outros caminhos para obter a dopamina que tanto desejam. Em condições saudáveis, a estimulação de dopamina resulta de coisas como o sentimento de realização que acompanha a finalização bem-sucedida de uma tarefa difícil, um relacionamento amoroso e rico ou a valorização de uma obra genial. Os receptores de dopamina também disparam em conseqüência de uma vitória (por exemplo, vencer uma partida de futebol ou uma batalha na guerra). Uma liberação ainda maior de dopamina ocorre quando o resultado positivo vem de surpresa (por exemplo, ganhar na loteria ou em uma máquina de jogos eletrônicos). Isso ajuda a explicar por que o reforço variável dado pelas vitórias nos jogos de azar vicia mais do que o reforço previsível de lucros no trabalho – os resultados positivos inesperados ou que acontecem de surpresa liberam mais dopamina.

Pesquisas genômicas revelaram que certas mutações de genes receptores de dopamina no cérebro predispõem alguns indivíduos a vivenciar uma quantidade incomum de prazer oriundo de comportamento dependente. Mutações do gene D2, receptor de dopamina (DRD2), estão associadas ao alcoolismo e outros vícios, entre os quais cocaína, heroína, tabagismo e, até mesmo, comer em excesso. Indivíduos com mutação DRD2 têm menor liberação de dopamina no cérebro após determinado estímulo e, aparentemente, buscam o abuso de substâncias para ajudar a elevar os níveis de dopamina até o normal.[41]

Porém, ceder a esses vícios usando drogas ou envolvendo-se com jogos de azar ou, ainda, com prática sexual patológica está fadado ao fracasso. As razões são bioquímicas, e não morais ou éticas (embora indivíduos que adotam comportamentos dependentes excessivos quase sempre acabem em dilemas morais ou éticos). Eis por quê: digamos que alguém bebe uma pequena quantidade de álcool. Isso aumenta a liberação de neurotransmissores prazerosos, como a dopamina, no cérebro. Contudo, o consumo excessivo destrói o suprimento de dopamina do cérebro, bem como de vários outros neurotransmissores associados aos sentimentos de bem-estar e prazer. Na tentativa de se sentirem melhor, os alcoólatras bebem cada vez mais, destruindo ainda mais os níveis desses neurotransmissores e criando uma espiral decrescente incontrolável. O mesmo mecanismo também se aplica ao uso de drogas e a outros comportamentos que causam dependência.

OPÇÕES DE ESTILO DE VIDA PARA A SAÚDE CEREBRAL

A saúde cerebral também está vinculada à alimentação adequada, ao estilo de vida fisicamente ativo, ao controle de estresse, ao sono adequado e à suplementação nutricional direcionada.[42] Analisemos os nutrientes que mantêm ou melhoram a função mental.

Em 2003, o periódico *Nutrition* examinou vários compostos nutricionais não-prescritos, usados como nutrientes cerebrais. Fez-se a revisão apenas de estudos controlados duplo-cego com placebo e constatou-se a presença de efeitos positivos para a maioria dos nutrientes apresentados a seguir.[43]

Vimpocetina

Vimpocetina, um nutriente derivado da pervinca, aumenta o fluxo sangüíneo para o cérebro e a produção de ATP (para energia). A vimpocetina tem efeitos positivos sobre a memória para indivíduos com memória normal ou debilitada. Quando combinada com *ginkgo biloba* (discutido adiante), a vimpocetina melhora a velocidade de armazenamento de memórias de curto prazo no cérebro de indivíduos com memória normal.[44] Em pacientes com debilitação de memória causada pela idade, os efeitos de melhoria foram significativos.[45] Dose sugerida: 10 mg, duas vezes ao dia.

Fosfatidilserina[46]

Trata-se de um fosfolipídio que ocorre naturalmente e é encontrado nas membranas celulares de todos os tecidos do corpo, mas em concentrações particularmente elevadas no cérebro. O suplemento de fosfatidilserina retarda e, em alguns casos, reverte a perda de memória em pacientes diagnosticados com declínio de memória associado à idade. Além disso, ajuda a reduzir os níveis do hormônio do estresse, cortisol, o principal hormônio do envelhecimento. Dose sugerida: 100 mg, duas vezes ao dia, durante um mês, reduzindo, em seguida, para 100 mg diárias.

Acetil-L-carnitina

ALC (acetil-L-carnitina) é uma substância que ocorre naturalmente e ajuda a transportar ácidos graxos para o interior da mitocôndria, onde eles podem ser usados como combustível. Uma molécula semelhante, carnitina, é usada há muito tempo para tratar certas patologias cardíacas e musculares, e os cientistas observaram que alguns pacientes também apresentaram melhora no humor e na concentração. Pesquisas posteriores demonstraram que ALC funcionou ainda

PONTE TRÊS

AVANÇANDO EM DIREÇÃO AO CÉREBRO

Até o final da década de 2020, os nano-robôs devem chegar ao cérebro, viajando pelos capilares. Uma questão que eles precisarão enfrentar é a barreira cerebral sangüínea (BBB), um sistema biológico que protege o cérebro de substâncias estranhas. Estudos recentes mostraram que a BBB é um sistema complexo com portões biológicos completos, com chaves e senhas que permitem a entrada no cérebro.

Várias estratégias foram propostas para os nano-robôs vencerem a BBB. Uma possibilidade: projetar um braço robótico através da BBB, até o fluido extracelular que reveste as células neurais. O próprio nano-robô permaneceria no capilar; portanto, poderia ser grande o bastante para ter recursos de navegação e de informática suficientes. Visto que quase todos os neurônios ficam a uma distância equivalente à largura de duas ou três células de um capilar, o braço precisaria estender-se cerca de 50 μm. Análises feitas por Rob Freitas e outros pesquisadores mostram que é possível restringir a largura desse manipulador para menos de 20 nm, o tamanho da BBB.

Outra estratégia sugerida por Freitas seria a de que o nano-robô literalmente rompesse a BBB, fazendo um orifício nela, saindo do vaso sangüíneo e, depois, reparando o dano causado. Como o nano-robô seria construído com diamantóide – um material flexível, mas muito resistente, composto por carbono –, ele seria muito mais resistente do que os tecidos biológicos.

Como vimos, já existe uma variedade de meios para dispositivos eletrônicos interagirem com neurônios biológicos. Implantes neurais contemporâneos (por

melhor do que a carnitina no cérebro. Além disso, ALC protege o cérebro normal dos efeitos do envelhecimento, ao retardar o dano oxidativo e a inflamação nos tecidos cerebrais.[47] Dose sugerida: 500 a 1.000 mg, duas vezes ao dia.

Ginkgo biloba

As folhas da árvore *ginkgo biloba* – a árvore mais antiga que se conhece, datando de 300 milhões de anos – são usadas na medicina chinesa tradicional há milhares de anos. *Ginkgo biloba* aumenta a circulação cerebral e melhora a função cerebral geral, e vários estudos mostram que reduz a perda de memória de curto prazo nos idosos.[48] As vendas de *ginkgo biloba* ultrapassam US$ 1 bilhão por ano exemplo, o implante para a doença de Parkinson, já descrito neste capítulo) proporcionam essa comunicação direta. Os cientistas já demonstraram que os neurônios biológicos que recebem sinais de dispositivos eletrônicos agem exatamente como se os tivessem recebido de outros neurônios biológicos.

Esses nano-robôs proporcionam um implante neural eficaz, mas os implantes de 2029 terão vantagens dramáticas sobre os dispositivos relativamente grosseiros de hoje. Implantes baseados em nano-robôs poderão ser introduzidos simplesmente pela deglutição ou inalação. Além disso, os implantes atuais podem influenciar apenas um ou um número muito pequeno de locais no cérebro, ao passo que, com a tecnologia de nano-robôs, poderemos ter bilhões deles distribuídos pelo cérebro. Os implantes de hoje já conseguem baixar software atualizado externo ao paciente. Os nano-robôs de 2029 serão capazes de se comunicar uns com os outros, com uma rede de área local *wireless*, com a Internet e com os neurônios biológicos.

Com essa tecnologia, o cérebro evoluirá para um híbrido de inteligência biológica e não biológica. Hoje, estamos limitados a meros 100 trilhões de conexões biológicas interneuronais, que também são lentíssimas, computando apenas cerca de 200 operações por segundo. Com implantes neurais baseados em nano-robôs, ampliaremos nosso raciocínio, acrescentando trilhões de novas conexões que operam milhões de vezes mais rápido do que as conexões biológicas. Isso nos permitirá expandir profundamente nosso reconhecimento de padrões, as capacidades cognitivas e emocionais, bem como proporcionar estreita conexão com novas formas poderosas de raciocínio não biológico. Teremos também os meios para a comunicação de banda larga com a Internet e com outros indivíduos diretamente a partir do cérebro.

---

nos Estados Unidos. Na Europa, onde é um fármaco prescrito, os médicos receitam *ginkgo biloba* mais comumente do que qualquer outro agente farmacêutico para a perda de memória. Dose sugerida: 80 a 120 mg, duas vezes ao dia.

Pregnenolona

Recentemente, a pregnenolona suscitou interesse entre os pesquisadores como "hormônio nervoso". Estudos animais mostram que ela pode melhorar a comunicação entre os neurônios. Camundongos com déficits de memória e de aprendizagem tinham níveis menores de pregnenolona do que animais de controle sem esses problemas, e sua capacidade de reter o que aprendiam melhorou depois de receberem a substância.

Ela é feita nas células de apoio do cérebro humano, as células gliais, onde parece conseguir acalmar a atividade cerebral, estimulando receptores GABA (ácido gama-aminobutírico). Muitos ansiolíticos ligam-se a esses mesmos receptores para reduzir a ansiedade. Dose sugerida: 5 a 25 mg, uma vez ao dia. Os homens precisam monitorar os níveis de PSA (antígeno específico da próstata) ao tomar pregnenolona ou DHEA.

EPA/DHA

O cérebro é 60% composto de gordura, e 1/3 dela compõe-se de ácidos graxos poliinsaturados.[49] O ácido graxo poliinsaturado DHA, um dos ácidos graxos mais flexíveis, é encontrado em níveis elevados no tecido cerebral. O suplemento de DHA ou seu precursor alimentar, EPA, muito encontrado em peixes, ajuda a manter a flexibilidade das membranas celulares no cérebro. Quando o consumo de gorduras Ômega-3 é inadequado, o corpo substitui o colesterol, os ácidos graxos Ômega-6 ou, mesmo, as gorduras *trans* alimentares. Quando isso acontece, as membranas celulares ficam mais rígidas, o que leva à deterioração na transmissão de sinais nervosos entre células no cérebro e à alteração na função cerebral.[50]

A proporção entre gorduras Ômega-6 e Ômega-3 consumidas aumentou drasticamente no século passado. Atualmente, o consumo de gorduras Ômega-6 (por exemplo, aquelas encontradas no óleo de milho e de girassol) é 20 vezes maior do que o de gorduras Ômega-3.[51] Isso está bem longe da proporção 1:1, recomendada por muitos especialistas.[52]

Vários estudos mostram que a suplementação com EPA/DHA pode ajudar no tratamento de sintomas neuropsiquiátricos como depressão, agressão e ansiedade;[53] portanto, um aspecto-chave de nosso programa é o consumo diário de EPA/DHA. Para fins preventivos e proteção de tecidos cerebrais em particular, recomendamos 1.000-3.000 mg de EPA e 700-2.000 mg de DHA diariamente, mas, para tratamentos de síndromes neuropsiquiátricas, quantidades maiores seriam necessárias.

Fosfatidilcolina

Outro componente-chave da membrana celular é a fosfatidilcolina (PC), outra gordura flexível. É encontrada em concentrações elevadas nas membranas celulares do corpo, sobretudo no cérebro, em jovens; sua concentração decresce com a idade. PC melhora a memória de camundongos com demência[54] e pode auxiliar a memória e a aprendizagem em sujeitos humanos normais.[55]

Além disso, ela ajuda o fígado na desintoxicação e traz benefícios gerais como suplemento antienvelhecimento. Em geral, PC é vendida na forma de lecitina, que corresponde a apenas 10% a 20% de PC, e alguns suplementos de PC são apenas 25% a 35% puros. Visto que o organismo absorve apenas 20% de

PC oral, é melhor tomar uma forma 100% pura. Dose sugerida: 900 mg, duas a quatro vezes ao dia.

A FORÇA DAS IDÉIAS

Os autores estão convencidos desta filosofia básica. Quaisquer que sejam os dilemas que enfrentamos – problemas nos negócios, questões de saúde e dificuldades de relacionamento, bem como os grandes desafios sociais, culturais e científicos de nossa era –, há uma idéia que nos permite prevalecer. Além disso, podemos descobri-la. E, quando a descobrirmos, devemos implementá-la. Como descrevemos nos capítulos 10 e 17, nós dois temos problemas de saúde. Em vez de simplesmente aceitar as recomendações comprometidas, emitidas pela saúde pública, ou orientações médicas limitadas, cada um de nós procura entender a verdadeira natureza de seu corpo e aplicar todas as idéias que reunimos para superar esses problemas. Ambos estamos satisfeitos com o fato de que nossa busca agressiva das idéias certas nos permitiu superar esses desafios.

Fármacos "inteligentes"

Muitas empresas de desenvolvimento e pesquisa estão tentando desenvolver um *Viagra* para o cérebro.[56] Assim como acontece com o *Viagra*, as pessoas estão usando vários medicamentos aprovados para doenças específicas do cérebro ou condições mentais, mesmo quando não têm essas patologias.

Modafinil (*Provigil*) é aprovado pelo FDA para o tratamento de narcolepsia, mas muitos alunos universitários constataram que ele os ajudava a se concentrarem quando estudavam para provas. Outros o usam como intensificador cognitivo; acham que têm mais energia, precisam dormir menos e podem trabalhar e jogar mais quando o tomam.

Donazepril (*Aricept*) é aprovado pelo FDA para retardar a perda de memória em pacientes com doença de Alzheimer. Estudos mostram que esse medicamento ajuda indivíduos normais a obterem melhores resultados em testes de memória e a manterem melhor o foco.[57]

Quase sempre a "boa idéia" que supera um problema não é apenas uma, mas sim um conjunto delas, cada uma atacando o desafio até que dele nada mais reste. Por exemplo, não há fórmula mágica para evitar a doença coronariana (ao menos, por enquanto). Temos meia dúzia de maneiras de melhorar os níveis de colesterol e lipídios relacionados, outros meios para reduzir a homocisteína, e outros, ainda, para diminuir a inflamação nociva, e assim por diante. Não vamos à guerra com uma só arma. Precisamos reunir todas as ferramentas disponíveis, na guerra e na saúde.

Além disso, observe que as boas idéias que você aplicar para solucionar um problema não precisam ser de sua autoria. Temos centenas de milhares de cientistas em todo o mundo aprimorando nossos conhecimentos na área da saúde, e o verdadeiro desafio é encontrar as idéias que se aplicam aos nossos problemas.

As muitas sugestões neste livro constituem um bom começo para todos os que buscam superar predisposições aos problemas de saúde e alcançar e manter a saúde ótima. Mas este não é um simples livro de receitas culinárias que o indivíduo pode seguir sem pensar. Se há uma mensagem que sublinharíamos como a mais importante, é que você se comprometa a aplicar seu poder mental para melhorar o próprio bem-estar. Como declarado anteriormente, isso lhe concederá o duplo benefício de exercitar o cérebro, que por si só ajuda a mantê-lo saudável, e direcionar seu pensamento para uma meta válida e viável.

19

HORMÔNIOS DE ENVELHECIMENTO, HORMÔNIOS DA JUVENTUDE

Nunca somos velhos demais para ficarmos mais jovens.
— Mae West

Desde a Antiguidade, sabe-se muito bem que os níveis hormonais diminuem com a idade. Os antigos gregos, egípcios e indianos tentavam restaurar seu desempenho sexual e aumentar a energia por meio da ingestão de extratos feitos com testículos de animais. Hoje, sabemos que o declínio hormonal também é responsável pelo aumento de muitas condições degenerativas relacionadas à idade (por exemplo, doença cardiovascular, osteoporose e câncer). Outros sintomas associados à idade, como perda de massa muscular, aumento da gordura corporal e defeitos cognitivos, também se associam às flutuações hormonais. Muitas dessas alterações indesejáveis agora parecem ser causadas não apenas pelo declínio nas quantidades absolutas desses hormônios no corpo, mas também por alterações no equilíbrio entre os níveis dos diversos hormônios.

Os hormônios encontrados naturalmente no corpo dividem-se em dois tipos principais: **anabólicos** e **catabólicos**.

Hormônios anabólicos fazem com que os tecidos cresçam ou aumentem – por exemplo, são responsáveis por músculos maiores e ossos mais fortes. Talvez você tenha ouvido falar em esteróides anabólicos, substâncias químicas sintéticas usadas por fisiculturistas para desenvolver uma musculatura exagerada (e que impedem os amadores de competir nas Olimpíadas). Mas os hormônios sexuais como a testosterona, os hormônios do crescimento e DHEA (dehidroepiandrosterona) são hormônios esteróides anabólicos naturais e seus níveis quase sempre diminuem depois da idade reprodutiva.

Hormônios catabólicos, por outro lado, estimulam o rompimento dos tecidos. O principal hormônio catabólico é o do estresse, cortisol, secretado pelas supra-renais. Até certo ponto, a insulina (produzida pelo pâncreas) e o estrogênio (em homens) também se comportam como hormônios catabólicos. Ao contrário de hormônios anabólicos, os níveis de insulina e de cortisol em ambos os sexos, e os níveis de estrogênio em homens, não costumam diminuir com a idade; às vezes, decrescem um pouco, mas podem também permanecer constantes ou, em alguns casos (como o estrogênio em homens), aumentar.[1] Isso pode levar a um desequilíbrio entre proporções hormonais, o que parece ter papel importante no envelhecimento.

A insulina é o hormônio secretado pelo pâncreas em resposta a elevações no açúcar sangüíneo. Ela nem sempre é um hormônio catabólico. Em quantidades menores, é anabólico e estimula o crescimento de tecidos. Em quantidades maiores, contudo (por exemplo, quando ingerimos muitos carboidratos com elevada carga glicêmica ou muito açúcar), causa o crescimento de um determinado tipo de tecido – adiposo, ou gordura. Com a idade, as células do corpo ficam menos sensíveis aos efeitos da insulina, cujos níveis aumentam. Esta é uma razão importante pela qual tantas pessoas ganham excesso de peso ou aumentam a gordura corporal à medida que envelhecem. Com a idade, o equilíbrio hormonal muda de anabólico para catabólico.

Os hormônios anabólicos – testosterona, estrogênio (em mulheres), progesterona, hormônio do crescimento, melatonina e DHEA – constroem tecidos e podem nos manter jovens. Por isso, nós os denominaremos **hormônios da juventude**. Por outro lado, chamaremos o cortisol, a insulina e o estrogênio (em homens) de **hormônios de envelhecimento**.

HORMÔNIOS DE ENVELHECIMENTO

Que medidas podemos tomar para manter um equilíbrio mais parecido ao da juventude entre os dois grupos de hormônios? Primeiro, vamos analisar as maneiras de retardar ou, até mesmo, reverter o aumento gradual da dominância de hormônios catabólicos.

Cortisol

O corpo responde ao estresse agudo solicitando um aumento rápido de cortisol das glândulas adrenais, o que aumenta as funções pulmonar e cardiovascular, enquanto suprime os sistemas imunológico, digestivo e reprodutivo.[2] Um jorro rápido de cortisol acelera a freqüência cardíaca para que nos seja possível correr mais rapidamente, dilata as pupilas para que possamos ver melhor e aumenta o açúcar no sangue para que pensemos com mais clareza. Mas a exposição crônica de tecidos a níveis elevados de cortisol acelera os processos patológicos e de envelhecimento, rompe músculos (sarcopenia) e ossos (osteoporose), causa retenção de cálcio e pressão arterial elevada, aumenta o açúcar no sangue e deprime o sistema imunológico.

Pacientes com doença de Cushing (associada aos níveis excessivos de cortisol) ou que precisam de formas sintéticas de cortisol para períodos prolongados desenvolvem perda óssea e emaciação muscular substancial. No livro *Duna*, de Frank Herbert, lemos: "O medo é o destruidor da mente". De fato, o medo aumenta os níveis de cortisol, os quais, como demonstram as pesquisas, podem destruir a mente. Por exemplo, em seu trabalho com pacientes de Alzheimer em Tucson, o dr. D. S. Khalsa mostrou que o estresse crônico pode prejudicar a memória.[3]

Como mostra a Figura 19-1, todos os hormônios esteróides (entre os quais o cortisol) são sintetizados a partir do colesterol. O colesterol é primeiro convertido em pregnenolona, que então pode formar progesterona ou DHEA, o "hormônio-mãe" de testosterona e estrogênio. Quando o estresse é crônico ou excessivo, o organismo produz mais cortisol à custa de DHEA, testosterona e estrogênio. O envelhecimento normal está associado a essa mesma mudança para maior produção de cortisol, com um decréscimo simultâneo na produção de outros hormônios.[4]

Uma das maneiras mais fáceis de determinar se os **hormônios da juventude** estão bem em relação aos **hormônios de envelhecimento** é calcular a proporção entre os níveis de DHEA (um hormônio da juventude anabólico) e o cortisol (um hormônio de envelhecimento catabólico). Podemos obter essas informações, bem como a saúde das glândulas adrenais, por meio da prova do índice de estresse adrenal. É possível obter um kit de teste com um médico ou outro profissional de saúde e não é necessário nem mesmo coleta de sangue. O teste é feito em casa, com amostras de saliva coletadas quatro vezes ao dia – ao acordar, na hora do almoço, na hora do jantar e ao dormir. Uma resposta normal mostra níveis mais elevados de cortisol pela manhã, com um declínio gradual durante o dia. Em condições de estresse crônico, essa variação diária quase sempre diminui, e o gráfico parece plano. Ver Figura 19-2.

Em uma prova do índice de estresse adrenal, avalia-se também a proporção entre DHEA e cortisol.[5] Nos mais jovens, essa proporção costuma ser alta, ao passo que, em indivíduos idosos, ela é, em geral, menor.

Entre as sugestões específicas para melhorar a proporção, estão a suplementação de DHEA (dosagens discutidas a seguir),[6] a utilização de ervas como alcaçuz natural,[7] usada na medicina chinesa herbácea, ou a erva aiurvédica *ashwaganda*,[8] e a implementação de opções de estilo de vida (por exemplo, uma dieta de baixa carga glicêmica, redução de estresse, exercício regular e sono adequado).

Insulina

Se fizéssemos uma corrida entre a insulina e o cortisol para ver qual deles destrói o corpo mais rapidamente, apostaríamos na insulina. Barry Sears, em *The*

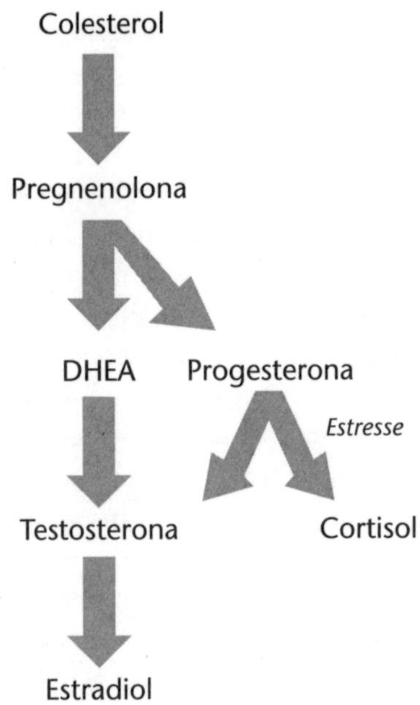

Figura 19-1. Hormônios esteróides

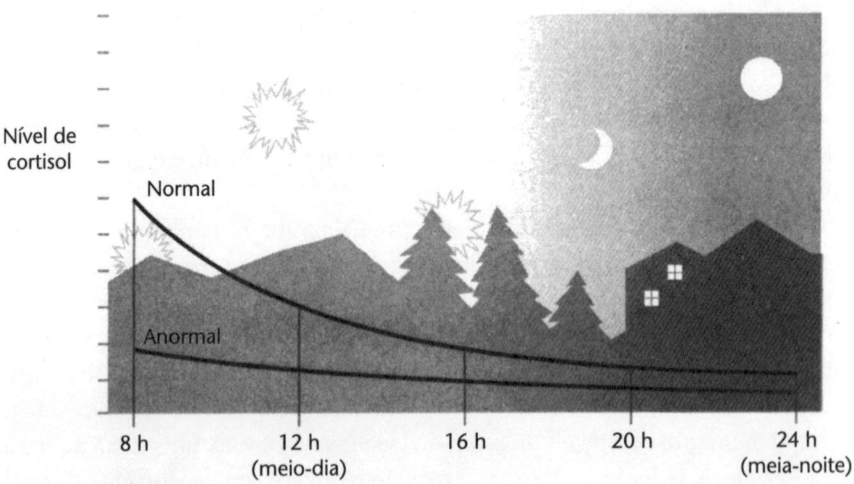

Figura 19-2. A prova de estresse adrenal

Anti-Aging Zone, denomina a insulina elevada de "o passaporte para o envelhecimento acelerado."[9]

O excesso de insulina aumenta a gordura corporal, os níveis de cortisol, a resistência à insulina, acelera a aterosclerose, eleva o risco de doença coronariana e interfere nas funções de outros **hormônios da juventude**. A insulina é secretada quando há muitas calorias. Quando o indivíduo ingere açúcar ou uma refeição com elevada carga glicêmica, geram-se níveis elevados de insulina para que o corpo possa eliminar o açúcar pegajoso da corrente sangüínea. Sempre que o nível de insulina está alto, a glicose no sangue converte-se mais rapidamente em gordura, que é, então, depositada nas células adiposas do corpo.[10]

O cortisol e a insulina pertencem à mesma rede de "velhos amigos" do clube de campo hormonal. O excesso de insulina aumenta o cortisol e o excesso de cortisol aumenta a insulina.[11] Além disso, o excesso de insulina é um fator de risco independente para o desenvolvimento de cardiopatia coronariana.[12]

A insulina reduz a eficácia dos **hormônios da juventude** e, conseqüentemente, o envelhecimento é mais rápido. Por isso, alimentos com elevada carga glicêmica ou alto teor de açúcar, os quais aumentam a insulina, fazem o indivíduo envelhecer mais rapidamente do que quase qualquer outro alimento que ele possa ingerir. É fácil cair em padrões de estilo de vida que levam ao excesso de insulina: falta de exercício vigoroso, estresse constante de baixa intensidade e consumo de carboidratos de alta carga glicêmica. O Programa de Longevidade de Ray & Terry visa a reduzir acentuadamente os níveis elevados de insulina.

HORMÔNIOS DA JUVENTUDE

Reduzir os níveis de hormônios catabólicos melhora a proporção em relação aos **hormônios da juventude**, anabólicos. Mas, historicamente, o método mais comum de influenciar favoravelmente essa proporção é a reposição hormonal direta. Em geral, o termo "terapia de reposição hormonal" (TRH) refere-se ao uso dos hormônios sexuais (estrogênio, progesterona e testosterona), que discutiremos no próximo capítulo. Aqui, trataremos dos **hormônios da juventude** menos comumente usados, mas igualmente importantes: DHEA, hormônio do crescimento e melatonina.

DHEA

DHEA, ou dehidropiandrosterona, é o hormônio esteróide mais abundante produzido no corpo humano. No passado, pensava-se que DHEA era apenas um precursor de outros hormônios, sem função fisiológica específica própria. Mas o falecido William Regelson, M.D., famoso médico pesquisador na área de antien-

PONTE DOIS

CONHECIMENTOS DOS NEMATÓDEOS

C. elegans é um nematódeo comumente usado por pesquisadores. Esse nematódeo ganhou fama ao tornar-se o primeiro organismo multicelular com genoma inteiramente mapeado em 1999. Em 2003, *C. elegans* ficou novamente sob a mira dos holofotes, ao viver surpreendentes 188 dias, que, em anos de nematódeos, equivale a uma duração de vida humana igual a 500 anos.

Em experimentos anteriores, alcançou-se duração de vida de quase 150 dias, manipulando-se os genes do nematódeo que codificam para IGF-1 uma proteína estreitamente relacionada ao hormônio do crescimento humano. Essa terapia apresenta apenas um problema: embora os nematódeos tenham desfrutado de longevidade dramaticamente maior, pareciam muito letárgicos no curso de sua vida. Estudo posterior, realizado por Cynthia Kenton, da Universidade da Califórnia, São Francisco, envolveu a manipulação de níveis de insulina e remoção de parte do tecido gonádico, que resultou em longevidade ainda maior para os nematódeos – sem a letargia. Visto que *C. elegans* e seres humanos compartilham a maioria dos genes, essas pesquisas podem levar a terapias para prolongar a vida humana por meio da manipulação de níveis de insulina e de outros hormônios, mas sem a remoção de quaisquer tecidos orgânicos.[13]

velhecimento, referiu-se ao DHEA como "*superstar dos super-hormônios*".[14] Os níveis de DHEA atingem o ponto máximo por volta de 25 anos de idade, depois caem de forma constante cerca de 50%, aos 40 anos, e caem ainda mais até cerca de 5% dos níveis da juventude por volta dos 85 anos. Isso quer dizer que o DHEA poderia influenciar a longevidade?[15] Alguns experimentos animais, na verdade, confirmaram que tomar DHEA pode retardar o envelhecimento e aumentar a longevidade.[16]

Há evidência de que homens com níveis mais elevados de DHEA têm menor probabilidade de morrer de doença cardiovascular.[17] O DHEA tem propriedades antiinflamatórias e pode reduzir os níveis de IL-6 (interleucina-6) e FNT-alfa (fator de necrose tumoral alfa), que são causas poderosas e, quase sempre, perigosas de inflamação no corpo.[18] Na pesquisa de câncer realizada pelo dr. Regelson, o DHEA deu a impressão de bloquear a capacidade de as células dividirem-se incontrolavelmente, uma marca registrada de células cancerosas.[19]

O DHEA pode "abrandar" o cortisol. Quando o corpo está sujeito ao estresse, o cortisol adicional produzido deprime o sistema imunológico, aumentando a probabilidade de doenças e acelerando o envelhecimento. Além disso, estudos

Benefícios do DHEA

Reduz o risco de doença coronariana	Impede a perda óssea
Combate o estresse	Aumenta a libido
Aumenta a função imunológica	Melhora a sensibilidade à insulina e a tolerância à glicose
Reduz a depressão	Aumenta a massa corporal magra
Melhora a memória	
Alivia os sintomas da menopausa	

associaram um sistema imunológico deprimido aos desequilíbrios de cortisol e DHEA. Ao usar DHEA suplementar, constata-se melhoria na depressão do sistema imunológico, oriunda do uso de cortisona e outros esteróides.[20] Como o DHEA é um precursor da testosterona, pode ter efeitos positivos sobre a libido, sobretudo em mulheres.[21] O DHEA também melhora a capacidade de o corpo transformar alimentos em energia e queimar o excesso de gordura.[22]

Antes de se implementar a suplementação de DHEA, deve ser testado o nível de DHEA-S (DHEA-sulfato) e, depois, convém verificá-lo novamente seis ou oito semanas após o início, para que o indivíduo possa se certificar de que foi alcançado o nível desejado. Deve-se procurar atingir um nível sérico de DHEA-S em torno de 300, para homens, e 250, para mulheres. Homens devem começar com 15 a 25 mg por dia, e aumentar a dosagem segundo as necessidades para atingir esses níveis.

Atenção: visto que o DHEA é um hormônio androgênico com efeitos predominantemente masculinos, ele pode ser facilmente convertido em testosterona. A suplementação de DHEA, portanto, pode elevar o nível de PSA (antígeno específico da próstata) em homens, um sinalizador importante para o câncer de próstata. Assim, os homens precisam verificar seus níveis de PSA antes de começarem a tomar DHEA, e regularmente (a cada 6 ou 12 meses) durante o uso. Se os níveis de PSA aumentarem, deve-se interromper o uso de DHEA e consultar um médico.

Hormônio do crescimento humano

O entusiasmo pelo hormônio do crescimento (GH) [*growth hormone*] como terapia antienvelhecimento começou em 1990, com a publicação de um artigo de Daniel Rudman, pesquisador do Medical College of Wisconsin. Ele descreveu os resultados de um estudo controlado com placebo de 21 homens saudáveis, com idade entre 61 a 81 anos, comparando os efeitos de GH sobre vários parâmetros físicos.[23] Entre os benefícios da terapia com hormônio do crescimento, ele constatou aumento da massa muscular, redução da gordura corporal, ossos mais fortes, melhoria do perfil de colesterol e da sensibilidade à insulina.

Vários outros pesquisadores reproduziram resultados similares. Uma pesquisa recente on-line, da National Library of Medicine, revelou mais de 48 mil artigos relacionados ao hormônio do crescimento.[24]

Parece haver pouquíssima dúvida de que, mesmo na ausência de alterações alimentares ou de exercício, a terapia do hormônio do crescimento pode reduzir a gordura corporal e aumentar a massa muscular.[25] O GH pode gerar efeitos profundamente benéficos sobre a função cardiovascular, os perfis lipídicos[26] e a pressão arterial.[27] O declínio na sensibilidade à insulina que costuma ocorrer com a idade é revertido com a terapia GH em pacientes que foram tratados continuamente até sete anos.[28]

O GH injetável é o tratamento preferido para crianças com deficiência de hormônio de crescimento há muitos anos. Mas, recentemente, reconheceu-se a deficiência de GH em adultos, atualmente denominada deficiência adulta de hormônio do crescimento (AGHD), como uma síndrome separada e seu tratamento com GH recebeu aprovação do FDA.[29]

Embora existam obviamente benefícios aos pacientes com deficiência de hormônio do crescimento, há algumas desvantagens em relação à terapia de reposição de GH. É relativamente onerosa, custando de US$ 2.000 a US$ 8.000 por ano, dependendo da dose necessária, e é apenas esporadicamente coberta por planos de saúde. Além disso, requer injeções diárias e seu uso em adultos saudáveis continua gerando controvérsias. Em um estudo de 2002, patrocinado pelo National Institutes of Health, acompanharam-se 121 homens e mulheres depois de usarem terapia de GH injetável com ou sem TRH sintética, entre 1992 e 1998. Confirmou-se o aumento na massa muscular e a perda de gordura, originalmente descritos por Rudman, mas um grande número de pessoas também vivenciou efeitos colaterais significativos: 24% dos homens desenvolveram intolerância à glicose ou diabetes, 32% tiveram síndrome do túnel do carpo e 41%, dores nas articulações. No estudo, 39% das mulheres desenvolveram edema. Os autores desse estudo concluíram que, "porque os efeitos adversos eram freqüentes (sobretudo diabetes e intolerância à glicose), as intervenções com GH em idosos deveriam ser limitadas aos estudos controlados."[30] Há um debate, atualmente, sobre se a terapia com GH pode aumentar a chance de o paciente desenvolver câncer. Mas Shim e Cohen, da UCLA, declararam: "É provável que o risco de câncer com a terapia de GH não cresça substancialmente acima do risco da população normal",[31] e outros estudos não mostram maiores índices de câncer de cólon nem de próstata.[32]

Porém, como o GH injetável é usado como estratégia antienvelhecimento em adultos saudáveis há apenas alguns anos, é necessário ter em mente esses efeitos colaterais potenciais. É importante entender que ainda não existem estudos em longo prazo sobre a segurança de injeções de GH em adultos saudáveis. Felizmente, há várias opções de estilo de vida que o indivíduo pode adotar para obter os benefícios de maiores níveis de GH sem lançar mão de injeções.

- Açúcar e carboidratos de alta carga glicêmica reduzem a liberação de GH pela pituitária, ao passo que uma dieta predominantemente proteica a aumenta. Seguir nossa dieta recomendada, pobre em açúcar e com baixa carga glicêmica, aumentará os níveis de GH.
- Sono profundo e exercício anaeróbico, como exercícios de musculação, são as duas principais maneiras de estimular a secreção de GH em indivíduos saudáveis. Adultos que continuam a se exercitar no decorrer da vida mantêm a massa corporal magra e têm níveis mais elevados de GH.[33]
- Consumir certos aminoácidos, como arginina, ornitina, glicina e glutamina, faz com que a pituitária libere mais GH. Suplementos que contêm quantidades variáveis desses aminoácidos, denominados **secretagogos** porque estimulam a pituitária a secretar o hormônio do crescimento que ela tem em reserva, são facilmente obtidos.
- A suplementação de DHEA também é uma opção de baixo custo para aumentar os níveis de GH.[34]

Para a maioria daqueles que gostariam de desfrutar os benefícios de níveis mais elevados de hormônio do crescimento, aconselhamos que façam essas mudanças no estilo de vida. Até que mais pesquisas sejam realizadas, recomendamos reservar as injeções de GH apenas para adultos com AGHD comprovada, baseada em avaliação minuciosa e teste, feitos por um médico experiente.

Antes de implementar quaisquer dessas medidas para aumentar os níveis de GH, é preciso examinar o nível de IGF-1 (fator-1 de crescimento semelhante à insulina) no sangue. O IGF-1 é mais útil do que o nível de GH em si porque dá um valor médio do nível de GH, o qual flutua constantemente na corrente sangüínea. O médico pode dizer o nível ideal para o indivíduo, segundo a idade e o sexo.

Melatonina

Embora o sono seja essencial à saúde, estima-se que ao menos 50% dos americanos com mais de 65 anos sofram de alguma forma de perturbação do sono. A privação do sono por um período de tempo prolongado pode levar ao estresse e a uma depressão da função imunológica.

A melatonina é um hormônio fotossensível, secretado ritmicamente pela glândula pineal, localizada dentro do cérebro. Os seres humanos têm um relógio interno que mantém o corpo em um ciclo de 24 horas. O nível de melatonina na

PONTE TRÊS

NOSSOS ÓRGÃOS OBSOLETOS

No Capítulo 7 – "Você é o que você digere", discutimos tecnologias futuras que manterão níveis ideais de todos os nutrientes e outras substâncias na corrente sanguínea o tempo todo. Depois que forem desenvolvidas, não precisaremos dos órgãos que produzem substâncias químicas, hormônios e enzimas. No corpo humano versão 2.0, hormônios e substâncias afins (até onde precisarmos delas) serão transportados por nano-robôs e controlados por sistemas inteligentes de *biofeedback* para manter e equilibrar os níveis exigidos. Por fim, será viável eliminar a maioria de nossos órgãos biológicos. Esse novo projeto não será concluído em apenas um ciclo. Cada órgão e cada idéia terão progressão própria, projetos intermediários e etapas de implementação. Contudo, seguimos claramente em direção a um novo projeto radical e fundamental da funcionalidade ineficiente, duvidosa e limitada da versão 1.0 do corpo humano.

corrente sangüínea é baixo durante o dia e começa a aumentar no início da noite, antes da eclosão do sono. Ele atinge o ponto máximo por volta da meia-noite ou pouco depois e, então, decresce, dormindo-se ou não. A secreção de melatonina é influenciada pelo ciclo dia-noite. A duração da secreção depende do período de escuridão; portanto, a quantidade total de melatonina secretada é maior no inverno do que no verão.

A secreção de melatonina atinge o máximo aos 7 anos, depois declina subitamente durante a adolescência. Por volta de 45 anos, a glândula pineal começa a diminuir e perde as células que produzem melatonina. A produção de hormônio torna-se irregular. Aos 60, produzimos apenas 50% do que produzíamos aos 20, fato que explica por que tantas pessoas mais velhas sofrem problemas de sono. Recentes estudos duplo-cego controlados com placebo mostram que a suplementação de melatonina pode melhorar os padrões do sono em pessoas com mais de 55 anos.[35]

A melatonina é um antioxidante potente e pode ser valiosa no tratamento de vários tipos de câncer, sobretudo no câncer de mama.[36] Sem um nível amplo de melatonina, desenvolve-se um círculo vicioso:

1. o indivíduo perde a capacidade de produzir mais melatonina e começa a envelhecer mais rapidamente;

2. com o envelhecimento, vem um decréscimo ainda maior na produção de melatonina;
3. a queda na melatonina alerta as outras glândulas e os sistemas orgânicos de que chegou a hora de reduzir o ritmo. Nas mulheres, os ovários param de funcionar, o nível de estrogênio cai e a menopausa chega. Nos homens, embora o esperma ainda seja produzido, a testosterona diminui;
4. em ambos os sexos, o sistema imunológico começa a declinar, deixando-nos mais vulneráveis a patologias que variam de infecções ao câncer e doenças auto-imunes (condições nas quais o sistema imunológico do corpo passa a atacar os próprios tecidos);
5. segue-se o dano aos órgãos e aos sistemas corporais e acelera-se a velocidade da queda.

Podemos retardar essa espiral decrescente tomando pequenas quantidades de melatonina diariamente. Como alguns indivíduos que ingerem melatonina todas as noites desenvolvem uma tolerância aos seus efeitos, deve-se começar tomando melatonina apenas quatro ou cinco noites por semana (embora muitos a tomem todas as noites sem problemas).

A melatonina é de baixo custo e amplamente disponível sem prescrição médica, mas pode exercer efeitos potentes sobre o corpo. Sugerimos que se experimentem pequenas doses, se ela for usada estritamente como parte do programa antienvelhecimento. Para a maioria dos indivíduos saudáveis sem problemas de sono, sugerimos começar com 0,1 mg, cerca de meia hora antes de se deitarem. É possível aumentar a dose para 0,5 até 1,0 mg, mas, em geral, indivíduos sem distúrbios do sono não precisam de mais.

Se o indivíduo tem problemas persistentes para adormecer, recomenda-se a versão sublingual de melatonina porque é rapidamente absorvida. Ele deve começar com doses de 3 a 5 mg, e aumentá-las para 10 mg, se necessário. De acordo com nossa experiência, aumentar a dose além desse valor não produzirá benefícios adicionais. Se a melatonina não funcionar, é preciso consultar o médico.

Aqueles que acordam com freqüência durante a noite devem experimentar a melatonina com liberação cronometrada. Contudo, observe que o indivíduo poderá sentir cansaço pela manhã. Se você tem dificuldades em adormecer e também acorda freqüentemente, experimente a combinação de produtos com fórmulas de ação rápida e liberação lenta. Para ajudar a prevenir os problemas resultantes de viagem aérea através de vários fusos horários, uma pessoa pode tomar de 1 a 3 mg ao deitar no novo local, no primeiro dia de viagem e nos três dias seguintes. Cada indivíduo tem de encontrar a dose que melhor funciona para si.

20

OUTROS HORMÔNIOS DA JUVENTUDE: HORMÔNIOS SEXUAIS

As pessoas me perguntam o que eu mais gostaria de
ganhar no meu 87º aniversário.
Respondo: uma ação de paternidade.
— George Burns, humorista, 1896-1996.

A moderna terapia de reposição de hormônios sexuais começou no final do século XIX, quando um fisiologista francês, o dr. Charles Edouard Brown-Sequard, triturou um frasco de testículos de cão e de cobaia, e injetou em si mesmo o extrato resultante. Acreditava que esse extrato poderia restaurar parte de seu vigor da juventude.

Ele apresentou os resultados em um encontro da Sociedade Francesa de Biologia, em 1899. Declarou que as injeções "reduziram minha idade em 30 anos [...] e recuperei ao menos toda a força que possuía muitos anos atrás". Para o alívio das cobaias do mundo, a maioria dos produtos hormonais para uso humano, agora, é criada sinteticamente em laboratório.

Há um motivo para os hormônios sexuais serem denominados "sexuais". Em concentrações normais na corrente sangüínea, eles mantêm homens e mulheres profundamente interessados em assuntos sexuais. Historicamente, o sexo é crucial para a sobrevivência de nossa espécie. Os hormônios sexuais evoluíram para criar fortes impulsos que garantissem a ocorrência da atividade sexual com freqüência suficiente para assegurar a existência de uma próxima geração. Com a perda de filhos sendo comum nos tempos antigos, em conseqüência de infecções, fome, desnutrição, acidentes e outras casualidades, cada casal precisava ter mais de dois filhos para manter a população estável. A atividade sexual freqüente era mais urgente durante o período reprodutivo da vida do casal, período este quase sempre reduzido pelas mesmas doenças que atingiam as crianças.

As alterações na disponibilidade de alimentos e os tratamentos médicos modernos permitem que a maioria das gestações chegue a termo e que a maioria das crianças sobreviva até a vida adulta, sobretudo no mundo desenvolvido, mas também em grande parte do mundo em desenvolvimento. Hoje, apenas uma pequena fração da prática do ato sexual, no decorrer da vida, está diretamente relacionada à procriação. A maior parte da atividade sexual nos tempos modernos é uma atividade prazerosa, com o objetivo de aprimorar a comunicação entre os casais e melhorar a qualidade de vida.

Não existe hormônio "masculino" nem "feminino". Embora comumente considerados como "hormônios femininos", o estrogênio e a progesterona estão naturalmente presentes em homens, nos quais exercem profundos efeitos fisiológicos. Similarmente, "hormônios masculinos", como testosterona e DHEA, estão presentes em mulheres e são necessários à saúde.[1] Muitos indivíduos surpreendem-se ao saber que o homem médio, com 50 anos, tem tanto, ou mais, estrogênio circulando no sangue do que a mulher média, de mesma idade. Mas, nesse caso particular, o que é bom para um não é para o outro. Portanto, discutiremos os benefícios (e desvantagens) específicos de cada um dos hormônios sexuais separadamente para homens e para mulheres.

Para causar ainda mais confusão, não há, talvez, nenhuma outra área na Medicina na qual a opinião médica sofra mudanças tão drásticas e freqüentes, fazendo com que as orientações alimentares populares, sempre mutáveis, pareçam estáveis em comparação. Em determinado ano, recomenda-se determinado hormônio, o qual, no ano seguinte, é substituído por outro, com o tratamento original sendo novamente adotado no ano posterior. Isso ocorre, sobretudo, com a reposição de estrogênio para mulheres.

ESTROGÊNIO PARA MULHERES

Há décadas atribuem-se inúmeros benefícios à THR (terapia de reposição hormonal) para mulheres e, em particular, à TRE (terapia de reposição de estrogênio).

- Redução de sintomas da menopausa ("ondas de calor" e secura vaginal).
- Prevenção de osteoporose.
- Melhoria do perfil de colesterol e proteção contra doença coronariana.
- Melhoria do humor e menor incidência de depressão.
- Melhoria da concentração e do sono.
- Prevenção da doença de Alzheimer.
- Aumento da libido.

Atualmente, há dois tipos de TRH disponíveis para as mulheres. O primeiro e mais comumente prescrito conta com fármacos sintéticos, substâncias químicas realmente estranhas ao corpo humano. Entre elas, estão o estrogênio quimicamente alterado, cuja forma mais comum é o *Premarin*, e a progesterona quimicamente alterada, que, na verdade, não é progesterona, mas um composto de substâncias denominadas progestinas, como o *Provera*, que agem como a progesterona no corpo.

Referir-nos-emos à terapia de reposição de estrogênio quimicamente alterado como CERT. O outro tipo de TRH é a verdadeira terapia de reposição hormonal, porque os hormônios são substituídos por hormônios, e não por fármacos quimicamente alterados; na verdade, os hormônios de reposição são idênticos aos encontrados naturalmente no corpo. Referir-nos-emos a essa terapia de reposição de estrogênio bioidêntico como BERT. Como veremos a seguir, há uma grande diferença entre CERT, que tem recebido muitas críticas ultimamente, e BERT. Na verdade, a BERT ganhou popularidade e milhões de mulheres a estão descobrindo agora.[2]

Premarin, o fármaco CERT mais popular, contém formas de estrogênio completamente alheias ao corpo humano. Na verdade, *Premarin* é feito de **urina de éguas prenhes**, e a referência a ele, na literatura médica, quase sempre é feita com o nome genérico, estrogênio eqüino conjugado (CEE). O CEE tem uma composição completamente distinta dos estrogênios encontrados naturalmente no corpo humano.[3] Os três estrogênios normalmente encontrados em mulheres são estriol (90%), estradiol (7%) e estrona (3%). O CEE quase não contém estriol, mas muita estrona (75%) e estradiol (5% a 15%). Além disso, os cavalos têm vários estrogênios próprios de sua espécie, sobretudo eqüilina (6% a 15%).

Sintomas da menopausa

À medida que as mulheres se aproximam da menopausa, os níveis circulantes de estrogênio diminuem dramaticamente. A idade média da menopausa é de 51 anos, e cerca de 4,2 mil mulheres americanas entram na menopausa a cada dia.[4] Flutuações nos níveis hormonais e perda de ovulação podem preceder a cessação completa da menstruação durante anos. Nesse intervalo da vida da mulher, denominado perimenopausa, ela costuma ter vários sintomas e sensações desconfortáveis. Os mais perceptíveis são as típicas ondas de calor e variações de humor. Não há dúvida de que a terapia convencional de reposição de estrogênio pode ajudar a aliviar esses sintomas,[5] bem como outros sintomas desconfortáveis da menopausa (por exemplo, a depressão e os distúrbios do sono).

Osteoporose

A CERT tem a reputação de preservar a massa óssea em mulheres pós-menopausa e ajudar a evitar fraturas nos quadris e o colapso dos ossos vertebrais na coluna. Contudo, entre as 2.763 mulheres pós-menopausa que participaram do estudo HERS (estudo de reposição de progestina/estrogênio e o coração), "não

O movimento contrário à TRH quimicamente alterada

Nos últimos anos, publicaram-se os resultados de vários grandes estudos envolvendo dezenas de milhares de mulheres em CERT, os quais levaram a constatações perturbadoras. Segundo esses estudos, muitos médicos convencionais chegaram ao consenso de que o estrogênio – ou seja, a terapia de reposição de estrogênio quimicamente alterado (CERT) – não é tão benéfica quanto se pensava.[6]

Esses estudos mostram que a CERT tem riscos; portanto, a decisão de usá-la para mulheres na menopausa mudou drasticamente.[7] Há pouco tempo, em meados de 2002, cerca de 38% de mulheres americanas na pós-menopausa usavam alguma forma de reposição de estrogênio, com a maioria esmagadora – 15 milhões – optando pela CERT. Com tantas mulheres usando essa terapia, seria de se esperar que dados concretos na literatura médica defendessem sua segurança e eficácia. Porém, à medida que se examinavam os resultados de um estudo após o outro, grande parte da fundamentação para a administração rotineira da CERT parecia cair por terra.

É notável que praticamente não exista discussão na imprensa convencional da saúde sobre o fato de a chamada terapia de reposição de estrogênio não usar nenhum estrogênio. A sabedoria comum agora é que o uso, em longo prazo, de estrogênio aumenta o risco de enfermidades, como doença coronariana e câncer, mas os estudos com o objetivo de demonstrar esse fato foram feitos com a CERT, e não com a BERT. Porém, sabemos que até mesmo as mínimas alterações na estrutura química de substâncias podem causar efeitos dramáticos. Por exemplo, alterar apenas algumas ligações de carbono-hidrogênio pode mudar uma gordura saudável, Ômega-3, em gordura prejudicial, como um ácido graxo *trans*.

Os problemas de saúde oriundos da CERT não deveriam causar nenhuma surpresa. Tivemos exatamente a mesma experiência com a terapia de reposição de testosterona. Inicialmente, usaram-se as formas sintéticas de testosterona, e esses hormônios quimicamente alterados causaram graves problemas de saúde (por exemplo, anormalidades hepáticas). A profissão médica, então, passou a adotar a testosterona bioidêntica, a qual, como mostraremos a seguir, resultou em muitos benefícios para a saúde, entre os quais a redução do risco de doença coronariana.

houve evidência de uma redução na incidência de fraturas, nem do índice de perda de altura em mulheres mais velhas".[8] Em outro estudo, envolvendo bailarinas que ficaram amenorréicas (pararam de menstruar) em conseqüência da baixa gordura corporal e receberam suplementação de *Premarin e Provera*, a TRE quimicamente alterada não ajudou a reduzir a perda óssea.[9] Mas o grande estudo *Women's Health*

Initiative (WHI) mostrou que *Premarin e Provera* ajudaram a prevenir a osteoporose, e a densidade óssea aumentou 3,7% em usuárias dos fármacos, em relação a apenas 0,14% no grupo placebo.[10]

Doença de Alzheimer

Considera-se que a CERT protege contra a demência de Alzheimer. Porém, em uma meta-análise (um estudo de vários outros estudos) que analisou a relação entre CERT pós-menopausa e demência, alguns estudos mostraram que as mulheres que usaram CERT desenvolveram doença de Alzheimer em índice menor, ao passo que outros sugeriram que a CERT não teve nenhuma influência. Os autores da meta-análise concluíram: "Não recomendamos estrogênio para a prevenção ou tratamento da doença de Alzheimer ou outras demências, até que tenhamos testes adequados completos".[11]

Doença coronariana

Após a menopausa, os níveis de colesterol HDL (o "bom" colesterol, ou cardioprotetor) caem. Visto que a reposição de estrogênio causa um aumento significativo em níveis de HDL, há muito tempo considera-se o estrogênio como protetor contra ataque cardíaco e acidente vascular cerebral para mulheres pós-menopausa. Mas vários grandes estudos novos, entre os quais HERS e WHI, mostraram exatamente o contrário. Mulheres usando CERT têm **maior** risco de doença coronariana.[12]

Câncer de mama e de ovário

O famoso *Nurses' Health Study*, de Harvard, mostrou que mulheres que tomaram apenas estrogênio tiveram 32% mais câncer de mama, ao passo que as que tomaram estrogênio e progestina (uma forma artificial de progesterona) tiveram risco 41% maior. Para mulheres acima de 60 anos usando TRE durante cinco anos ou mais, o risco aumentou 71%.[13] O índice de mortalidade de câncer de ovário para mulheres que usaram CERT aumentou 40%, depois de seis a dez anos de uso, e 71%, depois de 11 anos ou mais.[14]

Women's Health Initiative

Resultados do *Women's Health Initiative* deram a sentença final de condenação da CERT. Esse estudo teve início em 1997 e foi liderado pelo dr. Bernardine Healy e pelo National Institutes of Health (NIH). WHI envolveu 16.608 mulheres pós-menopausa e seu objetivo era avaliar os principais benefícios e riscos para a saúde causados por *Prempro*, que continha *Premarin e Provera*, e era a combinação hormonal mais comumente usada nos Estados Unidos. Em 2002, o NIH interrompeu esse estudo porque os riscos de tomar o medicamento pareciam exceder as diretrizes do teste. Segundo o conselho de monitoramento de segurança, "o perfil de risco-benefício encontrado neste estudo não é coerente com as exigências de uma intervenção viável para a prevenção básica de doenças crônicas."[15] Como mostra o gráfico abaixo, usuários de *Prempro* sofreram 29% mais ataques cardíacos, 41% mais acidentes vasculares cerebrais, um aumento de 26% em câncer de mama e quase o dobro do risco de coágulos sangüíneos (indicado o número de pacientes que sofreram um desses eventos).[16] Alguns médicos acham que os resultados de WHI foram distorcidos porque a média etária das mulheres no estudo era 63,2 anos. Eles acham que a CERT ainda é uma opção saudável (ou seja, mais benefícios do que riscos) para mulheres mais jovens na perimenopausa, próximas aos 50 anos. Estudos posteriores esclarecerão a questão.

A decisão do conselho de monitoramento de encerrar um estudo dessa magnitude prematuramente, em conseqüência dos riscos excessivos revelados, disparou em cheio contra a administração rotineira de TRH sintética e quimicamente alterada. Portanto, desde meados de 2002, mulheres saudáveis na menopausa não puderam mais usar *Premarin* e *Provera* como estratégias antienvelhecimento viáveis. Mulheres e médicos levaram a sério os resultados amplamente divulgados do WHI: as prescrições de *Prempro* caíram 66% e de *Premarin*, 33%, em um ano.[17]

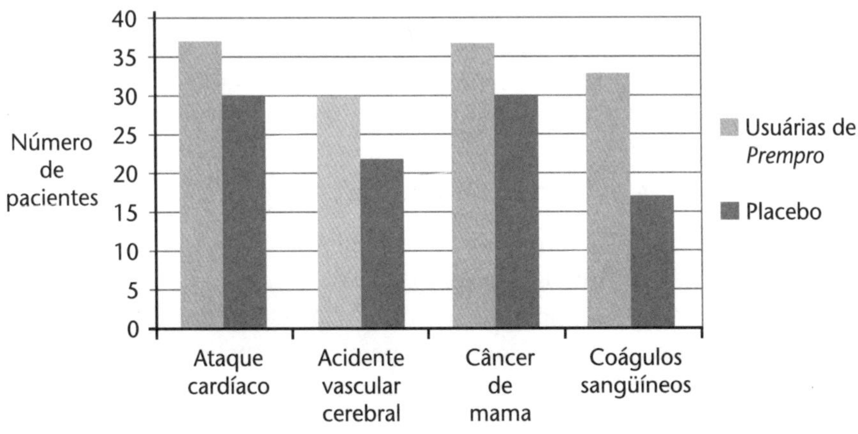

Figura 20-1. Estudo Women's Health Initiative, 1997-2002

Hormônios bioidênticos

Enquanto isso, muitos pacientes e médicos adotaram a terapia de reposição de estrogênio bioidêntico, ou BERT, como opção durante a menopausa. Mas a mulher pode realmente receber os benefícios sem os riscos encontrados em hormônios artificiais quimicamente alterados, ao usar progesterona e estrogênio bioidênticos? Infelizmente, não temos grandes estudos financiados por laboratórios que provem isso sem a menor sombra de dúvida, mas várias pesquisas menores sugerem que sim. Em uma delas, hormônios bioidênticos deram a impressão de proporcionar os benefícios sem os riscos de TRH artificial convencional.[18] Outro estudo pequeno, em 1991, mostrou que estradiol bioidêntico conseguiu proporcionar o mesmo nível de estrogênio circulante e de benefícios para a saúde que *Premarin*, mas sem alguns de seus efeitos colaterais.[19] Em um estudo de 2000, da Universidade de Connecticut, constataram-se os benefícios da prevenção de osteoporose, com efeitos colaterais mínimos, quando mulheres acima de 65 anos receberam BERT de baixa dose.[20] A BERT pode proteger contra a doença de Alzheimer e, até mesmo, ajudar a manter a pele jovem. Vários pequenos estudos também dão evidência de que a BERT não aumenta o risco cardíaco e tem efeitos benéficos sobre os lipídios do sangue.[21] Um recente estudo angiográfico (cateterismo do coração) demonstrou que a BERT não resultou em progressão de cardiopatia coronariana em mulheres pós-menopausa, portadoras de doença coronariana.[22]

Atualmente, a BERT está amplamente disponível em farmácias de manipulação (farmácias que criam ou preparam as prescrições do paciente a partir de fármacos ativos originais, em vez de simplesmente colocar pílulas pré-fabricadas em frascos). A proporção de estrona (E1) para estradiol (E2) e para estriol (E3), em BERT, é composta para imitar o máximo possível a proporção encontrada naturalmente no corpo feminino. Doses típicas de 2,5 a 5 mg por dia de *Tri-Est* (E1, E2 e E3) ou *Bi-Est* (E2 e E3) são dadas junto com progesterona bioidêntica e, se necessário, testosterona bioidêntica. Em geral, os efeitos colaterais associados à TRH bioidêntica são muito menores do que aqueles vistos com o uso de fármacos sintéticos.

Metabólitos e frações de estrogênio

Como mencionado, o estrogênio humano é formado por três estrogênios em um: estrona – E1 (3% do total), estradiol – E2 (7%) e estriol – E3 (90%). Esses tipos de estrogênio têm efeitos distintos. O estradiol é o mais potente dos estrogênios de ocorrência natural e ajuda a prevenir a osteoporose, mas também tem implicações na **causa** de câncer. O estriol, por outro lado, parece dar alguma proteção contra vários tipos de câncer feminino (sobretudo, de mama e de útero). Uma grande vantagem de formulações BERT é que, geralmente, incluem estriol protetor contra câncer, que não é encontrado em estrogênios eqüinos conjugados.

O estradiol converte-se quimicamente em 2OHE1 (2-hidroxiestrona) e 16αOHE1 (16-α-hidroxiestrona). 2OHE1 é similar ao estriol – um estrogênio fraco, com propriedades anticancerígenas – ao passo que 16αOHE1 é mais parecido com o estradiol, ajudando a prevenir a osteoporose, mas também aumentando o risco de câncer.

É melhor ter uma proporção maior de 2OHE1 em relação a 16αOHE1 (proporção que denominaremos proporção 2:16), porque pode reduzir o risco de câncer de mama.[23] Como parte de uma abrangente avaliação hormonal, as mulheres devem verificar sua proporção 2:16 e esforçar-se para atingir uma proporção maior que 1,0 (mais do tipo "2" benéfico do que do tipo "16" nocivo). Isso é simples, com mudanças alimentares adequadas e suplementos nutricionais, como explicamos à p. 333.

ESTROGÊNIO PARA HOMENS

Embora o estrogênio seja predominantemente um hormônio feminino, os homens também precisam de um **pouco** dele. Pequenas quantidades ajudam a equilibrar a testosterona, e o estrogênio em indivíduos do sexo masculino protege

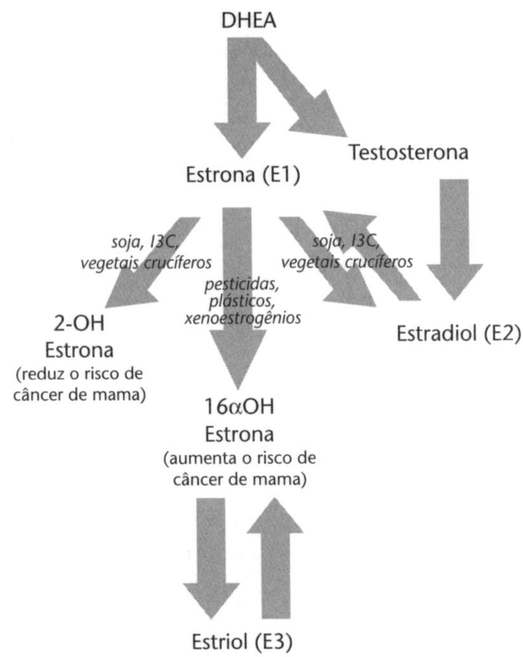

Figura 20-2. Metabolismo do estrogênio

a função cerebral.[24] O problema, para a maioria dos homens com mais de 50 anos, contudo, é ter excesso de estrogênio, e não escassez. O homem converte testosterona em estrogênio por meio de um processo químico denominado aromatização, sob a influência da enzima aromatase. Em jovens, a atividade da aromatase é relativamente insignificante, e os níveis de estrogênio são baixos. Entretanto, com a idade, a atividade da aromatase aumenta e os níveis de estrogênio sobem.

Como discutiremos adiante, a reposição de testosterona pode ser uma estratégia antienvelhecimento benéfica para homens. Mas um dos maiores problemas da terapia de reposição de testosterona é que, em muitos dos homens que mais precisam dela – ou seja, homens mais velhos –, a atividade da aromatase costuma ser grande. Nesses homens, parte da testosterona suplementar transforma-se, pela aromatização, em estrogênio, de forma que, embora eles ainda desfrutem o benefício de níveis mais elevados de testosterona, é quase sempre à custa de muito estrogênio circulante. Portanto, homens que usam terapia de reposição de testosterona também precisam avaliar seus níveis de estrogênio e tomar medidas para reduzir a quantidade de testosterona que se converte em estrogênio (discutido à p. 341).

XENOESTROGÊNIOS – PARA NINGUÉM!

Xenos é o radical grego para "estrangeiro". Xenoestrogênios são compostos químicos estranhos, não encontrados normalmente no corpo humano, mas que imitam a ação de estrogênio. Muitas substâncias artificiais são xenoestrogênios, entre as quais pesticidas, plásticos, contraceptivos e os estrogênios artificiais encontrados em formulações CERT. Enquanto desempenhamos as atividades da vida cotidiana, nossos tecidos estão em contato constante com xenoestrogênios, fato que cria uma condição de excesso relativo de estrogênio e perturba o importante equilíbrio entre todos os hormônios. Esse desequilíbrio é uma possível causa para muitos casos de câncer sensível aos hormônios, sobretudo o câncer de mama, em mulheres, e o de próstata, em homens.

Recomendamos as seguintes mudanças simples para reduzir a exposição a esses estrogênios estranhos comuns.

Pesticidas causam efeitos semelhantes ao do estrogênio no corpo humano. Ingerir alimentos de cultivo convencional expõe o corpo a quantidades significativas de pesticidas; portanto, devemos ingerir produtos animais e vegetais orgânicos sempre que possível. Evite o uso de pesticidas tanto dentro de casa quanto nas áreas externas. Use métodos naturais para o controle de pragas.

Plásticos também exercem efeitos semelhantes ao do estrogênio no corpo. Tente limitar sua exposição aos plásticos, sobretudo seu contato com os alimentos. Por exemplo, guarde alimentos na geladeira em recipientes de vidro, e não

PONTE DOIS

MODULADORES SELETIVOS DE RECEPTORES HORMONAIS

O Santo Graal para a terapia de reposição de hormônios sexuais são fármacos que produzem os benefícios de hormônios sexuais da juventude, como estrogênio e testosterona, mas sem efeitos colaterais ou perigos.

Uma via promissora para novas pesquisas de fármacos centra-se em um grupo de fármacos conhecidos como moduladores seletivos de receptores hormonais, ou SERMs. Para produzir seus efeitos, os hormônios precisam primeiro ligar-se a receptores especializados nas membranas de um núcleo celular; mas um determinado tipo de receptor hormonal não é específico para um dado hormônio. Por exemplo, além do estrogênio, o receptor de estrogênio também é influenciado por muitas outras moléculas que têm atividade estrogênica. Essas moléculas podem agir apenas como estrogênio ou completamente opostas à ação do hormônio.

O primeiro SERM a passar por intensa avaliação foi o tamoxifeno, que ainda é amplamente usado como tratamento para certos tipos de câncer de mama. Mas, em conseqüência do aumento de incidência de ondas de calor e do pequeno acréscimo no risco de câncer de útero e coágulos sangüíneos, o tamoxifeno é inadequado como terapia rotineira antienvelhecimento.

Um SERM mais novo, que se aproxima mais dos objetivos de ajudar a controlar os sintomas da menopausa, prevenindo a osteoporose e o câncer de mama, e protegendo o coração e o cérebro, é o raloxifeno (nome de marca *Evista*). O raloxifeno tem muitos efeitos benéficos, funcionando como estrogênio para prevenir a osteoporose, enquanto também reduz os níveis nocivos de colesterol LDL. Mas mesmo o raloxifeno não é ideal; resultados preliminares mostram que ele não alivia as ondas de calor – na verdade, parece causá-las – e, como o tamoxifeno, está associado ao maior risco de coágulos sangüíneos. Pesquisadores em todo o mundo estão trabalhando para desenvolver "o SERM perfeito", e inúmeros fármacos dessa categoria estão sendo investigados.[25]

Do outro lado da cerca genética, as pesquisas também são intensas para descobrir o perfeito SARM (modulador seletivo do receptor de andrógeno). SARMs têm a aplicação potencial de tratar osteoporose (que os homens também desenvolvem), sarcopenia (perda de massa muscular relacionada à idade) e aumento da próstata. Embora ainda não existam SARMs disponíveis no mercado, GTx, uma empresa biofarmacêutica especializada em criar fármacos para a saúde masculina, desenvolveu mais de 250 SARMs potencialmente úteis até hoje. Assim como SERMs, SARMs podem imitar ou combater a ação do hormônio natural – neste caso, testosterona. A meta é desenvolver um fármaco capaz de produzir os efeitos benéficos da testosterona (por exemplo, manter a libido e a massa óssea e muscular), enquanto evita os efeitos colaterais ou toxicidades da reposição de testosterona, como o aumento da próstata e a calvície masculina.[26]

Abordagens naturais para controlar os sintomas da menopausa

Como alternativa para o estrogênio, há várias abordagens não hormonais para a menopausa. **Produtos de soja** contêm isoflavonas, sobretudo **genisteína** e **daidzeína**, que são fitoestrogênios (estrogênios de origem vegetal). Constatou-se que o consumo de produtos de soja reduz as ondas de calor e protege contra osteoporose, doença coronariana e câncer.[27] O câncer de mama é relativamente raro no Japão, onde o consumo médio diário de isoflavonas da soja é cerca de 50 mg, comparado a 1 a 5 mg por dia nos Estados Unidos. Mostrou-se, também, que o consumo de soja previne a osteoporose e a doença de Alzheimer, além de reduzir os níveis potencialmente nocivos de colesterol LDL.[28] Mais do que isso, a soja muda o metabolismo do estrogênio na mulher para uma proporção 2:16 mais favorável.[29]

Para obter esses efeitos hormonais benéficos, é preciso consumir cerca de 50 mg de isoflavonas de soja. É possível conseguir essas quantidades ingerindo cerca de 170 g de *tofu* ou 113 g de um produto de soja fermentado (*tempeh*) ou, ainda, bebendo duas xícaras de leite de soja. Atenção: procure leite de soja sem açúcar; muitas marcas populares contêm quantidades significativas de açúcar. Isoflavonas de soja também podem ser obtidas na forma de pó isolado de soja ou com suplementos nutricionais.[30]

Demonstrou-se que a **erva-de-são-cristóvão** (*Cimicífuga racemosa*) ajuda a controlar as ondas de calor e outros sintomas da menopausa. Vendida em todo o mundo com o nome de marca *Remifemina*, a erva-de-são-cristóvão ajuda nos sintomas desconfortáveis da menopausa, mas não protege contra a osteoporose; portanto, precisa ser associada a outras terapias.

Vários outros suplementos, entre os quais *dong quai* (*Angélica sinensis*), óleo de prímula e vitamina E, são freqüentemente adicionados a formulações para a menopausa, mas estudos não mostraram benefícios sólidos com esses produtos.[31]

Vegetais crucíferos, como brócolis e couve-de-bruxelas, podem ajudar a melhorar a proporção 2:16,[32] graças ao seu ingrediente ativo I3C (indole-3-carbinol).[33] I3C também existe como suplemento nutricional. Mulheres que acham que têm proporção 2:16 adversa devem ingerir mais produtos de soja e vegetais crucíferos, além de I3C suplementar (200 mg, duas vezes ao dia).

em embalagens plásticas. Nunca coloque alimentos no forno de microondas em recipientes plásticos. Plásticos mais flexíveis costumam ser mais porosos do que os mais rígidos; portanto, por exemplo, procure evitar beber a água que vem em garrafas de plástico flexível. Beba água em garrafas de vidro.

Tabela 20-1. Teste de estrogênio e recomendações de tratamento

Mulheres	Homens
Ao verificar os níveis de hormônios femininos, sobretudo na menopausa, todos os três tipos de estrogênio – estrona, estriol e estradiol – devem ser analisados individualmente.	Os níveis de estrogênio devem ser analisados e os níveis excessivos tratados com inibidores de aromatase, por exemplo, I3C, crisina e Arimidex (ver adiante).
Se for tomada a decisão de prosseguir com TRE, deve ser usado estrogênio bioidêntico na forma de *Bi-Est* (E2 e E3) ou *Tri-Est* (E1, E2 e E3) de uma farmácia de manipulação. Se o médico desconhecer ou não se sentir à vontade usando produtos manipulados, ele poderá escrever uma prescrição de Estrace, que é estradiol bioidêntico (E2), mas é incompleto porque não tem nenhum E3 protetor (estriol).	Não recomendamos a suplementação com estrogênio para homens.
Estrogênio bioidêntico tem meia-vida curta; portanto, deve ser tomado duas vezes ao dia, a cada 12 horas.	No caso de os níveis de estrogênio serem muito baixos, é possível um certo aumento com DHEA.
Acompanhamento com nova verificação dos níveis sangüíneos de estrogênio até que se obtenha um nível adequado.	—
Para avaliar o risco de câncer de mama, devem ser medidas também as frações de estrogênios (2OHE1 e 16 OHE1), com o objetivo de uma proporção 2:16 maior que 1.	—
Para os sintomas da menopausa, recomendamos aumentar o consumo de produtos de soja e vegetais crucíferos. Pode ser tentada, também, a suplementação com erva-de-são-cristóvão.	—

Além disso, aconselhamos às mulheres que evitem a pílula ou outras formas sintéticas de estrogênio, a menos que absolutamente necessárias. Devem ser evitados, também, cremes espermicidas. Recomendamos métodos contraceptivos naturais.

PROGESTERONA – PARA MULHERES

Até recentemente, considerava-se que a progesterona era um hormônio menos importante do que o estrogênio. Trabalhos recentes feitos pelo falecido dr. John Lee sugerem que, longe de ser de menor importância, a progesterona pode ser o hormônio mais dominante em mulheres pré-menopausa.[34] Em vez de ser meramente o enteado feio do estrogênio, útil sobretudo para equilibrar os efeitos mais potentes deste, alguns médicos agora consideram a progesterona como o hormônio feminino dominante, ao passo que o estrogênio serve para **equilibrá-la**.

Clinicamente, os médicos constataram que a progesterona equilibra os sintomas dominantes do estrogênio (por exemplo, redução do impulso sexual, depressão, níveis anormais de açúcar no sangue, fadiga, falta de clareza de pensamento, irritabilidade, disfunção da tireóide, retenção hídrica, perda óssea, ganho de gordura e baixa função adrenal).

Sintomas da menopausa

Pesquisadores do St. Luke's Hospital, em Bethlehem, Pensilvânia, constataram que o creme dermatológico de progesterona bioidêntica pode servir como tratamento eficaz para os sintomas da menopausa. Em seu estudo, 83% de mulheres que usaram 20 mg de creme de progesterona diariamente apresentaram melhoria ou resolução completa das ondas de calor.[35]

Benefícios da progesterona

- Equilibra os sintomas e os efeitos estrogênicos.
- Serve como precursor para estrogênio e testosterona.
- Permite que a gravidez chegue a termo.
- Protege contra câncer de mama e do endométrio.
- Ajuda a prevenir a doença fibrocística na mama.
- Normaliza o açúcar no sangue e promove a queima de gordura.

Osteoporose

Apesar de recomendações, na imprensa leiga, de vários autores na área da saúde sobre os benefícios de progesterona bioidêntica na prevenção de osteoporose, a literatura médica não confirma isso. Na verdade, a maioria dos estudos sugere que a progesterona não auxilia na prevenção de osteoporose.[36]

Prevenção do câncer

Pesquisadores em Oncologia descobriram que mutações que causam a expressão excessiva do gene p53 aumentam o risco de câncer. Estudos mostram que o estrogênio aumenta a expressão do gene p53, ao passo que a progesterona retarda esse processo.[37] Outro estudo mostrou que, embora a aplicação tópica de creme estradiol aumentasse o crescimento de células mamárias em 230%, a progesterona tópica causou uma redução de 400%.[38] Assim, a progesterona pode ajudar a prevenir o câncer de mama.

Os perigos da progesterona sintética

Na verdade, a maioria dos médicos americanos nunca prescreveu progesterona em si, mas escreveu milhões de prescrições para progestinas artificiais, como *Provera*. Vários efeitos colaterais graves são associados às progestinas artificiais, entre os quais coágulos sangüíneos, depressão, sensibilidade da mama, sangramento vaginal anormal, tolerância à glicose anormal, edema (retenção hídrica), acne e erupções cutâneas, pêlos faciais e ganho de peso.

A progesterona bioidêntica causa menos efeitos colaterais.[39] Os problemas hepáticos que às vezes resultam de terapia com progestina quimicamente alterada não são vistos com o uso de progesterona bioidêntica.[40] Contudo, é importante ressaltar a profunda diferença que até mesmo pequenas diferenças na estrutura química podem causar, e as diferenças entre progesterona bioidêntica e progestinas artificiais são significativas.

Historicamente, a maioria dos médicos não recomenda a progesterona bioidêntica porque ela não sobrevive à passagem pelo trato digestivo na forma normal de cápsula ou pílula. Mas os médicos que desejavam prescrevê-la encontraram uma maneira de contornar esse obstáculo, fazendo com que as pacientes aplicassem os hormônios em formulações tópicas (na pele) como creme ou gel.

No passado recente, surgiram preparações orais microminiaturizadas por prescrição de profissionais em farmácias de manipulação, como progesterona genérica, ou de farmácias convencionais, com o nome de marca *Prometrium*. Nessas preparações, os hormônios são encapsulados em microgrupos, capazes de passar pelo trato gastrintestinal e entrar intactos na circulação. Portanto, hoje, as formulações orais de progesterona bioidêntica são amplamente disponíveis, e as principais vantagens dos hormônios artificiais não existem mais.[41] Contudo, progestinas artificiais, ao contrário da progesterona bioidêntica, ainda são prescritas pela maioria dos médicos.

PROGESTERONA – PARA HOMENS

Vários artigos na imprensa leiga começaram a defender o uso de progesterona como estratégia antienvelhecimento para homens, sugerindo que ela pode reduzir a incidência de doença prostática, até mesmo o câncer. Visto que não existem estudos na literatura médica que comprovam essa hipótese, não podemos recomendá-la neste momento.

Tabela 20-2. Teste de progesterona e recomendações de tratamento

Mulheres	Homens
Os níveis de progesterona devem ser avaliados como parte do teste hormonal rotineiro. Mulheres pós-menopausa podem verificar o nível a qualquer momento. Mulheres pré-menopausa devem fazer a avaliação nos dias 17-20 do ciclo.	Homens não devem usar progesterona, a menos que por orientação médica.
Se os níveis forem insatisfatórios, deve ser usada a reposição hormonal bioidêntica com progesterona oral microminiaturizada bioidêntica ou creme de progesterona. A dosagem deve seguir as recomendações do médico.	—

TESTOSTERONA PARA MULHERES

Por volta dos 20 anos, a mulher vivencia níveis máximos de estrogênio, progesterona e testosterona. Quando chega aos 40, seu corpo está produzindo apenas metade dessas quantidades. Na menopausa, muitas mulheres passam por terapia de reposição hormonal com estrogênio ou uma combinação de estrogênio e progesterona para tratar dos sintomas da menopausa. Mesmo assim, muitas ainda não se sentem tão bem como gostariam. Quase sempre sofrem os efeitos dos níveis reduzidos de testosterona.

Nas mulheres, os ovários e as glândulas adrenais produzem cerca de 5% da testosterona presente em homens, mas essa quantidade é crucial para a saúde e bem-estar. Na verdade, a puberdade e o início da menstruação são processos desencadeados pelos "hormônios masculinos", testosterona e DHEA. Exatamente antes da ovulação, um aumento na testosterona cria um aumento no desejo sexual da maioria das mulheres.

Para mulheres, duas das queixas sexuais mais freqüentes são a dificuldade de chegar ao orgasmo e a falta de libido. Ambos os problemas podem ser aplacados com a aplicação, na pele, de pequenas quantidades de creme de testosterona bioidêntica suplementar.[42]

A testosterona é um esteróide anabólico natural, o que significa que ajuda a construir tecidos corporais. Ao administrar quantidades seguras desse hormônio, a perda de massa corporal magra associada à idade pode ser retardada. No corpo, a testosterona converte-se em estradiol, associado à prevenção da perda óssea.

Mulheres têm cerca de 1/20 dos níveis circulantes de testosterona dos homens e a dose suplementar típica é em torno de 1/20 da dose masculina. A maioria das mulheres recebe dosagens de testosterona bioidêntica de 1 a 5 mg por dia.

PONTE TRÊS

HORMÔNIOS VIRTUAIS

Uma das implicações mais importantes da tecnologia nano-robótica da Ponte Três é que poderemos ter experiências em realidade virtual tão reais e convincentes quanto a realidade em si. Haverá muitas vantagens nas experiências virtuais em termos de variedade, intensidade e segurança.

Poderemos ter todo o tipo de experiência com qualquer pessoa – de negociações empresariais a encontros sexuais e sensuais – em ambientes virtuais, que poderemos abandonar com a mesma facilidade com que encerramos um telefonema. Funciona assim: quando o indivíduo desejar entrar em realidade virtual, os nano-robôs no cérebro suprimirão todas as informações oriundas dos sentidos reais, substituindo-as pelos sinais adequados ao ambiente virtual. O indivíduo – ou seja, seu cérebro – poderá decidir "normalmente" mover os músculos e membros, mas os nano-robôs voltarão a interceptar esses sinais interneuronais, impedindo os membros reais de se moverem, ajustando adequadamente o sistema vestibular e proporcionando a reorientação e o movimento apropriados ao ambiente virtual. Portanto, tem-se a impressão de estar no ambiente virtual.

A Internet proporcionará um arsenal de ambientes virtuais para explorarmos. Alguns serão recriações de lugares verdadeiros; outros serão ambientes fantásticos sem "correspondentes" no mundo real. Seremos capazes de ir a esses lugares virtuais e interagir com outros indivíduos reais, bem como simulados. Por fim, não haverá distinção clara entre os dois.

Além de englobarem todos os sentidos, esses ambientes compartilhados podem incluir revestimentos emocionais porque os nano-robôs serão capazes de desencadear os correlatos neurológicos de emoções, prazer sexual e outros derivados de nossas reações mentais e sensoriais. Não precisaremos de hormônios sexuais para gerar prazer sexual, o que poderá eliminar uma possível fonte de problemas médicos. Poderemos ter experiências em ambientes virtuais, enquanto influenciamos nossa resposta sexual e emocional.

Além disso, os hormônios sexuais têm papel fundamental na saúde geral e no envelhecimento. Até a década de 2020, teremos completado a análise minuciosa de todos os processos metabólicos no corpo e, então, poderemos determinar níveis ideais de hormônios e de todas as outras substâncias nas células. Uma das principais responsabilidades dos nano-robôs na corrente sangüínea será ajustar e adaptar continuamente esses níveis para manter o bem-estar e a juventude. Os nano-robôs serão, em última instância, capazes de fazer reparos dentro das células para restaurar sua capacidade sensível de usar hormônios.

TESTOSTERONA PARA HOMENS

Os níveis de testosterona em homens permanecem relativamente constantes até os 50 anos, quando começam a cair lentamente. Esse correspondente da **menopausa** feminina é denominado andropausa, ou menopausa masculina. Ao contrário de mulheres, contudo, para quem o declínio na produção hormonal é, quase sempre, súbito e brusco, nos homens o processo é muito mais gradual. Eles têm redução no desejo sexual e na ereção, na atividade intelectual, aumento da fadiga e da depressão, redução da massa muscular, aumento da obesidade e da gordura visceral, redução no espessamento da pele, redução de pêlos corporais e de densidade óssea.[43]

Libido

As duas principais queixas sexuais de homens mais velhos são a disfunção na ereção e a perda de libido. Embora a suplementação de testosterona seja benéfica apenas ocasionalmente para corrigir a disfunção de ereção, seu efeito na libido do homem é quase sempre dramático.

Colesterol e resistência à insulina

A testosterona reduz a resistência à insulina, o colesterol total e o colesterol desfavorável LDL. À medida que os homens envelhecem, o equilíbrio entre testosterona e estradiol muda em favor da produção de estradiol, cujo excesso reduz o nível de LH (hormônio luteinizante), o hormônio da pituitária responsável pela estimulação da produção testicular de testosterona.

Osteoporose

Embora a osteoporose seja comumente considerada uma doença feminina, homens com quase 80 anos têm a mesma probabilidade que as mulheres de risco de fraturas nos quadris relacionadas à osteoporose. A incidência menor de fraturas em homens de meia-idade em comparação com mulheres pode ser uma conseqüência do fato de os ossos masculinos serem inicialmente maiores e mais densos.

Testosterona e dihidrotestosterona

Nos últimos anos, houve uma dramática reversão em nossas idéias sobre a testosterona. Antigamente – cerca de 12 anos atrás – a testosterona era considerada o inimigo. Acreditava-se que era benéfica apenas para homens mais jovens, para os quais ela proporcionava maior massa muscular, ossos mais fortes, maior potência sexual e os "três Vs", de virilidade, vigor e vitalidade. Para homens mais velhos, a testosterona era algo a ser temido e, geralmente, evitado. Considerava-se que ela era a causa de queixas relacionadas à idade, como calvície, dificuldades urinárias e câncer de próstata.

A sabedoria convencional de hoje mudou completamente: a terapia de reposição de testosterona é quase sempre **recomendada** como tratamento para os sintomas da andropausa.[44] Muitas autoridades, agora, recomendam que homens acima de 50 anos verifiquem seus níveis de testosterona e considerem a terapia de reposição de testosterona sob orientação médica. Muitos benefícios antienvelhecimento, como mais energia, músculos e ossos mais fortes e maior libido são possíveis com a suplementação de testosterona bioidêntica.

Quase ao mesmo tempo em que a testosterona recebia elogios, dedos acusadores começaram a apontar um de seus subprodutos, a DHT (dihidrotestosterona), uma forma potente de testosterona associada ao aumento da próstata e à calvície masculina. O raciocínio era que os níveis de testosterona em jovens são muito elevados, ao passo que os de DHT são baixos. Em homens mais velhos, essa situação inverte-se. O motivo para a inversão parece centrar-se na enzima 5-α-reductase, que converte testosterona em DHT. Essa enzima passa a ser mais ativa com a idade; portanto, os níveis de DHT aumentam.

Os cientistas começaram a buscar maneiras de bloquear a conversão de testosterona em DHT. O fármaco de prescrição, finasterida, ou *Proscar*, foi desenvolvido como inibidor específico de 5-α-reductase. Recebeu aprovação do FDA, em 1994, para o tratamento de hipertrofia prostática benigna, uma doença que causa muitas das dificuldades urinárias vivenciadas por homens mais velhos, em conseqüência do aumento da próstata. Pouco depois, uma formulação com dosagem menor de finasterida (*Propecia*) foi aprovada como tratamento para a calvície masculina.[45] Contudo, a finasterida não é isenta de efeitos colaterais, entre os quais a redução do desejo sexual e dificuldades de ereção.

Esses problemas são raros com um produto natural derivado da planta *Serenoa repens*, oriundo de bagas dessa palmeira. Trata-se de uma pequena palmeira nativa do sudeste dos Estados Unidos, cujas bagas os índios americanos usam há séculos para tratar problemas urinários. Estudos recentes confirmaram que o extrato de *Serenoa repens* é um inibidor eficaz de 5-α-reductase.[46] Além disso, existe evidência de que essa planta funcione como inibidor da aromatase, bloqueando a conversão de testosterona em estrogênio. (Ver Figura 20-3.)

Até hoje, nenhum dos estudos mostrou efeitos colaterais significativos ou toxicidade do extrato de *Serenoa repens*, embora pesquisas maiores precisem ser feitas.[47] O uso da planta não interfere na mensuração de PSA (antígeno prostático específico), um sinalizador do câncer de próstata, problema que se vê ocasionalmente com a finasterida.

A dosagem recomendada de *Serenoa repens* é 320 mg por dia. Aconselhamos que a maioria dos homens que tomam hormônios androgênicos, como testosterona ou DHEA, acrescente *Serenoa repens*.

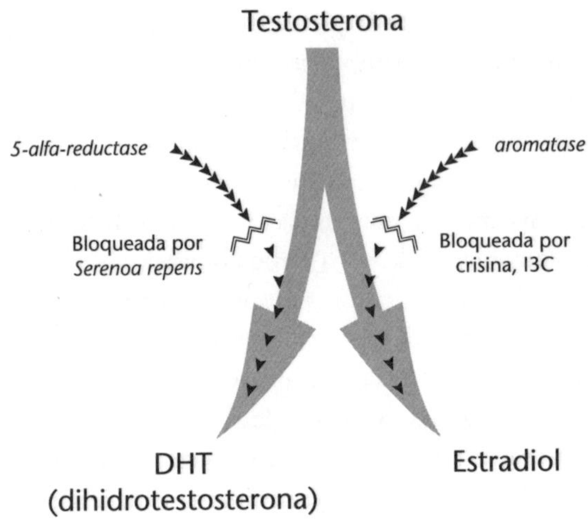

Figura 20-3. Metabolismo da testosterona

Redução de estrogênio

Até recentemente, testosterona e DHT eram consideradas vilãs. O pensamento atual centra-se no aumento de níveis de estrogênio.[48] A conversão de testosterona em estradiol ocorre sob a influência da enzima **aromatase**, outra enzima que fica mais ativa com a idade.

Com freqüência, quando o homem começa a suplementação de testosterona, seu corpo transforma parte dela em estrogênio. Embora os homens precisem de pouco estrogênio, podem sofrer vários efeitos adversos, entre os quais problemas prostáticos e aumento da gordura abdominal, se houver aumento excessivo nos níveis desse hormônio.[49] Portanto, sempre que usam a suplementação de testosterona, os homens também querem bloquear qualquer aumento na atividade de estrogênio. O I3C (indole-3-carbinol), o concentrado de vegetais crucíferos mencionado anteriormente como útil na prevenção de câncer de mama em mulheres, também reduz o nível de estradiol em homens.[50] A combinação de I3C com soja pode ser ainda melhor para bloquear a produção de estrogênio.[51]

Há outras maneiras de bloquear a conversão de testosterona em estrogênio, entre as quais crisina, um inibidor vegetal natural de aromatase.[52] Ao tomar crisina – em geral, 1.000 a 3.000 mg por dia – o homem desfruta muitos dos benefícios da terapia suplementar de testosterona sem vivenciar, simultaneamente, o aumento da produção de estrogênio.

Vários produtos combinados vendidos sem receita médica, que podem conter ervas como maca (*Lepidium meyenii*) e urtiga, também estão disponíveis para essa finalidade. Os condimentos cúrcuma, gengibre e boswélia também são úteis. Se esses produtos não conseguirem reduzir os níveis de estrogênio para valores satisfatórios, então poderá ser considerado o uso de fármacos de prescrição, conhecidos como inibidores de aromatase. Eles reduzem os níveis de estrogênio em mulheres e constituem tratamento aprovado pelo FDA para câncer de mama, mas também bloqueiam a conversão de testosterona em estrogênio no homem. Se a crisina ou um produto combinado vendido sem prescrição for insuficiente, recomendamos a orientação médica para usar o inibidor de aromatase prescrito *Arimidex*. Em muitos casos, ele ajuda a reduzir os níveis de estrogênio.[53]

Além disso, nossas recomendações alimentares de uma dieta modificada ao estilo japonês – chá verde, peixe, algas e produtos de soja, mas limitando o arroz branco, de elevado índice glicêmico – podem ajudar a reduzir o nível de aromatase e atenuar a conversão de testosterona em estrogênio. Dietas ricas em gordura saturada, açúcar e álcool fazem exatamente o contrário e aumentam o risco de câncer de próstata.[54]

Outro modo de elevar os níveis de testosterona consiste no uso de clomifeno, ou *Clomid*. O clomifeno é mais comumente usado como droga de fertilização porque estimula a ovulação em mulheres. Tem efeito estimulador direto sobre certas células do cérebro, fazendo com que as células de Leydig dos testículos liberem mais testosterona. Embora a administração de testosterona seja útil para melhorar os sintomas de andropausa, o benefício é quase sempre limitado no tratamento de disfunções de ereção. O clomifeno auxilia tanto nos sintomas da andropausa quanto na disfunção de ereção.[55]

A reposição de testosterona pode ter papel fundamental como terapia da Ponte Um em nosso programa, mas não deve ser usada em casos de doença prostática. Contudo, a reposição de testosterona não parece aumentar o risco de câncer de próstata em homens saudáveis.[56] Sugerimos que a maioria dos homens não comece a reposição de testosterona antes de desenvolver sinais de deficiência desse hormônio (por exemplo, redução da libido ou disfunção de ereção).

Assim como no caso de DHEA, quando o homem opta pela terapia de reposição de testosterona, é necessário verificar o nível de PSA antes de iniciá-la e, depois, regularmente, ao menos a cada seis meses. A terapia de reposição de testosterona não é recomendada para homens com câncer de próstata diagnosticado ou níveis elevados de PSA.

Tabela 20-3. Teste de testosterona e recomendações de tratamento

Mulheres	Homens
Devem ser avaliados os níveis de testosterona livre e total, como parte de uma avaliação hormonal completa.	Antes de iniciar a reposição de testosterona, recomendamos a avaliação hormonal, que inclui os níveis de testosterona livre e total, DHT, estradiol e um exame de PSA para câncer de próstata.
Se os níveis forem insatisfatórios, poderá ser feita a terapia de reposição de testosterona com creme tópico de testosterona 1-5 mg por dia.	Se o homem tomar a decisão de implementar a terapia de testosterona, recomendamos uma formulação tópica (pele) de testosterona bioidêntica. Formulações orais de testosterona podem causar problemas hepáticos. Doses típicas prescritas são 25-50 mg de testosterona transdérmica bioidêntica, uma ou duas vezes ao dia. Seguir as instruções para aplicação.
—	*Serenoa repens* 160 mg, duas vezes ao dia, ajuda a prevenir a conversão da testosterona em DHT e deve ser usada.
—	I3C 200 mg, duas vezes ao dia, e crisina 1.000-3.000 mg, diariamente, podem ajudar a prevenir a conversão de testosterona em estrogênio e devem ser tomadas como indicado. Deverá ser usado o fármaco prescrito *Arimidex*, se os níveis de estrogênio ainda forem elevados, apesar das recomendações acima.
—	Homens usando terapia de reposição de andrógeno (tanto testosterona quanto DHEA) precisam fazer exame regular de câncer de próstata com exame retal e exames de sangue para PSA.
—	Devem ser analisados periodicamente os níveis sangüíneos de testosterona, estradiol e hematócrito para garantir a adequação da dosagem e impedir a conversão excessiva de testosterona em estradiol. O excesso de testosterona pode tornar o sangue mais espesso; portanto, o médico fará o monitoramento ao verificar também o hematócrito.

O uso generalizado de testosterona suplementar por homens saudáveis, de meia-idade, é relativamente recente. Prescrições escritas de testosterona tópica para homens aumentaram de 650 mil, em 1999, para mais de 2 milhões, em 2003. Muitos estudos de curto prazo sugerem que a terapia de reposição de testosterona é segura para a maioria dos homens e mostram benefícios para a saúde (por exemplo, melhores perfis de colesterol). Contudo, estudos de grande escala ainda não foram concluídos, e não podemos supor que a terapia em longo prazo seja inteiramente benigna. Será benéfico ver os resultados desses estudos. Neste ínterim, os homens devem adotar a reposição de testosterona com cautela, fazendo exames físicos regulares e monitoramento do sangue.[57]

21

SUPLEMENTAÇÃO INTENSA

Apenas a alimentação não consegue prover à maioria das pessoas a quantidade ideal de todas as vitaminas.
— Journal of the American Medical Association, junho 2002.

Muita gente acredita que, com a alimentação adequada, a suplementação de vitaminas e sais minerais torna-se desnecessária. Mas há razões convincentes que provam essa inverdade. Novas pesquisas demonstraram que grande parte da população nasce com defeitos genéticos que podem ser corrigidos **apenas** com megadoses dos suplementos corretos. Um exemplo-chave que analisamos é o que diz respeito aos indivíduos com níveis elevados de homocisteína, os quais têm um risco muitíssimo maior de doença cardiovascular e doença de Alzheimer. Eles precisam substancialmente de mais vitamina B_6, vitamina B_{12} e ácido fólico, para reduzir a homocisteína e esses riscos. A RDA (ingestão diária recomendada) não dá conta do recado. Com novos testes genéticos agora disponíveis, parece que muitas pessoas têm necessidade de um ou mais nutrientes muito além da quantidade de RDA, e para a conquista da saúde ideal, não se pode ignorar esse fato.

Muitos outros fatores confirmam a necessidade de suplementação. Em geral, é difícil consumir quantidades suficientes de alimentos com nutrientes equilibrados para obtenção de níveis adequados de vitaminas e sais minerais. O armazenamento, o preparo e o cozimento de alimentos reduzem ainda mais os níveis de nutrientes. Além disso, anos de práticas agrícolas intensivas eliminaram terras outrora férteis; portanto, a maioria dos alimentos existentes carece de nutrientes essenciais. A capacidade de o trato intestinal absorver nutrientes também varia entre os indivíduos e diminui com a idade.

Estima-se que, mesmo em países desenvolvidos, grande parte da população consuma menos que a RDA de uma ou mais vitaminas. No mundo subdesenvolvido, a situação costuma ser crítica, envolvendo deficiências múltiplas. Mas as conseqüências da deficiência de apenas um só nutriente podem ser graves. Deficiências de vitaminas C, B_6, B_{12}, ácido fólico e de minerais, como ferro e zinco, resultam em dano ao DNA e podem causar câncer.[1]

Tomar suplementos nutricionais tem fundamento econômico e científico. Em um estudo realizado pelo Lewin Group, encomendado por Wyeth Consumer Healthcare, se todos os americanos acima de 65 anos tomassem uma vitamina múltipla diariamente, em cinco anos o *Medicare* economizaria cerca de US$ 1,6 bilhão em conseqüência da redução do risco de cardiopatia coronariana e melhoria da função imunológica.[2]

PONTE DOIS

AVANÇOS ANTIOXIDANTES

Atualmente, há intensas atividades de pesquisa para criar antioxidantes sintéticos mais potentes. Por exemplo, uma equipe internacional de cientistas desenvolveu **piridinol**, antioxidante sintético derivado da vitamina E, mas com cem vezes mais poder antioxidante.[3] À medida que se desenvolvem outros compostos potentes, o número de pílulas que precisamos tomar cai.

Com sistemas de transporte mais eficazes e eficientes surgindo no horizonte, também será mais fácil e conveniente tomar suplementos nutricionais no futuro. Uma opção é a inalação: fármacos inalados para os pulmões são imediatamente absorvidos na corrente sangüínea. Ao menos três produtos desse tipo estão sendo desenvolvidos.[4]

A Polymerix Corporation, uma cisão da pesquisa da Rutgers University, usa outra abordagem para o transporte de fármacos, produzindo-os em revestimentos e suportes de polímero especial, que o organismo quebra para liberação gradual do medicamento. As pílulas *Polymerix* contêm 70% a 90% de ingredientes ativos, em vez dos 30% nos sistemas atuais, que usam matrizes e revestimentos de polímero não medicamentoso.[5]

Ainda outra maneira de transportar suplementos é por meio de alimentos. Com culturas geneticamente modificadas, além de reduzirem a necessidade de herbicidas, pesticidas e fertilizantes, os pesquisadores aumentam o valor nutricional do alimento. Desenvolveu-se uma cepa de arroz geneticamente modificado (GM) com níveis mais elevados de vitamina A, por exemplo, e espera-se que o mapeamento do genoma do arroz leve a outras variantes benéficas.[6]

Em dosagens adequadas, além de prevenirem doenças de deficiência, os suplementos nutricionais têm efeitos terapêuticos, semelhantes aos medicamentos tradicionais. Eles podem reduzir o risco de catarata, prevenir problemas na próstata e aliviar os efeitos da menopausa, para citar apenas alguns benefícios. Além disso, devemos considerar o papel importante da inflamação silenciosa em muitas doenças crônicas graves, como já discutimos. Os resultados de um estudo duplo-cego, controlado com placebo, publicado recentemente no *American Journal of Medicine*, mostrou que essa inflamação foi reduzida em 32%, quando os pacientes tomavam uma vitamina múltipla diariamente.[7]

Cerca de 60% da vitamina E na dieta americana é oriunda de óleo vegetal, sobretudo óleo de soja. Na maioria dos óleos vegetais, 70% da vitamina E é gama-tocoferol, ao passo que apenas 7% são alfa-tocoferol, o tipo com atividade antioxidante mais potente. Dean DellaPenna está usando uma abordagem genômica para identificar o gene que codifica para o tipo mais potente de vitamina E. Com a ajuda de modelos computadorizados, sua equipe conseguiu inserir esse gene em uma cepa de bactéria, cloná-lo e depois inserir várias cópias do gene em vegetais produtores de óleo. O resultado: uma nova planta geneticamente modificada que produzia até dez vezes mais alfa-tocoferol.[8]

A modificação genética produziu vários outros efeitos potencialmente benéficos, entre os quais uma "batata" GM, que contém maiores quantidades de proteína,[9] bem como uma cepa geneticamente modificada de soja com um gene silencioso que causa alergia à soja em crianças.[10] Além disso, há empenho em aumentar o teor benéfico de ácido graxo Ômega-3 de ovos, leite e carne, transformando esses alimentos em opções mais saudáveis.[11]

Esforços para desenvolver culturas GM com níveis mais elevados de antioxidantes vão se beneficiar com o entendimento de processos envolvidos nas reações das plantas ao estresse, como a luz do sol. As mesmas substâncias que permitem às plantas suportar o ataque constante de radicais livres oriundos da exposição constante ao sol do verão ajudam-nos a combater os radicais livres em nosso organismo. É por isso que ingerir vegetais ajuda a prevenir o câncer e a doença coronariana, protege a visão e defende o sistema imunológico.[12] Ajudar as plantas a resistirem ao estresse também pode transformá-las em melhores fontes alimentícias.[13]

O CORPO À PROVA DE OXIDAÇÃO

Deixe a bicicleta na chuva e ela enferruja. Deixe uma maçã cortada sobre a mesa e ela escurece. Esqueça de voltar a manteiga para a geladeira e ela fica rançosa. Essas alterações ocorrem por causa do oxigênio, que se combina com as moléculas expostas em um processo conhecido como oxidação. Não podemos viver sem oxigênio, mas este mesmo elemento, tão vital à nossa existência, também é fundamental ao processo de envelhecimento. Então isso significa que, ao envelhecermos, enferrujamos? Mais ou menos. Para explicar melhor o que acontece, temos de falar sobre radicais livres.

Radicais livres são moléculas que perderam um elétron na camada externa. As moléculas são compostas de átomos unidos por pares compartilhados de elétrons. Todas as moléculas estáveis são compostas de um determinado número de pares de elétrons. Quando uma ligação entre um par de elétrons se rompe, formam-se os radicais livres.

Esses são altamente instáveis e precisam restaurar o par de elétrons, apossando-se de outro elétron imediatamente. Eles o fazem roubando elétrons de quaisquer moléculas que estejam nas proximidades, danificando-as e transformando-as em radicais livres. Se essa molécula for o DNA, o mapa genético para duplicação de todas as células do organismo, o dano persistirá enquanto o DNA duplicar. Isso causará dano celular e aumentará o risco de câncer.

Radicais livres são gerados constantemente dentro das células, enquanto queimamos oxigênio para gerar energia a partir de nutrientes. Entre as outras condições que podem aumentar a carga de radicais livres no corpo, estão a inflamação, as infecções, a não-ingestão suficiente de alimentos ricos em antioxidantes e a exposição a níveis elevados de radicais livres no ambiente.

Antioxidantes, também conhecidos como removedores de radicais livres, funcionam oferecendo elétrons facilmente para radicais livres. Ao absorver um radical livre, os antioxidantes "aprisionam" (desenergizam) o elétron solitário do radical livre, tornando-o estável o bastante para ser transportado até uma enzima, que combina dois radicais livres, neutralizando ambos. Sem esses protetores antioxidantes, o dano causado por radicais livres logo ficaria fora de controle e destruiria todo o organismo.

NOSSAS DEFESAS DE RADICAIS LIVRES: ENZIMAS E ANTIOXIDANTES

Felizmente, o corpo é equipado com dois conjuntos de sistemas de defesa, capazes de neutralizar esses radicais livres antes que levem ao dano dos tecidos – um, embutido nas células, e outro, nos alimentos ou suplementos. Os removedores embutidos de radicais livres são denominados **enzimas antioxidantes**, como SOD (superóxido dismutase). Essas enzimas antioxidantes benéficas estabilizam os radicais livres para que não prejudiquem os tecidos no organismo.[14]

O sistema antioxidante alimentar inclui **vitaminas, sais minerais e outros nutrientes antioxidantes**, entre os quais os mais conhecidos são as vitaminas A, C, E e o mineral selênio (nossos "ACES"). Outras vitaminas (por exemplo, B_2,B_3 e B_{12}), bem como não-vitaminas como a coenzima Q_{10}, ácido alfa-lipóico e as proantocianidinas (extrato de sementes de uva), também atuam como antioxidantes potentes.

Os genes encontrados no DNA são os mapas que direcionam o corpo na construção das proteínas necessárias. Entre as mais importantes estão as enzimas, que ajudam as células a produzir outros compostos fundamentais, necessários para seu funcionamento saudável. Das 3.870 enzimas no corpo humano identificadas até hoje, 860 (22%) requerem um co-fator vitamínico.[15] Muitas exigem co-fatores minerais também. Sem a presença desses co-fatores, as enzimas são inúteis. Portanto, vitaminas e sais minerais têm dois papéis fundamentais na proteção antioxidante e na manutenção da saúde: agem como antioxidantes e são necessários para que as enzimas antioxidantes embutidas funcionem. Ao tomar vitaminas e sais minerais suplementares, garantimos que o corpo terá os blocos de construção necessários para criar um suprimento adequado de enzimas antioxidantes funcionais o tempo todo.

Poderíamos tomar essas enzimas antioxidantes como suplementos, mas sua absorção, quando tomadas por via oral, costuma ser precária, por isso é melhor tomar apenas os co-fatores minerais e vitamínicos e deixar que o corpo produza as próprias enzimas. Contudo, as pesquisas genômicas revelam que muitos indivíduos têm defeitos genéticos que fazem com que esses co-fatores liguem-se inadequadamente às enzimas que deles necessitam, um problema que pode ser corrigido apenas pelo consumo de quantidades maiores desses nutrientes. Isso nos levou à relevante descoberta de que muitas pessoas precisam de uma ou mais vitaminas ou antioxidantes muito além da RDA, e à conclusão, ainda mais importante, de que a saúde ideal não é possível sem a suplementação.

O QUE O TESTE GENÔMICO PODE NOS DIZER SOBRE NOSSAS NECESSIDADES VITAMÍNICAS

Curiosamente, cerca de 1/3 de todos os polimorfismos genéticos (variações) identificados resultam em enzimas que não se ligam adequadamente aos seus co-fatores vitamínicos necessários.[16] Isso significa que essas enzimas saem da linha de montagem de DNA/RNA com diversas anormalidades genéticas nos "sítios de acoplamento" em que os co-fatores minerais e vitamínicos devem inserir-se. Como os co-fatores têm muito mais dificuldade em inserir-se (e, portanto, ativar) em enzimas defeituosas, a única maneira de fazê-las funcionar é com a provisão de quantidades maiores desses nutrientes. O modo mais prático de corrigir isso é tomar suplementos nutricionais.

Se há vitaminas e sais minerais suficientes circulando na corrente sangüínea, é possível superar o problema das enzimas defeituosas. É como atirar à parede espaguete parcialmente cozido. A maior parte cairá ao chão, mas um pouco ficará grudado à parede. Embora essas enzimas defeituosas (a parede) não se liguem aos co-fatores vitamínicos (o espaguete) tão bem como deveriam, se houver moléculas de vitaminas suficientes, a tarefa será realizada. Ocasionalmente, serão necessárias centenas de vezes a RDA de vitaminas.

O famoso pesquisador em nutrição Bruce Ames e sua equipe na Universidade da Califórnia, Berkeley, realizaram pesquisas valiosas sobre esse tema. Mais de 50 doenças genéticas já foram identificadas, envolvendo locais de ligação defeituosos para co-fatores vitamínicos que podem ser corrigidos com suplementação nutricional intensa.[17] Portanto, em vez da antiga idéia de que tomar suplementos é desperdício, agora temos sólidas evidências científicas que defendem o uso de

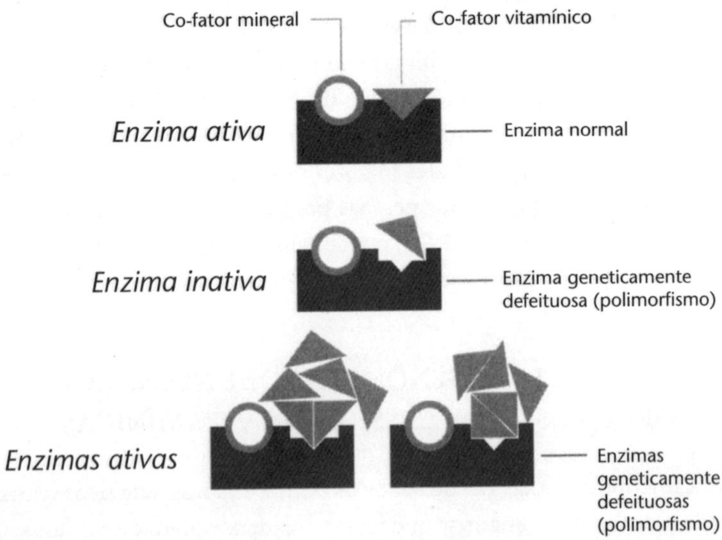

Figura 21-1. Como os polimorfismos genéticos aumentam a necessidade de vitaminas

terapia vitamínica de dose elevada ("mega") para manutenção da saúde e tratamento de muitas doenças.

Visto que cada pessoa tem cerca de um milhão de variantes genéticas e até 1/3 delas resultam em enzimas que se ligam inadequadamente às vitaminas,[18] é difícil imaginar alguém que não precise de alguns nutrientes em quantidades além da RDA. Ao fazer os testes genômicos hoje existentes, o indivíduo pode obter informações precisas sobre quais enzimas poderiam "precisar de ajuda" por meio de suplementação, e quais nutrientes seriam mais relevantes para ele.

Como alguns exemplos práticos, analisemos três polimorfismos genéticos muito comuns. Os três atingem **bilhões** de indivíduos. Cada um desses polimorfismos genéticos faz com que um aminoácido incorreto seja inserido em algum ponto na cadeia proteica da enzima codificada por aquele gene. Isso resulta em enzimas que não ligam seus co-fatores vitamínicos tão bem como deveriam. Em cada caso, o problema só pode (màs facilmente) ser corrigido tomando-se maiores quantidades dessas vitaminas do que a RDA.

G6PD (glicose-6-fostato-1-desidrogenase) é uma enzima envolvida na transformação química de glicose ou açúcar. Um polimorfismo comum de G6PD causa uma condição denominada favismo.[19] Talvez você nunca tenha ouvido falar disso, mas é o defeito metabólico mais comum no mundo e atinge mais de 400 milhões de indivíduos. A fim de ajudar a superar esse gene defeituoso, uma pessoa precisa de cinco vezes a concentração normal de niacina (vitamina B_3) para ativar as enzimas anormais. Para quase 1/2 bilhão de pessoas, a RDA de niacina é inadequada.

MTHFR (metilenotetrahidrofolato redutase), que discutimos no Capítulo 13, é uma enzima importantíssima que transforma o ácido fólico em sua forma ativa para que possa reduzir os níveis de homocisteína, combater células cancerosas, prevenir a doença coronariana e muitas outras funções. Até 40% dos indivíduos acima de 60 anos, nas populações asiática e caucasiana, têm um polimorfismo MTHFR e precisam de até **50 vezes** mais ácido fólico do que a RDA de 400 μg por dia. Para os 10% a 20% da população mundial portadores desse polimorfismo, tomar a RDA quase nunca é adequado para controlar a metilação anormal, causa importante de muitas patologias graves e do envelhecimento acelerado.

Enzima aldeído-desidrogenase ajuda a metabolizar o álcool, entre outras funções. Um polimorfismo dessa enzima é muito comum entre asiáticos, atingindo 50% ou mais dessa população. Portadores desse defeito genético não metabolizam o álcool adequadamente, além de correrem mais risco de desenvolver doença de Alzheimer. A enzima defeituosa não liga seu co-fator de niacina muito bem. Em geral, portadores desse polimorfismo precisam de 20 vezes a RDA de niacina para ativação correta da enzima.

O PENSAMENTO ATUAL SOBRE SUPLEMENTAÇÃO DE SAIS MINERAIS E VITAMINAS

Pesquisas sobre antioxidantes e vitaminas explodiram nos últimos anos. Apenas sobre antioxidantes surgem milhares de artigos por ano em publicações científicas.[20] Embora não haja consenso total, as pesquisas atuais de nutrição mostram que níveis mais elevados de vitaminas e sais minerais estão associados à melhor saúde e à função celular mais eficiente, ao passo que níveis menores estão vinculados à função celular insatisfatória.

Além disso, essas pesquisas aumentaram nossa capacidade de entender o funcionamento dos suplementos nutricionais. Por exemplo, agora sabemos que o ácido fólico pode reduzir o risco de câncer ao reparar DNA danificado, e que a vitamina E reduz o risco de ataque cardíaco, ao manter a flexibilidade dos vasos sangüíneos e prevenir o dano de radicais livres ao colesterol.

A opinião médica convencional aos poucos chega ao consenso de que o papel das vitaminas vai além de prevenir doenças de deficiência. As duas publicações médicas americanas mais lidas, *New England Journal of Medicine* e *Journal of the American Medical Association*, publicaram artigos nos últimos anos recomendando que adultos saudáveis tomem suplementos de várias vitaminas/sais minerais.[21] Isso representa uma enorme mudança no pensamento médico convencional porque, durante muitos anos, acreditou-se que os suplementos serviam apenas para ajudar a criar urina onerosa.

Então, quais são os suplementos nutricionais que precisamos tomar? Há 13 vitaminas **essenciais**, 17 minerais **essenciais** e dois ácidos graxos **essenciais. Essencial** significa que precisamos obtê-los de fontes externas ao corpo, porque não podemos produzi-los sozinhos. Muitos outros nutrientes que podemos fabricar são **condicionalmente** essenciais, ou seja, sob certas **condições** (por exemplo, doença ou estresse), precisamos de mais do que o corpo é capaz de produzir.

As vitaminas dividem-se em dois grupos: solúveis em água, entre as quais a vitamina C e as vitaminas B, e as vitaminas solúveis em gordura, A, D, E e K. Vitaminas solúveis em água perdem-se facilmente na urina e precisam ser repostas diariamente. Por outro lado, as solúveis em gordura são armazenadas nos tecidos adiposos e não requerem dosagem freqüente. Contudo, porque ficam armazenadas no corpo por longos períodos de tempo, é preciso ter mais cautela com as dosagens desse tipo de vitaminas, haja vista chegarmos mais facilmente à toxicidade por meio do seu consumo excessivo.

Entre os 17 minerais essenciais, os mais comuns são cálcio, cobre, iodo, ferro, magnésio, manganês, molibdênio, fósforo, selênio e zinco. Dos cem elementos minerais de ocorrência natural, apenas esses 17 são necessários para a saúde. O corpo não necessita da maioria dos outros encontrados na natureza (por exemplo, alumínio, chumbo, cádmio e mercúrio) e são apenas toxinas.

Os dois EFAS (ácidos graxos essenciais) são os ácidos linoléico e o alfa-linolênico.

QUANTIDADES DE INGESTÃO DIÁRIA RECOMENDADA (RDA) E VALORES NUTRICIONAIS IDEAIS (ONA)

A National Academy of Sciences definiu diretrizes para o consumo de nutrientes, agora denominadas DRIs [*Dietary Reference Intakes*], ou consumos diários de referência. Além disso, subdividiram-nas em quatro subgrupos.

Valor médio estimado (EAR) [*Estimated Average Requirement*] é o consumo médio diário de nutrientes estimado para atender às exigências de metade dos indivíduos saudáveis de determinado gênero e faixa etária.

Ingestão diária recomendada (RDA) [*Recommended Dietary Allowance*] é o consumo médio diário de nutrientes suficiente para atender à necessidade nutricional de quase todos (97% a 98%) os indivíduos saudáveis de determinado gênero e faixa etária.

Consumo adequado (AI) [*Adequate Intake*] é o consumo médio diário de nutrientes, recomendado segundo aproximações ou estimativas observadas ou determinadas experimentalmente de consumo de nutrientes por um grupo (ou grupos) de indivíduos aparentemente saudáveis que se supõe adequado – usado quando não se pode determinar uma RDA.

Nível de ingestão máxima tolerável (UL) [*Tolerable Upper Intake Level*] é o consumo médio diário de nutrientes mais elevado, que provavelmente não representa risco de efeitos colaterais para a saúde de quase todos os indivíduos na população geral. À medida que o consumo se eleva acima do UL, cresce o risco potencial de efeitos adversos.[22]

Embora mais exatos do que as RDAs do passado, os subgrupos DRI ainda não conseguem uma solução para o problema fundamental de determinar a quantidade de cada nutriente de que **nós** precisamos para superar **nossas** variações genéticas. E porque todos têm algumas dessas variações, RDAs ainda estão longe de atender à meta de criar condições para a saúde ideal. Não basta ter quantidades adequadas, nem mesmo ideais, da maioria dos nutrientes. As RDAs para a **maioria** dos nutrientes talvez se apliquem à maioria dos indivíduos, mas não conseguem dar a **cada indivíduo** um mecanismo prático para corrigir **todos** os problemas metabólicos resultantes de polimorfismos genéticos.

Há outras razões para DRI/RDAs não darem as informações reais necessárias. Segundo a definição acima, a RDA de um nutriente é "o consumo médio diário de nutrientes suficiente para atender à necessidade nutricional de quase todos (97% a 98%) os indivíduos **saudáveis** de determinado gênero e faixa etária." O primeiro problema é que esses números baseiam-se na suposição distorcida de que a

Quanto mais, melhor

Para otimizar a saúde, maximizar a longevidade saudável e prevenir conseqüências adversas, oriundas de polimorfismos genéticos hereditários que aumentam a necessidade individual de um ou mais nutrientes específicos, a única maneira é tomar um pouco mais de todos eles. Seremos os primeiros a admitir que isso pode significar que o indivíduo acabe ingerindo muitas vitaminas e sais minerais desnecessários, mas, neste ponto de nossos conhecimentos, essa é a melhor terapêutica de Ponte Um disponível. Tome todos eles e deixe o corpo usar o que é necessário.

população americana é saudável. De onde os pesquisadores da National Academy of Sciences que definiram as RDA tiraram esses 97% a 98% de indivíduos "saudáveis"? Eles excluíram os 55% de americanos obesos, os 47 milhões com síndrome metabólica ou os 40% que mais cedo ou mais tarde serão diagnosticados com câncer? Será que as dezenas de milhões de americanos que usam medicamentos para pressão arterial elevada, diabetes, asma, artrite, depressão e disfunção de ereção foram considerados saudáveis? Desde que começaram com essa hipótese errônea de que esses indivíduos são "saudáveis", a única conclusão possível era a recomendação, também errônea, de que quantidades relativamente pequenas de RDAs para vitaminas são adequadas para manter a "saúde".

Portanto, em vez de nos referirmos às RDAs, preferimos ONAs (valores nutricionais ideais) [*Optimal Nutritional Allowances*]. Em alguns casos, as quantidades de vitaminas que recomendamos são consideravelmente maiores do que as RDAs. Em outros, nossas recomendações são idênticas. Mas nossas ONAs têm por objetivo otimizar a saúde, e não manter o *status quo* de uma população que gasta mais de US$ 1,5 trilhão (cerca de 15% do produto nacional bruto) em um eufemismo denominado "cuidados com a saúde".

Nossas recomendações de ONAs abrangem uma ampla faixa de dosagem. A razão é a ampla gama de variabilidade individual e necessidade subjacente de proteção antioxidante, desintoxicação ou produção de energia. A menos que o indivíduo saiba que é portador de uma determinada patologia, condição, predisposição hereditária ou polimorfismo que sugere a necessidade de maior suplementação, sugerimos começar na extremidade inferior de valores e experimentar as dosagens. Contudo, as pesquisas sobre terapia vitamínica continuam e talvez existam efeitos a longo prazo de interações vitamínicas que ainda são desconhecidos.

Fazer alguns dos exames recomendados em outros capítulos deste livro pode indicar a necessidade de maiores quantidades de certos suplementos. Se o indivíduo sabe que tem homocisteína elevada, por exemplo, talvez seja necessário aumentar o consumo de vitaminas B e ácido fólico até os limites superiores (ou acima deles) de nossas recomendações de ONAs. Se há um hs-CRP indicando aumento na inflamação, são necessários mais EPA e DHA. No caso de colesterol elevado, megadoses de niacina podem ser úteis.

Além disso, se o estilo de vida do indivíduo o coloca em maior risco de exposição aos radicais livres, ele deverá aumentar o consumo total de antioxidantes. Aqueles que trabalham durante o dia pulverizando lavouras e, à noite, vão para casa, um apartamento próximo a uma rodovia interestadual movimentada, obviamente precisam de mais desintoxicação e proteção antioxidante do que um agricultor orgânico que vive nas montanhas, longe da poluição. Estresse e viagens também contribuem freqüentemente para os radicais livres; portanto, se isso descreve o seu estilo de vida, você deverá aumentar seu consumo de antioxidantes proporcionalmente.

A ESCOLHA DOS SUPLEMENTOS CORRETOS PARA CADA INDIVÍDUO

Além dos nutrientes essenciais, há muitos suplementos nutricionais não-essenciais, mas altamente desejáveis (supernutrientes), que podemos tomar para otimizar as funções corporais e retardar o processo de envelhecimento. Esses supernutrientes não são necessários para a sobrevivência, mas podem alterar significativamente o índice e o aparecimento de envelhecimento para muitas pessoas. Recomendamos vários supernutrientes em nosso protocolo ONA.

Um problema é o próprio número desses nutrientes no mercado. Se você é como nós, sua caixa postal (e, até mesmo, a de correio eletrônico) é regularmente repleta de literatura, alardeando algum produto novo e revolucionário que nos ajuda a ter aparência mais jovem, a ser uma potência sexual, a melhorar a memória, e assim por diante. É difícil escolher entre tantas informações e desinformações recebidas para decidir que suplementos ingerir. Neste livro, tentamos nos concentrar nos melhores nutrientes suplementares. Os que mencionamos não são os únicos existentes, nem você precisa tomar todos eles. Para ajudar a esclarecer a questão vital do que usar, dividimos os suplementos em três grupos:

- suplementos "universais" – recomendados para todos;
- suplementos "supernutrientes" – **não necessários** para a saúde ideal, mas podem ser utilíssimos para a maioria dos indivíduos;
- suplementos "específicos" – tipicamente usados para o tratamento ou prevenção de certas patologias ou sintomas.

A maioria dos suplementos que discutimos não é onerosa e, praticamente, não têm efeitos colaterais, quando tomados em doses adequadas. Porém, cada um gera profundos benefícios antienvelhecimento. Mas você terá de experimentar e descobrir sozinho quais são os melhores para suas necessidades. Além disso, é possível tomar alguns dos supernutrientes ou suplementos específicos intermitentemente, mudando-os de vez em quando. Nos capítulos 10 e 17, nós, os autores, detalhamos nossos programas pessoais de suplementação para dar aos leitores algumas idéias do que tomamos como parte de nossos programas personalizados antienvelhecimento.

Somos os primeiros a admitir que, nesses últimos dias da era da Ponte Um, aqueles que seguirem nossas orientações tomarão muitas pílulas todos os dias. Mas tenha paciência – as novas terapias da Ponte Dois e da Ponte Três logo permitirão métodos mais simples de transporte de nutrientes e fármacos (por exemplo, através de cremes tópicos e inaladores), bem como formulações mais potentes, reduzindo drasticamente o número de pílulas que precisamos tomar.

Além disso, o acesso às informações genômicas exatas necessárias para tomarmos decisões precisas sobre os nutrientes específicos de que necessitamos ainda é limitado. Mas, nos próximos anos, poderemos obter um mapa genético personalizado que nos alertará quanto à quantidade ideal de cada nutriente, segundo o perfil bioquímico individual. Enquanto isso, sugerimos que o melhor a fazer é simplesmente tomar um pouco mais de todos os nutrientes benéficos para a maioria das pessoas. Como esses suplementos têm baixo nível de toxicidade, nossa abordagem da Ponte Um de ingerir quantidades adicionais de todos eles é a melhor maneira de enfrentar problemas potenciais. Pode-se ajustar e personalizar o programa por meio dos exames recomendados neste livro, que permitirão determinar os nutrientes específicos necessários em maiores quantidades.

Quando uma pessoa faz um teste de esforço dinâmico para homocisteína e descobre a existência de um problema na metilação, sabemos que é preciso aumentar o consumo de vitaminas B_6, B_{12} e ácido fólico muito além das quantidades de RDA. Se hs-CRP (teste para inflamação silenciosa) for elevado, ela deverá tomar mais ácidos graxos essenciais do que a RDA de 1,2 a 1,6 g.

Além disso, é preciso acrescentar quantidades de nutrientes específicos, de acordo com os problemas clínicos conhecidos ou tendências hereditárias do indivíduo. Se há câncer ou doença coronariana na família, você deve tomar os suplementos recomendados nos protocolos apropriados. **Não** confie em RDAs. Use suplementação intensa e tome quantidades de suplementos nutricionais para otimizar a função enzimática e minimizar os riscos. Agora, temos a capacidade de diagnosticar a predisposição a várias patologias por meio dos testes aqui recomendados. Combine os resultados desses exames com seu histórico familiar, os resultados de qualquer exame genômico feito e as informações contidas no

Programa de Longevidade de Ray & Terry: você poderá reprogramar a expressão de seu código genético para evitar as doenças às quais tem predisposição.

SUPLEMENTOS UNIVERSAIS[23]

Vitamina A

A vitamina A promove a cura e a integridade dos tecidos epiteliais, entre os quais a pele, os tratos respiratório e gastrintestinal. Além disso, tem papel relevante na função do sistema imunológico e pode ajudar a melhorar a resistência à infecção. A vitamina A é necessária para o crescimento e manutenção dos ossos e da pele, sendo essencial para o funcionamento adequado dos olhos. Ela reduz o dano tecidual causado por radicais livres oriundos dos raios ultravioleta e protege a pele do câncer e de danos impostos pela idade, como manchas senis e rugas. A RDA de vitamina A é de 2.660 UI, para mulheres, e 3.330 UI, para homens. Para a maioria da população, o ONA (valor nutricional ideal) é de 5.000 a 10.000 UI de vitamina A e uma dose similar de betacaroteno.

Vitamina D

A vitamina D é importante na formação de ossos sadios. Quando não se consome vitamina D suficiente, as crianças desenvolvem raquitismo, uma condição de ossos deformados, e os adultos desenvolvem osteomalacia, que se manifesta como ossos moles. Em idosos, a deficiência de vitamina D é comum e os predispõe à perda óssea e a fraturas.[24]

Obtém-se vitamina D da alimentação (leite vitaminado é uma fonte comum) ou da exposição à luz solar, que permite ao corpo produzir a própria vitamina D na pele. Embora a exposição à luz solar seja considerada uma causa do câncer de pele, ela também protege contra outros tipos de câncer interno, geralmente mais graves, sobretudo o de mama e o de próstata.[25] A maioria dos especialistas preocupa-se com a toxicidade de doses excessivas de vitamina D, as quais podem levar a níveis elevados de cálcio no sangue. Contudo, pesquisas mais recentes sugerem que as recomendações prévias para RDA e UL são baixíssimas.

A melhor maneira de determinar a quantidade de vitamina D que uma pessoa deve tomar é avaliar seu nível no sangue. O exame denomina-se 25(OH) D (25-hidroxivitamina D). A faixa normal para 25(OH) vitamina D é de 20 a 56 nanogramas por decilitro, mas o nível desejado gira em torno dos limites superiores dessa faixa, de 45 a 56. O DRI para vitamina D é de 200 a 600 UI, mas acreditamos que uma dose melhor de ONA (desde que se faça o monitoramento do sangue) é de 1.600 UI por dia. Com o exame, às vezes constatamos a necessidade de doses diárias de 2.000 UI ou mais.[26]

Em um estudo recente, feito em 150 pacientes consecutivos que se apresentaram em um centro de saúde de Minneapolis queixando-se de dores musculoesqueléticas inespecíficas, constatou-se que 93% tinham níveis baixos de 25-hidroxivitamina D (abaixo de 20). Os autores desse estudo, da Mayo Clinic, sugeriram aos médicos que verifiquem os níveis de vitamina D em todos os pacientes que apresentem dores vagas, um problema bastante comum.[27]

Vitamina E

A vitamina E é um potente removedor de radicais livres e também age em harmonia com a glutationa para reciclar a vitamina C. A vitamina E protege o corpo de diversas toxinas e carcinógenos que causam danos de radicais livres (por exemplo, mercúrio, chumbo, ozônio e óxido nitroso). Como protetor cardiovascular, a vitamina E ajuda no tratamento de angina, aterosclerose (endurecimento das artérias) e tromboflebite (coágulos sangüíneos nas pernas). Ela ajuda a prevenir coágulos sangüíneos que podem causar acidente vascular cerebral, melhora o fluxo sangüíneo nas extremidades e alivia problemas circulatórios. A vitamina E aumenta o HDL, ou "bom" colesterol, enquanto reduz os níveis totais de colesterol no sangue.[28] Além disso, ajuda a proteger contra o câncer de pulmão, esôfago, cólon, cérvix e mama.

Até 80% de adultos mais velhos não conseguem obter o DRI mínimo de 30 UI de vitamina E. Entre as fontes alimentares de vitamina E, estão os óleos vegetais, grãos integrais, germe de trigo, arroz integral, ovos, castanhas e vegetais de folhas verdes, mas é quase impossível extrair a dose ideal apenas da alimentação. Nosso ONA para vitamina E varia de 400 a 1.200 UI de tocoferóis mistos, entre os quais vários tipos de vitamina E, como alfa, beta e gama-tocoferol. A vitamina E pode aumentar a tendência ao sangramento quando tomada junto com aspirina ou outros medicamentos para ralear o sangue; portanto, recomenda-se cautela nesses casos.

Vitaminas B

As vitaminas do complexo B incluem B_1 (tiamina), B_2 (riboflavina), B_3 (niacina e niacinamida), B_5 (ácido pantotênico), B_6 (piridoxina), B_{12} (cobalamina), ácido fólico, biotina, colina, inositol e PABA (ácido para-aminobenzóico). Esses nutrientes pertencem ao mesmo grupo porque têm funções similares e quase sempre são encontrados juntos na natureza. São, sobretudo, importantes como co-fatores para as enzimas envolvidas na extração de energia dos alimentos. Além disso, as vitaminas do complexo B são relevantes para manter o bom funcionamento gastrintestinal, de nervos, cabelos e pele e manter os olhos saudáveis.

As vitaminas do complexo B são importantes no combate ao estresse. O estresse emocional, bem como o físico, como doença, lesão ou cirurgia, pode aumentar dramaticamente a necessidade que o corpo tem de vitaminas B. Elas também agem como co-enzimas para células do sistema imunológico, melhorando, assim, esta função.

Os suplementos vitamínicos quase sempre contêm uma combinação das diversas vitaminas do complexo B. Por exemplo, um suplemento comum é o complexo-B 50. Em geral, ele contém 50 mg de B_1, B_2, B_3, B_6, colina, inositol e PABA, e 50 microgramas de B_{12}, ácido fólico e biotina. Visto que as vitaminas B são tão estreitamente interligadas, vale a pena usar uma fórmula equilibrada como essa para evitar competição na absorção de uma vitamina em relação à outra no intestino. Como as vitaminas do complexo B são solúveis em água, a toxicidade oriunda de seu uso é relativamente rara. Nossas recomendações ONA para as vitaminas B estão no "Resumo de recomendações", na p. 364.

Vitamina C

A vitamina C é o antioxidante solúvel em água mais relevante. Grande parte do efeito benéfico da vitamina C parece estar relacionado à sua função antioxidante e à sua capacidade de neutralizar radicais livres. Muitos pesquisadores acreditam que a capacidade de a vitamina C proteger contra a doença coronariana está relacionada à sua proteção antioxidante do colesterol circulante. A vitamina C parece proporcionar uma certa proteção contra câncer do trato gastrintestinal, cólon, mama e pulmão. A vitamina C é bastante segura, mesmo quando em doses relativamente elevadas; seu principal efeito colateral em doses elevadas é a diarréia, que pode ser minimizada com o aumento gradativo da dose durante um determinado período de tempo e sua distribuição durante o dia. A vitamina C pode ser reduzida pela aspirina e exposição à fumaça de cigarro.

O DRI é de 60 mg, a quantidade necessária para prevenir a síndrome de deficiência conhecida como escorbuto, inicialmente descrita em marinheiros. Já foi constatado que doses de até 5.000 mg ao dia, durante mais de três anos, são seguras e sem efeitos colaterais.[29] Segundo vários estudos epidemiológicos, definimos nossa dose ONA para vitamina C em 2.000 mg. Estudos sugerem que indivíduos que consomem **mais ou menos** que essa quantidade não vivem tanto tempo!

Minerais

Alguns minerais, como o zinco, são co-fatores em centenas de enzimas, enquanto outros, como o selênio, são co-fatores em pouquíssimas. Segundo o National Research Council, 25 minerais ou elementos têm algum valor nutricional para os seres humanos. Desses, apenas 17 são essenciais à saúde, o que significa que uma deficiência de qualquer um deles resultará em uma condição patológica. Dosagens de suplementação mineral precisam ser abordadas com mais cautela do que muitas vitaminas, porque a margem de segurança é menor. Para o zinco, o co-fator mineral usado em mais de 300 enzimas, as necessidades diárias são de cerca de 10 mg, mas a toxicidade é quase sempre vista com doses acima de 100 mg por dia.[30]

Em condições ideais, a suplementação mineral seria desnecessária. Em conseqüência das "modernas" técnicas agrícolas, uso de fertilizantes artificiais, métodos "convenientes" de preparo de alimentos, e assim por diante, o teor de sais minerais de nosso suprimento alimentar deteriorou-se nos últimos 50 anos. Um número significativo de adultos americanos agora sofre de deficiências de um ou mais minerais essenciais. Para corrigir esses desequilíbrios e restaurar a saúde desejável, a suplementação mineral de alguma forma tornou-se necessidade para quase todos.

Há mais de cem elementos minerais isolados. Exceto os 17 minerais essenciais, a maioria dos outros é dispensável e, na verdade, desnecessária para a boa saúde. Eles representam uma carga tóxica para as vias de eliminação do organismo e são apenas formas de poluição. Ao competirem com os sais minerais essenciais pelos locais de ligação, esses elementos tóxicos podem arruinar os sistemas enzimáticos fundamentais e criar as mesmas conseqüências adversas para a saúde que resultariam de uma deficiência de sais minerais essenciais. Essa condição é denominada síndrome de intoxicação por metais pesados e é um aspecto inevitável da vida moderna por causa da poluição que nos cerca.

A suplementação ideal requer a reposição adequada dos seguintes minerais essenciais.

Cálcio	Selênio	Flúor
Magnésio	Manganês	Sódio
Fósforo	Iodo	**Ferro**
Potássio	Cromo	
Zinco	Boro	
Cobre	Molibdênio	

Observe que o ferro está em destaque. Ele é um mineral essencial, necessário para a formação de hemoglobina, a molécula presente nas células vermelhas do sangue que transporta o oxigênio. Porém, o ferro, ao lado do cobre, é uma faca de dois gumes. Embora um pouco seja bom, o excesso não é necessariamente melhor. Tanto o ferro quanto o cobre são denominados metais de transição e, em circunstâncias adequadas, podem levar à produção excessiva de radicais livres.

Portanto, em geral, não se recomenda suplementação de ferro porque o corpo não tem nenhum mecanismo para eliminar seu excesso. Alguns pesquisadores associaram o excesso de ferro à doença coronariana, ao diabetes, ao câncer, a um maior risco de infecção e ao agravamento da artrite reumatóide. Exceto em condições de grande necessidade (por exemplo, gravidez ou perda sangüínea crônica, como no sangramento menstrual moderado a intenso), não costumamos recomendar a suplementação de ferro.[31]

Ácidos graxos essenciais

Como discutimos anteriormente, há apenas dois ácidos graxos essenciais – ácido linoléico e ácido alfa-linolênico. Em condições satisfatórias, o corpo é capaz de sintetizar os dois outros ácidos graxos Ômega-3 fundamentais para a saúde: EPA (ácido eicosapentaenóico) e DHA (ácido docosahexaenóico). Tanto o EPA quanto o DHA são necessários para controlar a produção de uma família de mensageiros químicos denominados **eicosanóides**, hormônios intercelulares de vida breve. Um tipo de eicosanóide é a prostaglandina, a qual tem profundos efeitos sobre as células.

Algumas prostaglandinas são antiinflamatórias, ao passo que outras aumentam a inflamação no corpo. Ao tomarmos suplementos de EFAs Ômega-3 como aqueles encontrados em óleo de peixe ou ao ingerirmos peixe, reduziremos a inflamação. Limitar o consumo de carne vermelha e ovos, ricos em ácidos graxos pró-inflamatórios, também reduz a inflamação. Uma dieta antiinflamatória reduz as chances de se desenvolverem doenças graves associadas à inflamação crônica, como doença coronariana, doença de Alzheimer e diversos tipos de câncer, e pode, até mesmo, ajudar a reduzir a dor, o edema e a rigidez associados à artrite.

Além de incentivarmos o consumo de peixe várias vezes por semana, recomendamos suplementação adicional com EPA e DHA oriundos de óleo de peixe. A RDA para EFAs é de 1.100 mg, para mulheres, e de 1.600 mg, para homens. Nossas recomendações ONA são para 1.700-5.000 mg diariamente, das quais 1.000-3.000 mg são EPA e 700-2.000 mg são DHA. Indivíduos com patologias inflamatórias, como artrite, asma ou distúrbios intestinais inflamatórios, talvez precisem tomar de 10 a 15 g por dia ou mais.

SUPLEMENTOS SUPERNUTRIENTES

Coenzima Q_{10}

CoQ_{10} (coenzima Q_{10}) é um antioxidante natural com papel relevante na síntese de ATP (adenosina trifosfato), a moeda energética universal do corpo. Ela desempenha esse papel auxiliando no metabolismo (queima) de carboidratos e gorduras. Além disso, CoQ_{10} é um potente antioxidante que ajuda a regeneração e reciclagem de vitaminas C e E.[32]

CoQ_{10} também atua com destaque ao proteger o corpo da doença coronariana e de diversos tipos de câncer. Sabemos que cada célula no corpo está continuamente sujeita ao ataque de radicais livres. Estes reagem com o oxigênio para formar espécies reativas de oxigênio (ROS). As ROS podem ser altamente nocivas, sobretudo para as moléculas de DNA. E DNA danificado é uma pré-condição para a transformação maligna de uma célula. Ao ajudar a neutralizar as ROS antes que possam danificar as moléculas de DNA, CoQ_{10} ajuda a prevenir o câncer.[33]

A coenzima Q_{10}, também conhecida como ubiquinona, é relevante no tratamento de várias condições cardiovasculares, entre as quais angina, pressão arterial elevada e insuficiência cardíaca congestiva.[34] Fármacos à base de estatina privam o corpo de CoQ_{10}; portanto, é importantíssimo que indivíduos que os usam tomem este suplemento.

Praticamente todos teriam algum benefício com a suplementação de coenzima Q_{10}. Recomendamos que indivíduos saudáveis tomem entre 30 e 100 mg de CoQ_{10}, duas vezes ao dia, às refeições. Pacientes com insuficiência cardíaca congestiva ou câncer devem tomar de 400 a 600 mg, diariamente.

PONTE TRÊS

COMER POR PRAZER NO FUTURO

No Capítulo 7 – "Você é o que você digere", discutimos futuras tecnologias nanorobóticas que levarão diretamente à corrente sangüínea níveis ideais de todos os nutrientes, até mesmo todos os "suplementos" que discutimos neste capítulo. Versões mais avançadas dessa tecnologia incluem nano-robôs que podem levar esses nutrientes diretamente às células, que é o local onde eles acabam sendo necessários. Outros nano-robôs na corrente sangüínea também serão capazes de destruir substâncias indesejadas, como toxinas, bem como quantidades excessivas de certos nutrientes, como glicose e gorduras nocivas. Essas tecnologias devem surgir na década de 2020.

Inicialmente, esse sistema digestório nano-robótico ampliará o processo digestivo biológico para que os níveis de todas as substâncias no sangue estejam em nível ideal para a bioquímica pessoal, sem levar em conta o que cada um ingere. Contudo, depois que esse processo for aperfeiçoado, dependeremos cada vez mais dele e, por fim, poderemos separar os aspectos prazerosos, sensoriais e sociais do ato de comer das exigências bioquímicas do corpo.

Proantocianidinas

O extrato de proantocianidina de sementes de uva (GSPE) é outro antioxidante potente que ajuda a proteger o corpo do dano causado por radicais livres. O GSPE é um removedor mais potente de radicais livres do que vitamina C, vitamina E ou betacaroteno. O GSPE aumenta o crescimento de células saudáveis, enquanto ataca vários tipos de malignidade[35], e pode proteger as células hepáticas e renais dos efeitos nocivos da overdose de acetaminofeno (*Tylenol*). Similarmente, ajuda a prevenir lesões cardíacas vistas com o fármaco quimioterápico doxorubicina e a lesão pulmonar associada ao fármaco cardíaco amiodarone.[36]

Atribuem-se ao GSPE vários efeitos benéficos:[37]

- age como antioxidante excepcional;
- previne doença coronariana, acidente vascular cerebral e câncer;
- aumenta a elasticidade e a resistência de vasos sangüíneos;
- inibe a inflamação;
- melhora a capacidade do corpo em reparar colágeno;
- reverte a aparência de envelhecimento;
- remove amilóide (causa de manchas senis e doença de Alzheimer, por exemplo).

Recomendamos uma dose de 50 a 100 mg de GSPE, duas vezes ao dia.

Ácido alfa-lipóico

A vitamina C é o nosso principal antioxidante solúvel em água e a vitamina E, o principal solúvel em gordura. Mas o ácido alfa-lipóico (LA) atua como antioxidante solúvel tanto em água quanto em gordura. Além disso, ele parece CoQ_{10} e GSPE, ao ajudar a reciclar outros antioxidantes, como a vitamina C, vitamina E, glutationa e, até mesmo, a própria CoQ_{10}. O ácido alfa-lipóico é capaz de neutralizar a mais perigosa ROS de todas, o radical livre OH (hidroxila), bem como outros radicais livres prejudiciais.[38]

LA aumenta a utilização de glicose e a eficiência com a qual a insulina leva o açúcar para as células.[39] Na presença de radicais livres, o excesso de glicose liga-se a moléculas proteicas para formar AGEs (produtos finais avançados de glicação). AGEs são a causa de diversas condições, como cataratas e manchas senis na pele. LA retarda ou reverte sua formação, bem como de muitos outros tipos de AGEs relacionados à idade.

Em conseqüência da segurança de LA, há uma ampla faixa de dosagens sugeridas. Para adultos saudáveis, 50 a 100 mg, uma ou duas vezes ao dia, devem ser suficientes. Para aqueles que desejam tentar corrigir a intolerância à glicose ou a síndrome metabólica (ver Capítulo 9), recomendamos de 100 a 300 mg. Para diabéticos, a dose recomendada é de 300 a 600 mg, ao passo que diabéticos com neuropatia (lesão nos nervos) devem tomar, no mínimo, de 600 a 900 mg por dia, até o desaparecimento dos sintomas.

Carnosina

Carnosina é uma pequena molécula proteica encontrada naturalmente no corpo, composta de uma molécula de alanina e uma de histidina. Apesar do tamanho pequeno, a carnosina é um potente inibidor da formação de AGE. Como o ácido lipóico, a carnosina também pode proteger as células de ligações cruzadas de proteína e DNA. Ela pode prolongar a vida das células em cultura e rejuvenescer células envelhecidas (senescentes). A carnosina inibe o acúmulo tóxico de peptídeos amilóides oriundos de resíduos, que leva a vários processos patológicos, como doença de Alzheimer e diabetes tipo 2; portanto, pode ser útil na prevenção ou no tratamento dessas doenças. A ligação cruzada de proteína com açúcar (AGEs) ou proteína com DNA é um sinal do processo de envelhecimento; portanto, alguns cientistas especulam que a carnosina pode ser um potente nutriente antienvelhecimento.[40] Recomendamos que adultos saudáveis tomem de 500 a 1.500 mg de carnosina diariamente.

Resveratrol

Resveratrol é encontrado naturalmente no vinho tinto. Suas propriedades antioxidantes ajudam a explicar o paradoxo francês: por que a dieta francesa, tipicamente muito rica em gorduras saturadas nocivas à saúde, encontradas na manteiga e no queijo, **não** está associada à incidência elevada de cardiopatia coronariana.[41] Assim como os antioxidantes previamente discutidos, resveratrol pode proteger o corpo do ataque de radicais livres ao impedir a formação de ROS altamente perigosas, mesmo depois que as células são expostas à fumaça de cigarro. O resveratrol protege o DNA do dano de radicais livres, por isso pode ter papel relevante na proteção das células contra a transformação maligna induzida pelo ambiente.[42]

A maioria dos tipos de câncer e de doenças crônicas em geral é o resultado final de anos de dano ambiental em indivíduos com predisposição genética. Resveratrol, CoQ_{10}, proantocianidinas e ácido alfa-lipóico podem atuar como potentes nutrientes quimioprotetores para ajudar as células do corpo a suportarem o ataque constante de exposição aos radicais livres. Recomendamos 400 mg de resveratrol diariamente, como suplemento quimioprotetor e antienvelhecimento.

SUPLEMENTOS ESPECÍFICOS

Luteína

Nossa visão mais nítida ocorre quando a luz é focada sobre uma pequena região amarela, circular, no centro da retina, conhecida como **mácula lútea**. Essa área minúscula, onde a energia luminosa se transforma em sinais elétricos para a transmissão ao cérebro, é uma região de intensa atividade metabólica. É preciso uma concentração elevada de antioxidantes para neutralizar o dano de elétrons de alta energia extraviados, que inevitavelmente se desprendem dos diversos mecanismos de transporte de elétrons dentro da mácula. No decorrer de décadas, esse dano acumula-se e pode levar à degeneração macular relacionada à idade (DMRI), a principal causa de cegueira em países desenvolvidos.

A luteína é um bioflavonóide encontrado naturalmente em muitas frutas e verduras. Ingerir uma dieta rica em luteína e outros bioflavonóides naturais, encontrados em produtos agrícolas de cor viva, pode ajudar a prevenir ou retardar a ocorrência de DMRI.[43] Milho e vegetais de folhas verdes são particularmente ricos nesses nutrientes. Em alguns grupos estudados, houve uma diferença de até dez vezes na ocorrência de gânglios moles (depósitos iniciais de resíduos na retina que costumam resultar em DMRI) entre indivíduos que têm as maiores e as menores concentrações de luteína.[44] Para proteção contra a degeneração macular e saúde visual, recomendamos 6 mg de luteína suplementar diariamente.

I3C (Indole-3-carbinol)

Grande parte do risco de câncer associado ao estrogênio resulta de um produto da quebra do estrogênio, 16αOHE1 (16-alfa-hidroxiestrona), enquanto outro produto da quebra do estrogênio, 2OHE1 (2-hidroxiestrona), previne o câncer. Como discutido no Capítulo 20, a proporção entre esses dois (a proporção 2:16) pode ser um biomarcador útil para o risco de câncer vinculado ao estrogênio. O fato de o estradiol transformar-se no tipo mais benéfico ou nocivo é determinado pelo nível de atividade de uma enzima hepática conhecida como CYP1A1. A ingestão de vegetais crucíferos como brócolis, repolho e couve-de-bruxelas ativa CYP1A1, levando a uma proporção 2:16 mais segura. O ingrediente ativo responsável por esse efeito benéfico é conhecido como indole-3-carbinol (I3C).[45]

Para uma proporção 2:16 mais saudável, devemos incluir quantidades generosas de vegetais crucíferos na alimentação diária. Outros nutrientes alimentares que melhoram a proporção 2:16 são os ácidos graxos poliinsaturados Ômega-3, encontrados no peixe, e lignanas encontradas em alimentos como sementes de linhaça.[46] I3C também existe na forma de suplemento.

Ao fazer o teste genômico (genes), podemos também descobrir se o indivíduo é portador de uma variação genética comum da enzima CYP1A1, o que o tornaria mais susceptível ao risco relacionado ao estrogênio. Plásticos e pesticidas são pseudo-estrogênios ambientais (ou **xenoestrogênios**, como são denominados), que precisam ser metabolizados pela via da CYP1A1. Os portadores dessa variação genética devem limitar a exposição aos xenoestrogênios ambientais e consumir uma dieta rica em vegetais crucíferos e PUFAs Ômega-3.[47]

Resumo de recomendações

Suplementos universais (necessários a todos)[48]

Nutriente	RDA (ingestão diária recomendada)	ONA (valores nutricionais ideais)
Vitamina A (UI)	2.660 (mulheres) 3.330 (homens)	5.000
Vitamina D (UI)	200-600	600-2.000
Vitamina E (UI)	22-33	400-800
Vitamina K (UI)	90 (mulheres); 120 (homens)	90-120
B_1 (tiamina) (mcg)	1,1 (mulheres); 1,2 (homens)	10-200
B_2 (riboflavina) (mcg)	1,1 (mulheres); 1,3 (homens)	10-100
B_3 (niacina) (mcg)	14 (mulheres); 16 (homens)	20-100
B_6 (piridoxina) (mcg)	1,3-1,5 (mulheres); 1,3-1,7 (homens)	50-100
B_{12} (cobalamina) (mcg)	2,4	10-25
Ácido fólico (mcg)	400	400-800
Vitamina C (mcg)	75 (mulheres); 90 (homens)	500-2.000
Cálcio (mg)	1.000-1.200	1.000-1.500
Magnésio (mg)	320 (mulheres); 420 (homens)	400-600
Ferro (mg)	15-18 (mulheres pré-menopausa); 8 (mulheres pós-menopausa); 8 (homens)	15 (mulheres pré-menopausa); 0 (mulheres pós-menopausa); 0 (homens)
Zinco (mg)	12 (mulheres); 15 (homens)	15-30
Cobre (mg)	0,9	0,5-4
Selênio (mcg)	55	100-250
Manganês (mg)	1,8 (mulheres); 2,3 (homens)	2-5
Cromo (mcg)	20-25 (mulheres); 30-35 (homens)	120-200
EFAs Ômega-3 (mg)	1.100 (mulheres); 1.600 (homens)	EPA 1.000-3.000 DHA 700-2.000

O I3C suplementar pode proteger contra os tipos de câncer sensíveis ao estrogênio, como câncer de mama, em mulheres, e de próstata, no homem. A maioria dos indivíduos deve tomar 200 mg diariamente. Portadores de variações genéticas de CYP1A1 ou outras evidências de uma tendência genética ao câncer

Suplementos supernutrientes (úteis a quase todos)

Suplemento	Quantidade
Coenzima Q_{10}	30-100 mg 2/dia
Extrato de sementes de uva	50-100 mg 2/dia
Ácido alfa-lipóico	50-100 mg 2/dia
Carnosina	250-500 mg 2-3/dia
Resveratrol	200 mg 2/dia

Suplementos específicos (recomendados para condições específicas)

Suplemento	Indicação	Dose diária
Luteína	Saúde visual	6 mg
I3C	Prevenção do câncer de mama e de próstata	200 mg
Licopeno	Prevenção de doença prostática	10-30 mg
Serenoa repens	Prevenção de doença prostática	320 mg
Extrato de alho	Coração, pressão arterial	1.600 mg
Arginina	Coração, pressão arterial	6.000-9.000 mg
Vimpocetina	Memória	10-20 mg

sensível ao estrogênio (por exemplo, história familiar positiva) devem aumentar a dose para 300 a 400 mg ao dia.

Licopeno e Saw Palmetto

Licopeno é um bioflavonóide derivado, principalmente, de vegetais e frutas vermelhas, como tomates e seus derivados. Em um grande estudo prospectivo de profissionais da área de saúde, associou-se o consumo de licopeno à leve redução no risco de câncer de próstata.[49] O molho de tomate pareceu mais protetor do que os tomates frescos, embora a redução do risco fosse modesta. Homens que consumiam molho de tomate duas vezes por semana tinham probabilidade 23% menor de desenvolver câncer de próstata do que aqueles que o consumiam menos de uma vez ao mês.[50]

Licopeno está disponível como suplemento nutricional. Em conseqüência de sua disponibilidade imediata quando ingerimos molho de tomate, a suplementação não é especificamente recomendada, a menos que se tenha maior risco de câncer de próstata (por exemplo, uma história familiar positiva), em que sugerimos de 10 a 30 mg por dia.

Após os 50 anos, mais homens percebem sintomas urinários irritantes, como maior freqüência, redução do fluxo, gotejamento e noctúria (necessidade de urinar durante a noite). Esses sintomas são causados pelo aumento inofensivo da próstata, conhecido como BPH (hiperplasia prostática benigna) ou prostatismo. As opções de tratamento clínico convencional lançam mão, sobretudo, do uso de fármacos prescritos como finasterida (*Proscar*) ou tamsulosina (*Flomax*). Em geral, esses medicamentos são eficazes para aliviar os sintomas de BPH, mas são onerosos e podem ter efeitos colaterais. Vários estudos clínicos constataram que o extrato de saw palmetto (palmeira nativa da Flórida, também conhecida como palmeira-anã ou *Serenoa repens*), funciona tão bem quanto os fármacos prescritos para o tratamento de BPH por um preço bem menor e menor incidência de efeitos colaterais.[51]

Não sabemos ao certo se essa planta pode impedir o aparecimento de sintomas de BPH ou se protege contra o câncer de próstata, mas, sem dúvida, é relevante no tratamento de sintomas de prostatismo, quando estes ocorrem. Devem ser tomados 160 mg de *Serenoa repens* duas vezes ao dia.

Alho

Pressão arterial elevada, ou hipertensão, é uma causa importante de óbito e incapacidade nos Estados Unidos. Embora 140/90 seja o limite máximo usual para pressão arterial “normal”, o ideal pode ser 11/70. Mesmo reduções modestas de 3 a 5 mm na pressão arterial associam-se a benefícios significativos para a saúde. Experimentos animais mostram claramente que o alho consegue reduzir a pressão arterial.[52]

Além disso, ele protege contra patologias mediadas por radicais livres, danos relacionados ao processo de envelhecimento, exposição à radiação e a produtos químicos, e exposição a longo prazo a toxinas ambientais. O consumo de extrato de alho pode reduzir o risco de doença coronariana, acidente vascular cerebral e doença de Alzheimer.[53] Recomendamos 1.600 mg de alho maduro, sem odor (fresco, não empacotado), diariamente.

Arginina

Arginina é um aminoácido essencial que atua como principal doador de nitrogênio para muitas reações bioquímicas no corpo, como a formação de óxido nítrico (NO), um gás com meia-vida curtíssima de apenas 5 segundos no corpo. Durante esse breve intervalo, NO leva as células musculares lisas nas paredes das artérias a dilatarem. Ao tomarmos suplemento de arginina, asseguramos que haverá matéria-prima suficiente para a síntese de NO.[54]

Com a dilatação de artérias, há mais fluxo sangüíneo disponível aos tecidos. Entre os efeitos benéficos da arginina, estão o melhor fluxo sangüíneo para o coração e o cérebro, a menor pressão arterial e uma melhor ereção no homem.

Doses típicas de arginina ficam entre 2 e 18 g. Em conseqüência do grande volume envolvido, costuma ser consumida na forma de pó. Para a maioria das pessoas, recomendamos de 6 a 9 g por dia.[55]

Vimpocetina

Vimpocetina é um potente ativador da memória. Melhora o fluxo sangüíneo cerebral, aumentando a produção de ATP (energia) nas células cerebrais e a utilização de glicose e oxigênio. A vimpocetina é derivada de um extrato de pervinca.

É conhecida na Europa como tratamento para problemas de memória, acidente vascular cerebral agudo e muitas outras condições neurológicas. Basta uma dose de 10 a 20 mg de vimpocetina para melhorar a memória em curto prazo, como vários estudos científicos já confirmaram.

22

MEXA-SE: O PODER DO EXERCÍCIO

Há décadas acumulam-se provas dos profundos benefícios do exercício aeróbico (ativo, "com oxigênio") e anaeróbico (musculação).[1] Os índices de patologia e óbito são dramaticamente reduzidos para todas as principais doenças progressivas, como doença coronariana, acidente vascular cerebral, diabetes tipo 2 e câncer. Os seres humanos evoluíram para ser fisicamente ativos, e parte da moderna epidemia de doenças degenerativas resulta do estilo de vida excessivamente sedentário de nossa sociedade. A mensagem mais coerente que descobrimos, ao intensificarmos as pesquisas sobre o corpo e o cérebro, é simplesmente esta: use-o ou ele acaba.

Resumindo: apenas há alguns séculos, a maioria de nossos ancestrais passava a vida caçando. O DNA do homem do século XXI é igual ao de nossos progenitores em mais de 99,99%. Eles se exercitavam muito. Corriam, escalavam e caminhavam. Seu corpo – leia-se, **nosso** corpo – sobreviveu nesse esquema intenso. As revoluções biotecnológica e nanotecnológica acabarão nos dando os meios para mudarmos nossa herança genética, mas, enquanto isso, permaneceremos presos em corpos que requerem exercício regular para seu funcionamento ideal.

OS BENEFÍCIOS DO EXERCÍCIO

O dr. Ron Klatz, presidente da American Academy of Anti-Aging Medicine, e o dr. Robert Goldman, presidente do Conselho de Administração daquela instituição e da National Academy of Sports Medicine, identificaram os seguintes benefícios do exercício:

- reduz o risco de doença coronariana;
- reduz a pressão arterial;
- aumenta a resistência de ligamentos e tendões;
- reduz o estresse e ajuda a aliviar a depressão;
- melhora o sono;

- reduz o risco de vários tipos de câncer (entre os quais, de cólon, próstata e mama);
- melhora a aparência física;
- melhora a auto-estima;
- fortalece os ossos, reduzindo o risco de osteoporose;
- aumenta a energia.

Analisemos os resultados de um estudo de oito anos, publicado no *Journal of the American Medical Association*.[2] Os pesquisadores dividiram os 13.344 participantes em cinco categorias de condicionamento físico, segundo seus hábitos de exercício: categoria 1, sedentários (nenhum programa regular de exercício); categorias 2 e 3, condicionamento físico médio (caminhar 30 a 60 minutos por dia, quatro a cinco vezes por semana); e categorias 4 e 5, condicionamento físico elevado (caminhar ou correr 30 a 50 quilômetros ou mais por semana).

Os resultados foram surpreendentemente dramáticos. Houve ganhos significativos entre os participantes de baixo e médio condicionamento físico e, também, entre os de médio e alto. Os maiores ganhos foram entre aqueles de condicionamento baixo e médio, indicando que mesmo o exercício moderado regular traz imensos benefícios. As taxas gerais de mortalidade para os praticantes de exercício médio foram 60% menores do que as do grupo sedentário. O óbito por doença coronariana, em homens, caiu em mais de dois terços. Houve mais benefícios para homens e mulheres na categoria de condicionamento físico elevado, sobretudo em relação à doença coronariana.

O condicionamento físico reduz o risco de doença associado a muitos outros fatores de mortalidade, entre os quais obesidade, tabagismo e pressão arterial elevada. Um estudo de 1999, publicado no *American Journal of Clinical Nutrition*, por exemplo, constatou que homens obesos, condicionados, tinham **menor** probabilidade de morrer de doença coronariana e outras causas do que homens magros, sem condicionamento físico.[3] Outro estudo acompanhou mais de 25 mil homens e 7 mil mulheres para quantificar a relação entre condicionamento físico e mortalidade cardiovascular, dentro de estratos de outras características pessoais que predispõem à mortalidade precoce.[4] Os resultados mostraram apenas dois fatores de mortalidade estatisticamente independentes para homens e mulheres: tabagismo e condicionamento físico baixo. Além disso, segundo os pesquisadores, "indivíduos com condicionamento físico com qualquer combinação de tabagismo, pressão arterial elevada ou nível de colesterol elevado tinham menores índices de mortalidade ajustada do que aqueles com baixo condicionamento físico sem nenhuma dessas características".

Mesmo com esse volume de evidências como estímulo, 72% de mulheres e 64% de homens americanos não praticam atividade física regular. Em conseqüência, o foco de muitos debates é que basta **pouquíssimo** exercício para gerar algum efeito benéfico. Quanto menor a meta, maior a probabilidade de uma população amplamente sedentária inspirar-se para atingi-la. Em um editorial de 2003, discutindo parte dessa pesquisa, um pesquisador da Harvard Medical School enfatizou que o "nível modesto e possível" de 30 minutos por dia pode ter efeito significativo para mulheres, e mesmo uma ou duas horas **por semana** de atividade moderada pode reduzir os índices de cardiopatia coronariana e mortalidade prematura.[5]

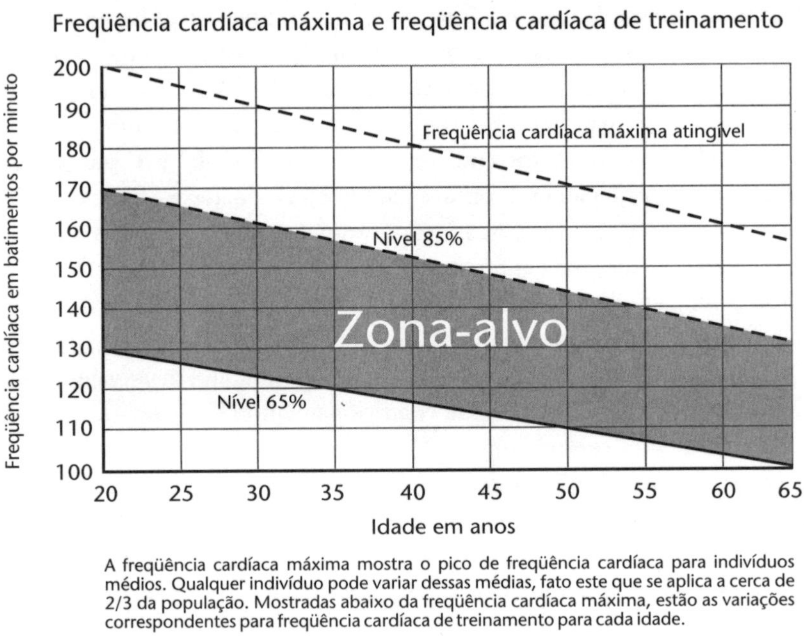

Figura 22-1. Adaptado do quadro da American Heart Association

EXERCÍCIO AERÓBICO

A base do programa de exercícios deve ser o exercício aeróbico regular, que tem por objetivo elevar a freqüência cardíaca e respiratória e, como o nome sugere, resulta em maior consumo de ar (oxigênio). Os exercícios aeróbicos, como caminhada, natação, ciclismo, remo e esqui *cross-country*, reduzem significativamente o risco de doença cardiovascular, câncer e outras patologias, além de proporcionarem benefícios imediatos em termos de perda de peso, redução da hipertensão, melhoria do sono e do humor. Os exercícios aeróbicos regulares também podem reduzir níveis elevados de triglicerídeos e melhorar os níveis de HDL, o "bom" colesterol.[6]

Um aspecto-chave do exercício aeróbico é que ele envolve esforço rítmico e contínuo dos grandes músculos superiores ou inferiores do corpo durante, no mínimo, 20 minutos. Além disso, aumenta a freqüência cardíaca e a demanda de oxigênio, mas é sustentável por um período de tempo prolongado. Embora haja alguns benefícios cardíacos oriundos do esforço significativo envolvido em esportes intermitentes, como o tênis e o basquete, estes não são formas ideais de exercício aeróbico. Consideramos tais esportes mais como complementos de um programa regular de exercício aeróbico, e não seu componente principal.

Durante o exercício aeróbico, o indivíduo deve manter a freqüência cardíaca de treinamento, entre 50% e 75% da freqüência cardíaca máxima atingível, que se pode estimar como 220 menos a idade do indivíduo, segundo o American College of Sports Medicine (ACSM) e a Mayo Clinic.[7] Assim, por exemplo, se você tem 40 anos, teoricamente sua freqüência cardíaca máxima é de 180, e os valores de treinamento ficariam entre 90 e 135 batimentos por minuto.[8]

A melhor maneira de determinar a freqüência cardíaca é utilizar um cronômetro esportivo que forneça a leitura da pulsação. Caso contrário, você deverá interromper brevemente seu exercício e medir sua pulsação durante 15 segundos, depois multiplicar esse valor por 4. É importante tomar o pulso assim que interromper o exercício, porque a freqüência cardíaca diminui imediatamente. Depois de estimar a freqüência cardíaca, continue com a rotina de exercícios.

Caminhar é o exercício aeróbico ideal. Praticamente todos podem fazê-lo em qualquer lugar. Não é muito difícil elevar a freqüência cardíaca até a faixa de treinamento de forma sustentada, e a caminhada não impõe tensão excessiva às articulações.

PRECAUÇÕES DE SEGURANÇA

Não há nada incomum no estilo ou técnica de caminhar, exigido para alcançar resultados. Contudo, existem algumas considerações para definir um programa de exercício seguro e eficaz.

CONSULTE O MÉDICO. Antes de iniciar qualquer programa de exercício regular, consulte o profissional de saúde, que pode aconselhá-lo quanto a quaisquer considerações especiais em relação à sua saúde e condição física. Isso é essencial se você tiver indicações de doença coronariana ou outra doença grave, se estiver na meia-idade ou for mais velho e se não praticou atividade física antes.

TESTE DE ESFORÇO. A American Heart Association recomenda um teste de esforço para indivíduos com mais de 40 anos, se eles tiverem dois ou mais fatores de risco coronarianos, como sexo masculino, história familiar, tabagismo, hipertensão, colesterol elevado, diabetes ou estilo de vida sedentário, ou se apresentaram resultados anormais em exames físicos. A ACSM diferencia homens e mulheres em suas diretrizes para testes de esforço no início de um programa de exercício, bem como níveis de esforço. Segundo a ACSM, se você é homem com menos de 40 anos ou mulher com menos de 50, sem sintomas de cardiopatia coronariana, pode dar início a um programa moderado sem teste. Contudo, a ACSM recomenda o teste de esforço para todos os homens com 40 anos ou mais e mulheres com 50 ou mais que pretendam começar um programa vigoroso.[9]

Como discutimos no Capítulo 15, o teste de esforço é um eletrocardiograma (ECG) monitorado continuamente por 10 a 15 minutos, enquanto a pessoa se exercita em uma esteira ou bicicleta ergométrica, com dificuldade progressivamente maior. Monitora-se também a pressão arterial. O teste terminará quando o indivíduo estiver muito cansado para continuar ou diante da observação de algum sintoma (por exemplo, pressão arterial elevada fora do normal, pulsação anormal, falta de ar, dores no peito ou outro desconforto ou anormalidade no ECG). Há um certo risco no teste de esforço, embora seja mínimo, se administrado adequadamente por profissional de saúde treinado.

O teste está longe de ser perfeito. Cerca de 10% a 20% dos testes de esforço dão falsos positivos, indicando incorretamente uma anormalidade cardíaca ou arterial, e 20% a 40% geram falsos negativos, sem detectar uma anormalidade.[10] Portanto, o teste de esforço não detecta todos os casos de obstrução arterial, e quaisquer indicações positivas que ele der precisam ser confirmadas por outros testes clínicos. No entanto, pode ser um procedimento de avaliação útil que o médico ou instrutor de condicionamento físico exige antes de o indivíduo começar um programa de exercício.

COMECE AOS POUCOS. Depois de obter a permissão do profissional de saúde, o próximo passo é desfrutar o exercício. O objetivo é se exercitar regularmente e incluir a atividade em uma rotina previsível. Resistência e velocidade virão naturalmente, à medida que o condicionamento físico melhorar.

NÃO SE EXCEDA. Você deve sentir o esforço, mas, se apresentar dor nas pernas – hipersensibilidade e dor dos músculos pré-tibiais, por exemplo –, diminua o ritmo e descanse. **Se você sentir alguma dor no peito, pare imediatamente e consulte o médico**, porque talvez seja angina, indicando aterosclerose avançada. (Se a dor persistir, talvez você esteja sofrendo um ataque cardíaco.)

ESCOLHA O CALÇADO CORRETO. Não use tênis comuns, nem tênis de corrida. Escolha calçados de alta qualidade, projetados especificamente para caminhada.

AUMENTE AOS POUCOS. Se você estiver muito fora de forma, até mesmo caminhar 1 quilômetro pode ser extenuante. Apenas tente fazer um pouco mais a cada dia. A medida mais importante que cada um pode tomar é o compromisso real e permanente com um programa regular e previsível, ao passo que o excesso logo o deixará tão frustrado que você acabará desistindo.

META DA CAMINHADA. Recomendamos caminhar 5 quilômetros por dia ou mais, cinco ou mais dias por semana, embora mesmo quatro dias por semana de exercício aeróbico regular proporcionem benefícios significativos. Depois que ganhamos experiência e condicionamento físico, precisamos de cerca de 45 a 50 minutos para cada sessão continuar a gerar ganhos.

AS CINCO FASES DO EXERCÍCIO

1. **ALONGAMENTO.** É importante começar com alguns minutos de alongamento, o que ajudará a melhorar a coordenação e a amplitude de movimento, bem como o relaxamento do corpo.[11] Os alvos mais importantes do alongamento são os músculos posteriores da coxa, a região lombar inferior, o quadríceps, as tíbias, as panturrilhas e os tendões de Aquiles. Veja a seção sobre alongamento, adiante.
2. **AQUECIMENTO.** A segunda fase é o aquecimento, que envolve caminhar em ritmo fácil, cerca de 5 quilômetros por hora, durante alguns minutos. Isso permite adquirir impulso, reduzindo, portanto, aos poucos, o estresse sobre os músculos e o coração.
3. **EXERCÍCIO AERÓBICO.** A terceira fase, que deve ser a parte principal da rotina de exercício, é a aeróbica, na qual o indivíduo se exercita rigorosamente o suficiente para elevar a freqüência cardíaca à faixa de treinamento. Ela deve durar, no mínimo, 20 minutos para exercer um efeito de treinamento sobre o coração. Para cobrir, no mínimo, 24 quilômetros por semana (quando houver condicionamento físico suficiente para isso), você provavelmente desejará caminhar na faixa de treinamento durante 30 a 40 minutos por sessão. Em geral, será preciso caminhar, ao menos, 6 quilômetros por hora para atingir a faixa de freqüência cardíaca de treinamento.
4. **DESACELERAÇÃO.** Após a fase aeróbica, desacelere, caminhando novamente cerca de 5 quilômetros por hora, durante alguns minutos. Isso permite que a freqüência cardíaca retorne gradualmente ao normal e impede o acúmulo de sangue nas pernas e nos pés.
5. **RECUPERAÇÃO (ALONGAMENTO).** A quinta e última fase envolve vários minutos de alongamento para manter a flexibilidade de articulações, músculos e tendões.

PONTE TRÊS

O FUTURO DO EXERCÍCIO?

No Capítulo 15 – "A verdadeira causa da doença coronariana e como preveni-la", discutimos o projeto de Rob Freitas para reposições robóticas de células vermelhas do sangue ("respirócitos"), que serão milhares de vezes mais eficazes do que a variedade biológica. A implicação para o exercício será profunda – a resistência aumentará imensamente. Seremos capazes de correr longas distâncias em alta velocidade, enquanto respiramos apenas ocasionalmente. Esse contexto ainda virá em duas ou três décadas, mas a Intel está planejando construir moléculas de hemoglobina que transportem dez vezes mais oxigênio do que a hemoglobina natural.[12]

Indivíduos paralisados enfrentam um desafio óbvio em exercitar-se, mas novos desenvolvimentos trazem a promessa de reconectar vias neurais interrompidas para indivíduos com dano nervoso e lesões no cordão espinhal. Há muito, pensou-se que recriar essas vias seria viável apenas para pacientes com lesões recentes, porque os nervos deterioram gradualmente quando não usados. Contudo, uma descoberta recente mostra a viabilidade de um sistema neuroprotético para pacientes com lesões antigas no cordão espinhal. Pesquisadores na Universidade de Utah pediram a um grupo de pacientes com tetraplegia antiga que movessem os membros de várias maneiras e depois observaram a resposta do cérebro, usando imagem por ressonância magnética (MRI). Embora as vias neurais até os membros estivessem inativas há muitos anos, o padrão da atividade cerebral, quando tentaram mover os membros, foi bem próximo daquele observado em indivíduos sem incapacidade física.[13]

Isso dá a oportunidade de colocar sensores no cérebro de um indivíduo paralisado. Eles serão programados para reconhecer os padrões cerebrais associados aos movimentos pretendidos e, depois, estimular a seqüência adequada de movimentos musculares por meio de comunicação *wireless* (dos sensores cerebrais aos músculos). Para pacientes cujos músculos não funcionem mais, já existem projetos para sistemas nanoeletromecânicos (NEMS), capazes de expandir e contrair, para substituir músculos danificados, e que podem ser ativados por nervos reais ou artificiais. Rob Freitas também imagina "nanomotores [que] poderiam ser implantados em músculos para torná-los mais potentes".[14] Esperamos ver sistemas semelhantes a esses surgindo na próxima década.

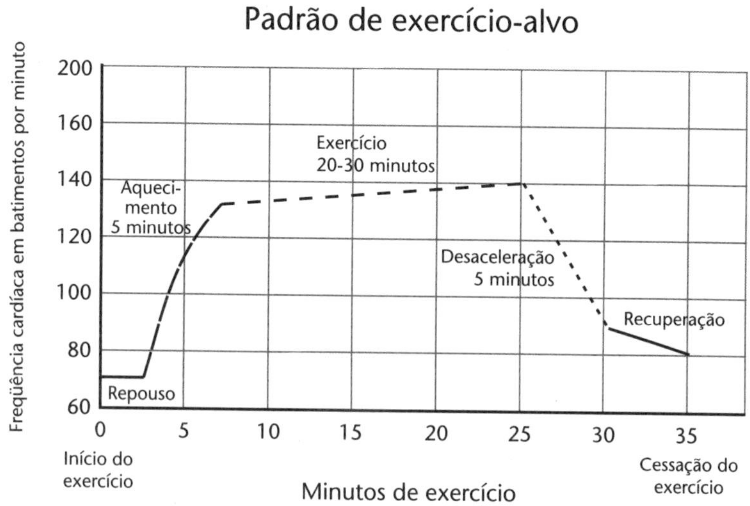

Figura 22-2.

MANEIRAS DE INTENSIFICAR O EXERCÍCIO AERÓBICO DE BAIXO IMPACTO

Há várias maneiras de intensificar o exercício aeróbico enquanto ainda se mantém um nível baixo de impacto. Você pode balançar os braços vigorosamente, o que aumentará a freqüência cardíaca e, também, o consumo de calorias em 5% a 10%.

É possível fazer caminhada alternada: alternar vários minutos de marcha rápida com vários minutos em ritmo mais moderado. Isso também aumenta a freqüência cardíaca e torna a atividade mais interessante. Se você puder caminhar na areia, aumentará o gasto de calorias em até 30%. Ou caminhar em uma superfície com inclinação de 10%, o que praticamente dobra o consumo de calorias.

Obviamente, apenas em uma obra de arte de M. C. Escher é que se pode subir uma ladeira indefinidamente sem cair.[15] Para obter esse efeito na vida real, uma esteira poderá ser usada. O máximo em caminhada ascendente é subir escadas. Contudo, é preciso ter cautela – subir degraus de metal ou concreto implica alto risco de lesões graves. Uma opção mais segura é a máquina de *step*. Ao fazer dois *step* por segundo, um indivíduo de 68 quilos pode queimar mais de mil calorias por hora.

Outra maneira eficaz de aumentar tanto a freqüência cardíaca quanto a queima de calorias é carregar pesos de mão (a menos que o indivíduo seja portador de doença coronariana, hipertensão ou problemas nas costas de qualquer tipo), de 1/2 ou 1 quilo, e manter um padrão controlado de movimentos dos braços. Não balance os pesos intensamente.

Tabela 22-1. Consumo calórico por hora de caminhada

Consumo de calorias por hora					
Peso (kg)*	3 mph	3,5 mph	4 mph	4,5 mph	5 mph
45,3	162	181	201	306	413
54,4	195	218	241	367	496
63,5	228	254	281	429	578
72,5	260	291	322	490	661
81,6	293	327	362	552	744
90,7	326	364	402	613	827

Consumo de calorias por hora de caminhada em superfície nivelada, sem pesos de mão.

* Valores aproximados convertidos para quilo. No original, a unidade de medida adotada é libra. [N.E.]

Tabela 22-2. Consumo calórico por hora de caminhada em superfície inclinada

Consumo de calorias por hora			
Peso (kg)*	Superfície plana	Superfície com 5% de inclinação	Superfície com 10% de inclinação
45,3	162	229	296
49,8	179	252	326
54,4	195	275	355
58,9	212	298	385
63,5	228	321	141
68,0	244	345	445
72,5	260	367	474
77,1	276	389	503
81,6	293	413	533
86,1	309	435	562
90,7	326	459	593

O consumo de calorias por hora de caminhada, 5 quilômetros por hora, quase dobra em uma superfície com 10% de inclinação.

* Valores aproximados convertidos para quilo. No original, a unidade de medida adotada é libra. [N.E.]

OPÇÕES DE BAIXO IMPACTO

Embora jamais desencorajemos aqueles que correm regularmente de praticar essa excelente atividade aeróbica, é importante destacarmos algumas desvantagens da corrida moderada e da corrida intensa. Elas são, em essência, uma série de saltos, e cada um deles transmite uma carga aos pés e pernas igual a três vezes ou mais o peso do indivíduo. A força sobre os pés é ainda maior, até 30 vezes a força da gravidade. Isso envia uma onda de choque pelo corpo a 320 quilômetros por hora, a qual é absorvida pelos ossos e tecidos moles.[16]

Tudo isso gera tensão cumulativa sobre o corpo, sobretudo pés, tornozelos e parte inferior das pernas e joelhos. Com o tempo, a atividade pode causar hipersensibilidade e dor nos músculos pré-tibiais, tendinite, fraturas por esforço, dificuldades ortopédicas e outros problemas. Uma grande porcentagem de corredores desenvolve lesões, algumas graves.[17] Até certo ponto, o potencial de lesão é reduzido pelo desenvolvimento de calçados para corrida bem projetados. Recomendamos adquirir calçados adequados se você deseja praticar essa modalidade de exercício. Além disso, é melhor correr em superfícies relativamente macias, como terra, grama ou pista de corrida, em vez de optar pelo concreto. Contudo, não há dúvida de que é possível obter grandes benefícios aeróbicos com a corrida e ela, sem dúvida, é eficaz.

A natação também é de baixo impacto, embora seja importante usar a modalidade adequada. Uma vantagem da natação é o fato de que mover os membros na água é mais fácil, em conseqüência da redução significativa no peso aparente. É por isso que a natação e a hidroginástica (exercícios na água, usando uma bóia) são as modalidades ideais de exercício para os idosos e outros que sofrem de lesões e enfermidades nas articulações e nos músculos. Além disso, a natação é excelente para indivíduos ativos que, por causa de lesão, não podem continuar os exercícios usuais. Visto que a natação é uma modalidade de atividade aeróbica sem sustentação de peso, é muito menos estressante para o corpo do que outras modalidades de exercício.

Aulas aeróbicas podem ser ideais, mas aconselhamos a modalidade de baixo impacto. Um instrutor competente o orientará nas fases de alongamento, aquecimento, exercício aeróbico e desaceleração. A dança aeróbica também é agradável; mover-se ao som da música pode ajudar a manter tanto o impulso quanto a motivação.

O ciclismo é aeróbico e de baixo impacto, se usarmos a modalidade adequada. Uma desvantagem é a mudança rápida do esforço de alta intensidade para baixa. Ciclistas experientes conseguem manter um gasto de energia relativamente constante durante as mudanças de marcha necessárias, mas isso, como indicado, exige experiência. A prática de exercício aeróbico contínuo é simples com bicicletas ergométricas. Ao praticar o ciclismo ao ar livre, certifique-se de usar um capacete de proteção e evite vias com tráfego intenso.

Tabela 22-3. O valor de queima calórica para diversas modalidades de exercício

	Por hora			
Atividade	Indivíduo com 55 kg*	Indivíduo com 68 kg	Indivíduo com 77 kg	Indivíduo com 86 kg
Esqui *cross-country* em aclive	897	1.121	1.270	1.420
Squash	694	867	983	1.009
Corrida (6,7 mph)	632	790	895	1.000
Pular corda (80 por minuto)	537	671	760	850
Natação (*crawl* rápido)	511	638	723	808
Basquete	452	565	640	715
Dança aeróbica (intensa)	442	552	626	700
Caminhada (escalar montanhas com carga de 5 kg)	422	528	598	668
Esqui (*cross-country* moderado)	389	487	552	617
Tênis	357	446	505	565
Dança aeróbica (média)	337	421	478	534
Ciclismo (9,4 mph)	327	409	464	518
Caminhada (ritmo normal)	262	327	371	415
Canoagem (entretenimento)	144	180	204	228
Escrever (sentado)	95	119	134	150
Ficar em pé	88	110	125	140
Comer (sentado)	75	94	107	119
Repousar (deitado)	72	90	102	114

Dados: McArdie, W. D.; Katch, F. I. e Katch, V. L. *Exercise Physiology: Energy Nutrition and Human Performance.* 3. ed. Filadélfia: Lea e Febiger, 1991.

* Valores aproximados convertidos para quilo. No original, a unidade de medida adotada é libra. [N.E.]

Finalmente, o esqui *cross-country* é uma modalidade ideal de exercício, que proporciona condicionamento para as partes superior e inferior do corpo. É intenso e revigorante, sobretudo em um adorável campo coberto de neve. A única desvantagem é que nem sempre pode ser praticado. Outro exercício que usa tanto a parte superior quanto a inferior do corpo é o remo (em barco ou em aparelho). Novamente, a modalidade adequada é essencial para evitar lesão na região lombar.

PONTE TRÊS

FORTALECER O ESQUELETO

O esqueleto é o sistema corporal que mais sofre com o exercício. A tecnologia atual inclui antiinflamatórios e, em casos mais graves, cirurgia. Ambas as abordagens têm sérias limitações. Em uma demonstração impressionante, uma equipe de pesquisa da Northwestern University projetou moléculas que se transformam em uma estrutura com as características básicas do osso humano em escala nanométrica.[18] Jeffrey D. Hartgerink, o principal autor de um artigo na revista *Science* que descreve a pesquisa, disse: "Recriar a estrutura óssea natural em escala nanométrica [...] é o que nos propusemos a fazer com os experimentos, e conseguimos". A estrutura tridimensional inclui características como nanofibras de colágeno, que promovem a infusão com cálcio e outros minerais, como o osso normal.

Uma aplicação promissora para reparar ossos fraturados é substituir a cirurgia por uma simples injeção de material auto-aglutinante, em forma de gel, na área danificada. O professor Sam Stupp, que lidera o projeto, descreve o objetivo: "Começamos com algo líquido, injetável, mas que, por meio dos processos de auto-aglutinação e mineralização, transforma-se em material rígido, semelhante ao osso".

Por fim, a Nanotecnologia permitirá a manutenção e melhoria contínua do esqueleto. Nano-robôs interligados proporcionarão a capacidade de ampliar e, em última instância, substituir os ossos, superando o processo de envelhecimento. Hoje, a substituição de partes do esqueleto requer cirurgia dolorosa, mas sua substituição por meio de nano-robôs internos poderá ser um processo gradativo e não invasivo. O esqueleto humano versão 2.0 será forte, estável e capaz de se auto-reparar.

Os intensos benefícios de superar incapacidades e doenças graves manterão essas tecnologias em rápido desenvolvimento, mas as aplicações médicas representam apenas a fase inicial de adoção. À medida que as tecnologias se estabelecerem, não haverá barreiras para usá-las em prol de uma vasta expansão das capacidades humanas. Para nós, expandir nosso potencial é exatamente a distinção primordial de nossa espécie.

ADQUIRIR O HÁBITO

Depois da segurança, a consideração mais importante em um programa de exercícios é a regularidade. Sugerimos que você escolha uma hora do dia para se exercitar que possa tornar-se parte normal de sua rotina. Não é aconselhável o indivíduo se exercitar 30 a 45 minutos após as refeições; portanto, muitos acham conveniente exercitar-se antes do desjejum, almoço ou jantar. Também não é aconselhável exercitar-se antes de ir dormir, sobretudo para quem tem dificuldade em adormecer.

Como é desejável exercitar-se quase todos os dias, e nem sempre é possível fazê-lo ao ar livre, em conseqüência das incertezas climáticas, ser sócio de um clube ou academia pode ser instrutivo e motivador.

Além disso, é bom ter alguns equipamentos em casa. Para muitos indivíduos, essa é a maneira mais eficaz de transformar o exercício em parte regular do cotidiano. Embora oneroso, um equipamento que recomendamos é a esteira. Se sua atividade aeróbica principal é a caminhada, ter uma esteira é a maneira ideal de assegurar um programa contínuo. Caso contrário, manter um programa de caminhada regular talvez seja impossível, a menos que o clima em sua região seja bastante condescendente. A maioria dos que praticam exercícios em casa prefere a esteira à bicicleta ergométrica, a qual pode tornar-se tediosa.

Na verdade, o tédio é uma razão importante para as pessoas não conseguirem manter a rotina de exercícios. Se você encontrar a atividade certa, ela passará a ser uma parte prazerosa de seu cotidiano. Caminhar pode ser uma forma renovadora de conhecer o bairro. Entre outras maneiras de acrescentar interesse, estão a prática de exercícios na companhia de um amigo, ouvindo música ou assistindo à televisão. Ou, ainda, usando o período de exercício como momento de reflexão, uma oportunidade de deixar os pensamentos vagarem. O esforço físico aliado ao relaxamento mental é a combinação ideal para reduzir o estresse.

Talvez você queira variar a rotina – caminhar um dia, pedalar em outro –, como opção para afastar o tédio. O mais importante é desenvolver um programa agradável e prazeroso. Muitas pessoas dizem que, depois que se acostumam a uma rotina de exercícios, é horrível parar. O exercício aeróbico resulta na liberação de endorfinas, hormônios agradáveis que representam uma recompensa adicional e um incentivo para manter um programa regular.[19]

Outra razão pela qual alguns indivíduos desistem do exercício é a pressão do tempo advinda de outras responsabilidades. Todos nós temos muitas obrigações: tempo com a família, boa alimentação, exigências profissionais. Contudo, é importante observar que o exercício o compensará. As melhoras dramáticas no nível de energia, capacidade de dormir e sensação de bem-estar significam que você não está "perdendo" tempo. Na verdade, os profissionais e executivos mais atarefados e bem-sucedidos são, na maioria das vezes, os mais dedicados à rotina de exercícios.

As viagens também não devem constituir nenhum problema. O motivo pelo qual recomendamos a caminhada como base de qualquer programa de exercícios é que, embora nem sempre seja possível dispor de uma bicicleta ou piscina, muito menos de um local para a prática de esqui *cross-country*, não faltam oportunidades para caminhar. Contudo, com o crescente interesse em condicionamento físico, muitos hotéis oferecem academias de ginástica, as quais podem pesar na escolha de onde se hospedar.

Assim como em um programa de perda de peso, é importante entrar na linha e comprometer-se a continuar o exercício. Se você mantiver o programa, é inevitável que, a cada semana, sua resistência e seu condicionamento físico melhorem. Ter um registro de seu progresso poderá motivá-lo a continuar. Isso não precisa ser tedioso. Se estiver caminhando, anote a distância percorrida e o tempo gasto. Podem-se fazer essas anotações apenas uma vez por semana, para ver como a capacidade melhora com o tempo.

Não faça exercício se estiver doente, sobretudo se tiver febre. Se perder uma semana ou mais de exercícios, recomece o programa cautelosamente, depois que estiver bem de saúde. Perdemos o condicionamento físico duas vezes mais rapidamente do que o desenvolvemos; portanto, não desanime se demorar a retornar ao nível de condicionamento atingido antes da doença.

Uma última dica sobre o exercício aeróbico: aproveite todas as oportunidades de usar o corpo, evitando a variedade de dispositivos que economizam mão-de-obra que nos cerca. Use as escadas em vez do elevador. Caminhe ou pedale em vez de usar o carro para curtas distâncias. Não são substitutos para a rotina regular, mas constituem uma forma de aumentarmos o exercício.

EXERCÍCIO ANAERÓBICO

O segundo tipo de exercício que recomendamos é anaeróbico, ou treinamento de força. Ele não é apenas para homens; as mulheres também podem se beneficiar com a redução de gordura e o aprimoramento da força muscular sem aumento significativo de massa muscular. O treinamento de força é o processo pelo qual aumentamos a força e a resistência muscular.

Você pode optar por pesos livres ou aparelhos de peso. Inicialmente, recomendamos que comece com os aparelhos. A técnica adequada de levantamento e o equilíbrio são cruciais na musculação, para evitar lesões e exercitar os músculos certos.[20] Os pesos livres requerem mais técnica, equilíbrio e, às vezes, um parceiro.

A maioria das academias oferece sessões introdutórias de treinamento com aparelhos e apresentam diagramas e explicações dos exercícios. A maioria dos aparelhos modernos pode ser usada para vários exercícios. Ter um ou dois amigos para treinar pode tornar a prática divertida e, ao mesmo tempo, garantir uma avaliação de sua técnica.

Sem dor, sem lesão

Esqueça o ditado "se não há dor, não há benefício" – sem dúvida, o exercício **não pode** doer. Não há nada de prejudicial em transpirar. Na verdade, é difícil chegar à faixa de freqüência cardíaca de treinamento sem transpirar. Mas devemos evitar a dor. A dor desanima e, dependendo da origem, pode indicar lesão, angina ou outras condições que não podemos tolerar. Um simples teste para ver se você está se excedendo no esforço é o teste da fala. Se você estiver sem fôlego para conversar, é porque está se exercitando em excesso e, então, deve reduzir o ritmo.

Não se preocupe. Mulheres que fazem musculação não ficam musculosas. A expectativa é ganharem apenas cerca de 10% em tamanho muscular, depois de três a seis meses, segundo a ACSM, mas sua força pode aumentar em 30% a 50%.[21] Na verdade, a ACSM destaca que as mulheres quase sempre têm mais a ganhar funcionalmente com a musculação do que os homens, porque costumam começar a partir de um valor menor. Um programa de levantamento de peso tonifica todo o corpo e ajuda a perder peso. Além disso, para uma mulher mais velha, a musculação pode ser uma opção de estilo de vida vital para que ela mantenha a força ao caminhar, subir escadas ou carregar compras.

"Geralmente, indivíduos sedentários podem perder até 10% de massa muscular magra a cada década, após os 30 anos", disse Edward Laskowski, M.D., um especialista em reabilitação e medicina esportiva e um dos diretores do Sports Medicine Center, na MAYO Clinic, em Minnesota. "Se não se fizer nada para repor essa perda, perde-se músculo e aumenta-se a gordura", disse o dr. Laskowski. "Mas, com a prática da musculação, pode-se preservar e melhorar a massa muscular. É como ter um motor V-8, em vez de um quatro cilindros. Tem-se um motor maior para queimar mais calorias porque ele precisa de mais calorias para manter o funcionamento desse motor [maior]."[22]

ALONGAMENTO

O alongamento aumenta a amplitude de movimento das articulações. Ele não previne lesões, como outrora se pensava. À medida que envelhecemos, nossos músculos, tendões e ligamentos encurtam-se. O treinamento de flexibilidade ou alongamento pode retardar esse processo. Além disso, horas atrás de uma mesa podem resultar em um conjunto de dores causadas por músculos tensos e má postura. Mais uma vez, o alongamento durante todo o dia é a resposta.

Dicas de musculação

- Exercite-se ao menos três vezes por semana, em dias alternados.
- Certifique-se de que sabe e usa a técnica adequada de levantamento. Não se comprometa com níveis mais elevados de peso.
- Lembre-se de respirar corretamente. Descanse se estiver sem fôlego.
- Faça, ao menos, uma série de exercícios em cada um dos principais grupos musculares. Primeiro, trabalhe os grupos musculares maiores, como o peito e as costas, e, depois, os menores, como o bíceps.[23]
- Faça movimentos lentos, controlados e cuidadosos.
- Faça de 8 a 12 repetições por série.
- Varie o programa e aumente os pesos à medida que progredir.

A ACSM identifica muitos outros benefícios do treinamento de flexibilidade, entre os quais melhor desempenho físico, melhor circulação, melhor postura, alívio do estresse e melhor coordenação e equilíbrio.[24]

Eis as diretrizes da ACSM para definir um programa de flexibilidade:[25]

- aquecer primeiro para tornar os músculos flexíveis e facilitar o alongamento;
- concentrar-se nos grupos musculares principais (parte posterior e anterior das pernas, ombros, tórax etc.);
- fazer os alongamentos ao menos três vezes por semana;
- alongar os músculos lentamente até sentir um leve puxão, sem dor;
- manter cada alongamento por 10 a 30 segundos, sem desequilibrar;
- começar lentamente e intensificar.

NÃO ESQUEÇA A DIETA

Apenas o exercício não é suficiente. Por exemplo, ele não reduzirá os níveis de LDL, o "mau" colesterol no sangue.[26] Há o mito de que podemos comer qualquer coisa que desejarmos quando praticamos exercício. Mas a lista de maratonistas que tiveram ataques cardíacos súbitos, e quase sempre fatais, em conseqüência de aterosclerose avançada, é uma indicação clara de que apenas o exercício não é um antídoto para os efeitos devastadores de uma dieta rica em açúcar, amidos simples e gorduras prejudiciais, e pobre em nutrientes saudáveis. As recomendações alimentares e de exercícios do Programa de Longevidade de Ray & Terry funcionam em sinergia. A soma dos benefícios de aplicarem-se ambos os princípios é maior do que os benefícios de um e outro isoladamente.

23

ESTRESSE E EQUILÍBRIO

Não faça nada... Sente-se!
— Cartaz de meditação

Não paramos de brincar porque envelhecemos;
envelhecemos porque paramos de brincar.
— George Bernard Shaw

O medo de ataques terroristas, a proliferação de armas de destruição em massa, as tensões internacionais, sem contar os aborrecimentos do percurso matinal de casa ao trabalho – não é de se espantar que todos estejam com os nervos à flor da pele. Mas o estresse não é um fenômeno novo. Nossos ancestrais conviveram com o perigo de animais que poderiam atacar a qualquer momento, clãs vizinhos hostis e uma preocupação maior – as incertezas da próxima temporada de caça ou de plantio. Há um ou dois séculos, a vida humana era extremamente precária. Um único infortúnio, como uma doença infecciosa comum (lembre-se de que os antibióticos eram uma inovação recente), causava desastre. Mais recentemente, há as lembranças da Segunda Guerra Mundial – um período de instabilidade – e do medo de um conflito nuclear que se espalhou durante a Guerra Fria. Como Charles Dickens escreveu, a condição humana – em **qualquer** ocasião – existe inerentemente no melhor dos tempos e no pior deles.

Sempre é possível encontrar razões para nos sentirmos estressados, mas a origem predominante do estresse em nossa vida é interna. Além das substâncias que introduzimos em nosso corpo, lidar de maneira construtiva com as pressões inevitáveis da vida é o objetivo mais importante para manter a saúde e desfrutar a jornada. Parafraseando Franklin D. Roosevelt, nada temos a temer, exceto o próprio medo – e outras emoções estressantes.

É simplista demais dizer que o estresse é ruim para nós. Em muitas circunstâncias, certas formas de estresse podem ser muito nocivas à saúde. Outras situações, que consideraríamos muito estressantes, podem não ser prejudiciais e acabam se tornando, até mesmo, energizantes. Consideremos a experiência dos povos europeus durante a Segunda Grande Guerra – alguns se escondendo em túneis de metrô, enquanto suas casas eram bombardeadas; outros fugindo de casa, quando pegos entre exércitos inimigos. Porém, o índice de doença coronariana não aumentou durante aqueles anos terríveis. Ao contrário, ele sofreu uma redução dramática em países onde as rações alimentares foram impostas, enquanto o racionamento esteve em vigor.[1] Aquelas pessoas eram forçadas a comer rações de vegetais e abandonar a dieta usual de carne, bolos, manteiga e creme. Embora, por definição, a guerra seja um período de grande conflito, constatamos que os índices de suicídio costumam ser baixos em tempos de guerra e aumentam durante períodos de paz e estabilidade.[2]

Por outro lado, há muitas situações de vida – e talvez, sobretudo, nossas reações a elas – que parecem ter profundo efeito negativo sobre nossa capacidade de resistir ou superar a doença. Muitos estudos mostram que o estresse crônico é um importante fator de contribuição para a doença.[3] Contudo, pesquisas mostram a capacidade que a mente tem de auxiliar na resistência e superação da doença por meio de métodos de relaxamento, como a meditação.[4]

O QUE É ESTRESSE?

De um modo geral, estresse é a excitação do corpo e da mente diante de exigências e desafios. Pode não parecer tão ruim e, na verdade, precisamos de um pouco de desafio para evitar a apatia e o tédio. Até mesmo mudanças positivas na vida representam estresse. O termo *eustress** refere-se à nossa reação à mudança construtiva: uma promoção profissional, um prêmio, casar-se ou, até mesmo, tirar férias. O tipo de estresse que parece ser nocivo à saúde é a ativação excessiva e persistente de nossa antiga reação de resistência-ou-fuga, ou **angústia**.

Quando nossos ancestrais do período paleolítico viam-se diante de um inimigo ameaçador, animal ou humano, tinham a opção de enfrentar o perigo ou fugir; daí o termo **resistência-ou-fuga**. O processo se inicia com a percepção do perigo. Depois que se tem esse discernimento, o resto é automático. A percepção de perigo pelo corpo amigdalóide, uma região cerebral responsável por lidar com o perigo e o medo, dá início a uma reação em cadeia de alterações hormonais e neurais, que colocam o corpo em estado de prontidão para agir. O hipotálamo indica à glândula

* Estresse agradável ou curativo. [N.T.]

pituitária que produza ACTH (um hormônio do estresse), o qual, por sua vez, estimula o córtex adrenal a produzir cortisol. Este é transportado pela corrente sangüínea e causa um aumento dramático, porém temporário, no metabolismo (energia) e na estimulação dos centros de memória do cérebro, para funcionarem com maior rapidez. Um reflexo espinhal indica às glândulas adrenais que produzam adrenalina e noradrenalina, também conhecidas como epinefrina e norepinefrina.

Esses hormônios têm efeito dramático sobre o corpo. Eles praticamente interrompem o processo digestivo e aumentam a pressão arterial, o açúcar no sangue, os níveis de colesterol, os níveis de fibrinogênio (que agiliza a coagulação) e as freqüências cardíaca e respiratória. Entre outros efeitos, estão a dilatação das pupilas e a mobilização de reservas energéticas internas para a possibilidade de lidar com extremo esforço físico.[5]

O mecanismo de resistência-ou-fuga é uma daquelas adaptações que foram úteis para a sobrevivência de nossa espécie, durante o período de evolução de nosso corpo. De vez em quando, ainda é um mecanismo útil, mas sua ativação contínua e persistente é um fator que contribui para doença coronariana, diabetes tipo 2, acidente vascular cerebral, câncer, artrite reumatóide, depressão e aceleração do envelhecimento.[6] Se o corpo ficar em estado constante de emergência, os efeitos temporários tornam-se crônicos (por exemplo, aumento da pressão arterial e do colesterol, e redução do fluxo sangüíneo para o fígado e órgãos digestivos).[7] Como analisamos no Capítulo 19, níveis elevados de cortisol aceleram uma ampla faixa de processos de envelhecimento.

A VOLTA DA PERSONALIDADE TIPO A

A chamada personalidade tipo A, que ganhou publicidade em meados da década de 1970, descreve o indivíduo motivado, excessivamente ambicioso, impaciente, competitivo, agressivo, sempre trabalhando para cumprir um prazo final e, geralmente, viciado em trabalho.[8] Por outro lado, personalidades tipo B são descritas como relaxadas, tranqüilas, receptivas e complacentes. Estudos iniciais sugeriram que ter personalidade tipo A era fator de risco para o desenvolvimento de doença coronariana. Estudos mais recentes colocaram em dúvida essa afirmação, ao menos na forma como foi originalmente definida. Pesquisas contemporâneas indicam que, de todos os aspectos que compõem o clássico padrão tipo A, os únicos que parecem estar relacionados ao maior risco de doença coronariana são aqueles que envolvem raiva, cinismo e hostilidade.[9] Indivíduos com temperamento colérico e/ou natureza desconfiada, irritada e hostil têm maior probabilidade de morrer de doença coronariana. Outras características do tipo A, como competitividade, ambição e, até mesmo, o vício em trabalhar, não foram comprovadas como fatores de risco.

Um estudo de caso

Aos 71 anos, Woody Strong foi diagnosticado com câncer inoperável por especialistas, em Denver. Deram-lhe um ano de vida. Após refletir sobre a situação, ele decidiu que o único lugar no qual desejava passar seu último ano de vida era o Nepal, entre seus muitos amigos. Muitos nepaleses deram-lhe o nome de "pai" por causa de sua bondade e a ajuda freqüente que dele recebiam, com materiais escolares e hospitalares.

Enquanto estava no Nepal, sua "família" nepalesa o convenceu a visitar um curandeiro famoso na remota região do Everest. Com uma profunda mistura de ceticismo e respeito pelo desejo dos amigos, Woody concordou. Nos cinco dias seguintes, ele passou por uma cerimônia de cura intensiva. Ria e chorava e transpirava muito "sem nenhum motivo". Ao final da cerimônia, o lama disse a Woody que ele estava "curado".

Pouco depois, ele retornou a Denver para um exame rotineiro. Para surpresa de seus oncologistas, o câncer sofrera uma "regressão espontânea". O lama lhe dissera a verdade – o câncer desaparecera! Woody passou a dedicar a vida à construção de escolas e hospitais no Nepal.[10]

Um estudo na publicação *Circulation* revelou que indivíduos que se irritam facilmente têm riscos três vezes maiores de ataque cardíaco ou morte cardíaca súbita, comparados com indivíduos que apresentam valores menores na escala da raiva.[11] Como outro exemplo, realizou-se um estudo de longo prazo com um grupo de 118 advogados que fizeram o *Minnesota Multiphasic Personality Inventory*, um teste de personalidade padrão, 25 anos antes, quando ainda estavam na faculdade de Direito.[12] Aqueles com valores maiores para hostilidade tiveram uma taxa de mortalidade causada por doença coronariana quatro vezes maior no período de 25 anos seguintes do que os outros, com valores baixos. Outro estudo dramático foi um acompanhamento de 25 anos de 255 médicos.[13] De acordo com esta pesquisa, os médicos hostis tinham probabilidade seis vezes maior de morrer do que o grupo com valores menores.

Os pesquisadores descobriram uma ligação semelhante entre personalidades desconfiadas e o aumento na taxa de mortalidade, embora a desconfiança esteja vinculada à hostilidade e à raiva. Um estudo publicado em 1987, na Duke University, acompanhou 500 homens e mulheres em idade inicial média de 59 anos, durante 15 anos.[14] Homens com personalidade desconfiada tinham probabilidade duas vezes maior de morrer do que os pares que demonstravam mais confiança. Há muitos outros estudos que demonstram os benefícios saudáveis de uma atitude positiva e confiante na vida.[15]

AS MULHERES SE ESTRESSAM DE OUTRA MANEIRA

Um estudo na UCLA afirmou que a diferença de níveis de hormônios entre homens e mulheres influencia a cascata de estresse.[16] Os hormônios nas mulheres, liberados como parte da resposta ao estresse, incluem a oxitocina (hormônio reprodutivo feminino), que tem um efeito calmante e costuma incentivar comportamentos do tipo "cuidar e ajudar" (por exemplo, proteger os filhos e reunir-se com amigos). O estrogênio aumenta esse efeito da oxitocina, ao passo que a testosterona, que os homens produzem em quantidades maiores do que as mulheres, causa hostilidade. Esse parece ser outro modo por meio do qual os níveis de estrogênio relativamente elevados em uma mulher pré-menopausa concedem proteção contra a doença coronariana e outros efeitos negativos do estresse em longo prazo.

OS QUATRO "C": COMPETIÇÃO, COMPROMISSO, CURIOSIDADE E CRIATIVIDADE

Contudo, há várias razões **construtivas** pelas quais ansiamos conquistar um conjunto de metas. Elas podem ser caracterizadas pelos quatro "C": competição, compromisso, curiosidade e criatividade. Competição, ou desafio, corresponde a uma meta que, embora difícil de atingir, vale a pena e é significativa para o indivíduo. Compromisso é a capacidade de dar prioridade máxima a alcançar uma meta desafiadora, de ver o progresso em direção a uma meta como sendo mais importante do que os sacrifícios necessários. Curiosidade é o desejo de conhecimento e a receptividade ao que a vida oferece. Criatividade é a capacidade de criar conhecimento, de usar a curiosidade para descobrir novas maravilhas.

Indivíduos caracterizados pelos quatro "C" geralmente parecem ser tipo A porque seu alto nível de compromisso e disposição para assumir desafios dá a impressão de serem dedicados e motivados. Mas sua ética profissional pode estar fundamentada em um forte senso de egoísmo e propósito. O padrão negativo tipo A é motivado por algo diferente – cinismo, raiva e hostilidade, por um senso persistente de ser tratado injustamente e a necessidade de ser agressivo para conquistar o que lhe é devido.

EVENTOS ESTRESSANTES E SUA CLASSIFICAÇÃO

Os pesquisadores médicos Thomas Holmes e Richard Rahe estudaram como 5 mil indivíduos reagiam aos eventos em sua vida. Desenvolveram a Escala de Classificação de Readaptação Social Holmes-Rahe, uma escala de estresse que classifica diversos eventos que vão do Natal à morte de um cônjuge. Constataram que, quanto maior o valor total do estresse em determinado ano, maior a probabilidade de o indivíduo adoecer.

Essas classificações representam níveis médios de estresse, os quais Holmes e Rahe conseguiram associar estatisticamente aos níveis de patologia. Cada um de nós tem capacidade distinta de lidar com a mudança estressante. O estresse é inerentemente um fenômeno interno. O modo como vivenciamos os eventos depende de nossa atitude e personalidade. Pode parecer que a personalidade comunicativa do tipo B tenha mais facilidade em aceitar mudanças do que o tipo A. Contudo, a passividade de alguns indivíduos tipo B pode permitir que situações difíceis se compliquem e se agravem, ao passo que um tipo A seguro e estável pode agir mais rápido para enfrentar problemas, antes que eles se transformem em perigo agudo – por exemplo, os processos degenerativos amplamente invisíveis que abordamos neste livro. Um tipo A também pode ver a mudança como um desafio e usar sua criatividade para obter um resultado positivo em uma situação difícil.

A força do espírito

Meyer Friedman, cardiologista e um dos criadores do conceito de personalidade tipo A, passou mais de 30 anos estudando o vínculo entre comportamento, personalidade e doença coronariana. Friedman descreve o "tipo A negativo" como uma personalidade unidimensional, alguém com profunda ausência de vida espiritual. Ao dizer vida espiritual, Friedman não se refere especificamente a uma vida com fortes crenças religiosas, mas sim uma que tenha significado, que dê importância aos relacionamentos humanos e a outras preocupações culturais e sociais que enriquecem nosso cotidiano.[17] Se o trabalho árduo e a visível impaciência do indivíduo tipo A surgem de preocupações e convicções profundamente arraigadas em sua própria estrutura de valores, essa dedicação às realizações parece favorecer a saúde cardíaca. Porém, se o padrão resulta da "erosão da personalidade" que advém de suspeita crônica, ele é destrutivo.

Essa perspectiva esclarece por que os anos da Segunda Guerra Mundial, por mais estressantes que tenham sido, não aumentaram a doença coronariana. As populações nessas guerras não eram observadoras passivas. Contudo, neste século, a guerra é uma luta de sociedades inteiras. Os dois primeiros C, competição e compromisso, certamente caracterizaram a atitude desses povos. E visto que podemos considerar a guerra como o pai da invenção e um incentivo importante para a criação de tecnologia, podemos acrescentar, também, a criatividade.

Tabela 23-1. Eventos estressantes e sua classificação[18]

Evento	Classificação
Morte de um cônjuge	100
Divórcio	73
Morte de um parente próximo	63
Lesão pessoal	53
Doença pessoal	53
Casamento	50
Demissão do emprego	47
Aposentadoria	45
Mudança na saúde de parente próximo	44
Morte de um amigo íntimo	37
Mudança no trabalho	29
Saída dos filhos de casa	29
Conquista extraordinária	28
Problemas com o chefe	23
Férias	13
Natal	12
Pequenas infrações	11

SINTOMAS DE ESTRESSE

Os sintomas físicos quase sempre acompanham o fracasso de lidar de maneira construtiva com o estresse. Entre eles, temos a pressão arterial elevada, cefaléias, freqüência cardíaca acelerada, dores, tensão muscular e desconforto gastrintestinal. Indicações comportamentais incluem a dificuldade de dormir, comportamento compulsivo, envolvendo comida, drogas, álcool, sexo ou jogos de azar, problemas de concentração, tendência a sofrer acidentes e isolamento social. Os sinais emocionais incluem pesadelos, crises de choro, sentimentos de inutilidade, preocupação excessiva ou compulsiva, variações de humor, inquietação e ansiedade. Os sinais espirituais incluem uma sensação de vazio, perda do significado da vida, confusão excessiva e dúvida sobre que direção tomar na vida.

Podem parecer sintomas razoavelmente gerais porque não há um teste simples para determinar se estamos lidando bem com o estresse em nossas vidas – é uma questão de opinião. Mas é uma opinião crucial porque o vínculo entre a saúde e a capacidade de lidar de modo construtivo com a vida é, agora, fortemente sustentado por um volume crescente de literatura científica. A maioria de nós pode beneficiar-se com a melhoria do equilíbrio da vida e da capacidade de lidar com os desafios que ela apresenta.

FALSOS REDUTORES DE ESTRESSE

Antes de discutirmos como controlar o estresse em nossas vidas de maneira benéfica, vamos primeiro rever o que não fazer, começando com a alimentação. A compulsão alimentar não é uma forma eficaz de reduzir o estresse. Mesmo se os alimentos consumidos em excesso forem saudáveis, esse hábito contribui para o excesso de peso e estressa o sistema gastrintestinal. Além disso, os alimentos que os indivíduos ingerem para combater a tensão e a ansiedade costumam ser ricos em açúcar, amidos de alta carga glicêmica, gorduras nocivas e calorias. Como todos nós já vivenciamos, essa abordagem não funciona. Podemos sentir uma certa satisfação temporária enquanto comemos, mas, depois, há a probabilidade de desconforto físico e sentimentos associados de culpa ao lado da ansiedade original.

Os próximos elementos da lista são as três drogas mais consumidas na sociedade americana e na maioria das sociedades avançadas: nicotina, álcool e cafeína.

A nicotina parece aliviar a ansiedade e promover uma sensação de vigilância ao estimular a produção de diversos hormônios, entre os quais a adrenalina. O tabagismo também proporciona gratificação oral associada aos sentimentos mais primitivos de satisfação, oriundos do ato de sugar. Porém, o consumo de cigarros está vinculado a mais de 442 mil óbitos americanos por ano, causados por doença coronariana, câncer de pulmão, de laringe e outros tipos, enfisema e outros problemas respiratórios e circulatórios.[19] Mesmo colocando de lado essas doenças devastadoras, o tabagismo reduz substancialmente o oxigênio disponível para os tecidos do corpo. E o ataque constante de monóxido de carbono, nicotina, alcatrão e dezenas de outros gases tóxicos reduz de forma dramática a sensação de bem-estar. Essa deterioração de praticamente todos os sistemas corporais aumenta claramente o nível total de estresse.

O álcool vem logo após a nicotina como nossa droga de maior abuso, responsável por mais de 100 mil óbitos por ano.[20] O abuso do álcool é importante fator de risco na doença coronariana. Além disso, pode causar grave dano hepático, hipertensão, distúrbios gastrintestinais e dano cerebral, além de contribuir para diversos tipos de câncer.[21]

O consumo moderado de álcool dá um alívio moderado ao estresse. O álcool afina o sangue, diminuindo a probabilidade de coágulos sangüíneos que obstruem as artérias. Pode promover o relaxamento e a proximidade de interação social, que também são importantes. Entretanto, os perigos do abuso de álcool são muito bem conhecidos. Além disso, ele contém calorias com carga glicêmica relativamente elevada.

Embora o uso ocasional de álcool possa causar uma sensação de relaxamento e euforia, o álcool é, em sua essência, um depressor. Não é uma resposta para os sentimentos crônicos de estresse e tensão. Qualquer tentativa de usá-lo para aliviar

Álcool: um pouquinho rende muito

Um estudo realizado na Harvard School of Public Health acompanhou 50 mil homens durante dois anos, e descreveu um efeito protetor significativo do uso moderado de álcool.[22] Aqueles que beberam o equivalente a um ou dois copos de vinho por dia tiveram uma redução de 26% no risco de doença coronariana, comparados aos que não ingeriram álcool. Os pesquisadores atribuíram esse benefício ao efeito que o álcool causa no sangue, deixando-o mais ralo, além da capacidade que a substância tem, quando metabolizada no fígado, de causar um aumento nos índices de HDL-C. Em níveis mais elevados de consumo, os pesquisadores encontraram os efeitos prejudiciais corriqueiros, por exemplo, cirrose hepática, pressão arterial elevada e problemas comportamentais.

sentimentos arraigados de ansiedade e isolamento tem apenas a probabilidade de aprofundá-los, bem como prejudicar a capacidade de manter relacionamentos.

O uso moderado de **cafeína** pode ajudar a melhorar a concentração e a vigilância. Contudo, os níveis elevados encontrados no café, em refrigerantes à base de cola e outros refrigerantes a transformam na droga de maior abuso. Praticamente toda a população adulta a usa, e dezenas de milhões de americanos em excesso: mais de 22 milhões de americanos tomam cinco ou mais xícaras de café por dia.[23] A cafeína é comumente usada para combater a privação crônica do sono, embora, ironicamente, seja um fator que contribui muito para a falta de sono. Ainda que pequenas quantidades de cafeína melhorem a vigilância, quantidades excessivas criam um indivíduo sobressaltado, porém cansado. A cafeína pode causar cefaléia, inquietação, problemas digestivos, arritmias cardíacas e hipertensão. Beber várias xícaras de café pode elevar significativamente a pressão arterial e a adrenalina por mais de duas horas, aumentando os efeitos do estresse.[24]

Curiosamente, a cafeína vicia mais do que se pensa. Até mesmo pequenas quantidades podem contribuir significativamente para problemas de ansiedade crônica e desordens de pânico em alguns indivíduos.[25] Um psiquiatra especialista em desordens do pânico indicou que ao menos metade de seus pacientes conseguiram eliminar totalmente os sintomas ao cortarem a cafeína. Além disso, ele constatou que até mesmo uma única xícara de café ou refrigerante com cafeína poderia reativar as desordens do pânico e a falta de sono. Embora seja uma comunicação informal, e não um estudo científico controlado, portadores de ansiedade crônica, desordens do pânico e falta de sono devem, ao menos, testar o impacto de eliminar a cafeína de sua dieta.

Nossa recomendação é passar do café para o chá, de preferência o chá verde, que tem cerca de 1/4 do nível de cafeína do café. O chá contém L-tionina, que gera relaxamento saudável. Chás preto e verde também contêm antioxidantes potentes. Dada a concentração relativamente baixa de cafeína, é difícil atingir uma overdose de cafeína quando se bebe chá.

Outro grupo de drogas em nossa lista de falsos redutores de estresse são as **benzodiazepinas**. Esses fármacos são classificados como tranqüilizantes suaves e, em doses maiores, como hipnóticos ou sedativos. Benzodiazepinas dão a impressão de aliviar a ansiedade em curto prazo, por isso estão entre os fármacos mais comumente prescritos nos Estados Unidos e no Canadá.[26] Entretanto, também criam um padrão crônico de ansiedade acentuada e dependência a longo prazo. *Valium* (diazepam), *Xanax* (alprazolam) e *Tranxene* (clorazepato) são benzodiazepinas, bem como o medicamento anticonvulsivo *Klonopin* (clonazepam) e o sedativo *Halcion* (triazolam).

Embora esses fármacos possam ter algum valor, ao auxiliarem o indivíduo durante um breve período de estresse agudo, o uso sustentado pode ser tanto ineficaz quanto perigoso. Freqüentemente, as benzodiazepinas perdem a eficácia como agentes indutores do sono. Às vezes, perpetuam a insônia, transformando, assim, um problema agudo em crônico. Entre outros efeitos comuns, estão o sono fragmentado ou inquieto, pesadelos, letargia e fadiga diurna.[27]

Talvez o mais grave seja que eles podem causar dependência e depressão crônica. Cada medicamento ansiolítico tem seus prós e contras, mas há consenso generalizado na comunidade médica de que não existe um medicamento ansiolítico ou tranqüilizante completamente seguro e eficaz para ser usado não apenas em curto prazo. Esses fármacos devem ser utilizados com cautela em situações agudas, embora haja muitos casos nos quais certos medicamentos psicotrópicos sejam adequados, como na depressão clínica, síndrome bipolar e outras condições psiquiátricas.

DROGAS ILEGAIS

Discutimos os problemas associados às drogas legalmente disponíveis, primeiro porque é o problema maior em termos de saúde. Provavelmente porque as drogas ilegais são ilegais, seu uso e abuso é menos freqüente. Contudo, não pretendemos minimizar o problema de drogas ilegais, sobretudo a cocaína. A cocaína perturba a regulação de dopamina, norepinefrina e outros neurotransmissores no cérebro, o que é vital para a capacidade de pensar, bem como para a sensação de bem-estar. O primeiro efeito bioquímico da cocaína é causado por um surto de dopamina no cérebro, vivenciado como forte sensação de prazer. À medida que a dopamina e outros neurotransmissores são dilapidados do cérebro, o efeito torna-se desagradável.

PONTE DOIS

ESTRESSE E DEPENDÊNCIA

No material de Ponte Um deste capítulo, falamos sobre os falsos redutores de estresse que devemos evitar. Sabemos que, para as dezenas de milhões de pessoas nos Estados Unidos que têm problema de dependência, falar é fácil – o difícil é agir. Como vimos no decorrer deste livro, estamos aprendendo rapidamente sobre as vias moleculares detalhadas, subjacentes a todos os processos patológicos e de envelhecimento, e a mesma observação é verdadeira para a dependência. Por exemplo, pesquisadores da Universidade de Washington, em Seattle, descreveram o papel importante de uma substância química específica, denominada neuropeptídeo Y (NY), na dependência do álcool. Ao publicarem seu trabalho na revista *Nature*, mostraram como o bloqueio de NY em camundongos geneticamente modificados exacerbou dramaticamente o abuso do álcool, ao passo que aumentar o NY o amenizou.[28] Em pesquisas relacionadas, o Yerkes Primate Research Center da Emory University, em Atlanta, descreveu a função do peptídeo CART (transcrito regulado por cocaína e anfetamina), que parece interagir com NY no ciclo de dependência.

A sabedoria comum sobre a dependência é que os dependentes começam com a automedicação com drogas que causam dependência (por exemplo, o álcool), para tensão, depressão e ansiedade. As drogas proporcionam alívio temporário, mas acabam aprofundando a falta de bem-estar. George Kobb, cientista do Scripps Research Institute e um dos principais pesquisadores sobre dependência, escreveu centenas de artigos sobre a dependência de drogas que comprovam essa opinião.[29] Segundo Kobb, o consumo exagerado de álcool reduz serotonina, dopamina, GABA, opióides e outras substâncias no cérebro, as quais dão prazer e sentimentos relacionados à satisfação. Ao mesmo tempo, esse comportamento aumenta os níveis de CRF (fator liberador de corticotropina), uma substância química do estresse que aprofunda os sentimentos de depressão e ansiedade. O resultado é o círculo vicioso da dependência. Com o tempo, a quantidade de álcool ou de outras drogas, necessária para evitar fortes sentimentos de angústia, aumenta. Kobb sugeriu que níveis elevados de CRF e reduzidos de dopamina indicam possível dependência.

Há genes específicos que parecem tornar o indivíduo susceptível à dependência da droga. Pesquisas na Oregon Health Sciences University, em Portland, demonstraram que os camundongos geneticamente modificados sem o gene receptor de dopamina D2 (DRD2) tinham probabilidade muito menor de se tornar dependentes do álcool. O receptor DRD2 é um dos receptores cerebrais envolvidos na regulação de sentimentos de satisfação e recompensa. "A eliminação do receptor DRD2 reduziu pela metade o consumo de álcool", explicou Tâmara Phillips, principal autora do estudo.[30]

É provável não encontrarmos um único gene ou substância química que, sozinha, controle o comportamento dependente. David Grandy, co-autor de Phillips, disse que "as pesquisas não indicam um único gene 'alcoólatra', mas sim uma interação complexa entre vários receptores e sistemas no cérebro". Contudo, com a potência crescente de nossas ferramentas para localizar interações moleculares precisas, estamos nos aproximando de um entendimento detalhado da bioquímica da dependência. Com um crescente arsenal de métodos para criar e inibir moléculas, como peptídeos e enzimas, bloquear a expressão genética e, por fim, criar genes inteiramente novos em adultos, podemos esperar, nos próximos cinco a dez anos, o surgimento de drogas eficazes para combater a dependência. Se incluirmos a nicotina, a cafeína e, até mesmo, alimentos prejudiciais (por exemplo, carboidratos com carga glicêmica elevada) em nossa lista de substâncias que causam dependência, será difícil enfatizar a importância desse desenvolvimento.

Dissemos que um medicamento ansiolítico ou tranqüilizante seguro e eficaz para ser usado por muito tempo ainda não existe. As benzodiazepinas, amplamente usadas, por exemplo, estão entre os fármacos que propiciam a dependência. Esperamos que logo seja aprovada uma nova geração de auxiliares do sono que parecem ser relativamente mais eficazes, sem causar dependência. Em conseqüência da preocupação com a dependência, os fármacos atuais para dormir são aprovados apenas para uso por curto prazo. A Neurocrine Biosciences Inc. pediu ao FDA para aprovar seu fármaco, *Indiplon*, para ser usado por períodos de vários meses. O fármaco *Estorra*, de Sepracor, também busca aprovação para uso mais prolongado do que os atuais tranqüilizantes. A Pfizer está preparando um novo fármaco para dormir, "200.390", alegando que prolonga o importante estágio de ondas lentas, ou delta, a fase mais profunda do sono.

É comum tentar restaurar o estado eufórico, consumindo-se mais cocaína. Esse ciclo pode levar rapidamente à dependência, sobretudo por indivíduos com uma susceptibilidade genética a ela. Por fim, o uso repetido pode reduzir o suprimento de dopamina do cérebro de forma permanente. Nessa fase, a pessoa dependente precisa de uma dose maior da droga apenas para atingir níveis neurotransmissores que meramente não são agonizantes. A situação do dependente de cocaína é desesperadora; a regulação de dopamina e de outros neurotransmissores fica fora de controle. Infelizmente, recobrá-lo é dificílimo.[31]

A urgência social do problema origina-se do impacto psicológico e comportamental da dependência de cocaína. Ao contrário da heroína, que produz um estado de relativo isolamento (ao menos durante o período de quatro horas, no qual a necessidade do dependente é satisfeita), a cocaína produz um estado de paranóia, irritabilidade e agressividade. Pode ser um estado de consciência perigoso, sobretudo quando aliado a um outro atributo da psicose induzida pela cocaína: perda de certas inibições, como aquelas relacionadas à violência interpessoal. O crime relacionado à dependência de heroína geralmente tem conotação econômica – o dependente fica desesperado para obter mais droga. Mas a violência potencial de um dependente de cocaína é pior: ele é perigoso com ou sem a droga.

Que problema é pior – drogas legais ou ilegais? Em termos de vidas perdidas e do puro impacto sobre a saúde e o bem-estar, poderíamos responder que as drogas legais. Cinqüenta milhões de americanos fumam e qualquer uso regular de tabaco tem de ser considerado abuso.[32] Cerca de 30 milhões de americanos excedem-se no uso de álcool.[33] Mais de 20 milhões de americanos usam a cafeína em excesso.[34] Cerca de 20 milhões de americanos excedem-se no uso de fármacos prescritos, com algumas estimativas muito acima desse número. Obviamente, tais números se sobrepõem porque, em média, um dependente de droga usa cerca de duas drogas. Mas o número de americanos que abusam de uma ou mais drogas legais é, aproximadamente, de 75 milhões – quase metade da população adulta!

Há cerca de 6 milhões de indivíduos dependentes de drogas ilegais "pesadas" (por exemplo, cocaína e heroína). Cerca de 16 milhões de americanos, ou 7,1% da população acima de 12 anos, usam drogas ilícitas de vez em quando.[35] Portanto, as implicações para a saúde são relativamente menores. Mas, ao avaliarmos os problemas das drogas ilegais, temos de acrescentar o deslocamento social, o crime e a violência.

Seja qual for a classificação atribuída a esses dois aspectos do problema com as drogas, a perspectiva mais relevante é ver o abuso de substâncias, tanto legais quanto ilegais, como parte do mesmo problema, arraigado na mesma busca, embora mal orientada, de uma solução rápida para a ansiedade crônica. Qualquer discussão do "problema das drogas" que ignorar o abuso de substâncias legais estará fadada ao insucesso. Um observador comparou a guerra nacional contra as drogas, que

Idéias para uma vida mais plena

- Preste atenção às estações do ano.
- Tome um pouco de sol todos os dias (cerca de 5 a 10 minutos).
- Pratique os sonhos lúcidos (ver o uso de Ray de sonhos lúcidos, descrito no Capítulo 10).
- Busque ambientes tranqüilos.
- Busque a beleza.
- Não se prenda desnecessariamente às coisas materiais (veja quantas guerras são declaradas por causa de pedras e um punhado de areia).
- Não se preocupe com o que os outros pensam de você (a não ser que você, talvez, possa aprender algo útil sobre si mesmo ao ouvir críticas construtivas).
- Faça críticas com parcimônia (e apenas se realmente precisar ajudar alguém).
- Continue aprendendo.
- Continue buscando desafios.
- Seja otimista.
- Seja grato (e expresse sua gratidão).
- Entregue-se a alguém.
- Tenha integridade.
- Assuma responsabilidade pelo seu bem-estar.
- Faça um diário (ajuda a colocar as preocupações em perspectiva).
- Nunca se aposente, mas mude a natureza de seu trabalho de tempos em tempos.
- Mantenha a mente aberta.
- Sobretudo, pratique os quatro "C": competição, compromisso, curiosidade e criatividade.

amplamente ignora os problemas da dependência do álcool e do tabaco, a uma estratégia naval que ignora os oceanos Atlântico e Pacífico.

O PROGRAMA DE 12 PONTOS DE RAY & TERRY PARA CONTROLAR O ESTRESSE DE FORMA CONSTRUTIVA

Depois de revisar o que **não fazer**, consideremos como transformar o estresse em um desafio construtivo, e não uma perturbação destrutiva.

1. ALIMENTOS. Nossa recomendação é seguir as diretrizes nutricionais do Programa de Longevidade de Ray & Terry. Eliminar o ataque de uma dieta contaminada ao corpo e à mente evitará uma enorme fonte de estresse. A sensação resultante de bem-estar e saúde será fundamental na redução do estresse.

Dormimos melhor. O cérebro e outros tecidos ficam mais bem oxigenados. Esses e os muitos outros benefícios analisados neste livro terão grande impacto sobre o nível de estresse. Além disso, seguir nossas recomendações nutricionais lhe permitirá alcançar e manter o peso ideal. Evitar o excesso de peso eliminará outra origem crônica do estresse. Obviamente, preocupar-se muito menos com doença coronariana, câncer, acidente vascular cerebral e outras doenças graves sem dúvida também ajuda.

2. NÃO ÀS DROGAS QUE CAUSAM DEPENDÊNCIA. Estreitamente relacionado ao primeiro é adotar uma "dieta" que também seja pobre em drogas que causem dependência. Para nicotina, cocaína e outras drogas ilegais, "pobre" significa quantidade zero. Benzodiazepinas devem ser usadas com cautela em situações agudas de ansiedade, sob cuidados médicos. Cinco a dez doses de bebida alcoólica por semana podem ser benéficas, mas o segredo é a moderação. As mesmas orientações são válidas para a cafeína, sobretudo ao substituir o chá verde por café.

3. EXERCÍCIOS. Tanto o exercício aeróbico quanto a musculação têm benefícios para a saúde, mas o exercício aeróbico direta e imediatamente gera benefícios tangíveis, ao reduzir o estresse e promover o relaxamento. A liberação natural de endorfinas (substâncias químicas no cérebro que reduzem o estresse), oriunda do esforço contínuo, é uma alternativa saudável para estimulantes e depressores artificiais. Exploramos esse exercício no Capítulo 22.

4. SONO ADEQUADO. O sono de má qualidade ou inadequado, além de contribuir para o aumento do nível de estresse, é um fator de risco independente para a doença coronariana, como discutimos no Capítulo 15. (Obviamente, o estresse excessivo pode ser o primeiro a causar incapacidade de dormir.) Eis nosso programa para obter um ciclo de sono natural e saudável:

- dar alta prioridade ao fato de ter um sono com qualidade e duração saudáveis. Se você não dorme bem, até mesmo problemas insignificantes parecem estressantes e sua atitude geral fica negativa. Os pesquisadores estimam que mais de 1/3 da população sofre de privação crônica do sono.[36] Consumir muita cafeína pela manhã apenas agrava o estresse inerente ao sono inadequado;
- a quantidade ideal de sono varia entre indivíduos, embora sete a oito horas por noite seja o usual. Se você parar de consumir uma dieta tóxica e entrar em sintonia com seu corpo e suas sensações, saberá quando terá obtido o descanso adequado;
- as outras diretrizes neste livro ajudam a conseguir uma boa noite de sono, sobretudo aquelas referentes à nutrição, ao exercício e (neste capítulo) às orientações sobre o estresse. O exercício promove um ciclo natural de sono.

Qualquer um com dificuldade em dormir deve fazer mais exercício aeróbico – mas não antes de encerrar as atividades cotidianas;

- manter uma rotina regular, sobretudo à noite. Adquira o hábito de reduzir o ritmo e praticar atividades relaxantes, como ler antes de dormir. Tente manter o mesmo horário sempre que possível;
- se você tem dificuldade em dormir, reduza o consumo de cafeína ou elimine-a totalmente. Não consuma cafeína após o meio-dia;
- entre os suplementos que podem ajudar o sono saudável estão (os dois primeiros – L-tionina e GABA – são úteis para controlar o estresse em geral):

  ✓ L-tionina, o ingrediente no chá que proporciona relaxamento, existe na forma de suplemento;
  ✓ GABA (e não *kava*, que não recomendamos), um neurotransmissor disponível como suplemento, induz uma sensação natural de calma e pode ajudar no sono. A dosagem recomendada é 500 mg;
  ✓ Melatonina, um hormônio que controla o relógio biológico do sono, normalmente aumenta na hora de dormir, estimulando outros sistemas corporais a parar e se preparar para repousar. À medida que envelhecemos, os níveis de melatonina diminuem, o que contribui para aumentar a dificuldade de adormecer e permanecer dormindo. A suplementação com pequenas quantidades de melatonina pode ser útil para obter uma noite de sono tranqüila. No entanto, a dosagem usual, vendida sem prescrição médica – 3 mg –, costuma ser muito alta e, provavelmente, causará sonolência no dia seguinte. Recomendamos uma dosagem de 200 a 1.000 mcg (0,2 a 1 mg) na forma sublingual, que chega mais rapidamente ao cérebro e evita o trajeto pelo trato gastrintestinal, reduzindo os efeitos durante o dia.

5. EQUILÍBRIO. O estresse não é um problema isolado com o qual se pode lidar uma vez por semana. Lidar com o estresse de forma eficaz é uma questão de obter equilíbrio na vida. Por equilíbrio, estamos nos referindo a manter em equilíbrio os três pólos da vida – trabalho, família/amigos e o eu. Por exemplo, se o seu trabalho é cuidar dos filhos, os pólos de trabalho e família sobrepõem-se, mas ainda há uma distinção entre o trabalho de criar filhos e a oportunidade de desfrutar momentos de amor e compartilhamento. Freud disse que as duas grandes questões na vida são trabalho e amor, que são os dois primeiros dos três pólos que mencionamos. O terceiro – o eu – refere-se à importância de viver uma vida satisfatória e significativa, de ter tempo para avaliar seus valores e metas e entender suas necessidades e priorizá-las.

Uma forma óbvia de desequilíbrio é representada pelo indivíduo viciado em trabalho, mas a dependência excessiva de formas sociais de gratificação, até mesmo os relacionamentos com a família e os amigos, ou a preocupação excessiva com as próprias necessidades e os desejos (o eu), excluindo os outros, podem representar falta de equilíbrio. Um equilíbrio saudável na vida proporciona tempo para desafios – trabalhar arduamente – e tempo para relaxamento – descansar bastante. Essa diretriz é diferente de muitas outras neste livro porque é impossível quantificá-la, mas é importante cada um avaliar essa questão sozinho periodicamente.

6. GERENCIAMENTO DO TEMPO. A maneira como passamos o tempo reflete nossas prioridades. Como exercício, escreva suas prioridades em termos de trabalho, família, amigos, exercício, esportes, relaxamento e assim por diante. Depois, na semana seguinte, escreva como você passa seu tempo. Como sua alocação do tempo atende às prioridades especificadas? No que diz respeito a essa sexta diretriz, até que ponto seu gerenciamento do tempo reflete um equilíbrio satisfatório e confortável entre trabalho, família/amigos e o eu? Com todas as pressões da vida moderna, é fácil que sua alocação do tempo desvie-se substancialmente de seus desejos, e também do que é saudável. Se constatar alguma discrepância, considere como você preferiria passar seu tempo, e depois desenvolva uma estratégia para fazer a mudança. Em geral, não é possível fazer mudanças significativas da noite para o dia. Afinal de contas, temos responsabilidades e obrigações que não podemos simplesmente abandonar. Mas, com um plano minucioso, a maioria das pessoas tem maior capacidade de controlar seu destino, sem mencionar o horário diário, do que imagina.

Um exercício interessante é desenvolver um horário que atenda a seus vários objetivos. Isso é importantíssimo quando se tenta fazer uma mudança – acrescentar um programa regular de exercícios aeróbicos, por exemplo. Para evitar estresses desnecessários, tente não sobrecarregar o horário nem assumir compromissos que não possa cumprir – projetos e planos costumam tomar mais tempo do que o previsto. Além disso, deixe tempo livre para problemas e oportunidades inesperados. Uma vida com horário sobrecarregado não deixa tempo para a espontaneidade.

O valor de um plano de horário é que, por meio dele, evitamos a procrastinação, que apenas agrava situações estressantes. Temos a oportunidade de definir nossas prioridades. Decidimos quais responsabilidades precisamos ou desejamos atender. Além disso, aprendemos quando e como dizer não. Afinal de contas, não podemos agradar a todos.

7. TIRAR FÉRIAS. Reserve tempo periodicamente para mudar a rotina. Tirar férias não significa necessariamente estirar-se ao sol (embora, talvez, seja isso que você prefira). Pode ser reservar uma semana para trabalhar no jardim, pintar a garagem, fazer um curso ou, até mesmo, organizar velhos arquivos. Apenas faça algo diferente da rotina.

8. CONVERSAR COM ALGUÉM. Por conversar queremos dizer expressar seus sentimentos reais e compartilhar regularmente seus medos, preocupações, esperanças e alegrias. É importante ter alguém com quem se possa realmente conversar sem se preocupar com constrangimento, em causar boa impressão ou parecer tolo.

Naturalmente, nem sempre é óbvio quem pode desempenhar esse papel. Às vezes, é um parente, embora os familiares quase sempre sejam a origem dos sentimentos sobre os quais você precisa falar, e talvez não tenham uma atitude suficientemente imparcial. Um bom amigo, talvez, possa oferecer a confiança necessária neste caso. Um cônjuge, parceiro ou amante, por sua vez, pode proporcionar a intimidade essencial, e certamente é positivo falar sobre os sentimentos em um relacionamento assim. No entanto, talvez ainda seja necessário alguém com quem se possa falar sobre o parceiro.

Quase sempre esse papel pode ser desempenhado por um terapeuta, psiquiatra, psicólogo, assistente social ou orientador treinado para oferecer exatamente esse relacionamento compreensivo e de apoio. Infelizmente, a idéia de conversar com um terapeuta traz associações negativas para muita gente. Algumas pessoas erroneamente vinculam um sentimento de vergonha à idéia de procurar um terapeuta. A perspectiva comum é que deve haver algo errado com o indivíduo que tem sessões regulares com um terapeuta – que ele deve ter doença mental ou, ao menos, uma neurose. Porém, para a maioria, a vida é suficientemente complexa e exigente, e ter um profissional capaz de ser objetivo, com quem possamos compartilhar nossos sentimentos e decisões importantes, pode ser útil. Não hesitamos em contratar ajuda profissional para lidar com impostos, questões legais, escolha de imóveis, gestão de dinheiro e muitas questões semelhantes. Então, por que não buscar ajuda profissional para os problemas mais importantes que enfrentamos: lidar com nossas emoções? Nossa vida interior é tão complexa quanto as declarações de imposto de renda, e ainda mais confusa. A maioria pode beneficiar-se com um relacionamento desse tipo.

Seja quem for que preencha essa função, todos têm a necessidade de compartilhar seus sentimentos mais íntimos. Apenas o ato de articular os sentimentos a outro ser humano tem impacto extremamente benéfico – desde que, é claro, a pessoa com quem conversamos esteja, de fato, nos ouvindo. Ajuda a colocar questões difíceis em perspectiva. Até mesmo assuntos dolorosos podem começar a ser vistos em um contexto construtivo quando os expressamos. Nossa perspectiva pode tornar-se cada vez mais distorcida se ignorarmos rotineiramente esse compartilhamento íntimo.

9. OUVIR. É muito terapêutico ouvir, prestar atenção de verdade ao que os outros têm a dizer. Quando as pessoas sentem que estamos prestando atenção, começam a se abrir e dividir os sentimentos íntimos. É apenas uma reação e necessidade humana natural. Não se encante tanto com o que você tem a dizer, a ponto de não prestar atenção aos outros. Dizem que o sábio pode aprender mais com o tolo do que vice-versa.

Ser um bom ouvinte é mais difícil do que parece. O primeiro desafio é simplesmente permitir que o outro fale, sem interrompê-lo, prestando bastante atenção. Contudo, o desafio mais importante diz respeito ao que fazemos com as informações que recebemos. Precisamos manter a mente receptiva, tentar ver o mundo do ponto de vista do outro. Mesmo se não concordarmos com tudo o que ouvirmos, precisaremos dar *feedback* para que o outro saiba que entendemos suas palavras, seus sentimentos e idéias. O aspecto mais crítico de ouvir com criatividade é a empatia. Nós também nos beneficiamos: dizem que fazemos mais amigos ouvindo do que falando a nosso próprio respeito.

10. MASSAGENS REGULARES. Há muitas escolas de massoterapia, e todas as formas são benéficas para aliviar o estresse físico e emocional. *Shiatsu* e acupressão baseiam-se em princípios da medicina chinesa e seu objetivo é corrigir desequilíbrios, segundo os princípios do fluxo de energia entre os diversos sistemas orgânicos do corpo.

11. TER UM PARCEIRO FIXO. Indivíduos com casamento duradouro e bem-sucedido ou relacionamentos sólidos têm vida mais longa e saudável. Embora seja mais fácil falar do que fazer, oferecemos alguns ingredientes de um casamento feliz;[37]

- lembre-se de que, em disputas e debates, não se pode vencer – ou os dois ganham, ou os dois perdem;
- seja sábio como o bambu e vergue-se para não quebrar;
- faça com que seu parceiro se sinta "especial";
- dedique tempo ao relacionamento. Você não terá momentos de alta qualidade sem dedicar a quantidade de tempo necessária;
- tenha uma "vida" fora do casamento;
- o flerte saudável é bom;
- procure aprender coisas novas junto com o parceiro;
- não deixe de fazer sexo.

12. EVOCAR A RESPOSTA DE RELAXAMENTO. A resposta de relaxamento foi descoberta quando o dr. Herbert Benson, então diretor da seção de hipertensão do Beth Israel Deaconess Hospital, em Boston, e outros pesquisadores da Harvard Medical School e do Beth Israel Hospital estudaram os efeitos físicos e mentais de vários métodos de evocar um estado tranqüilo, entre os quais ioga e diversas formas de meditação. Eles descobriram uma resposta hipotalâmica que era o oposto da reação de resistência-ou-fuga: níveis reduzidos de epinefrina e norepinefrina e, por sua vez, menores níveis de pressão arterial, açúcar no sangue, freqüência cardíaca e respiratória.[38] Além disso, descobriram que o uso regular dessas técnicas e a provocação regular dessa resposta eram capazes de gerar a redução permanente da pressão arterial, melhorar os padrões de sono, o funcionamento gastrintestinal, o fluxo sangüíneo e outros benefícios.[39] Um estudo de idosos constatou que o uso regular de uma técnica de meditação que provocava a resposta de relaxamento resultou em redução dramática de óbitos durante o período de três anos do estudo, bem como melhorou substancialmente a acuidade e a atitude mental.[40]

Pesquisas dirigidas por Benson catalogaram várias técnicas que demonstram com confiabilidade a produção da resposta de relaxamento. Uma dessas técnicas é a ioga, que combina meditação, exercícios de alongamento e controle respiratório. Benson também documentou os benefícios para a saúde de indivíduos vivenciando a resposta de relaxamento regularmente.[41]

Outro pesquisador que desenvolveu uma série de técnicas, que ele próprio denomina "mente alerta para a redução de estresse", é Jon Kabat-Zinn. Mais de 10 mil pacientes no Centro Médico da Universidade de Massachusetts completaram o programa de Kabat-Zinn, que ele popularizou em uma série de *best-sellers*.[42]

A **ioga** envolve um volume amplo de conhecimentos e aptidões, e podemos, sem dúvida, dedicar muitos anos de estudo e prática para dominar essa escola de pensamento. Na verdade, há diversas escolas de ioga que compreendem essa antiga tradição. Contudo, a simples evocação da resposta de relaxamento não requer que nos tornemos um mestre dessas técnicas. Um iniciante pode aprender bastante em um período relativamente curto para começar a desfrutar alguns benefícios.

Outra técnica é o ***biofeedback***, que envolve o uso de equipamentos para dar *feedback* visual e auditivo, refletindo os estados internos de tensão (por exemplo, pressão arterial e batimentos cardíacos). Geralmente realizadas em uma clínica, mostrou-se que as técnicas de *biofeedback* são eficazes no tratamento de alguns casos de hipertensão, cefaléias e outros distúrbios do estresse.[43]

Outro método é a **visualização**, que envolve o uso de todos os sentidos para imaginar um resultado desejado. Costuma ser usado por atletas para melhorar o desempenho. Ao usar esse método no tratamento da ansiedade, o indivíduo visualiza uma situação tranqüila e serena.

Aprender ioga, *biofeedback* ou visualização em livros certamente não é tão eficaz quanto contar com a orientação de um profissional habilidoso. Contudo, descrevemos aqui uma técnica que Benson estudou profundamente. É um método simples que ele extraiu da meditação transcendental e de outras referências, com uma concentração em sua aplicação como tratamento para o estresse.[44] Benson e seus colegas em Harvard passaram mais de 20 anos estudando as alterações fisiológicas produzidas por esta e outras técnicas de relaxamento e os benefícios para a saúde obtidos ao ser vivenciada regularmente a **resposta de relaxamento**, um termo que Benson popularizou. Ao estudar as práticas de religiões orientais e ocidentais, além de outras práticas leigas que geram a resposta, Benson procurou encontrar e descrever um método simples que captasse os componentes essenciais necessários para produzir as alterações fisiológicas em questão.[45]

COMO MEDITAR

Primeiro, escolha um ambiente confortável e tranqüilo, de preferência onde você se sinta seguro e onde goste de passar o tempo. Além disso, é bom não ser perturbado por outros, nem pelo telefone ou outras distrações.

Segundo, sente-se confortavelmente e feche os olhos.

Relaxe os músculos, começando com os pés e seguindo em direção ao rosto.

Agora, conscientize-se de sua respiração. Enquanto expira, diga uma determinada palavra ou som para si mesmo. Este é o ponto central da técnica; portanto, esse aspecto merece mais explicações. De modo geral, qualquer som de que você goste servirá, mas sugerimos um som de uma ou duas sílabas que não contenha consoantes pesadas (por exemplo, b, d, g, k, p, q, t, x). Um som adequado seria "oh um" ou "ah um". (Compare o "om" usado por zen-budistas, o "amém" de cristãos e muçulmanos, e o "omain", no Judaísmo.) Outra possibilidade, que o próprio Benson recomenda, é simplesmente a palavra "um". Ao dizer a palavra a si mesmo, não o faça em voz alta, apenas pense nela. Deixe o som fazer o trabalho. Apenas dê início ao som em sua mente e deixe que ele se repita em sua respiração. É importante deixar que a mente se sinta livre para vagar por onde quiser; portanto, a repetição desse som não pode ser difícil. Depois que damos início ao som, ele se repete sozinho, naturalmente. Se, depois de algum tempo, você perceber que o som cessou, retome-o suavemente. Não force o som para que se repita, apenas deixe-o acontecer.

Um aspecto vital do método é a atitude passiva. A técnica aqui usada é, em sua essência, o oposto de uma disciplina mental. Essa técnica é considerada desconcentrada, e não concentrada. Para indivíduos acostumados a autodisciplinar-se, tanto física quanto mentalmente, pode ser confuso. Não se preocupe se você está indo bem. Deixe os pensamentos irem e virem. Alguns serão agradáveis; outros, perturbadores. Ambos passarão e levarão a outros. A repetição do som com a respiração também não deve ser uma disciplina; apenas deixe acontecer e, se notar que parou, volte a imaginar suavemente o som repetindo-se com a respiração.

À medida que ganhamos experiência com a meditação, o som (às vezes denominado mantra, embora tecnicamente um mantra seja uma palavra em sânscrito oriunda de uma determinada tradição) torna-se mais sutil e sua articulação, menos clara. Isso é bom – por fim, o som será apenas a sensação de som. Para auxiliar nesse processo, é preferível não dizer a(s) palavra(s) em voz alta, mesmo quando não se está meditando.

PONTE TRÊS

EXPANDIR O POTENCIAL HUMANO

Por fim, teremos a capacidade, por meio de fármacos e nano-robôs, de superar a disfunção na regulação dos centros cerebrais de prazer e satisfação, que causam o comportamento dependente. A capacidade de controlar diretamente o humor levanta questões filosóficas óbvias. Se temos o meio de controlar a sensação de satisfação, sejam quais forem nossas ações e a situação, onde ficam os aspectos positivos da motivação e do propósito? Nossa perspectiva é de que essas novas tecnologias, como todas as tecnologias através dos tempos, possam sofrer abuso e, provavelmente, isso ocorrerá. Contudo, a oportunidade de aliviar e superar a agonia da dependência e de graves distúrbios do humor será inerentemente um desenvolvimento muito positivo. Embora complexos, esses controles dos centros de prazer são relativamente grosseiros, comparados à satisfação mais profunda, complexa e sutil oriunda do ato criativo: criar composições musicais, obras de arte, literatura, tecnologia e ciência – até mesmo livros sobre saúde! Ao eliminar as distrações da dependência e de outros comportamentos autodestrutivos, que resultam do mau funcionamento dos centros de prazer e de recompensa no cérebro, maior esforço humano estará livre para esse objetivo significativo.

Dissemos anteriormente que a espécie humana é singular na busca de ampliação de horizontes e limitações. Além disso, somos a única espécie que gera conhecimentos. A base de conhecimentos de nossa civilização expande-se exponencialmente e os desenvolvimentos da Ponte Três que descrevemos neste livro permitirão que essa busca nobre continue durante todo este notável século.

Se achar certos pensamentos perturbadores, deixe-os passar. Se não funcionar, tente retornar ao som que se repete na respiração. Se necessário, interrompa-o, aguarde alguns segundos e termine a meditação abrindo os olhos aos poucos.

Continue o processo por 15 a 30 minutos. Pode abrir os olhos brevemente para verificar o tempo, se desejar, mas não use um despertador. Ao terminar, interrompa o som e sente-se em silêncio com os olhos fechados por alguns minutos. Abra-os aos poucos e permaneça sentado por mais alguns minutos. Depois, levante-se. Se estiver cansado, adormecerá. Embora o objetivo da meditação não seja obter sono adicional, não há nenhum problema em cochilar.

Para que obtenhamos benefícios à saúde, devemos praticar a técnica uma ou duas vezes ao dia. Em geral, evite o período de duas horas após as refeições, porque o processo digestivo pode interferir na capacidade de eliciar a resposta desejada. Portanto, faz sentido praticar a técnica da meditação antes das refeições.

O segredo da técnica é a atitude passiva. Isso inclui não se preocupar se está fazendo corretamente e deixar os pensamentos, positivos ou negativos, fluírem.

As pesquisas de Benson revelaram uma ampla variedade de experiências subjetivas que ocorrem durante a meditação, embora a sensação de paz e tranqüilidade não seja incomum. Contudo, porque o método especificamente não inclui a tentativa de eliciar pensamentos ou sentimentos de paz, a experiência pode variar de uma sessão a outra, e de minuto a minuto. As pesquisas demonstraram que as alterações fisiológicas associadas à resposta de relaxamento são geradas, qualquer que seja a experiência subjetiva, tranqüila ou não.

Esse método contrasta com outras técnicas mentais que envolvem disciplinar a mente para o indivíduo se concentrar, seja em determinado som ou, mesmo, na idéia de relaxamento. Na página do livro na Internet (www.fantastic-voyage.net), informamos onde se pode receber treinamento para esse tipo de meditação.

O efeito seria o mesmo se usássemos esses 20 minutos para dormir? O sono não é uma técnica de relaxamento? Como discutimos, obter a quantidade e a qualidade do sono é importantíssimo como elemento de um estilo de vida que lida eficazmente com o estresse. Sem dúvida, não dormir corretamente é muito estressante. Tanto o sono quanto a resposta de relaxamento envolvem alterações fisiológicas mensuráveis e significativas, as quais foram profundamente estudadas. Contudo, não são iguais. E embora o sono seja necessário, dormir mais não produzirá as mudanças endócrinas benéficas obtidas por meio da provocação regular da resposta de relaxamento.

Se você seguir as diretrizes nutricionais descritas neste livro – exercício, dedicar tempo à família, dormir bem e, agora, praticar técnicas de relaxamento –, como encontrar tempo para fazer outras coisas, como trabalhar para ganhar a vida? Trata-se de uma pergunta razoável. Analisemos as questões, uma de cada vez.

As diretrizes nutricionais podem tomar algum tempo no início, em termos de aprendizagem da quebra nutricional de alimentos e exploração do mundo de alimentos que combinam com as diretrizes e com o gosto de cada um. Mas podemos compartilhar com você, a partir de nossa experiência e da experiência de muitos outros que, após um período de aprendizagem e adaptação, seguir as diretrizes não requer dedicação contínua de tempo. Passar tempo com a família e com os amigos é, supostamente, algo que você quer fazer. Se realmente acreditar que não tem desejo nem necessidade de interagir com outros, talvez você possa examinar essa prioridade. Quanto ao sono, é algo de que você precisa e é contraproducente tentar reduzi-lo. Da mesma maneira, constatamos que o exercício mais do que compensa em termos de maior energia, melhores padrões de sono (o que significa que você dormirá mais sem passar mais tempo na cama) e uma atitude mais positiva em relação aos desafios do cotidiano.

As técnicas de relaxamento prometem a mesma coisa. O tempo gasto compensa em termos de benefícios fisiológicos, mentais e emocionais palpáveis, vistos com maior eficácia em outras esferas, e uma sensação melhor de bem-estar. É por isso que enfatizamos primeiro o gerenciamento do tempo. Você vai se surpreender com o quanto consegue fazer e o tempo que terá para tantas coisas, se analisar cuidadosamente o gerenciamento do tempo. Os autores dão prioridade à prática dessas diretrizes. A maioria das pessoas desperdiça muito tempo e energia pessoal de forma improdutiva, o que não contribui para o bem-estar que todos buscam. Os diversos elementos do programa que esquematizamos – dieta, exercício, equilíbrio e relaxamento – trabalham em sinergia. Em vez de interferirem em sua vida, um estilo de vida equilibrado e saudável irá torná-lo mais eficiente para atingir suas metas pessoais e melhorar sua vida. Realmente, não há outra alternativa.

EPÍLOGO

Embora aqui seja o fim de nossa busca pela imortalidade, esperamos que seja apenas o início de sua jornada pessoal de descoberta. Se há uma mensagem que tentamos transmitir é a oportunidade sem precedentes que temos de melhorar nossa saúde. A saúde não é apenas a ausência de doença; ao contrário, ela diz respeito à eficiência de cada nível da existência, algo que sempre podemos melhorar. O esforço que você colocar nesse empreendimento será recompensado muitas vezes e o ajudará, quaisquer que sejam suas metas de vida.

A sociedade tem várias idéias poderosas e amplamente vigentes; porém, enganosas, que tentamos contestar:

- **o sistema de saúde cuidará de mim se eu tiver algum problema.** A realidade: nosso sistema de saúde é, em sua maioria, voltado para lidar com as questões de saúde quando elas surgem sob a forma de doença completa. Em nossas escolas de Medicina, presta-se pouquíssima atenção à nutrição e à prevenção de doenças. Esperar até que os sintomas da doença apareçam costuma ser tarde demais. O primeiro sintoma de doença coronariana pode ser um ataque cardíaco; o câncer pode não ser evidente antes de ocorrer metástase. Existem conhecimentos disponíveis para evitar as doenças degenerativas, que causam mais de 90% de todos os óbitos e enorme sofrimento, mas a responsabilidade de aplicá-los é de cada indivíduo;
- **tomar um suplemento ou medicamento só em último caso.** A realidade: quando nosso corpo evoluiu, dezenas de milhares de anos atrás, era de interesse da espécie humana (e de outros animais) não viver muito além do período fértil. Agora que vivemos uma era de abundância, e não de escassez, esse programa evolucionário deixou de ser relevante. Temos os meios para retardar dramaticamente e, em muitos casos, deter e reverter processos patológicos degenerativos e de envelhecimento, mas isso requer a reprogramação de nossa bioquímica por meio da nutrição, do exercício, do

estilo de vida, bem como de tirar vantagem de suplementos e fármacos. Esse processo ficará mais simples com as terapias e intervenções mais potentes das Pontes Dois e Três que estão sendo desenvolvidas, mas hoje ele requer entendimento e esforço;

- **as únicas certezas são a morte e os impostos.** A realidade: deixaremos a questão dos impostos para outro livro, mas os meios para prolongar a longevidade indefinidamente estão ao nosso alcance. Embora ainda não tenhamos todas as ferramentas necessárias para deter e reverter todos os processos de envelhecimento, temos os meios certos para manter a boa saúde e o bom estado de espírito até o desabrochar completo das revoluções biotecnológicas, nanotecnológicas e da inteligência artificial, as quais proporcionarão o prolongamento radical da vida.

Os conhecimentos sobre saúde expandem-se em ritmo acelerado. Enquanto este livro era escrito, novos desenvolvimentos impressionantes continuaram a vir à tona, semanalmente. Continuamos a modificar o texto para incluir muitos deles, mas percebemos que, se continuássemos a fazê-lo, o livro nunca seria concluído. Portanto, este livro é uma observação isolada no tempo. Nossa missão principal não é proporcionar um conjunto imutável de regras, mas sim descrever uma abordagem e uma atitude geral para melhorar a saúde, ambas baseadas na busca contínua de informações em uma era de expansão de conhecimentos. Essa busca será, sem dúvida, uma viagem fantástica. Esperamos que você se junte a nós.

RECURSOS E INFORMAÇÕES NA INTERNET

FANTASTIC-VOYAGE.NET

Novas informações médicas surgem tão rapidamente que alteramos nossos programas pessoais de saúde ao menos uma vez por mês. Para ajudá-lo a manter-se atualizado nessa área tão mutável da saúde e longevidade, nós o convidamos a visitar www.fantastic-voyage.net*, onde encontrará:

- as últimas atualizações para o Programa de Longevidade de Ray & Terry;
- notícias das descobertas mais recentes da medicina da longevidade;
- um Guia Breve para uma Vida Longa: um resumo dos princípios do programa de Ray & Terry;
- informações sobre os testes recomendados neste livro, e como muitos podem ser feitos em casa;
- referências para encontrar alimentos orgânicos e substitutos pobres em carboidratos para muitos alimentos conhecidos;
- recursos para encontrar suplementos nutricionais de alta qualidade;
- listagens de médicos e organizações médicas e de saúde, conhecedores dos princípios de nosso programa.

OUTROS RECURSOS

Além disso, desenvolvemos uma linha de suplementos nutricionais e alimentos saudáveis, pobres em carboidratos, que complementam nossas recomendações para longevidade, disponíveis em www.rayandterry.com.

Recursos adicionais sobre futuras tecnologias, entre os quais um boletim eletrônico gratuito, estão disponíveis em www.KurzweilAI.net.

---

* As informações contidas no home page do livro estão em inglês. [N.E.]

NOTAS

CAPÍTULO 1

1 CUNNINGHAM, A. M. 2003. "Biobots". *ScienCentralNews;* www.sciencentral.com/articles/view.php3?article_id=218391960&language=English; MOORE, A. 2001. "*Of silicon and submarines.*" *EMBO* 2001. *Reports.* 2(5):367-370; www.nature.com/cgi-taf/DynaPage.taf?file=/embor/journal/v2/n5/full/embor411.html.

2 "Purdue researchers connect life's blueprints with its energy source." *Purdue News*, 4 de fevereiro, 2003; http://news.uns.purdue.edu/html4ever/030204.Guo.ATP.html.

3 "Today at UCI". 8 de maio, 2003; http://today.uci.edu/news/release_detail.asp?key=995.

4 KURZWEIL, R. "The Law of Accelerating Returns." KurzweilAI.net. www.kurzweilai.net/meme/frame.html?main=/articles/art0134.html; KURZWEIL, R. 2005 (a ser publicado). *The Singularity Is Near: When Humans Transcend Biology.* New York: Viking Press.

5 A teoria de Ray Kurzweil da "lei dos retornos acelerados" e seu impacto social e econômico foi apresentada em *A era das máquinas espirituais* (Aleph, 2007) e será mais detalhada em seu futuro livro *The Singularity Is Near: When Humans Transcend Biology* (Viking, 2005).

6 ANDERSON, R. N. As dez principais causas de mortalidade nos EUA. Dados do final do ano 2000. Doença coronariana: 710.760; câncer: 553.091; acidente vascular cerebral: 167.661; doença respiratória inferior crônica: 122.009; acidentes: 97.900; diabetes: 69.301; pneumonia/gripe: 65.313; doença de Alzheimer: 49.558; nefrite, síndrome nefrótica e nefrose: 37.251; septicemia: 31.224.

7 RILEY, C. 2001. *Rising Life Expectancy: A Global History.* Cambridge: Cambridge University Press.

8 FUKUYAMA, F. 2002. *Our Posthuman Future: Consequences of the Biotechnology Revolution.* New York: Farrar Straus.

9 Veja a Pirâmide Alimentar do Departamento de Agricultura dos EUA, em www.nal.usda.gov:8001/py/pmap.htm. A ênfase em amidos e grãos na base da pirâmide está associada à atual "epidemia" de obesidade que assola o país.

10 Os valores diários de referência foram lançados, pela primeira vez, em 1968, pela *National Academy of Sciences*, e revisados, pela última vez, em 1989. Esses padrões variam dependendo de idade, sexo e se a mulher está grávida ou amamentando. Eles não têm por objetivo ser "ideais", mas evitar doenças de deficiência nutricional específicas. Expressam-se como consumos diários médios no decorrer do tempo. Baseiam-se em fontes alimentares, e não em suplementação mineral ou vitamínica, e não levam em consideração exigências incomuns, oriundas de doença ou estresse ambiental. Ver www.blionline.com/HDB/NutritionalStandardsRDAUSRDAAndRDIAntioxidantsBooklet.htm.

11 RASMUSSEN, O. W. *et al.* 1993. 'Effects on blood pressure, glucose and lipid levels of a high-monounsaturated fat diet compared with a high-carbohydrate diet in NIDDM subjects." *Diabetess Care.* 16: 1.565-1.571.

12 Na página da Internet da *American Diabetess Association*, encontra-se a "Pirâmide alimentar diabética." Curiosamente, ela é idêntica à do Departamento de Agricultura, recomendada para o público geral. Recomenda-se a mesma dieta de grãos e amidos com 30% de calorias oriundas de gorduras. Ver www.diabetess.org/main/health/nutrition/article031799.jsp.

13 ORNISH, D. "Can lifestyle changes reverse coronary heart disease?" 1990. *Lancet*. 336: 129-133.

14 ANDERSON, R. N. *National Vital Statistics Report*, 2002 (16 de setembro); 50:16: 1-86. Além disso, segundo a *Minneapolis Heart Institute Foundation*, "aproximadamente 2/3 dos ataques cardíacos são os primeiros e 1/3 de todos os ataques cardíacos são fatais. O primeiro sintoma do ataque cardíaco é, quase sempre, a morte súbita". Ver www.mplsheartfoundation.org.

15 RIES, L. A. *et al.*, eds. SEER *Cancer Statistics Review*, 1973-1999, *National Cancer Institute*, Bethesda, Maryland. Por exemplo, a *Alliance for Lung Cancer Fact Sheet* afirma que, em conseqüência da falta de exames, o câncer de pulmão é diagnosticado nos estágios finais em até 85% dos casos; www.alcase.org/factsabout_lungcancer.html. O diagnóstico em fase final ocorre em quase metade de todas as ocorrências de câncer cervical. FERRANTE, J. M. *et al.* 2000. "Clinical and Demographic Predictors of Late-Stage Cervical Cancer, *Arch Fam Med.* 9: 439-445, Além disso, mais de 50% de todos os casos de câncer de ovário são diagnosticados em estágios finais. SRIKAMESWARAN, A. "*Experts discuss promising new test for ovarian cancer.*" *Pittsburgh Post Gazette.* 7 de maio, 2002.

16 VERMEULEN, E. G. *et al.* 2000. "Effect of homocysteine-lowering treatment with folic acid plus vitamin B_6 on progression of sub clinical atherosclerosis: a randomized, placebo-controlled trial." *Lancet.* 12 de fevereiro; 355(9203): 517-522. Também, em um editorial acompanhando, KORCZYN, A. D. 2002. "*Homocysteine, Stroke and Dementia*", *Stroke.* 33: 2.343-2.344. O dr. Korczyn, da *Tel-Aviv University Medical School*, em Ramat-Aviv, Israel, disse: "Visto que os hábitos alimentares são tão diversos entre as pessoas, pode ser adequado recomendar de 2 a 5 mg de ácido fólico e uma dose semelhante de vitamina B_{12} diariamente. Essa recomendação baseia-se na conhecida segurança de ambas as vitaminas, que não têm efeitos colaterais mesmo se usadas em quantidades excessivas, e seu baixo custo".

CAPÍTULO 2

1 A Nanotecnologia é "o controle minucioso, de baixo custo, da estrutura da matéria, baseado no controle de molécula a molécula, de produtos e subprodutos; os produtos e processos de fabricação molecular, entre os quais o maquinário molecular." (DREXLER, E. & PETERSON, C. 1991. *Unbounding the Future: The Nanotechnology Revolution.* New York: William Morrow and Company.) Segundo os autores (Capítulo 1): "A tecnologia busca o maior controle da estrutura da matéria há milênios [...] Tecnologias avançadas anteriores – tubos de microondas, *lasers*, supercondutores, satélites, robôs e outros – saem das fábricas, primeiro com preços elevados e aplicações limitadas. Contudo, a fabricação molecular será mais parecida com os computadores: uma tecnologia flexível com enorme variedade de aplicações. E a fabricação molecular não sairá de fábricas como aconteceu com os computadores; ela substituirá fábricas e seus produtos, ou os atualizará. Isso é novo e básico, não apenas outro dispositivo do século XX. Surgirá de tendências da ciência do século XX, mas romperá as linhas de tendência na tecnologia, economia e assuntos ambientais."

Drexler e Peterson esboçam os seguintes contextos possíveis para explicar o âmbito da revolução: células solares eficientes "tão baratas quanto um jornal e tão resistentes quanto asfalto," mecanismos moleculares que podem eliminar vírus da gripe em seis horas antes de biodegradarem, aparelhos imunológicos que destroem células malignas no corpo ao apertarmos uma simples tecla, supercomputadores de bolso, o fim do uso de combustíveis fósseis, viagem espacial, e restauração de espécies extintas. Ver também outro livro de DREXLER, K. E. *Engines of Creation* (Anchor Books, 1986). *Foresight Institute* tem uma lista prática de FAQs (perguntas mais comuns) sobre Nanotecnologia (www.foresight.org/NanoRev/fifaq1.html) e outras informações. Entre outros recursos, na Internet, estão a *National Nanotechnology Initiative* (www.nano.gov), www. nanotechweb.org, a página de Nanotecnologia do dr. Ralph Merkle (www.zyvex.com/nano/) e *Nanotechnology* (uma publicação *on line*: www.iop.org/EJ/journal/0957-4484).

Muitas informações sobre Nanotecnologia podem ser encontradas na página de Ray Kurzweil, www.kurzweilai.net.

2 A Nanotecnologia é a tecnologia na qual os objetos são construídos de moléculas ou átomos individuais, ou nos quais uma ou mais dimensões estão em uma escala de nanômetros (bilionésimos do metro). Para mais informações, ver o clássico de 1986 de DREXLER, K. E. *Engines of Creation*; www.kurzweilai.net/meme/frame.html?m=8.

3 Além das funções de diversos tipos de células, duas outras causas para as células controlarem a expressão de genes são os sinais ambientais e os processos de desenvolvimento. Até mesmo organismos simples, como as bactérias, podem ativar e desativar a síntese de proteínas, dependendo dos sinais ambientais. *E. coli*, por exemplo, pode desativar a síntese de proteínas que lhe permitem fixar o gás nitrogênio do ar quando fontes energéticas menos intensivas de nitrogênio no ambiente. Um estudo recente de 1.800 genes de morangos constatou que a expressão de 200 deles variou durante diversas etapas do desenvolvimento (MARSHALL, E. 1999. "An array of uses: expression patterns in strawberries, Ebola, TB, and mouse cells." *Science*. 286 (5439): 445).

4 Além de uma região de codificação protéica, os genes têm seqüências reguladoras denominadas promotores e intensificadores, que controlam onde e quando aquele gene se expressa. Os promotores estão localizados "a montante" (em pares básicos próximos ao local de transcrição) na molécula de DNA. Um intensificador ativa um promotor, controlando, portanto, o índice de expressão genética. Para expressar-se, a maioria dos genes requer intensificadores; estes determinam quando os genes se expressam e para que tipo de célula proteica alvo. Cada gene pode ter vários locais intensificadores distintos ligados a ele (GILBERT, S. F. 2000. *Developmental Biology*, 6. ed. Sunderland, Massachusetts: Sinauer Associates; disponível *on line* em www.ncbi.nlm.nih.gov/books/bv.fcgi?call=bv.View.ShowTOC&rid=dbio.TOC&depth=2.
Ao se ligarem a regiões promotoras e intensificadoras, os fatores de transcrição ativam ou reprimem a expressão de um gene. Novos conhecimentos sobre os fatores de transcrição transformaram nossa compreensão da expressão genética. Segundo S. F. Gilbert, no capítulo "The Genetic Core of Development: Differential Gene Expression," "o próprio gene não é mais visto como uma entidade independente que controla a síntese de proteínas. Ao contrário, o gene tanto dirige quanto é dirigido pela síntese proteica. Natalie Auger (1992) escreveu: "uma série de descobertas sugere que o DNA é mais parecido a um certo tipo de político, cercado por um bando de orientadores e manipuladores proteicos que precisam vigorosamente massageá-lo, mudá-lo e, às vezes, reinventá-lo antes que o grande projeto do corpo possa fazer algum sentido".

5 Muitos RNA *antisense* "mostraram convincente redução *in vitro* na expressão genética alvo e atividade promissora contra uma grande variedade de tumores." BIROCCIO, A.; LEONETTI, C. & ZUPI, G. 2003. "The future of antisense therapy: combination with anticancer treatments." *Oncogene*. 29 de setembro; 22(42): 6.579-6.588. Ver também "Subtle gene therapy tackles blood disorder." 11 de outubro, 2002, *NewScientist.com;* www.newscientist.com/news/news.jsp?id-ns99992915; JIANG, X. *et al.* 2003. "Inhibition of MMP-1 expression by antisense RNA decreases invasiveness of human chrondrosarcoma." *J Orthop Res*. Novembro; 21(6): 1.063-1.070.

6 HOLMES, B. "Gene therapy may switch off Huntington's." *NewScientist.com*, 13 de março, 2003; www.newscientist.com/news/news.jsp?id=ns99993493.
"Surgindo como potente ferramenta para análise genética reversa, RNAi está sendo aplicado rapidamente para estudar a função de muitos genes associados às patologias humanas, em particular aquelas associadas à oncogênese e às doenças infecciosas." CHENG, J. C.; MOORE, T. B. & SAKAMOTO, K. M. 2003. "RNA interference and human disease." *Mol Genet Metab*. Outubro; 80(1-2): 121-128. RNAi é um "mecanismo potente e altamente específico para a seqüência" (ZHANG, L.; FOGG, D. K. & WAISMAN, D. M. 2003. "RNA interference-mediated silencing of the S100A10 gene attenuates plasmin generation and invasiveness of Colo 222 colorectal cancer cells." *J Biol Chem*. 21 de outubro [publicação eletrônica antes de ser impressa]).

7 A transferência genética para células somáticas influencia um subconjunto de células no corpo por determinado período de tempo. Teoricamente, é possível alterar também as informações genéticas nas células do óvulo e do espermatozóide (germinativas), com o objetivo de transmitir essas alterações para as gerações seguintes. Essa terapia envolve muitas questões éticas e ainda não foi colocada em prática.

8 Os genes codificam as proteínas, as quais desempenham funções vitais no corpo humano. Genes anormais ou mutantes codificam proteínas incapazes de desempenhar essas funções, resultando em desordens genéticas e doenças. A meta da terapia genética é substituir os genes defeituosos para que ocorra produção de proteínas normais. Isso pode ser feito de várias maneiras, mas a mais típica é inserindo-se um gene de

reposição terapêutica nas células-alvo do paciente por meio de uma molécula portadora denominada vetor. "Atualmente, o vetor mais comum é um vírus que foi geneticamente alterado para transportar DNA humano normal. Os vírus desenvolveram uma maneira de encapsular e transportar seus genes às células humanas de forma patogênica. Os cientistas tentaram tirar vantagem dessa capacidade e manipularam o genoma viral para remover os genes causadores de patologias e inserir genes terapêuticos." (*Human Genome Project*, "Gene Therapy," www.ornl.gov/TechResources/Human_Genome/medicine/genetherapy.html).
Ver a página do *Human Genome Project* para mais informações sobre a terapia genética e links. A terapia genética é uma área tão importante de pesquisa que, atualmente, há seis publicações científicas revisadas por pares e quatro associações profissionais dedicadas ao assunto.

9 SMITH, K. 2002. "Gene transfer in higher animals: theoretical considerations and key concepts." *J Biotechnol.* 9 de outubro; 99(1): 1-22.

10 " 'Miracle' gene therapy trial halted." *NewScientist.com,* 3 de outubro, 2003; www.newscientist.com/news/news.jsp?id=ns99992878; *Human Genome Project.* "Gene therapy," www.ornl.gov/TechResources/Human_Genome/medieine/genetherapy.html.

11 WU, L.; JOHNSON, M. & SATO, M. 2003. "Transcriptionally targeted gene therapy to detect and treat cancer." *Trends Mol Med.* Outubro; 9(10): 421-429.

12 ANANTHASWAMY, A. "Undercover genes slip into the brain." *NewScientist.com,* 20 de março, 2003; www.newscientist.com/news/news.jsp?id=ns99993520.

13 TREZISE, A. E. *et al.* 2003. "In vivo gene expression: DNA electrotransfer." *Curr Opin Mol Ther.* Agosto; 5(4): 397-404.

14 WESTPHAL, S. "Virus synthesized in a fortnight." *NewScientist.com,* 14 de novembro, 2003; www.newscientist.com/news/news.jsp?id=ns99994383.

15 WESTPHAL, S. "DNA nanoballs boost gene therapy." *NewScientist.com,* 12 de maio, 2002; www.newscientist.com/news/news.jsp?id =ns99992257.

16 DEKEL, B. *et al.* 2003. "Human and porcine early kidney precursors as a new source for transplantation." *Nature Med.* Janeiro 1;(9): 53-60.

17 Eis uma possível explicação: "em mamíferos, os embriões do sexo feminino têm dois cromossomas X e os do sexo masculino, um. Durante o desenvolvimento inicial em fêmeas, um dos X e a maioria de seus genes são normalmente silenciosos ou inativos. Assim, a quantidade de expressão genética em machos e fêmeas é a mesma. Mas, em animais clonados, um cromossoma X já está desativado no núcleo doador. Ele precisa ser reprogramado e, depois, novamente desativado, fato este que introduz a possibilidade de erros." "Genetic defects may explain cloning failures." *CBC NEWS,* 27 de maio, 2002; www.cbc.ca/storview/CBC/2002/05/27/cloning_errors020527. Essa matéria relata sobre XUE, F. *et al.* 2002. "Aberrant patterns of X chromosome inactivation in bovine clones." *Nat Genet.* Junho; 31(2): 216-220.

18 GURDON, J. B. & COLMAN, A. 1999. "The future of cloning." *Nature.* 402: 743-746; STOCK, G. & CAMPBELL, J. 2000. *Engineering the Human Germline: An Exploration of the Science and Ethics of Altering the Genes We Pass to Our Children.* New York: Oxford University Press.

19 HWANG, W. S. 2004. "Evidence of a Pluripotent Human Embryonic Stem Cell Line Derived from a Cloned Blastocyst." *Science.* 12 de março; 303(5664): 1.669-1.674.

20 VINCE, G. "Nanotechnology may create new organs." *NewScientist.com,* 8 de julho, 2003; www.newscientist.com/news/newsjsp?id=ns99993916.

21 WESTPHAL, S. "'Virgin birth' method promises ethical stem cells." *NewScientist.com,* 3 de abril, 2003; www.newscientist.com/news/newsjsp?id=ns99993654.

22 Células-tronco hepáticas foram transformadas em células pancreáticas (YANG, L. *et al.* 2002. "In vitro transdifferentiation of adult hepatic stem cells into pancreatic endocrine hormone-producing cells." *Proc Natl Acad Sci USA.* 11 de junho; 99(12): 8.078-8.083). Células-tronco musculares adultas podem ser transformadas em tecido muscular, neural e vasos sangüíneos. QU-PETERSEN, Z. *et al.* 2002. "Identification of a novel population of muscle stem cells in mice: potential for muscle regeneration." *J Cell Biol.* maio; 157: 851-864.

23 HAKELIEN, A. M. *et al.* 2002. "Reprogramming fibroblasts to express T-cell functions using cell extracts." *Nature Biotechnology.* maio; 20: 460-466.

24 Ver a descrição de fatores de transcrição na nota 3, p. 411.

25 LANZA, R. P. *et al.* 2000. "Extension of cell life-span and telomere length in animals cloned from senescent somatic cells." *Science.* 28 de abril; 288(5466): 665-669. Ver também AMEISEN, J. C. 2002. "On the origin, evolution, and nature of programmed cell death: a timeline of four billion years." *Cell Death & Differentiation.* Abril; 9(4): 367-393; SHAY, M. E. "Transplantation without a donor." *Dream: The magazine of possibilities, Children's Hospital Boston,* outono de 2001; www.childrenshospital.org/about/dreamfall01.pdf.

26 BHATTACHARYA, S. "Stem cell 'immortality' gene found." *NewScientist.com,* 30 de maio, 2003; www.newscientist.com/news/news.jsp?id =ns99993786.

27 De GREY, A. D. 2003. "The foreseeability of real anti-aging medicine: focusing the debate." *Exp Gerontol.* Setembro; 38(9): 927-934; DE GREY, A. D. 2003. "An engineer's approach to the development of real anti-aging medicine." *Sci SAGE KE.* 8 de janeiro; 2003(1): VP1; DE GREY, A. D. *et al.* 2002. "Is human aging still mysterious enough to be left only to scientists?" *Bioessays.* Julho; 24(7): 667-676.

28 De GREY, A. D. "Engineering negligible senescence: rational design of feasible, comprehensive rejuvenation biotechnology," em www.gen.cam.ac.uk/sens/sensov.ppt.

29 De GREY, A. D. *et al.* 2004. "Total deletion of in vivo telomere elongation capacity: an ambitious but possibly ultimate cure for all age-related human cancers." *Annals NY Acad Sci.* 1.019: 147-170.

30 FINN, O. J. 2003. "Cancer vaccines: between the idea and the reality." *Nat Rev Immunol.* Agosto; 3(8): 630-641; KENNEDY, R. C. & SHEARER, M. H. 2003. "A role for antibodies in tumor immunity." *Int Rev Immunol.* Março/abril; 22(2): 141-172.

31 De GREY, A. D. 2002. "The reductive hotspot hypothesis of mammalian aging: membrane metabolism magnifies mutant mitochondrial mischief." *Eur J Biochem.* Abril; 269(8): 2.003-2.009; CHINNERY, P. E. *et al.* 2002. "Accumulation of mitochondrial DNA mutations in ageing, cancer, and mitochondrial disease: is there a common mechanism?" *Lancet.* 26 de outubro; 360(9342): 1.323-1.235; DE GREY, A. D.. 2000. "Mitochondrial gene therapy: an arena for the biomedical use of inteins." *Trends Biotechnol.* setembro;18(9): 394-399.

32 GRAHAM, S. "Methuselah worm remains energetic for life." *ScientificAmerican.com,* 27 de outubro, 2003; www.sciam.com/article.cfm?chanID=sa003&articleID=000C601F-8711-1F99-86FB83414B7F0156.

33 FREITAS JR, R. A. *Nanomedicine, Volume I: Basic Capabilities,* o primeiro de quatro volumes em uma série de livros técnicos, *Nanomedicine.* Freitas proporciona uma visão pioneira e fascinante do futuro da Nanotecnologia molecular, com implicações abrangentes para a profissão médica – e, por fim, para o prolongamento e melhoria radicais da função e estrutura biológica humana natural.

34 Sensores e ferramentas diagnósticas são aplicações importantes da Nanotecnologia porque os dispositivos podem ser colocados em contato direto com as células e as moléculas ali presentes. Outra opção é a nanoimagem, na qual nanocristais procurariam diversos tipos de moléculas, como, por exemplo, células cancerosas. Ao serem estimulados por um laser, os cristais emitiriam luz. Essas aplicações são apenas a "ponta do *nanoiceberg*" (BALASUBRAMANIAN, P. & JAPA, S. 2003. "Nanosensing," *Stanford Biomedicine Quarterly,* primavera, p. 13).

35 Para atividades da International Society for bioMEMS and Biomedical Nanotechnology, visite sua página na Internet (www.bme.ohio-state.edu/isb/). Podem-se também encontrar as conferências da BIOMEMS na página da SPIE (www.spie.org/Conferences).

36 BALL, P. & PEARSON, H. "Drug may give cells a fresh start." *Nature Science Update,* 30 de janeiro, 2004; www.nature.com/nsu/040126/040126-14.html.

37 PEARSON, H. "Instant stem cells – just add water." *Nature Science Update,* 19 de dezembro, 2003; www.nature.com/nsu/031215/031215-11.html.

38 Como descrito no artigo da *Stanford Biomedicine Quarterly,* na nota 34 acima, os pesquisadores usaram uma nanopartícula de ouro para monitorar o açúcar no sangue em diabéticos. XIAO, Y. *et al.* 2003. " 'Plugging into enzymes': Nanowiring of redox enzymes by a gold nanoparticle." *Science.* 21 de março; 299(5614): 1.877-1.881. "Pode-se até mesmo especular sobre o projeto de um "pâncreas artificial", um implante que liberaria níveis adequados de insulina no sangue de momento em momento, segundo as leituras de açúcar no sangue fornecidas por esse sistema de nanossensores." (p. 12).

39 O dr. Michael Cima, no MIT, é um pesquisador que analisa a liberação medicamentosa *in vivo* de conjuntos implantáveis MEMS. É um dos autores em VOSKERICIAN, G. *et al.* 2002. "Biocompatibility and biofouling of MEMS drug delivery devices." *Biomaterials.* 24: 1.959-1.967.

40 Segundo Wise, uma razão para avanços relativamente lentos, nos últimos 30 anos, é "o ambiente agressivo de água salgada" do tecido vivo. (Citado em LAMMERS, D. "Micro medical devices could transform health care." EE *Times,* 21 junho, 2002; www.eetimes.com/at/news/OEG20020620S0060.) Ver também a discussão do trabalho de Wise, em DEGASPARI, J. "Tiny, tuned, and unattached." *Mechanical Engineering,* 1º de julho, 2001.
www.memagazine.org/backissues/julho01/features/tinytune/tinytune.html.

41 "Uma equipe de cientistas do Japão desenvolveu minúsculos parafusos giratórios que podem percorrer as veias. Os parafusos poderiam, então, ser usados para injetar fármacos em tecidos infectados ou, mesmo, alojar-se em tumores para eliminá-los com uma lanceta quente." "'Microbots' hunt down disease." *BBC News,* 13 de junho, 2001; http://news.bbc.co.uk/l/hi/health/1386440.stm. As micromáquinas baseiam-se em imãs cilíndricos. (ISHIYAMA, K.; SENDOH, M. & ARAI, K. I. 2002. "Magnetic micromachines for medical applications." *J Magnetism Magnetic Materials.* 242-245(P1): 41-46.)

42 Ver o boletim de Sandia National Laboratories, de 15 de agosto, 2001, "Pac-Man-like microstructure interacts with red blood cells," www.sandia.gov/media/NewsRel/NR2001/gobbler.htm. Para um artigo da indústria comercial em resposta, ver WILSON, D. "Microteeth have a big bite." 17 de agosto, 2001; www.e4engineering.com/item.asp?eh=e4_home&type=Features&id= 42543.

43 BALL, P. "Chemists build body fluid battery." *Nature Science Update,* 12 de novembro, 2002; www.nature.com/nsu/021111/021111-1.html.

44 BERNSTEIN, M. "Tiny nanowire could be next big diagnostic tool for doctors." *EurekAlert,* 16 de dezembro, 2003; www.eurekalert.org/pub_releases/2003-12/acs-nc121603.php.

45 SLIWA, J. "Researchers envision intelligent implants." *EurekAlert,* 8 de julho, 2003; www.eurekalert.org/pub_releases/2003-07/asfm-rei070303.php.

46 A página de Ron Weiss, na Princeton University (www.ee.prineeton.edu/~rweiss/), enumera suas publicações, por exemplo, 2003. "Genetic circuit building blocks for cellular computation, communications, and signal processing." *Natural Computing, an International Journal.* (2): 47-84.

47 GARFINKEL, S. L. "Biological computing." *Technology Review,* maio/junho 2000; www.simson.net/clips/2000.TR.BiologicalComputing.htm.

48 Ibid. Ver também a lista de pesquisas atuais do Media Lab Web, na página do MIT; www.media.mit.edu/research/index.html.

49 WHITFIELD, J. "Lasers operate inside single cells," *Nature Science Update,* 6 de outubro, 2003; www.nature.com/nsu/030929/030929-12.html.

CAPÍTULO 3

1 *Great Smokies Diagnostic Laboratory.* "Integrative Medicine," em www.gsdl.eom/gsdl/ functional_med.html.

2 A experiência pessoal de Terry Grossman não é singular. Em um artigo recente no JAMA, a publicação oficial da *American Medical Association,* 46,3% dos americanos consultaram um profissional de medicina alternativa em 1997. (EISENBERG, D. M. *et al.* "Trends in alternative medicine use in the United States, 1990-1997: results of a follow-up national survey." 1998. JAMA. 11 de novembro; 280(18): 1.569-75.)

3 BRESSLER, N. M. *et al.* 2003. "Potential public health impact of Age-Related Eye Disease Study results: AREDS report n. 11." *Arch Ophthalmol.* Novembro; 121(11): 1.621-1.624.

4 Aproximadamente 70% dos pacientes de Terry Grossman com degeneração macular vivenciaram um certo grau de melhora visual com seu protocolo de tratamento, que também inclui estimulação elétrica dos olhos, enquanto 25% estabilizaram a visão existente. Ver também PAUL, E. L. 2002. "The Treatment of Retinal Diseases with Micro Current Stimulation and Nutritional Supplementation." Apresentação para a *International Society for Low-Vision Research and Rehabilitation* (ISLRR), Universidade de Gõteborg, Faculdade de Medicina, Göteborg, Suécia; e também MICHAEL, L. D. & ALLEN, M. J. 1993. "Nutritional Supplementation, Electrical Stimulation and Age-Related Macular Degeneration." *J Orthomol Med.* 8: 168-171.

5 Para mais informações sobre o tratamento nutricional de distúrbios autistas, ver protocolos DAN! (*Defeat Autism Now!*), disponíveis no Autism Research Institute; www.autism.com/ari/contents.html.

CAPÍTULO 4

1 Charles Darwin admitiu que um dos fatores básicos no tamanho de uma população animal é o alimento, do qual todas as espécies precisam para sobreviver. As espécies estão ligadas em cadeias alimentares, começando com produtores, que criam o próprio alimento ao converter compostos inorgânicos em orgânicos. Quando as plantas (produtores) criam compostos orgânicos por meio da fotossíntese, armazenam energia que, então, será transmitida à cadeia alimentar quando elas forem ingeridas e, depois, seus consumidores serão ingeridos, e assim por diante. Os decompositores quebram os compostos orgânicos complexos criados pela conversão energética e devolvem os nutrientes ao solo, onde os produtores os usarão mais uma vez.

2 O cultivo de plantas começou muito antes do que se imaginava a princípio: há sinais do cultivo de abóbora no Equador e de arroz na China, 10 mil a 11 mil anos atrás (PRINGLE, H. 1998. "Neolithic agriculture: the slow birth of agriculture." *Science.* 282(5393): 1.446-1.449). Desde então, os seres humanos disseminaram-se em quase todo o ecossistema do planeta, ingerindo as mais variadas dietas. Até recentemente, a energia de manutenção requerida para adquirir alimentos era uma proporção elevada do orçamento energético do homem. Uma razão talvez seja nosso cérebro, que requer 20% a 25% de nossas necessidades energéticas, comparados a 8% a 10%, para os outros primatas, e 3% a 5%, para outros mamíferos. Animais com cérebro maior costumam buscar dietas mais ricas (LEONARD, W. 2002. "Food for thought: dietary change was a driving force in human evolution." *Sci Am.* 13 de novembro: 106-115).

Muitos pesquisadores vêem um vínculo entre a obesidade em países desenvolvidos e a quantidade de energia que o ser humano, até recentemente, gastava na aquisição de alimentos. "Talvez há apenas 30 anos, certamente depois da Revolução Industrial, os alimentos deixaram de ser escassos", disse Ann Kelley, neurocientista da Universidade de Wisconsin, em Madison. "É impossível que o cérebro e os sistemas fisiológicos que regulam o peso corporal tenham tido a chance de acompanhar a mudança." (HALL, C. T. "Caveman history blamed for U.S. obesity." *San Francisco Chronicle,* 12 de janeiro, 2003.)

3 Segundo o Departamento de Agricultura dos EUA ("A history of American agriculture 1776-1990,"www.usda.gov/history2/text3.htm), em 1790, os agricultores compunham 90% da força de trabalho em uma população de quase 4 milhões. Já em 1840, esse percentual caiu para 69%. Por volta de 1900, de uma população de 76 milhões, 38% da força de trabalho estava em fazendas, as quais tinham, em média, 147 acres. Em 1990, apenas 2,6% da força de trabalho atuava em fazendas, as quais tinham tamanho médio de 460 acres, de uma população americana igual a 246 milhões.

4 Em 2000, os Centros para Controle de Doenças (CDC) definiram a nutrição insuficiente e a falta de exercício como a segunda causa importante "real" de óbitos nos Estados Unidos, precedida pelo tabaco. "Causas reais de óbitos são definidas como estilo de vida e fatores comportamentais, como tabagismo e inatividade física, que contribuem para os maiores assassinos desta nação, entre os quais doença coronariana, câncer e acidente vascular cerebral" ("Physical Inactivity and Poor Nutrition Catching up to Tobacco as Actual Cause of Death." 9 de março, 2004; www.cdc.gov/od/oc/media/pressrel/fs040309.htm). Naquele mesmo ano, "menos de 1/4 de adultos americanos relataram que ingeriam quantidades recomendadas de frutas e verduras diariamente". ("Chronic disease prevention: the burden of chronic diseases and their risk factors." *National Center for Chronic Disease Prevention and Health Promotion*; www.cdc.gov/nccdphp/burdenbook2002/03 _nutriadult.htm.)

5 Os produtores na extremidade inferior de uma cadeia alimentar constroem compostos complexos, ricos em energia, a partir de quatro átomos (carbono, nitrogênio, oxigênio e hidrogênio). Por exemplo, as proteínas são cadeias de aminoácidos, cada qual contendo um grupo amina (NH_2) e um grupo carboxila (COOH). As proteínas são quebradas em aminoácidos durante a digestão, e estes passam à corrente sangüínea, de onde são absorvidos pelas células. O corpo usa 20 dos aproximadamente cem aminoácidos na natureza como blocos de construção.

As plantas também produzem carboidratos, que as células absorvem e convertem em energia para orientar todas as funções corporais. A glicose, composta de seis átomos de carbono e seis moléculas de água, é um dos carboidratos mais simples e, por isso, passa diretamente à corrente sangüínea. Carboidratos mais complexos, formados de cadeias de moléculas de glicose, precisam ser quebrados em moléculas de glicose antes que possam ser absorvidos. A hidrólise é a reação enzimática que rompe as ligações químicas em alimentos por meio da adição de água.

6 "A simplicidade aparente da molécula de água contradiz a enorme complexidade de suas interações com outras moléculas, entre as quais outras moléculas de água" (SOPER, A. 2002. "Water and ice." *Science.* 297: 1.288-1.289). Ainda há muito em debate, como mostram os inúmeros artigos ainda sendo publicados sobre a mais básica das moléculas, H_2O. Por exemplo, KLUG, D. 2001. "Glassy water." *Science.* 294: 2.305-2.306; GEISSLER, P. *et al.* 2001. "Autoionization in liquid water." *Science* 291(5511): 2.121-2.124; GREGORY, J. K. *et al.* 1997. "The water dipole moment in water clusters." *Science.* 275: 814-817; LIU, K. *et al.* 1996. "Water clusters." *Science.* 271: 929-933.
Uma molécula de água tem extremidades levemente negativas e positivas, o que significa que essas moléculas interagem com outras moléculas de água para formarem redes. O átomo de hidrogênio parcialmente positivo em uma molécula é atraído pelo oxigênio parcialmente negativo de uma molécula vizinha (ligação de hidrogênio). Três hexâmeros tridimensionais envolvendo seis moléculas são considerados estáveis, embora nenhum desses grupos dure mais do que alguns picossegundos.
A polaridade da água resulta em várias propriedades anômalas. Uma das mais conhecidas é que a fase sólida (gelo) é menos densa do que a líquida porque o volume da água varia com a temperatura e aumenta cerca de 9% no congelamento. Em conseqüência das ligações de hidrogênio, a água também tem um ponto de ebulição maior do que o esperado.

7 JHON, M. S. 1989. "Water and health." Korea Applied Science Research Center for Water, Seul, Coréia. Outros artigos incluem JHON, M. S. & ANDRADE, J. D. 1973. "Water and hydrogels." *J Biomed Mater Res.* Novembro; 7(6): 509-522; e ANDRADE, J. D. *et al.* 1973. "Water as a biomaterial." *Trans. Am Soc. Artif. Intern Organs.* 19: 1-7.

8 O seguinte estudo menciona muitos benefícios de uma dieta alcalina. FRASSETTO, L. A. *et al.* 1998. "Estimation of net endogenous noncarbonic acid production in humans from diet potassium and protein contents." *Am J Clinical Nutrition.* 68: 576-83. "Adultos normais que consomem dietas ocidentais têm acidose metabólica crônica, de baixo grau, cuja gravidade é determinada, em parte, pela taxa líquida de produção ácida não carbônica endógena (NEAP), que varia com a alimentação. Adultos normais que consomem dietas tipicamente americanas têm acidose metabólica crônica, de baixo grau [...] Com o avanço da idade, a gravidade da acidose dieta-dependente aumenta, qualquer que seja a dieta, porque a função renal declina substancialmente com a idade, resultando em uma condição similar à insuficiência renal crônica. A insuficiência renal inclui acidose metabólica ao reduzir a conservação de bicarbonato filtrado e excreção de ácido. Até recentemente, o não-reconhecimento das funções respectivas e independentes da capacidade renal reguladora ácido-base, prejudicada com a idade, e a carga ácida líquida na dieta impediam constatar que a acidose metabólica de baixo grau está caracteristicamente presente e agrava-se com a idade em adultos saudáveis... O bicarbonato de potássio é uma base natural que o corpo gera, a partir do metabolismo de sais ácidos orgânicos (por ex., sais ácidos orgânicos de potássio (por ex., citrato de potássio) (8), cuja densidade (ou seja, mmol K/KJ de item alimentar) é máxima em frutas e vegetais. A suplementação em longo prazo da dieta com bicarbonato de potássio tem inúmeros efeitos anabólicos. Em mulheres pós-menopausa, por exemplo, os equilíbrios de cálcio e fósforo melhoram (1), os marcadores de reabsorção óssea diminuem (1), os marcadores de formação óssea aumentam (1), o equilíbrio de nitrogênio melhora (9), e as concentrações séricas do hormônio do crescimento aumentam (10). Esses resultados sugerem que os efeitos adversos da acidose dieta-dependente, crônica e de baixo grau, têm conseqüências e podem contribuir para perturbações relacionadas à idade como declínio da massa óssea, osteoporose e emaciação muscular. Uma maneira de reduzir ou eliminar a acidose metabólica dieta-dependente é por meio do consumo de dietas com pouquíssima ou nenhuma carga ácida líquida."

9 O corpo mantém o pH do sangue em torno de 7,4 pH. A avaliação do pH, usada pela primeira vez pelo bioquímico dinamarquês S. P. L. Sorensen (1868-1939), expressa a concentração do íon de hidrogênio como um número entre 1 e 14. Considera-se ácida uma solução com pH inferior a 7, ao passo que uma solução com pH igual a 7 é considerada básica ou alcalina. Portanto, o sangue humano é levemente alcalino.
"A concentração de $H+$ no plasma sangüíneo e várias outras soluções corporais estão entre as variáveis mais fortemente reguladas na fisiologia humana [...] Alterações agudas no pH do sangue induzem efeitos reguladores potentes em células, órgãos e no organismo" (KELLUM, J. 2000. "Determinants of blood pH in health and disease." *Crit. Care.* 4: 6-14). Ou seja, se o nível do pH varia apenas alguns décimos de unidade de pH, podem ocorrer graves problemas.

Perturbações no equilíbrio ácido-base no sangue podem causar acidose (excesso de ácido, resultando em redução do pH sangüíneo) ou alcalose (base em excesso, resultando em aumento do pH sangüíneo). Ainda se debate muito em relação a como tratar as desordens metabólicas que causam esses desequilíbrios (ver, por exemplo, SHAFIEE, M. A. *et al.* 2002. "A conceptual approach to the patient with metabolic acidosis." *Nephron.* 92 Supl: 46-55).

10 H_3PO_4. O ácido fosfórico é usado em fertilizantes, cimento odontológico, e nas indústrias têxtil e açucareira. É também usado em produtos alimentícios para dar-lhes sabor de fruta. A maior parte da literatura avaliada por profissionais da área destaca os efeitos do ácido fosfórico no esmalte dos dentes (ver, por exemplo, DINCER, B. *et al.* 2002. "Scanning electron microscope study of the effects of soft drinks on etched and sealed enamel." *Am J Orthod Dentofacial Orthop.* Agosto: 122(2): 135-141) e sobre a densidade óssea, sobretudo em garotas. (Ver, por exemplo, FISHER, J. *et al.* 2001. "Maternal milk consumption predicts the tradeoff between rnilk and soft drinks in young girls' diets." *J Nutr.* fev: 131(2): 246-250; CARCIA-CONTRERAS, F. *et al.* 2000. "Cola beverage consumption induces bone mineralization reduction in ovariectomized rats." *Arch Med Res.* Julho/agosto 31(4): 360-365.)

11 $NAHCO_3$. Em geral, o bicarbonato de sódio é considerado o tampão mais importante do pH do sangue. Tipicamente, a concentração de bicarbonato no plasma sangüíneo é de 25 milimoles por litro. Esse nível é denominado limiar de bicarbonato. O corpo produz bicarbonato de sódio a partir do dióxido de carbono (CO_2) formado nas células como subproduto de reações químicas.

Depois que o dióxido de carbono filtra-se nos capilares, combina-se com uma enzima das células vermelhas do sangue, denominada anidrase carbônica, para formar o ácido carbônico (H_2CO_3). Esse ácido divide-se rapidamente em íons de hidrogênio (H+) e íons bicarbonato (HC_3-). A reação também pode inverter, gerando dióxido de carbono e água a partir de íons de hidrogênio e bicarbonato, com o dióxido de carbono eliminado pelos pulmões.

O bicarbonato de sódio é usado como remédio para aliviar azia, acidez estomacal ou indigestão ácida porque neutraliza o excesso de ácido estomacal.

12 Na_2HPO_4. O fosfato de sódio é um importante fosfato dibásico no sistema renal. O fosfato monobásico (NaH_2PO_4) forma-se quando essa base aceita íons de hidrogênio.

13 O equilíbrio entre bases e íons de hidrogênio é fundamental para a maneira na qual o sistema renal elimina resíduos oriundos do metabolismo alimentar. Os rins regulam o sangue, filtrando 20% do plasma e de elementos não celulares do sangue, reabsorvendo componentes-chave (fluido, íons, pequenas moléculas), se necessário, e secretando componentes indesejáveis na urina. O volume total de sangue de um adulto costuma ser filtrado de 20 a 25 vezes por dia. O bicarbonato é um dos componentes filtrados do sangue e, depois, é reabsorvido. Quando sua concentração fica abaixo do limiar de 25 milimoles por litro, não há excreção de bicarbonato, o que significa que todo ele é reabsorvido no sangue. Quando a concentração é superior ao limiar, ele passa para a urina.

14 CH_3COOH. O ácido acético, um dos ácidos carboxílicos, é um intermediário metabólico no corpo. O vinagre é uma solução diluída de ácido acético produzida pela fermentação e oxidação de carboidratos. Ver, por exemplo, WEINHOUSE, S. 1995. "The acetyl group in fatty acid metabolism." FASEB J. Junho; 9(9): 820-821; EMPEY, L. R. *et al.* 1991. "Fish oil-enriched diet is mucosal protective against acetic acid-induced colitis in rats." *Can J Physiol Pharmacol.* Abril; 69(4): 48-487.

15 $CH_3CHOHCOOH$. Ácido lático, um dos ácidos carboxílicos, é encontrado no sangue como sal (lactato). O corpo cria ácido lático ao exercitar os músculos. Esse ácido também é encontrado em produtos laticínios fermentados, como leite azedo, queijo e manteiga. Certas bactérias criam lactatos durante a fermentação. Para mais informações, ver PRINGLE, J. S. & JONES, A. M. 2002. "Maximal lactate steady state, critical power and EMG during cycling." *Eur J Appl Physiol.* Dezembro; 88(3): 214-216; DIEN, B. S. *et al.* 2002. "Fermentation of sugar mixtures using Escherichia coli catabolite repression mutants engineered for production of L-lactic acid." *J Ind Microbiol Biotechnol.* Novembro; 29(5): 221-227; PITKANEN, H. *et al.* 2002. "Serum amino acid responses to three different exercise sessions in male power athletes." *J Sports Med Phys Fitness.* Dezembro; 42(4): 472-480.

16 H_2CO_3. O sistema tampão bicarbonato-ácido carbônico ajuda a manter o pH do sangue (ver nota 15 acima). Dois tipos de sais criados a partir do ácido carbônico são o carbonato de hidrogênio, que contém HCO_3- e carbonatos, que contêm CO_{32}-. Para mais informações, ver, por exemplo, KIMURA, S. *et al.* 2003.

"Enzymatic assay for determination of bicarbonate ion in plasma using urea amidolyase." *Clin Chim Acta.* Fevereiro; 328(1-2): 179-184; VESELA, A. & WILHELM, J. 2002. "The role of carbon dioxide in free radical reactions of the organism." *Physiol Res.* 2002; 51(4): 335-339; BUSHINSKY, D. A. *et al.* 2002. "Acute acidosis-induced alteration in bone bicarbonate and phosphate." *Am J Physiol Renal Physiol.* Novembro; 283(5): F1.091-1.097.

17 $C_5H_4N_4O_3$. No grupo das purinas, o ácido úrico é criado à medida que o corpo digere proteínas. Assim como acontece com outros subprodutos acídicos da digestão, o ácido úrico precisa ser excretado em níveis suficientes para evitar problemas de saúde como a gota. Para maiores informações, ver NAKAMURA, T. *et al.* 2003. "Serum fatty acid levels, dietary style and coronary heart disease in three neighboring areas in Japan: the Kumihama study." *Br J. Nutr.* Fevereiro; 89(2): 267-272; PEREZ-RUIZ, F. *et al.* 2002. "Renal underexcretion of uric acid is present in patients with apparent high urinary uric acid output." *Arthritis Rheum.* 15 de dezembro; 47(6): 610-613.

18 CNH_2NO_2. Ácidos graxos são componentes de lipídios e compostos por cadeias de átomos de carbono e hidrogênio. O grupo carboxila (-COOH) em uma extremidade de um ácido graxo o transforma em ácido carboxílico. Ligações simples de carbono a carbono saturam o ácido, ao passo que ligações duplas e triplas o tornam insaturado. O ácido oléico é o ácido graxo mais comum; podemos encontrá-lo em óleos vegetais, como azeite de oliva, óleo de amendoim e azeite de dendê. Além disso, o ácido oléico compõe 46% da gordura humana. Ver, por exemplo, NYDAHL, M. *et al.* 2003. "Achievement of dietary fatty acid intakes in long-term controlled intervention studies: approach and methodology." *Public Health Nutr.* Fev; 6(1):31-40; HYNES, G. R. *et al.* 2003. "Effects of dietary fat type and energy restriction on adipose tissue fatty acid composition and leptin production in rats." *J Lipid Res.* Maio; 44(5): 893-901; KNUTSEN, S. F. *et al.* 2003. "Comparison of adipose tissue fatty acids with dietary fatty acids as measured by 24-hour recall and food frequency questionnaire in black and white adventists." *Ann Epidemiol.* Fevereiro; 13(2): 119-127.

19 H_2SO_4. O ácido sulfúrico é um ácido forte que ioniza para formar íons de hidrônio (H_3O+) e íons de sulfato de hidrogênio (HSO_4-). Ver, por exemplo, UBUKA, T. 2002. "Assay methods and biological roles of labile sulfur in animal tissues." *J Chromatogr B Analyt Technal Biomed Life Sci.* 5 de dezembro; 781(1-2): 227-249.

20 H_3PO_4. Ver nota 10 à p. 419 sobre H_3PO_4, para mais detalhes.

21 Os rins são um mecanismo eficaz para manter o pH do sangue. Para controlar a concentração de íons de hidrogênio, por exemplo, os rins podem excretar 2.500 vezes mais íons na urina do que são encontrados no sangue. Da mesma maneira, os rins podem excretar mais ou menos bicarbonato.

Contudo, o corpo humano cria muitos ácidos orgânicos e inorgânicos quando quebra os alimentos; e, quanto mais ácida for a dieta, mais tempo os rins levam para restaurar o equilíbrio de pH no sangue. Quando ingerimos uma dieta ácida, a concentração de bicarbonato no sangue é reduzida (assim como o pH). Os rins compensam secretando mais íons de hidrogênio na urina e secretando mais bicarbonato para o sangue do que filtra. Esse processo continua até as concentrações de íons de hidrogênio e bicarbonato voltarem ao normal. Para mais detalhes, ver FREUDENRICH, C. "How your kidneys work" (http://science.howstuffworks.com/kidney.htm).

Dietas ocidentais ricas em carnes e outras fontes ácidas, como refrigerantes à base de cola, produzem enorme carga ácida. Presta-se cada vez mais atenção aos efeitos resultantes na saúde. Ver, por exemplo, MAURER, M. *et al.* 2003. "Neutralization of Western diet inhibits bone resorption independently of K intake and reduces cortisol secretion in humans." *Am J Physiol Renal Physiol.* Janeiro; 284(1): F32-40; BARZEL, U. S. 1995. "The skeleton as an ion exchange system: implications for the role of acid-base imbalance in the genesis of osteoporosis." *J Bone Miner Res.* Outubro; 10(10): 1.431-1.436; FRASSETTO, L. A. *et al.* 2001. "Diet, evolution and aging - the pathophysiologic effects of the post-agricultural inversion of the potassium-to-sodium and base-to-chloride ratios in the human diet." *Eur J Nutr.* Outubro; 40(5): 200-213.

22 SHUSTER, J. *et al.* 1992. "Soft drink consumption and urinary stone recurrence: a randomized prevention trial." *Journal Clinical Epidemiology,* agosto; 45(8):911-6. Esse estudo demonstrou um aumento significativo no risco de formação de cálculos para indivíduos que consumiram ácido fosofórico (encontrado em refrigerantes à base de cola): "aqueles que relataram, na época do cálculo, índice de que sua bebida mais consumida era acidificada por ácido fosfórico, mas não ácido cítrico; o grupo experimental teve um índice de recorrência de três anos 15% maior do que os controles, $p = 0,002$". Para aqueles que consumiram principalmente ácido cítrico, não se constatou nenhum aumento no risco. Resultados similares foram encontrados em SHUSTER, J. *et al.* 1985. "Primary liquid intake and urinary stone disease." *Journal Chronic Disease.* 38(11): 907-14. "Esta pesquisa indica que há associações pertinentes entre a doença de cálculo renal e o aporte hídrico básico do indivíduo... constatou-se uma associação positiva importante ($p < 0,01$) entre a doença de cálculo renal e o consumo de refrigerante (bebida carbonatada). Não existem associações importantes entre a doença de cálculo renal e o consumo de leite, água ou chá, quando essas bebidas representam o aporte hídrico primordial do indivíduo. Além disso, o refrigerante pode ser visto quase como sinônimo de cola açucarada, porque pouquíssimos sujeitos beberam refrigerante *diet* ou com açucar sem cola como fluido principal."

O seguinte estudo conclui com um alerta para evitar o consumo de refrigerantes à base de cola: RODGERS, A. 1999. "Effect of cola consumption on urinary biochemical and physiocochemical risk factors associated with calcium oxalate urolithiasis." *Urology Research.* 27(1): 77-81. "Porque os portadores de cálculos são alertados para aumentar o aporte hídrico, realizou-se o presente estudo para determinar o efeito do consumo de bebidas à base de cola sobre o oxalato de cálcio, fatores de risco de cálculos renais [...] Vários fatores de risco tiveram mudança desfavorável após o consumo de bebidas à base de cola. Em homens, a excreção de oxalato, o índice de risco de Tiselius e o produto da atividade modificada aumentaram significativamente ($P < 0,05$). Em mulheres, a excreção de oxalato teve aumento significativo, ao passo que a excreção de magnésio e o pH diminuíram significativamente ($P < 0,05$). A microscopia de varredura eletrônica revelou que a urina obtida de ambos os sexos, após o consumo de cola, sustentou a cristalização de oxalato de cálcio muito mais do que a urina de controles. Concluiu-se que o consumo de cola causa mudanças desfavoráveis nos fatores de risco associados à formação de cálculo de oxalato de cálcio e que, portanto, os pacientes deveriam evitar esse refrigerante ao esforçarem-se para aumentar seu aporte hídrico."

O seguinte estudo demonstrou benefícios ao evitar cálculos urinários oriundos de elevado aporte hídrico. SIENER, R. & HESSE, A. 2003. "Fluid intake and epidemiology or utolithiasis." *Eur J Clin Nutr,* dezembro; 57 Supl 2: S47-51. "Uma revisão da literatura mostra que o aumento no volume urinário, obtido por meio do aporte hídrico elevado, exerce efeito preventivo eficaz no aparecimento e recorrência de cálculos urinários." O seguinte estudo demonstrou o valor do consumo de água mineral alcalinizada: KESSLER, T. & HESSe, A. 2000. "Cross-over study of the influence of bicarbonate-rich mineral water on urinary composition in comparison with sodium potassium citrate in healthy male subjects." *Br J Nutr.* 84(6): 865-87. "O objetivo do presente estudo sobre sujeitos saudáveis do sexo masculino, com idade entre 23-38 anos, foi avaliar a influência de água mineral rica em bicarbonato (1.715 mg bicarbonato/l) sobre os fatores de risco de cálculos urinários, em comparação com citrato de potássio de sódio, um tratamento convencional, nesse caso. Os resultados mostraram que o efeito da água mineral rica em bicarbonato foram similares aos do citrato de potássio de sódio, o que sugere que poderia ser útil na prevenção da recorrência de cálculos de oxalato de cálcio e de ácido úrico."

O seguinte estudo conclui que indivíduos com história de cálculos renais calcários não devem evitar o cálcio, mas beber líquidos suficientes: CURHAN, G. C. & CURHAN, S. G. 1994. "Dietary factors and kidney stone formation." *Compr. Ther.* 20(9): 485-9. "Para indivíduos com história de cálculo renal calcário, recomendações alimentares importantes devem incluir atingir o aporte hídrico adequado para produzir, ao menos, dois litros de urina por dia. Evitar a restrição de cálcio (exceto em casos raros de consumo excessivo acima de vários gramas por dia). Recomenda-se o aporte alimentar de cálcio elementar de, no mínimo, 800 mg/dia (o VD atual para adultos) para prevenir um equilíbrio negativo de cálcio, perda mineral óssea e maior absorção intestinal de oxalato. Atualmente, não há evidência que comprove a crença de que a restrição de cálcio seja benéfica, e dados atuais sugerem que ela poderia ser, na verdade, nociva."

Ver também HALL, P. M. 2002. "Preventing kidney stones: calcium restriction not warranted." *Cleve Clin J Med.* Novembro; 69(11): 885-888; SHEKARRAIZ, B. & STOLLER, M. L. 2002. "Uric acid nephrolithiasis: current concepts and controversies." *J Urol.* Outubro; 168(4 Pt 1): 1.307-1.314; REDDY, S. T. *et al.* 2002. "Effect of low carbohydrate high-protein diets on acid-base balance, stone-forming propensity, and calcium metabolism." *Am J Kidney Dis.* Agosto; 40(2): 265-274; BRESLAU, N. A. *et al.* 1988. "Relationship of animal protein-rich diet to kidney stone formation and calcium metabolism." *J Clin Endocrinol Metab.* Janeiro; 66(1): 140-146; GRASES, E. *et al.* 1998. "Biopathological crystallization: a general view about the mechanisms of renal stone formation." *Adv Colloid Interface Sci.* Fevereiro; 74: 169-194; AGUADO, J. M. & MORALES, J. M. 1993. "The pathogenesis and treatment of kidney stones." *N Engl J Med.* 11 de fevereiro; 328(6): 444.

23 NIH. "Kidney Stones in Adults." http://kidney.niddk.nih.gov/kudiseases/pubs/stonesadults/ index.htm.

24 RADOSAVLJEVIC, V.; JANKOVIC, S.; MARINKOVIC, J.; & DJOKIC, M. 2003. "Fluid intake and bladder cancer. A case control study." *Neoplasma.* 50(3): 234-8. O estudo afirmou que "o modelo de regressão logística multivariada mostrou consumo de: refrigerante (OR=8,32; 95% CI = 3,18-21,76), café (OR=1,46; 95% CI = 1,05-2,01) e bebida alcoólica (OR=1,15; 95% CI = 1,04-1,28) como fatores de risco estatisticamente significativos, ao passo que água mineral (OR=0,52; 95% CI = 0,34-0,79), leite desnatado (OR=0,38; 95% CI = 0,16-0,91), iogurte (OR=0,34; 95% CI = 0,12-0,97) e freqüência diária de micção (OR=0,27; 95% CI = 0,18-0,41) eram variáveis protetoras estatisticamente significativas. Em nosso estudo, não se observou nenhuma associação estatisticamente significativa para o aporte hídrico total. Os resultados sugerem que o consumo de refrigerante, café e bebidas alcoólicas foi indicado como fator de risco para câncer de bexiga, enquanto que água mineral, leite desnatado, iogurte e freqüência de micção são fatores protetores para o câncer de bexiga."

25 Esta é a conclusão de FERNANDO, G. R.; MARÇOA, R. M. & EVANGELINA, R. 1999. "Consumption of soft drinks with phosphoric acid as a risk factor for the development of hypocalcemia in postmenopausal women." *Journal Clin Epidemiol.* Outubro; 52(10): 1.007-10. "O objetivo deste estudo foi determinar a relação entre o consumo de refrigerantes com ácido fosfórico e hipocalcemia em mulheres pós-menopausa [...] Na análise de regressão multivariada, o consumo de uma ou mais garrafas por dia de refrigerantes à base de cola mostrou associação com hipocalcemia (1.28, CI 95% 1,06-1,53). O consumo de refrigerantes com ácido fosfórico deve ser considerado como fator de risco independente para hipocalcemia em mulheres pós-menopausa."

O seguinte estudo comparou dietas com "precursores ácidos" e com "precursores básicos" e concluiu que dietas que promovem um ambiente corporal alcalino reduzem o risco de fratura em mulheres pós-menopausa. SELLMEYER, D. E. *et al.* 2001. "A high ratio of dietary animal to vegetable protein increases the rate of bone loss and the risk of fracture in postmenopausal women." *Am J Clin Nutr.* Janeiro; 73(1): 118-122. "Diversas fontes de proteína alimentar podem ter efeitos distintos sobre o metabolismo ósseo. Alimentos de origem animal fornecem precursores predominantemente ácidos, ao passo que a proteína em alimentos de origem vegetal é acompanhada por precursores básicos não encontrados em alimentos de origem animal. O desequilíbrio entre precursores alimentares ácidos e básicos leva a uma carga ácida alimentar líquida crônica, que pode ter conseqüências adversas para os ossos... Mulheres idosas com proporção alimentar elevada entre o aporte protéico animal e vegetal têm perda óssea do colo do fêmur e maior risco de fratura do quadril do que aquelas com proporção baixa. Isso sugere que um aumento no aporte protéico vegetal e uma redução no aporte proteico animal podem reduzir a perda óssea e o risco de fratura do quadril."

26 BERTONI, M. *et al.* 2002 "Effects of a bicarbonate-alkaline mineral water on gastric functions and functional dyspepsia: a preclinical and clinical study." *Pharmacol Res.* Dezembro; 46(6); 525-31. "Realizou-se o presente estudo para avaliar (1) a influência da água mineral bicarbonatada alcalina (*Uliveto*) sobre sintomas digestivos em pacientes com dispepsia funcional; (2) os efeitos de *Uliveto* sobre modelos pré-clínicos de funções gástricas... Esses resultados indicam que o consumo regular de *Uliveto* favorece uma melhoria dos sintomas de dispepsia." O estudo pré-clínico sugere que as ações clínicas da água *Uliveto* dependem, sobretudo, de sua capacidade de melhorar as funções secretoras e motoras gástricas.

27 FRASSETTO, L. A. *et al.*, ibid. Ver nota 8 à p. 418.

28 WABNER, C. L & PAK, C. Y. 1993. "Effect of orange juice consumption on urinary stone risk factors." *Journal Urology.* Junho; 149(6): 1.405-8. O estudo demonstra o efeito alcalinizante do suco de laranja: "Comparado ao citrato de potássio, o suco de laranja gerou uma carga alcalina equivalente e causou aumento similar no pH urinário (6,48 contra 6,75 de 5,71) e citrato urinário (952 contra 944 de 571 mg por dia)." O estudo conclui que o suco de laranja reduz dois processos subjacentes à formação de cálculos urinários: "De modo geral, o suco de laranja deve ser benéfico no controle de nefrolitíase calcária e de ácido úrico". Constatou-se um efeito protetor similar para suco de maçã e de *grapefruit* em HONOW, R. *et al.* 2003. "Influence of grapefruit, orange, and apple juice consumption on urinary variables and risk of crystallization." *Br J Nutrition.* Agosto; 90(2); 295-300. "Bebidas alcalinizadas são altamente eficazes na prevenção da recorrência de oxalato de cálcio (Ox), ácido úrico e litíase cistina. O objetivo do presente estudo foi avaliar a influência do consumo de suco de maçã e de *grapefruit* sobre a excreção de variáveis urinárias e o risco de cristalização em comparação com o suco de laranja... Mostramos que tanto o suco de maçã quanto o de *grapefruit* reduzem o risco de formação de cálculos CaOx em uma magnitude comparável aos efeitos obtidos com o suco de laranja."

29 Um radical livre é uma molécula que, ao contrário da maioria das outras, contém, ao menos, um elétron livre e, em conseqüência, é altamente reativo. Um volume considerável de publicações explora a função dos radicais livres de oxigênio no envelhecimento, bem como em processos patológicos, como doença coronariana e câncer. Segundo algumas teorias, o DNA mitocondrial é um alvo importante do ataque de radicais livres. Ver, por exemplo, ISHCHENKO, A. *et al.* 2003. "Age-dependent increase of 8-oxoguanine-, hypoxanthine-, and uracil-DNA glycosylase activities in liver extracts from OXYS rats with inherited overgeneration of free radicals and Wistar rats." *Med Sci Monit.* Janeiro; 9(1); BR16-24; OKATANI, Y. *et al.* 2003. "Acutely administred melatonin restores hepatic mitochondrial physiology in old mice." *Int J Biochem Cell Biol.* Março; 35(3): 367-375; SASTRE, J. 2002. "Ginkgo biloba extract EGb 761 protects against mitochondrial aging in the brain and in the liver." *Cell Mol Biol.* Setembro; 48(6): 685-692; ANANTHARAJU, A. 2002. "Aging Liver: A review." *Gerontology.* nov-dez; 48(6): 343-353.

30 A água pode dissociar-se em íons hidróxidos (OH-), tornando-se alcalina (básica), e íons de hidrogênio (H+). Em conseqüência, a água pode agir como base ou ácido. Alega-se que beber água alcalina ajuda em casos de constipação, diarréia, pressão arterial baixa ou alta e diabetes.

31 VALTIN, H. 2004. Artigo a ser publicado em *Journal of Physiology: Regulatory, Integrative and Comparative Physiology.* Ver o boletim da American Physiological Society, em www.the-aps.org/press/journal/release8-13-02.htm.

CAPÍTULO 5

1 Glicose, frutose e galactose são isômeros (moléculas com o mesmo número e tipo de átomos que outra, mas com propriedades distintas). A disposição diferente de átomos confere a esses açúcares propriedades distintas.

2 BLOORNFIELD, M. & STEPHENS, L. 1996. *Chemistry and the Living Organism,* 6. ed. New York: John Wiley and Sons; TAMBORLANE, W. *et al.* 1997. *The Yale Guide to Children's Nutrition.* New Haven and London: Yale University Press.

3 WESTMAN, E. 2002. "Is dietary carbohydrate essential for human nutrition?" *Am J Clin Nutr.* 75(5): 951-953. Os nutrientes humanos convencionais são os seguintes: água, energia, aminoácidos, ácidos graxos essenciais, vitaminas, sais minerais, minerais essenciais, eletrólitos e minerais ultra-essenciais. (HARPER, A. E. "Defining the essentiality of nutrients." Em SHILS, M. D. *et al.* 1993. *Modern Nutrition in Health and Disease,* 9. ed. Boston: William and Wilkins, p. 3-10.)

4 A intolerância à lactose varia com a idade e a raça. A atividade da enzima lactase diminui depois que os bebês desmamam; portanto, a maioria da população adulta é intolerante à lactose. (VILOTTE, J. L. 2002. "Lowering the milk lactose content in vivo." *Reprod Nutr Dev.* Março/abril 42: 127-132). Dependendo da raça, a deficiência ocorre em 50% 90% da maioria das populações. "White, western Europeans are the exception." FERGUSON, A. 1995. "Mechanisms in adverse reactions to food." *Allergy.* 50: 32-38.

5 WILLETT, W. & STAMPFER, M. 2003. "Rebuilding the food pyramid." *Sci Amer.* Janeiro: 64-71; "The basics of good nutrition: Essential nutrients and their functions." Em TAPLEY, D. *et al.* 1995. *Columbia University College of Physicians and Surgeons Complete Home Medical Guide.* New York: Crown Publishers (ou em http://cpmcnet.columbia.edu/texts/guide).

6 Nossos ancestrais primatas também não podiam digerir fibra (MILTON, K. 1993. "Diet and primate evolution." *Sci Amer.* Agosto: 86-93). Ver, também, "The basics of good nutrition: Essential nutrients and their functions." Em TAPLEY, D. *et al.* 1995. *Columbia University College of Physicians and Surgeons Complete Home Medical Guide.* New York: Crown Publishers (ou em http://cpmcnet.columbia.edu/texts/guide).

7 A frutose tem índice glicêmico na casa dos 30. Glicose e sucrose, além do pão branco e batatas, têm índices superiores a 85. Na verdade, a glicose, às vezes, é usada como alimento de referência para a escala, com um índice igual a 100. Para mais informações, ver FOSTER-POWELL, K. *et al.* 2002. "International table of glycemic index and glycemic load values: 2002." *Am J Clin Nutr.* 76(1): 5-56.

8 Surtos de insulina levam à ingestão excessiva de alimentos e também promovem a deposição de gordura. LUDWIG, D. S. *et al.* 1999. "High glycemic index foods, overeating, and obesity." *Pediatrics.* Março; 103: E26; LUDWIG, D. S. 2001. "Relation between consumption of sugar-sweetened drinks and childhood obesity:

a prospective, observational analysis." *Lancet*. 17 de fevereiro; 357: 505-508. Esse último estudo constatou que "cada bebida adicional adoçada com açúcar consumida" por dia aumentou significativamente a chance de a criança desenvolver obesidade mais tarde.

9 FACCHINI, F. S. *et al.* 2001. "Insulin resistance as a predictor of age-related diseases." *J Clin Endocrinol Metab.* Agosto; 86(8): 3574-3578; SALMERON, J. *et al.* 1997. "Dietary fiber, glycemic load, and risk of non-insulin-dependent diabetess mellitus in women." JAMA. 12 de fevereiro; 277(6): 472-477.

10 O volume oriundo da fibra insolúvel aumenta o tamanho das fezes e reduz seu tempo de percurso através do intestino. Tempos de percurso menores são melhores para a função intestinal. Há menos tempo, por exemplo, para que bactérias "ruins" proliferem e produzam toxinas. Além disso, a fibra insolúvel pode inibir o metabolismo de carcinógenos no intestino. Para definir a contribuição de fibra insolúvel para a prevenção do câncer de cólon, é difícil distinguir entre os benefícios potenciais da fibra e os benefícios de outros nutrientes inibidores do câncer, encontrados em alimentos ricos em fibra como os vegetais. BINGHAM, S. A. *et al.* 2003. "Dietary fibre in food and protection against colorectal cancer in the European Prospective Investigation into Cancer and Nutrition (EPIC): an observational study." *Lancet.* 3 de maio; 361(9368):1.496-1.501; PETERS, U. *et al.* 2003. "Dietary fibre and colorectal adenoma in a colorectal cancer early detection programme." *Lancet.* 3 de maio; 361(9368): 1.491-1.495; GRISTEN, S. *et al.* 2000. "Rye bread improves bowel function and decreases the concentrations of some compounds that are putative colon cancer risk markers in middle-aged women and men." *J Nutr.* 130: 2.215-2.221.

11 AVENA, N. M. & HOEBEL, B. G. 2003. "Amphetamine-sensitized rats show sugar-induced hyperactivity (cross-sensitization) and sugar hyperphagia." *Pharmacol Biochem Behav.* fevereiro; 74(3): 635-639; COLANTUONI, C. *et al.* 2002. "Evidence that intermittent, excessive sugar intake causes endogenous opioid dependence." *Obes Res.* Junho; 10(6): 478-488; COLANTUONI, C. *et al.* 2001. "Excessive sugar intake alters binding to dopamine and muopioid receptors in the brain." *Neuroreport.* 16 de novembro; 12(16): 3.549-3.552.

12 EBBELING, C. B. & LUDWIG, D. S. 2001. "Treating obesity in youth: should dietary glycemic load be a consideration?" *Adv Pediatr.* 48: 179-212; ROBERTS, S. B. 2000. "High-glycemic index foods, hunger, and obesity: is there a connection?" *Nutr Rev.* 58: 163-169.

13 HIGGENBOTHAM, S. *et al.* 2004. *Dietary glycemic load and risk of colorectal cancer in the Women's Health Study. J Natl Cancer Imt.* 4 de fevereiro; 96(3): 229-233.

14 FOSTER-POWELL, K. *et al.* 2002. "International table of glycemic index and glycemic load values: 2002." *Am J Clin Nutr.* Julho; 76(1): 5-56.

15 Esses resultados foram, sobretudo, marcantes em mulheres com excesso de peso. LIU, S. *et al.* 2001. "Dietary glycemic load assessed by food-frequency questionnaire in relation to plasma high-density-lipoprotein cholesterol and fasting plasma triacylglycerols in postmenopausal women." *Am J Clin Nutr.* Março; 73(3): 560-566.

16 Para listas mais completas, ver www.lifelonghealth.us/mhc_home/pdCdocs/GLYCEMIC _INDEX.pdf; NETZER, C. T. 2000. The *Complete Book of Food Counts.* New York: Dell.

17 REAVEN, G. M. 2003. "Age and glucose intolerance." *Diabetess Care.* 26: 539-540; REAVEN, G. M. 1998. "Insulin resistance and human disease: a short history." *Basic Clin Physiol Pharmacol.* 9(2-4): 387-406. "O número de adultos nos Estados Unidos com diabetes aumentou 49% entre 1991 e 2000 [...] e o diabetes tipo 2 é responsável por praticamente todo esse aumento" (MARX, J. 2002. "Unraveling the causes of diabetess." *Science.* 296(5568): 686-689, resumo de dados dos Centros para Prevenção e Controle de Doenças).

18 BLÜHER, M. *et al.* 2003. "Extended longevity in mice lacking the insulin receptor in adipose tissue" *Science.* 24 de janeiro; 299(5606): 572-574; GOLDEN, S. H. *et al.* 2002. "Risk factor groupings related to insulin resistance and their synergistic effects on subclinical atherosclerosis: the atherosclerosis risk in communities study." *Diabetess.* Outubro; 51: 3.069-3.076; WOLLESEN, F. *et al.* 2002. "Insulin resistance and atherosclerosis in diabetess mellitus." *Metabolism.* Agosto; 51: 941-948.

19 MARX, J. 2002. "Unraveling the causes of diabetess." *Science.* 296(5568): 686-689; CAMPBELL, R. K. & WHITE, J. R. 2002. "Insulin therapy in type 2 diabetess." *J Am Pharm Assoc.* Julho/agosto; 42: 602-611; REAVEN, G. M. 1999. "Insulin resistance: a chicken that has come to roost." *Ann NY Acad Sci.* 18 de novembro; 892: 45-57.

20 ABBASI, F. *et al.* 2002. "Relationship between obesity, insulin resistance, and coronary heart disease risk." *J Am Coll Cardiol.* 4 de setembro; 40(5): 944-945; LIU, S. & WILLETT, W C. 2002. "Dietary glycemic load and atherothrombotic risk." *Curr Atheroscler Rep.* 4 de novembro: 454-461; REAVEN, G. M. 2000. "Diet and Syndrome X." *Curr Atheroscler Rep.* Novembro; 2(6): 503-507; LIU, S. *et al.* 2000. "A prospective study of dietary glycemic load, carbohydrate intake, and risk of coronary heart disease in US. women." *Am J Clin Nutr.* 71(6):1.455-1.461; YIP, J. *et al.* 1998. "Resistance to insulin-mediated glucose disposal as a predictor of cardiovascular disease." *J Clin Endocrinol Metab.* Agosto; 83(8): 2.773-2.776.

21 Observou-se a alta carga glicêmica como fator de risco para câncer de cólon, de mama e pancreático. Ver, por exemplo, MICHAUD, D. S. 2002. "Dietary sugar, glycemic load, and pancreatic cancer risk in a prospective study." *J Natl Cancer Inst.* 94(17): 1.293-1.300; AUGUSTIN, L. S. *et al.* 2001. "Dietary glycemic index and glycemic load, and breast cancer risk: a case-control study." *Ann Oncol.* 12(11): 1.533-1.538; GIOVANNUCCI, E. 2001. "Insulin, insulin-like growth factors and colon cancer: a review of the evidence." *J Nutr.* Novembro; 131(11): 3.109S-20S.

22 Descoberta em 1879, a sacarina é 300 vezes mais doce do que o açúcar. Em 1977, quando o *Food and Drug Administration* (FDA) propôs proibir a sacarina, ela era o único adoçante alternativo. O apelo público fez com que o Congresso aprovasse a Lei do Rótulo e Estudo da Sacarina (*Saccharin Study and Labeling Act*), a qual exigia que os alimentos que contivessem sacarina apresentassem um rótulo de alerta. Essa exigência vigorou por mais de duas décadas. Embora o governo agora afirme ter redimido a sacarina por meio da Eliminação do Alerta contra a Sacarina (*Saccharin Warning Elimination*), com a lei Teste Ambiental Empregando Ciência e Tecnologia (*Environmental Testing Employing Science and Technology Act*), de 2000, muitos cientistas continuam preocupados com as dezenas de milhões de pessoas que consomem o adoçante e a evidência de carcinogênese. Ver, por exemplo, BELL, W. *et al.* 2002. "Carcinogenicity of saccharin in laboratory animals and humans." *Int J Occup Environ Health.* Outubro/dezembro; 8: 387-393; SASAKI, Y. *et al.* 2002. "The comet assay with 8 mouse organs: results with 39 currently used food additives." *Mutation Research.* 519(1-2): 103-119.

23 ROBERTS, H. J. 1992. *Aspartame (Nutrasweet): Is It Safe?* New York: The Charles Press. Assim como no caso da sacarina, a controvérsia continua em relação à segurança do aspartame. O FDA defende o adoçante, embora as pesquisas mostrem uma variedade de possíveis efeitos sobre a saúde (ver, por exemplo, VAN DEN EEDEN, S. K. *et al.* 1994. "Aspartame ingestion and headaches: a randomized crossover trial." *Neurology.* Outubro; 44(10): 1.787-1.793).

24 WURTMAN, R. J. 1983. "Neurochemical changes following high-dose aspartame with dietary carbohydrates." *N Engl J Med.* 18 de agosto; 309(7): 429-30; "Migraine provoked by aspartame." 1986. *N Engl J Med.* 14 de agosto; 315(7): 456; MOLLER, S. E. 1991. "Effect of aspartame and protein, administered in phenylalanine-equivalent doses, on plasma neutral amino acids, aspartate, insulin and glucose in man." *Pharmacol Toxicol.* 68(5): 408-412.

25 MUKHERJEE, A. & CHAKRABARTI, J. 1997. "In vivo cytogenetic studies on mice exposed to acesulfame-K – a non-nutritive sweetener." *Food Chem. Toxicol.* Dezembro; 35(12): 1.177-1.179.

26 Ver www.ffcr.or.jp/zaidan/FFCRHOME.nsf/pages/e-kousei-sucra a respeito de estudos japoneses sobre a segurança da sucralose.

27 Fibra solúvel pode ser digerida pelo corpo, ao contrário da insolúvel. SPRECHER, D. L. & PEARCE, G. L. 2002. "Fiber-multivitamin combination therapy: a beneficial influence on low-density lipoprotein and homocysteine." *Metabolism.* Setembro; 51(9): 1.166-1.170; DAVY, B. M. *et al.* 2002. "High-fiber oat cereal compared with wheat cereal consumption favorably alters LDL-cholesterol subclass and particle numbers in middle-aged and older men." *Am J Clin Nutr.* Agosto; 76(2): 351-358.
A ingestão de fibra solúvel também pode ser benéfica para indivíduos com síndrome X. (DAVY, B. M. & MELBY, C. L.. 2003. "The effect of fiber-rich carbohydrates on features of Syndrome X." *J Am Diet Assoc.* Janeiro; 103(1): 86-96.)

28 Fibra insolúvel não pode ser digerida pelo homem e é encontrada em alimentos como farelo de trigo, vegetais e grãos integrais. HILL, M. 2003. "Dietary fibre and colon cancer: where do we go from here?" *Proc Nutr Soc.* Fevereiro; 62(1): 63-65; *American Dietetic Association and Dieticians of Canada.* 2003. "Position of the American Dietetic Association and Dieticians of Canada: Vegetarian Diets." *Can J Diet Pract Res.* verão; 64(2): 62-81.

29 *Stévia* é uma planta paraguaia. Cada folha de *stévia* "contém de 9% a 13% de steviosida, que é 300 vezes mais doce do que o açúcar". *Stévia* é usada como adoçante no Japão há mais de três décadas; talvez seja essa a razão para o número de estudos japoneses sobre a planta (ver, por exemplo, KOYARNA, E. *et al.* 2003. "In vitro metabolism of the glycosidic sweeteners, stevia mixture and enzymatically modified stevia in human intestinal microflora." *Food and Chem Toxicol.* 41(3): 359-374; MATSUI, M. *et al.* 1996. "Evaluation of the genotoxicity of stevioside and steviol using six in vitro and one in vivo mutagenicity assays." *Mutagenesis.* Novembro; 11(6): 573-579.)

CAPÍTULO 6

1 A dieta é fundamental porque os seres humanos não sintetizam nenhum ácido graxo essencial. Ver, por exemplo, SIMOPOULOS, A. P. 2002. "The importance of the ratio of Omega-6/Omega-3 essential fatty acids." *Biomed Pharmacother.* Outubro; 56(8): 365-379; CRAWFORD, M. *et al.* 2000. "Role of plant-derived Omega-3 fatty acids in human nutrition." *Ann Nutr Metab.* 44(5-6): 263-265.

2 HU, F. B. & STAMPFER, M. J. 1999. "Nut consumption and risk of coronary heart disease: a review of epidemiologic evidence." *Curr Atherscler Rep.* Novembro; 1(3): 204-209. Outros estudos epidemiológicos também comprovam esse resultado. Ver ELLSWORTH, J. L. *et al.* 2001. "Frequent nut intake and risk of death from coronary heart disease and all causes in postmenopausal women in the Iowa Women's Health Study." *Nutr Metab Cardiovasc Dis.* Dezembro; 11(6): 372-377. Esse estudo deu origem a uma enorme quantidade de informações importantes sobre nutrição (ver www.channing.harvard.edu/nhs/pub.html).

3 "Há cada vez mais evidência de que a inflamação também está envolvida na aterogênese." KUVIN, J. T. & KARAS, R. H. 2003. "The effects of LDL reduction and HDL augmentation on physiologic and inflammatory markers." *Curr Opin Cardiol.* Julho; 18(4): 295-300. Ver também PISCHON, T. *et al.* 2003. "Habitual dietary intake of n-3 and n-6 fatty acids in relation to inflammatory markers among US men and women." *Circulation.* 15 de julho; 108(2): 155-160.

4 Ácidos graxos Ômega-3, por exemplo, influenciam a contratilidade miocárdica, a pressão arterial e os fatores de coagulação. Além disso, mostrou-se que eles previnem "morte súbita após infarto do miocárdio". BHARNAGAR, D. & DURRINGTON, P. N. 2003. "Omega-3 fatty acids: their role in the prevention and treatment of atherosclerosis related risk factors and complications." *Int J Clin Pract.* Maio; 57(4): 305-314; THIES, F. 2003. "Association of n-3 polyunsaturated fatty acids with stability of atherosclerotic plaques: a randomized controlled trial." *Lancet.* 8 de fevereiro; 361(9356): 477-485.

5 Uma avaliação de "33 estudos de caso controle e coorte publicados que examinaram a relação entre câncer de próstata e gordura alimentar ou tipos específicos de alimentos gordurosos" encontrou oito estudos que "sugeriam uma associação estatisticamente significativa, e muitos estudos observaram associações significativas para tipos específicos de alimentos gordurosos (por ex., leite ou carne) e o câncer de próstata". FLESHNER, N. *et al.* 2004. "Dietary fat and prostate cancer." *J Urol.* Fevereiro; 171(2 Pt 2): S19-24; KOLONEL, L. N.; NOMURA, A. M. Y & COONEY, R. V. 1999. *J Natl Cancer Inst.* 91(5): 414-428; NEWCOMER, L. M. *et al.* 2001. "The association of fatty acids with prostate cancer risk." *Prostate.* 1° de junho; 47(4): 262-268.

6 PARK, Y. & HARRIS, W. S. 2003. "Omega-3 fatty acid supplementation accelerates chylomicron triglyceride clearance." *J Lipid Res.* Março; 44(3): 455-463; HARRIS, W. S. 1997. "n-3 fatty acids and serum lipoproteins: human studies." *Am J Clin Nutr.* Maio; 65(5 Supl): 1.645S-1.654S.

7 LICHTENSTEIN, A. H. 2003. "Dietary fat and cardiovascular disease risk: quantity or quality?" *J Womens Health (Larchmt).* Março; 12(2): 109-114.

8 CHEN, H. *et al.* 2003. "EPA and DHA attenuate OX-LDL-induced expression of adhesion molecules in human coronary artery endothelial cells." *J Mol Cell Cardiol.* Julho; 35(7): 769-775; RENAUD, S. & LANZMANN-PETITHORY, D. 2002. "Dietary fats and coronary heart disease pathogenesis." *Curr Atheroscler Rep.* Novembro; 4(6): 419-424.

9 NORDOY, A. *et al.* 2001. "n-3 polyunsaturated fatty acids and cardiovascular diseases." *Lipids.* 36 Supl: SI27-129; IMAIZUMI, K. *et al.* 2000. "Role of dietary lipids in arteriosclerosis in experimental animais: Biofactors." 13(1-4): 25-28; CONQUER, J. A. *et al.* 1999. "Effect of supplementation with dietary seal oil on selected cardiovascular risk factors and hemostatic variables in healthy male subjects." *Thromb Res.* 1;96(3): 239-250.

10 CALDER, P. C. 2002. "Dietary modification of inflammation with lipids." *Proc Nutr Soc.* Agosto; 61 (3): 345-358; YANG, P. *et al.* 2002. "Quantitative high-performance liquid chromatography/electrospray ionization tandem mass spectrometric analysis of 2- and 3-series prostaglandins in cultured tumor cells." *Anal Biochem.* 1° de setembro; 308(1): 168-177.

11 SAUER, L. A. *et al.* 2000. "Mechanism for the antitumor and anticachectic effects of n-3 fatty acids." *Cancer Res.* 15 de setembro; 60(18): 5289-5295.

12 KRIS-ETHERTON, P. M. *et al.* 2002. "Fish consumption, fish oil, Omega-3 fatty acids, and cardiovascular disease." *Circulation.* 19 de novembro; 106(21): 2.747-2.757. Um artigo de dois dos autores – S. Harris e L. J. Appel – também pode ser encontrado na página da AMA (www.americanheart.org).

13 SURETTE, M. E. 2003. "Inhibition of leukotriene synthesis, pharmacokinetics, and tolerability of a novel dietary fatty acid forrnulation in healthy adult subjects." *Clin Ther.* Março; 25(3): 948-971; HARBIGE, L S. 2003. "Fatty acids, the immune response, and autoimmunity: question of n-6 essentiality and the balance between n-6 and n-3." *Lipids.* Abril; 38(4): 323-341.

14 BAGGA, D. *et al.* 2003. "Differential effects of prostaglandin derived from Omega-6 and Omega-3 polyunsaturated fatty acids on COX-2 expression and IL-6 secretion." *Proc Natl Acad Sci USA.* 18 de fevereiro; 100(4): 1.751-1.756.

15 MASSARO, M. *et al.* 2002. "Quenching of intracellular ROS generation as a mechanism for oleate-induced reduction of endothelia activation and early atherogenesis." *Thromb Haemost.* Agosto; 88(2): 335-344; WILLIAMS, C. M. 2001. "Beneficial nutritional properties of olive oil: implications for postprandial lipoproteins and factor VII" *Nutr Metab Cardiovasc Dis.* Agosto; 11 (4 Supl): 51-56.

16 VAN VLIET, T. & KATAN, M. B. 1990. "Lower ratio of n-3 to n-6 fatty acids in cultured than in wild fish." *Am J Clin Nutr.* Janeiro; 51(1): 1-2. Há várias outras questões associadas à piscicultura de salmão. Ver, por exemplo, EASON, M. D. *et al.* 2002. "Preliminary examination of contaminant loadings in farmed salmon, wild salmon and commercial salmon feed." *Chemosphere.* Fevereiro; 46(7): 1.053-1.074.

17 "A progressão de CAD durante 39 meses, mensurada por uma redução na largura absoluta mínima de segmentos coronários (MinAWS) em angiografia, foi altamente correlacionada com o consumo de ácidos palmítico, esteárico (18:0), palmitoléico e elaídico (t-18:1) (P < 0,001) [...]"
"Nossos resultados indicam que três ácidos graxos não essenciais – esteárico, palmitoléico e eicosatrienóico Ômega-9 – e um ácido graxo essencial – ácido dihomo-gama-linolênico – são correlatos independentes de pressão arterial entre homens americanos de meia-idade com alto risco de doença coronariana." *Center for Science in the Public Interest*, Julho/Agosto. *Nutrition Action Newsletter*, usando como fonte o Banco de Dados de Nutrientes USDA para Referência Padrão (Boletim 14) (USDA *Nutrient Database for Standard Reference*) (*Release* 14).

18 THOSTRUP, T. *et al.* 1994. "Fat high in stearic acid favorably affects blood lipids and factor VII coagulant activity in comparison with fats high in palmitic acid or high in myristic and lauric acids." *Am J Clin Nutr.* Fevereiro; 59(2): 371-377.

19 Métodos de produção comercial de óleo incluem prensagem por extrator (que pode gerar temperaturas de até 85°C), prensagem a frio, e extração por solventes à base de petróleo.

20 LICHTENSTEIN, A. H. *et al.* 1999. "Effects of different forms of dietary hydrogenated fats on serum lipoprotein cholesterol levels." *N Engl J Med.* 24 de junho; 340(25): 1.933-1.940.

21 DE ROOS, N. *et al.* 2001. "O consumo de uma gordura sólida, rica em ácido láurico, resulta em um perfil lipídico sérico mais favorável em mulheres e homens saudáveis do que o consumo de uma gordura sólida rica em ácidos graxos *trans*." *J Nutr.* Fevereiro; 131(2): 242-245.

22 AMMOUCHE, A. *et al.* 2002. "Effect of ingestion of thermally oxidized sunflower oil on the fatty acid composition and antioxidant enzyme of rat liver and brain in development." *Ann Nutr Metab.* 46(6); 268-275.

23 MARCOVINA, S. M. & KOSCHINSKY, M. L. 2003. "Evaluation of lipoprotein(a) as a prothrombotic factor: progress from bench to bedside." *Curr Opin Lipidol.* Agosto; 14(4): 361-366; KORUK, M. *et al.* 2003. "Serum lipids, lipoproteins, and apolipoproteins levels in patients with nonalcoholic steatohepatitis." *J Clin Gastroenterol.* Agosto; 37(2): 177-182.

24 ROSMOND, R. & BJÖRNTORP, P. 1998. "The interactions between hypothalamic-pituitary-adrenal axis activity, testosterone, insulin-like growth factor 1 and abdominal obesity with metabolism and blood pressure in men." *Int. J Obes Relat Metab Disord.* Dezembro; 22(12): 1.184-1.196.

25 GRUNDY, S. M. *et al.* 2002. "Diet composition and the metabolic syndrome: what is the optimal fat intake?" *Am J Med.* 30 de dezembro; 113 Supl 9B: 25S-29S.

26 JOFFRE, F. *et al.* 2001. "Kinetic parameters of hepatic oxidation of cyclic fatty acid monomers formed from linoleic and linolenic acid." *J Nutr Biochem.* Outubro; 12(10): 554-558; POTTEAU, B. 1976. "Influence of heated linseed oil on reproduction in the female rat and on the composition of hepatic lipids in young rats." *Ann Nutr Aliment.* 30(1): 67-88.

27 DONNELLY, J. K. & ROBINSON, D. S. 1995. "Free radicals in food." *Free Radic Res.* Fevereiro; 22(2):147-176.

28 "Quanto mais hidrogenado o óleo, mais sólido ele será em temperatura ambiente. Por exemplo, a margarina cremosa é menos hidrogenada e, portanto, tem menos gorduras *trans* do que a margarina comum." "Fats and cholesterol," *Harvard School of Public Health* (www.hsph.harvard.edu/nutritionsource/fats.html). Ver também KELLY, F. D. *et al.* 2001. "A stearic acid-rich diet improves thrombogenic and atherogenic risk factor profiles in healthy males." *Eur J Clin Nutr.* Fevereiro; 55(2): 88-96; NIEUWENHUYS, C. M. & HORNSTRA, G. 1998. "The effects of purified eicosapentaneoic and docosahexaneoic acids on arterial thrombosis tendency and platelet function in rats." *Biochem Biophys Acta.* 23 de fevereiro; 1.390(3): 313-322.

29 JU, J. W. & JUNG, M. Y. 2003. "Formation of conjugated linoleic acids in soybean oil during hydrogenation with a nickel catalyst as affected by sulfur addition." *J Agric Food Chem.* 7 de maio; 51(10): 3.144-3.149; DE OLIVEIRA, M. A. *et al.* 2003. "Method development for the analysis of trans-fatty acids in hydrogenated oils by capillary electrophoresis." *Electrophoresis.* Maio; 24(10): 1.641-1.647.

30 VINCENT, S. *et al.* 2003. "Targeting of proteins to membranes through hedgehog auto-processing." *Nature Biotech* (publicação *on-line* antecipada em 13 de julho); THIELE, C. *et al.* 2000. "Cholesterol binds to synaptophysin and is required for biogenesis of synaptic vesicles." *Nature Cell Biol.* Janeiro; 2: 42-49.

31 ELLEGÅRD, L. *et al.* 2000. "Will recommended changes in fat and fibre intake affect cholesterol absorption and sterol excretion?" *Eur J Clin Nutr.* Abril; 54(4): 306-313.

32 COWIN, I. S. & EMMETT, P. M. 2001. "Associations between dietary intakes and blood cholesterol concentrations at 31 months." *Eur J Clin Nutr.* Janeiro; 55(1): 39-49.

33 Cortisol é um dos vários esteróides (os outros são a progesterona, o estradiol e a testosterona) sintetizados a partir do colesterol. Ver LODISH, H. *et al.* 2000. "Cell-to-cell signaling: hormones and receptors." *Molecular Cell Biology.* New York: W. H. Freeman and Company.

34 Ver *Step by Step: Eating to Lower Your High Blood Cholesterol. National Institutes of Health: National Heart, Lung and Blood Institute*; www.limcpc.com/Medical%20Info/cholest/eattolowerchol.htm.

35 SCOTT, J. 1999. "Heart disease: good cholesterol news." *Nature.* 26 de agosto; 400: 816-819.

36 Para discussões posteriores sobre a importância de limitar o consumo de colesterol na alimentação, ver, por exemplo, *High Blood Cholesterol: What You Need to Know, National Cholesterol Education Program*; www.nhlbi.nih.gov/health/public/heart/chol/hbc_what.htm; *Taking Charge of Your Health: The Harvard Medical School Family Health Guide* (disponível *on-line* em www.health.harvard.edu/fhg/fhgupdate/A/A2.shtml); WEGGEMANS, R. M. *et al.* 2001. "Dietary cholesterol from eggs increases the ratio of total cholesterol to high density lipoprotein cholesterol in humans: a meta-analysis." *Am J Clin Nutr.* Maio; 73(5): 885-891.

37 *National Institutes of Health: National Heart Lung and Blood Institute.* 2001. "High blood cholesterol: what you need to know," em www.nhlbi.nih.gov/health/public/heart/chol/wyntk.pdf (NIH Pub. n. 01-3290).

38 Como os antioxidantes, corpos cetônicos estão atraindo muito interesse na área de pesquisas, quase sempre em torno do tratamento para diabetes, obesidade e epilepsia (dietas cetogênicas para epilepsia baseiam-se, sobretudo, em gorduras). A seguinte citação afirma que o cérebro pode usar tanto a glicose quanto as cetonas para energia: GREENE, A. E. *et al.* 2003. "Perspectives on the metabolic management of epilepsy through dietary reduction of glucose and elevation of ketone bodies." *J Neurochem.* Agosto; 86(3): 529-537.

39 ANDERSON, R. M. *et al.* 1996. "Transmission dynamics and epidemiology of BSE in British cattle." *Nature.* 382: 779-788.

40 Este projeto de cinco anos foi anunciado em dezembro de 1999. Por que dobramento de proteínas? "As ciências biológicas beneficiam-se das capacidades dos computadores e controlarão as exigências de dados, rede e capacidades computacionais no futuro [...] A compreensão do fenômeno do dobramento de proteína é reconhecidamente um 'problema de grande desafio' e de grande interesse para as ciências biológicas." ALLEN, F. *et al.* 2001. "Blue Gene: A vision for protein science using a petaflop supercomputer." *IBM Sys J.* 40(2): 310-327.

41 KANG, J. X. 2004. "Transgenic mice: fat-1 mice convert n-6 to n-3 fatty acids." *Nature.* 5 de fevereiro; 427(6974): 504.

42 BAGUISI, A. *et al.* 1999. "Production of goats by somatic cell nuclear transfer." *Nature Biotechnology.* 17 de maio (5): 456-461. Para mais informações sobre a parceria entre *Genzyme Transgenics Corporation*, *Louisiana State University* e *Tufts University School of Medicine*, que produziu este trabalho, ver o boletim na página da *GTC Biotherapeutics* na Internet, www.transgenics.com/pressreleases/pr042799.html.

43 SCOTT, C. L. 2003. "Diagnosis, prevention, and intervention for the metabolic syndrome." *Am J Cardiol.* 3 de julho; 92(1A): 35i-42i; HU, E. B. & WILLETT, W. C. 2002. "Optimal diets for prevention of coronary heart disease." JAMA. 27 de novembro; 288(20): 2.569-2.578.

44 Em novembro 1989, a FDA recolheu todos os suplementos dietéticos contendo mais de 100 mg de L-triptofano, em conseqüência de mais de 1.500 casos de uma condição rara, às vezes fatal, conhecida como EMS (síndrome da eosinofilia-mialgia). Ver CDC. 1990. "Update: Eosinophilia-Myalgia Syndrome Associated with Ingestion of L-Tryptophan-United States, through August 24, 1990." *MMWR.* 31 de agosto; 39(34); 587-589. Investigações subseqüentes sugeriram que esses casos de doenças foram causados por contaminação introduzida na fabricação desse aminoácido, e não pelo aminoácido em si. Ele está novamente disponível nos EUA, mas ou com prescrição médica ou por um preço mais elevado.

45 MONCADA, S. & HIGGS, A. 1993. "The L-arginine-nitric-oxide pathway." *N Engl J Med.* 30 de dezembro; 329(27): 2.002-2.012.

46 O seguinte livro menciona profundas pesquisas que documentam o valor da suplementação de arginina para manter artérias cardíacas saudáveis, evitando doença coronariana e acidente vascular cerebral: ZIMMER, J. & COOKE, J. P 2002. *The Cardiovascular Cure: How to Strengthen Your Self-Defense Against Heart Attack and Stroke.* New York: Broadway. Também LERMAN, A. *et al.* 1998. "Long-term L-arginine supplementation improves small-vessel coronary endothelial function in humans." *Circulation.* 97: 2.123-2.128; WANG, B. Y. *et al.* 1999. "Regression of atherosclerosis: role of nitric oxide and apoptosis." *Circulation.* 99: 1.236-1.241.

47 JENKINS. A. L. 2002. "Depression of the glycemic index by high levels of â-glucan fiber in two functional foods tested ín type 2 diabetess." *Eur J Clin Nutr.* Julho; 56(7): 622-628.

48 HELGE, J. W. 2002. "Prolonged adaptation to fat-rich diet and training; effects on body fat stores and insulin resistance in man." *Intl J Obesity.* Agosto; 26(8): 1.118-1.124.

49 JENKINS, D. J. *et al.* 2000. "Dietary fibre, lente carbohydrates and the insulin-resistant diseases." *Br J Nutr.* Março; 83 (Supl 1): S157-163.

50 Dos muitos artigos recentes sobre este assunto, ver SÖDERGREN, E. *et al.* 2001. "A diet containing rapeseed oil-based fats does not increase lipid peroxidation in humans when compared to a diet rich in saturated fatty acids." *Eur J Clin Nutr.* Novembro; 55(11): 922-931.

CAPÍTULO 7

1 D. DROSSMAN, A. *et al.* 1993. "U.S. householder survey of functional gastrointestinal disorders. Prevalence, sociodemography, and health impact." *Dig Dis Sci.* Setembro; 38(9): 1.569-1.580. Segundo a American Gastroenterological Association (www.gastro.org/public/brochures/yourdigest.html), "todo mês, 44% de adultos tomam antiácidos ou outros medicamentos" para tratar um único problema gastrintestinal – azia.

2 Hipocloridria costuma ser diagnosticada erroneamente, ou por médicos ou por pacientes, porque os sintomas, como tumefação, flatulência e queimação, parecem os da hipercloridria (excesso de ácido). Em conseqüência, alguns pacientes tomam antiácidos quando têm o problema oposto. Muitos estudos mostram que a gastrite atrófica (pouquíssima ou nenhuma secreção ácida no estômago) é um problema cada vez maior com a idade. Até 20% a 30% de indivíduos com mais de 60 anos, nos Estados Unidos, têm essa condição.

Ver, por exemplo, KRASINSKI, S. D. *et al.* 1986. "Fundic atrophic gastritis in an elderly population." *J Am Geriatr Soc.* Novembro; 34(11): 800-806. Gastrite atrófica é um "fator de predisposição para o câncer gástrico." (INOUE, M. *et al.* 2000. "Severity of chronic atrophic gastritis and subsequent gastric cancer occurrence." *Cancer Lett.* 8 de dezembro; 161(1): 105-112.) Outros problemas associados à pouca quantidade de ácido estomacal incluem artrite reumatóide, anemia, cardiopatia coronariana, asma, anemia e cálculos biliares. Ver WRIGHT, J. & LENARD, L. 2001. *Why Stomach Acid Is Good for You.* New York: M. Evans & Co.

3 "Além disso, diz-se que 75% dos adultos no mundo todo digerem mal a lactose ou têm níveis baixos de lactase." "Lactose Maldigestion/Lactose Intolerance," *National Dairy Council* (www.nationaldairycouncil.org/lv104/nutrilib/calccounsel/06_ccr_rev.htm). "Na África, Ásia e América Latina, os índices de prevalência variam de 15%-100%, dependendo da população estudada." SCRIMSHAW, N. S. & MURRAY, E. B. 1988. "The acceptability of milk and milk products in populations with a high prevalence of lactose intolerance." *Am J Clin Nutr.* Outubro; 48 (Supl4): 1.079-1.159. Ver, também, SWAGERTY JR, D. L. *et al.* 2002. "Lactose intolerance." *Am Fam Physician.* 1º de maio; 65(9): 1.845-1.850.

4 MOROTOMI, M. & KADO, S. 2003. "Intestinal microflora and cancer prevention." *Gan To Kagaku Ryoho.* Junho; 30(6): 741-747; GUARNER, E. & MALAGELADA, J. R. 2003. "Gut flora in health and disease." *Lancet.* 24 de maio; 361(9371): 1.831.

5 Estudos recentes sugerem que o corte e o tipo da carne consumida podem influenciar o risco de câncer de cólon. FERGUSON, L. 2002. "Meat consumption, cancer risk and population groups within New Zealand." *Mut Res.* 30 de setembro; 506-507: 215-224; MATOS, E. L. & BRANDANI, A. 2002. "Review on meat consumption and cancer in South America." *Mut Res.* 30 de setembro; 506-507: 243-249.

6 Um estudo recente constatou uma redução de 40% no risco de câncer, dobrando-se o consumo de fibra alimentar. BINGHAM, S. *et al.* 2003. "Dietary fibre in food and protection against colorectal cancer." *Lancet.* 3 de maio; 361(9368): 1.496-1.501. Esses resultados contradizem pesquisas anteriores. "Indivíduos nos 20% superiores que tiveram redução máxima ingeriam muito mais fibra do que em outros estudos, que não mostraram uma relação", disse S. Bingharn, entrevistado por P. Reaney, para *News in Science* (www.abc.net.au/science/news). Ver também FERGUSON, L. & HARRIS, P. 2003. "The dietary fibre debate: more food for thought." *Lancet.* 3 de maio; 361(9368): 1.487-1.488.

7 D'ADAMO, P. 1997. *Eat Right for Your Type.* New York: G. P. Putnam's & Sons.

8 Para informações sobre este teste, ver dados de laboratórios de diagnósticos, como o *Great Smokie Diagnostic Laboratory* (www.gsdl.comlassessments/cdsa) ou o *Doctors' Data Laboratory* (www.doctorsdata.com). Ver também um texto de naturopatia, como BARRIE S. 1999. "Comprehensive digestive stool analysis." Em MURRAY, M. T. & PIZZOMO, J. E.. *Textbook of Natural Medicine,* 2. ed. New York: Churchill Livingstone, p. 107-116.

9 BLAND, J. 1999. *The 20-Day Rejuvenation Diet Program.* New York: McGraw-Hill.

10 "A demonstração de benefícios potenciais para a saúde causados por fruto-oligossacarídeos de cadeia curta sobre o risco de câncer de cólon é um campo ativo de pesquisas em nutrição humana e animal", segundo BORNET, F. R. & BROUNS, F. "Immune-stimulating and gut health-promoting properties of short-chain fructo-oligosaccharides." *J Nutr Oct.* 60 (10 Pt 1): 326-334. Ver também CHERBUT, C. *et al.* 2003. "The prebiotic characteristics of fructooligosaccharides are necessary for reduction of TNBS-induced colitis in rats." *J Nutr.* Janeiro; 133(1): 21-27.

11 FERRAR, A. 2003. "Metal poisoning." *An Sist Sanit Navar.* 26 (Supl 1): 141-153; PATRICK, L. 2003. "Toxic metals and antioxidants." *Altern Med Rev.* Abril; 8(2): 106-128.

12 Anticorpos são imunoglobulinas (Ig). Estas são produzidas em resposta a um antígeno, que é uma substância que o corpo reconhece como uma ameaça. IgG é uma classe de anticorpos e está normalmente presente no corpo em níveis relativamente elevados (10 mg/ml). As respostas de IgG aos alimentos costumam atrasar até 48 horas e, assim, os sintomas (por exemplo, respiração ofegante, tumefação, perda de energia e cefaléias) não são geralmente associadas ao alimento desencadeador. A maioria das reações alimentares negativas envolve IgG.

13 IgE, como IgG, é uma classe de imunoglobulinas. IgE está normalmente presente no corpo em níveis baixos (0,5 µg/ml). Com uma reação de alergia Igc a determinado alimento, os sintomas aparecem dentro de segundos a algumas horas. O IgG leva células que orquestram respostas imunes, denominadas mastócitos, a darem início a uma resposta inflamatória. Uma reação alérgica IgE extrema pode resultar em choque anafilático e morte. Para mais informações, ver JANEWAY, C. *et al.* 2001. "Allergy and hypersensitivity" em *Immunobiology,* 5. ed. New York: Garland Publishing.

14 *Toxoplasma gondii* é um parasita dominante em animais domésticos e selvagens em todo o mundo. Segundo um especialista do National Institute of Allergy and Infectious Diseases (NIAID), "muitas doenças parasitárias, como a giardíase e a criptosporidiose, nem sempre são comunicadas às autoridades sanitárias, por isso suspeitamos de que a extensão e o impacto de doenças parasitárias nos Estados Unidos são subestimados". Além disso, "até 3 milhões de mulheres adquiriram *T. vaginalis* sexualmente transmissível." Notícias do NIAID, 1º de novembro, 1993 (www.aegis.com/news/niaid/1993/CDC93081.html).

15 KARSENTI, D. *et al.* 2001. "Small intestine bacterial overgrowth: six case reports and literature review." *Rev Med Interne.* Janeiro; 22(1): 20-29; RIORDAN, S. M. *et al.* 2001. "Small intestinal bacterial overgrowth and the irritable bowel syndrome." *Am J Gastroenterol.* Agosto; 96(8): 2.506-2.508.

16 "Infecção por *Helicobacter pylori* é uma das mais comuns no homem," segundo DOWSETT, S. A. & KOWOLIK, M. J. 2003. "Oral Helicobacter pylori: can we stomach it?" *Crit Rev Oral Biol Med.* 14(3): 226-233.

17 GEWIRTZ, A. *et al.* 2002. "Intestinal epithelial pathobiology: past, present, and future." *Best Practice & Res Clin Gastroenterol.* Dezembro; 16(6): 851-867; HOLLANDER, D. 1999. "Intestinal permeability, leaky gut, and intestinal disorders." *Curr Gastroenterol Rep.* Outubro; 1(5): 410-416.

18 "A palavra 'auto' é de origem grega e significa próprio. O sistema imunológico é uma rede complexa de células e componentes celulares (denominados moléculas) que normalmente trabalha para defender o corpo e eliminar infecções causadas por bactérias, vírus e outros micróbios invasores. Se o indivíduo tem uma doença auto-imune, o sistema imunológico ataca a si mesmo erroneamente, visando às células, aos tecidos e órgãos do próprio corpo. Um conjunto de células e moléculas do sistema imunológico em um local-alvo é amplamente denominado "inflamação". Entendimento de Doenças Auto-imunes, *National Institute of Allergy and Infectious Diseases*; www.niaid.nih.gov/publications/autoimmune.htm.

19 Ver nota 17, acima.

20 HOLT, S. 2000. *Natural Ways to Digestive Health: Interfaces Between Conventional and Alternative Medicine.* New York: M. Evans and Company.

21 RINGEL, Y. *et al.* 2001. "Irritable bowel syndrome." *Annu Rev Med.* 52: 319-338; PORTH, C. M. 1998. "Irritable bowel syndrome." Em *Pathophysiology: Concepts of Altered Health States,* 5. ed. Philadelphia: Lippincott, p. 729-730.

22 GABY, A. R. 2003. "Treatment with enteric-coated peppermint oil reduced small-intestinal bacterial overgrowth in a patient with irritable bowel syndrome." *Altern Med Rev.* Fevereiro; 8(1):3; KLINE, R. M. *et al.* 2001. "Enteric-coated, pH-dependent peppermint oil capsules for the treatment of irritable bowel syndrome in children." *J Pediatr.* Janeiro; 138(1): 125-128.

23 Produzido por *Proper Nutrition*; www.propernutrition.com.

24 Ver PICARD, A. "Today's fruits, vegetables lack yesterday's nutrition." *Globe and Mail,* 6 de julho, 2002; www.globeandmail.com/special/food/wxfood.html.

25 Os pesticidas são classificados quando registrados segundo testes animais e epidemiológicos. Ver www.epa.gov/pesticides/health/tox_categories.htm.

26 O *extoxnet* é uma ótima fonte de informações sobre esses produtos químicos agrícolas. Trata-se de um projeto de informação sobre pesticidas de Cooperative Extension Offices of Cornell University, Michigan State University, Oregon State University e University of Califórnia, em Davis. Para informações sobre *terbutrin*, ver http://pmep.cce.comell.edu/ profiles/extoxnet/pyrethrins-ziram/terbutryn-ext.html. Ver, também, o índice de revisões científicas aprovadas pela Lei de Liberdade de Informação (*Freedom of Information Act*); www.epa.gov/pesticides/foia/reviews/080813.htm.

27 KIMBER, I & DEARMAN, R. J. 2002. "Factors affecting the development of food allergy." *Proc Nutr Soc.* Novembro; 61(4): 435-439; FERNANDEZ, E. *et al.* 2000. "Diet diversity and colorectal cancer." *Prev Med.* Julho; 31(1): 11-14.

28 ZIMMERMAN, M. 2001. *Eat Your Colors: Maximize Your Health by Eating the Right Foods for Your Body Type.* New York: Henry Holt & Co.

29 MUKAMAL, K. *et al.* 2002. "Tea consumption and mortality after acute myocardial infarction." *Circulation.* 6 de maio; 105: 2476.

30 O chá verde contém nível elevado de catequinas, que são um tipo de polifenol. Polifenóis são antioxidantes. As catequinas no chá preto perdem-se durante o processamento. LAMBERT, J. D. & YANG, C. S. 2003. "Cancer chemopreventative activity and bioavailability of tea and tea polyphenols." *Mutat Res.* Fevereiro/Março; 523-524: 201-208; MAEDA, K. *et al.* 2003. "Green tea catechins inhibit the cultured smooth muscle cell invasion through the basement barrier." *Atherosclerosis.* Janeiro; 166(1): 23-30.

31 SIERKSMA, A. *et al.* 2002. "Moderate alcohol consumption reduces plasma C-reactive protein and fibrinogen levels; a randomized, diet-controlled intervention study." *Eur J Clin Nutr.* Novembro; 56(11): 1.130-1.136.

32 *Atkins for Life: The Complete Controlled Carb Program for Permanent Weight Loss and Good Health* e *Dr. Atkins' Age-Defying Diet.*

33 *Eat More, Weigh Less: Dr. Dean Ornish's Life Choice Program for Losing Weight Safely While Eating Abundantly* e *Everyday Cooking with Dr. Dean Ornish: 150 Easy, Low-Fat, High Flavor Recipes.*

34 OMS. 2002. FAO/OMS Consulta sobre as implicações para a saúde da presença de acrilamida em alimentos. Relatório de um encontro, em Genebra, 25-27 de junho, 2002 (disponível em www.who.int/fsf/). Ver também "Acrylamide in food." *European Commission, Scientific Committee on Food*; http://europa.eu.int/comm/food/fs/sfp/fcr/acrylamide/acryl_index_en.html. FDA *Action Plan for Acrylamide in Food*, março 2004, FDA/*Center for Food Safety & Applied Nutrition*, www.cfsan.fda.gov/~dms/acrypla3.html; *Exploratory Data on Acrylamide in Food*, março 2003, FDA/*Center for Food Safety & Applied Nutrition*, www.cfsan.fda.gov/~dms/acrydata.html; *Exploratory Data on Acrylamide in Food*, março 2004, FY 2003 *Total Diet Study Results*, FDA/*Center for Food Safety & Applied Nutrition*, www.cfsan.fda.gov/~dms/acrydat2.html.

35 Informações sobre a pirâmide alimentar do USDA estão disponíveis em www.nal.usda.gov/fnic/Fpyr/pyramid.html e www.nal.usda.gov:8001/py/pmap.htm.

36 Ver WILLETT, W. 2001. *Eat, Drink, and Be Healthy.* New York: Simon & Schuster. Ver, também, "Food pyramids." *Harvard School of Public Health*; www.hsph.harvard.edu/nutritionsource/pyramids.html.

CAPÍTULO 8

1 Segundo os resultados deste estudo, uma mulher obesa aos 20 anos pode esperar uma redução de oito anos na expectativa de vida, ao passo que um homem obeso aos 20 anos pode prever uma perda de 13 anos em relação à duração de vida de indivíduos com peso normal. Quando o ganho de peso não ocorre até mais tarde na vida, os resultados ainda são significativos, embora não tão dramáticos. O simples fato de estar acima do peso (não obeso) aos 40 anos reduz a duração média de vida em 3,1 anos. Indivíduos acima do peso e fumantes podem prever sete anos a menos de vida. A perda de vida em conseqüência do excesso de peso é equivalente à do tabagismo. FONTAINE, K. R. *et al.* 2003. "Years of life lost due to obesity." JAMA. 8 de janeiro; 289(2): 187-193.

2 STRANDBERG, T. E. *et al.* 2003. "Impact of midlife weight change on mortality and quality of life in old age." *In tJ Obes.* Agosto; 27(8): 950-954; FRENCH, S. A. *et al.* 1997. "Weight variability and incident disease in older women: the Iowa Women's Health Study." *Int J Obes.* Março; 21(3): 217-223.

3 MOKDAD, A. H. *et al.* "Prevalence of obesity, diabetess, and obesity-related health risk factors, 2001." JAMA. 1º de janeiro; 289(1): 76-79; *National Institutes of Health.* 1998. Diretrizes clínicas sobre a identificação, a avaliação e o tratamento de excesso de peso e obesidade em adultos. Bethesda, Maryland: *Department of Health and Human Services, National Institutes of Health, National Heart, Lung and Blood Institute*, p. 12-20; "Overweight and obesity: health consequences." *The Surgeon General's Call to Action*; www.surgeongeneral.gov/topics/obesity/calltoaction/fact_consequences.htm.

4 "Após ajuste para os fatores de risco estabelecidos, houve aumento no risco de insuficiência cardíaca de 5% para homens e 7% para mulheres, para cada incremento de 1 em BMI", KENCHAIAH, S. *et al.* 2002. "Obesity and the risk of heart failure." *N Engl J Med.* 1º de agosto; 347(5): 305-313; ASHLEY JR, E W. & KANNELL, W. B. 1974. "Relation of weight change to changes in atherogenic traits: the Framingham Study." *J Chronic Dis.* Março.; 27(3): 103-114.

5 Segundo um levantamento recente dos Centros para Prevenção e Controle de Doenças (CDC), "mais de 2/3 de americanos – 64% de homens e 78% de mulheres – fazem dieta para perder peso ou cuidam de sua alimentação", como publicado em "Many Americans fed up with diet advice," *New York Times,* 2 de janeiro, 2001. Porém, atualmente "mais de 60 milhões de americanos (1/3 da população) estão acima do peso," segundo o CDC. "The link between physical activity and morbidity and mortality." *National Center for Chronic Disease Prevention and Health Promotion*; www.edc.gov/nccdphp/sgr/mm.htm.

6 ORENSTEIN, S. "The pill that will make you thin." *Business 2.0,* março 2004, p. 108-115.

7 GOODRICK, G. K. & FOREYT, J. P. 1991. "Why treatments for obesity don't last." *J Am Diet Assoc.* Outubro; 91(10): 1.243-1.247; KRAMER, F. M. *et al.* 1989. "Long-term follow-up of behavioral treatment for obesity: patterns of weight regain among men and women." *Int J Obes.* 13(2): 123-136.

8 HENDRICKS, M. 2003. "Off the scale." *Johns Hopkins Public Health: The Magazine of the Johns Hopkins Bloomberg School of Public Health,* primavera; BROWNELL, K. D. 1989. "Weight cycling," *Am J Clin Nutr.* Maio; 49 (Supl 5): 937; BLACKBURN, G. L. *et al.* 1989. "Weight cycling: the experience of human dieters." *Am J Clin Nutr.* Maio; 49 (Supl 5): 1.105-1.109.

9 Cada 1/2 quilo de gordura armazena cerca de 3.500 calorias.

10 Pesos para idades 25-59, segundo a mortalidade mínima. Pesos em quilos segundo a constituição física (trajando roupas comuns com peso de 1,4 quilo e sapatos com saltos de 2,5 cm). Cortesia de *Metropolitan Life Insurance Company.*

11 Vários estudos recentes estão investigando a relação entre o índice de massa corporal (BMI) e a porcentagem de gordura corporal (%BF) como meio de desenvolver diretrizes sanitárias. Ver, por exemplo, KYLE, U. G. *et al.* 2003. "Body composition interpretation: Contributions of the fat-free mass index and the body fat mass index." *Nutrition.* Julho/Agosto; 19(7-8): 597-604; GALLAGHER, D. *et al.* 2000. "Healthy percentage body fat ranges: an approach for developing guidelines based on body mass index." *Am J Clin Nutr.* Setembro; 72(3): 694-701. Idade e raça são citadas como fatores a serem considerados na definição de valores normais para %BF. O início da puberdade está ligado ao desenvolvimento de armazenamento de energia na forma de gordura. Ver, por exemplo, VIZMANOS, B. & MARTÍ-HENNEBERG, C. 2000. "Puberty begins with a characteristic subcutaneous body fat mass in each sex." *Eur J Clin Nutr.* Março; 54(3): 203-208.

12 SCHAPIRA, D. V. *et al.* 1991. "Upper-body fat distribution and endometrial cancer risk," JAMA. 2 de outubro; 266(13): 1.808-1.811.

13 Estabeleceu-se o vínculo entre obesidade abdominal e problemas de saúde, como diabetes e síndrome metabólica, em diversas populações em todo o mundo. Ver, por exemplo, VIKRAM, N. K. *et al.* 2003. "Anthropometry and body composition in northern Asian Indian patients with type 2 diabetess." *Diabetess Nutr Metab.* Fevereiro; 16(1): 32-40; LAWATI, J. A. *et al.* "Prevalence of the metabolic syndrome among omani adults." *Diabetess Care.* Junho; 26(6): 1.781-1.785. Há uma "modesta relação" entre obesidade abdominal e cardiopatia coronariana, segundo REXRODE, K. M. *et al.* 2001. "Abdominal and total adiposity and risk of coronary heart disease in men." *Int J Obes.* Julho; 25(7): 1.047-1.056.

14 WEISBERG, S. P. & FERRANTE JR, A. W. 2003. "Obesity is associated with macrophage accumulation in adipose tissue." *Journal of Clinical Investigation.* 15 de dezembro; 112: 1.796-1.808. Disponível em www.jci.org/cgi/content/full/112/12/1796; WELLEN, K. E. & HOTAMISLIGIL, G. S. 2003. "Obesity-induced inflammatory changes in adipose tissue." *Journal of Clinical Investigation.* 15 de dezembro; 112: 1.785-1.788. Disponível em www.jci.org/cgi/content/full/112/12/1785; XU, H. & CHEN, H. 2003. "Chronic inflammation in fat plays a crucial role in the development of obesity-related insulin resistance." *Journal of Clinical Investigation,* 15 de dezembro; 112: 1.821-1.830. Disponível em www.jci.org/cgi/ content/full/112/12/1821; HOTAMISLIGIL, G. S. *et al.* 1994. "Tumor necrosis factor alpha inhibits signaling from the insulin receptor." *Proceedings of the National Academy of Sciences* 24 de maio; 91: 4.854-4.858. Disponível em www.pnas.org/cgi/reprint/91/11/4854.

15 No *Nurses' Health Study II,* "a maioria das mulheres que perderam quantidade clinicamente significativa de peso recuperaram-no, [contudo,] ganharam menos peso durante todo o período de seis anos do que as outras", FIELD, A. E. *et al.* 2001. "Relationship of a large weight loss to long-term weight change among young and middle-aged U.S. women." *Int J Obes.* Agosto; 25(8): 1.113-1.121. Alguns resultados recentes são encorajadores: "Uma grande proporção da população americana perdeu = 10% de seu peso máximo e o manteve durante ao menos um ano". McGuire, M. T. *et al.* 1999. "The prevalence of weight loss maintenance among American adults." *Int J Obes.* Dezembro; 23(22): 1.314-1.319.

16 Cummings, D. E *et al.* 2002. "Plasma ghrelin levels after diet-induced weight loss or gastric bypass surgery." *N Engl J Med.* 23 de maio; 346(21): 1.623-1.630. Ver também Cummings, D. E. & Schwartz, M. W. 2003. "Genetics and pathophysiology of human obesity." *Annu Rev Med.* 54: 453-471.

17 Quanto mais músculos temos, mais calorias queimamos, mesmo durante o repouso. Muitos treinadores de condicionamento físico recomendam a musculação para criar massa muscular. Ver, por exemplo, Roubenoff, R. *et al.* 2000. "The effect of gender and body composition method on the apparent decline in lean mass-adjusted resting metabolic rate with age." *J Gerontol A Biol Sci Med Sci.* Dezembro; 55(12): M757-760. Também pode haver "demandas metabólicas de nova síntese de glicogênio e reparação de dano tecidual", segundo Andersen, R. 1999. "Exercise, an active lifestyle, and obesity." *Phys Sportmed.* 1º de outubro; 27(10).

18 "Pode-se gastar energia por meio da realização de trabalho ou produção de calor (termogênese). A termogênese adaptativa, ou a produção regulada de calor, é influenciada pela temperatura ambiental e a dieta. Mitocôndrias, as organelas que convertem alimento em dióxido de carbono, água e DF, são fundamentais na mediação dos efeitos sobre a dissipação de energia." Lowell, B. B. & Spiegelman, B. M. 2000. "Towards a molecular understanding of adaptive thermogenesis." *Nature.* 404: 652-660.
C. R. Kahn observa que o exercício representa apenas 10%-20% do gasto energético na maioria dos indivíduos, com o resto "representado pelo índice de metabolismo basal e termogênese". Ele alega que, em mamíferos, ao menos 20% da termogênese "é causada por um 'vazamento energético' que ocorre por meio do movimento de prótons através da membrana interna mitocondrial das células". "Triglycerides and toggling the tummy." 2000. *Nature Genetics.* 25(1): 6-7.

19 Hursting, S. D. *et al.* 2003. "Calorie restriction, aging, and cancer prevention: mechanisms of action and applicability to humans." *Annu Rev Med.* 54: 131-152; Archer, V. E. 2003. "Does dietary sugar and fat influence longevity?" *Med Hypotheses.* Junho; 60(6): 924-929.

20 "Relata-se o efeito da restrição calórica (RC) sobre a duração da vida em quase todas as espécies [efêmeras] testadas e ele foi reproduzido centenas de vezes sob várias condições laboratoriais. Além de prolongar a vida, RC também previne ou retarda o surgimento de patologia relacionada à idade e mantém muitas funções fisiológicas em níveis mais parecidos ao da juventude [...] Os estudos em primatas não-humanos estão [...] sugerindo que o efeito da RC sobre o envelhecimento é universal através da espécie." Lane, M. A. *et al.* 2002. "Caloric restriction and aging in primates: relevance to humans and possible CR mimetics." *Microsc Res Tech.* 15 de novembro; 59(4): 335-338.

21 Yu, B. P. *et al.* 1982. "Life span study of SPF Fischer 344 male rats fed ad libitum or restricted diets: longevity, growth, lean body mass, and disease," *J Gerontol.* Março; 37(2): 130-141.

22 Angier, N. "Diet offers tantalizing clues to a long life." *New York Times,* 17 de abril, 1990, sec. C.

23 Mostrou-se que a restrição calórica inibe o desenvolvimento de tumores espontâneos, transplantados ou quimicamente induzidos em ratos e camundongos. Com redução calórica de 40%, o crescimento de tumores no cólon e na mama quimicamente induzidos sofreu inibição significativa. Mostrou-se também que o exercício inibe o crescimento de tumores. Ratos sedentários que tinham permissão de comer livremente tiveram incidência 108% maior de tumores induzidos no cólon do que ratos com alimentação livre, submetidos a exercício intenso na esteira. Kritchevsky, D. 1990. "Influence of caloric restriction and exercise on tumorigenesis in rats," *Proc Soc Exp Biol Med.* Janeiro; 193(1): 35-38.

24 Minokoshi, Y. *et al.* "AMP-Kinase regulates food intake by respondiug to hormonal and nutrient signals in the hypothalamu", *Nature on line*, 17 de março, 2004.

25 Bouret, S. G.; Draper, S. J. & Simerly, R. B. 2004. "Trophic Action of Leptin on Hypothalamic Neurons that Regulate Feeding", *Science.* 2 de abril; 304.

26 Angier, N. Ver nota 22, acima.

27 Blüher, M.; Kahn, B. B. & Kahn, C. R. 2003. "Extended longevity in mice lacking the insulin receptor in adipose tissue." *Science.* 24 de janeiro; 299(5606): 572-574; Blüher, M. *et al.* 2002. "Adipose tissue selective insulin receptor knockout protects against obesity and obesity-related glucose intolerance." *Dev Cell.* Julho; 3(1): 25-38.

28 CERAMI, A. 1985. "Hypothesis: glucose as a mediator of aging." *J Am Geriatr Soc.* Setembro; 33 (9): 626-634; MASORO, E. J. *et al.* "Evidence for the glycation hypothesis of aging from the food-restricted rodent model." *J Gerontol.* Janeiro; 44(1): B20-22.

29 FERRARI, C. K. & TORRES, E. A. 2003. "Biochemical pharmacology of functional foods and prevention of chronic diseases of aging." *Biomed Pharmacother.* Julho; 57(5-6): 251-260; CHIU, D. T. & LIU, T. Z. 1997. "Free radical and oxidative damage in human blood cells." *J Biomed Sci.* 4(5): 256-259.

30 KOIZURNI, A. *et al.* 1987. "Influences of dietary restriction and age on liver enzyme activities and lipid peroxidation in mice." *J Nutr.* Fevereiro; 117(2): 361-367.

31 LICASTRO, R.; WEINDRUCH, R. & WALFORD, R. L. 1986. "Dietary restriction retards the age-related decline of DNA repair capacity in mouse splenocytes," em *Topics in Aging Research in Europe 9.* FACCHINI, A.; HAAIJMAN, J.J. & LABO, G. eds. Rijswijk: EURAGE, p. 53-61; TICE, R. J. & SETLOW, R. B. 1985. "DNA repair and replication in aging organisms and cells", em *Handbook of the Biology of Aging.* FINCH, C. E. & SCHNEIDER, E. L. New York: Van Nostrand Reinhold, p. 173-224.

32 KAHN, C. 1990. "His theory is simple: eat less, live longer. A lot longer." *Longevity.* Outubro: 61-66, esp. 64.

33 ANGIER, N. Ver nota 22.

34 *Precose* é recomendado pelo Joslin Diabetess Center como "um dos seis tipos de pílulas para diabetes atualmente disponíveis para o tratamento de diabetes tipo 2". www.joslin.harvard.edu/education/library/precose.shtml.

35 "Caloric Restriction without the Restriction" é marca registrada de *Ray & Terry's Longevity Products.*

36 Boletim do *Joslin Diabetess Center*, Janeiro 2004, "Study shows it may someday be possible to stay slim", www.joslin.harvard.edu/news/FirkoMouseStudy01.shtml. O estudo foi publicado na *Science:* BLÜHER, M.; KAHN, B. & KAHN, C. R. 2003. "Extended longevity in mice lacking the insulin receptor in adipose tissue." 24 de janeiro; 299(5606): 572-574.

37 *Xenical* é produzido por Roche Pharmaceuticals (www.rocheusa.com/products/xenical/). Vários estudos recentes defendem a eficácia de *Xenical* (orlistato). Ver, por exemplo, HARRISON, S. A. *et al.* 2003. "Orlistat in the treatment of NASH: a case series." *Am J Gastroenterol.* Abril; 98(4): 926-930; HANEFELD, M. & SACHSE, G. 2002. "The effects of orlistat on body weight and glycemic control in overweight patients with type 2 diabetess: a randomized, placebo controlled trial." *Diabetess Obes Metab.* Novembro; 4(6): 415-423.

38 GADES, M. D. & STERN, J. S. 2003. "Chitosan supplementation and fecal fat excretion in men." *Obes Res.* Maio; 1 1(5): 683-688.

CAPÍTULO 9

1 Departamento de Agricultura dos EUA (USDA), *Agriculture Factbook 2001-2002,* Capítulo 2, "Profiling food consumption in America," www.usda.gov/factbook/chapter2.htm. Este valor de 69 quilos representa a quantidade de açúcar disponível no atacado. O USDA recomenda que "um indivíduo médio com dieta de 2 mil calorias por dia" consuma, no máximo, 20 colheres de chá de açúcar por dia. O consumo médio anual de 69 quilos de adoçantes é equivalente a 52 colheres de chá de açúcar por dia. Embora, aproximadamente, 20 colheres de chá se percam ou sejam desperdiçadas, os americanos ainda consomem, ao menos, o dobro da quantidade de açúcar recomendada. O aumento percentual também é alarmante, quase 40% entre 1960 e 2000 (para a tabela do aumento desde 1983, ver www.cspinet.org/reports/sugar/sugarconsumption.html). "Desde 1982, o consumo aumentou todo ano, exceto um" (www.cspinet.org/new/sugar_limit.html).
Além disso, ver USDA, *Agricultural Outlook March 1997,* "US. sugar consumption continues to grow," www.ers.usda.gov/publications/agoutlook/mar1997/ao238g.pdf

2 www.nsda.org/softdrinks/History/funfacts.html. As estimativas sobre a porcentagem de açúcar consumido em refrigerantes variam, mas apontam para valores entre 22% *(Agriculture Factbook,* ver En. 1) e 33% (www.cspinet.org/reports/sugar/sugarorigin.html) do consumo de açúcar dos americanos. Segundo um pesquisador do USDA, os refrigerantes são os maiores vilões na dieta de grandes consumidores de açúcar (www.cspinet.org/new/ sugar_limit.html).

3 Ver o Relatório Técnico n. 916 da OMS. 2003. "Diet, Nutrition and the Prevention of Chronic Diseases", disponível em www.who.int/hpr/NPWdocs/whoJao_expert_report.pdf

4 Como citado em DWYER, O. 2004. "US. government rejects WHO's attempts to improve diet." *BMJ*. 24 de janeiro; 328(7433): 185.

5 O Departamento de Saúde e Serviços Sociais dos EUA publicou um relatório, condenando abertamente os resultados do Relatório Técnico n. 916 da OMS, "Diet, Nutrition and the Prevention of Chronic Diseases", em 4 de janeiro, 2004, declarando suas crenças de que havia pouca evidência da conexão entre obesidade e consumo de *fast-food* ou alimentos com elevada carga glicêmica. Ver www.commercialalert.org/bushadmincomment.pdf

6 Em suas pesquisas, o dr. Banting contou com a participação de um estudante de Medicina, C. H. Best, que trabalhava com ele na Universidade de Toronto. A descoberta inesperada da insulina por dois jovens pesquisadores é "uma das maiores histórias de sucesso da Medicina" (www.aventis.com/future/downloads/PDF/fut0203/En_03_2002_the_discovery_of_insulin.pdf). Ver, também, BANTING, F. G. *et al.* 1991. "Pancreatic extracts in the treatment of diabetess mellitus: preliminary report. 1922." CMAJ. 15 de novembro; 145(10): 1.281-1.286.

7 *American Academy of Pediatrics Committee on School Health*. 2004. "Soft drinks in schools." *Pediatrics*. Janeiro; 113 (1 Pt 1): 152-154.

8 Segundo o *National Center for Health Statistics*, em 2000, 64,5% dos americanos estavam acima do peso e 30,5% eram obesos. FLEGEL, K. M. *et al.* 2002. "Prevalence and trends in obesity among U.S. adults, 1999-2000." JAMA. 9 de outubro; 288(14): 1.723-1.727.

9 Dez anos atrás, "apenas" um de dois adultos estava acima do peso, e um em cinco era obeso. Isso é que é crescimento no setor! MANSON, J. E. & BASSUK, S. S. 2003. "Obesity in the United States: a fresh look at its high toll." JAMA. 8 de janeiro; 289(2): 229-230.

10 FONTAINE, K. R. *et al.* 2003. "Years of life lost due to obesity." JAMA. 8 de janeiro; 289(2): 187-193.

11 FORD, E. S.; W. GILES, H. & DIETZ, W. H. 2002. "Prevalence of the metabolic syndrome among US adults: findings from the third National Health and Nutrition Examination Survey." JAMA. 16 de janeiro; 287(3): 356-359.

12 AGATSTON, A. 2003. *The South Beach Diet*. Emmaus, Pennsylvania: Rodale, p. 76.

13 A princípio, Reaven a denominou "síndrome metabólica" (ver REAVEN, G. M. 1988. "Banting Lecture: Role of insulin resistance in human disease." *Diabetess*. 37:1.595-1.607). A partir de outubro de 2003, segundo a ICD-9-CM (Classificação Internacional de Doenças), ela agora deveria ser denominada "síndrome X dismetabólica" ou "síndrome dismetabólica", mas porque "síndrome metabólica" é mais comumente conhecida e usada, continuaremos a usar a antiga nomenclatura.

14 Resumo oficial do 3º relatório do Programa Americano de Educação Nacional sobre o (NCEP) – Grupo de Tratamento de Adultos III (ATP III); www.nhlbi.nih.gov/guidelines/cholesterol/profmats.htm.

15 Se os indivíduos estiverem usando fármacos para hipertensão ou diabetes, considera-se que eles têm pressão arterial ou glicose em jejum elevadas.

16 REAVEN. G. M. *et al.* 1993. "Insulin resistance and hyperinsulinemia in individuais with small dense LDL particles." *J Clin Invest*. 92: 141-146.

17 FORD, GILES & DIETZ, na obra citada.

18 Os outros 80% conseguem compensar, ao menos temporariamente, aumentando a produção de insulina pancreática, o que cria um estado permanente de níveis elevados de insulina. JONES, L. C. & CLARK, A. 2001. "Beta cell neogenesis in type 2 diabetess mellitus." *Diabetess*. 50 (Supl 1): S186-187.

19 WAUTIER, J. L. & GUILLAUSSEAU, P. J. 2001. "Advanced glycation end products, their receptors and diabetic angiopathy." *Diabetess Metab*. Novembro; 27 (5 Pt 1): 535-542.

20 NETZER, C. 2000. *The Complete Book of Food Counts*. New York: Random House.

21 Boletim informativo, 2003. "Type 2 diabetess linked to a family of metabolic genes", *Joslin Diabetess Center*, julho, *at* www.joslin.org/news/GenesType2.shtml.

22 CHEN, C. *et al.* 2003. *Nature Biotechnology*. 21: 294-301.

23 LEHMAN, J. M. *et al.* 1995. "An antidiabetic thiazolidinedione is a high affinity ligand for peroxisome proliferator-activated receptor gamna (PPAR gamma)." *J Biol Chem.* 2 de junho; 270(22): 12.953-12.956.

24 A. M. J. 2003. "Clinical islet transplant: current and future directions towards tolerance." *Immun Reviews.* 196: 219-236.

25 "Growing human organs on the farm." *New Scientist.* 180(2426): 4.

26 Boletim informativo. "Joslin Comments on Diabetess Study Published in Science on Nov 14, 2003"; www.joslin.org/news/ScienceReport1103.shtml.

27 RAMIYA, V. K. 2000. "Reversal of insulin-dependent diabetess using islets generated in vitro from pancreatic stem cells." *Ann NY Acad Science.* Maio; 958: 59-68.

28 KNAPP, L. "Diagnosis and medicine in a pill." *Wired News,* 28 de julho, 2003.

29 VASAN, S.; FOILES, P. & FOUNDS, H. 2003. "Therapeutic potential of breakers of advanced glycation end product-protein crosslinks." *Arch Biochem Biophys.* 1º de novembro; 419(1): 89-96; KASS, D. A. 2003. "Getting better without AGE: new insights into the diabetic heart." *Circ Res.* 18 de abril; 92(7): 704-706.

30 KASS, D. A. *et al.* 2001. "Improved arterial compliance by a novel advanced glycation end-product crosslink breaker." *Circulation.* 25 de setembro; 104(13): 1.464-70.

31 DESPRES, J. P. *et al.* 1996. "Hyperinsulinemia as an independent risk factor for ischemic heart disease." *N Engl J Med.* 11 de abril; 334(15): 952-957.

32 Em muitos centros, até mesmo o venerável teste de tolerância à glicose foi abandonado, em favor do mais simplificado "hemoglobina A1C," um exame excelente para monitorar diabetes, mas completamente inadequado para detectar pré-diabéticos ou indivíduos com tendência à SM.

33 No início do curso do diabetes tipo 2, é comum os níveis de insulina permanecerem elevados. Posteriormente, após anos de excesso de produção de insulina (e reposição gradual de células produtoras de insulina por amilóide), o pâncreas pode "cansar" e os níveis de insulina podem cair para níveis "normais" ou baixos.

34 Ver, por exemplo, WATSON, G. S. & CRAFT, S. 2003. "The role of insulin resistance in the pathogenesis of Alzheimer's disease: implications for treatment." *CNS Drugs.* 17(1): 27-45. A doença da artéria coronária também está vinculada à resistência à insulina: "O desenvolvimento de resistência à insulina é considerado um evento fundamental no risco vascular" (GRANT, P. J. 2003. "The genetics of atherothrombotic disorders: a clinician's view." *J Thromb Haemost.* Julho; I(7): 1.381-1.390). Porém, uma terceira doença ligada à resistência à insulina é a doença do fígado gorduroso; tanto a prevalência quanto a gravidade da doença estão ligadas ao índice de massa corporal e à circunferência da cintura. (SCHEEN, A. J. & LUYCKX, F. H. 2003). "Nonalcoholic steatohepatitis and insulin resistance." *Acta Clin Belg.* Março/Abril; 58(2): 81-91.) A resistência à insulina também está vinculada aos problemas não relacionados à idade, como, por exemplo, hipertensão induzida pela gravidez (SEELY, E. W. & SOLOMON, C. G. 2003. "Insulin resistance and its potential role in pregnancy-induced hypertension." *J Clin Endocrinol Metab.* Junho; 88(6): 2.393-2.398).

35 ACCHINI, F. S. *et al.* 2001. "Insulin resistance as a predictor of age-related diseases." *J Clin Endocrinol Metab.* Agosto; 86(8): 3.574-3.578.

36 JACOB, S. *et al.* 1999. "Oral administration of RAC-alpha-lipoic acid modulates insulin sensitivity in patients with type-2 diabetess mellitus: a placebo-controlled pilot trial." *Free Radic Bio Med.* 27(3-4): 309-314.

37 BODEN, G. *et al.* 1996. "Effects of vanadyl sulfate on carbohydrate and lipid metabolism in patients with non-insulin-dependent diabetess mellitus." *Metabolism.* Setembro; 45(9): 1.130-1.135.

38 STORLIEN, L. H. *et al.* 1987. "Fish oil prevents insulin resistance induced by high-fat feeding in rats." *Science.* 237(4817): 885-888.

39 SINGH, R. B. *et al.* 1999. "Effect of hydrosoluble coenzyme Q_{10} on blood pressures and insulin resistance in hypertensive patients with coronary artery disease." *J Hum Hypertens.* 13: 203-208.

40 MCCARTY, M. F. 1999. "High-dose biotin, an inducer of glucokinase expression may synergize with chromium picolinate to enable a definitive nutritional therapy for type II diabetess." *Med Hypotheses.* 52(5): 401-406.

41 PIATTI, P. M. *et al.* 2001. "Long-term ORAL L-arginine administration improves peripheral and hepatic insulin sensitivity in type 2 diabetic patients." *Diabetess Care.* 24(5): 875-880.

42 BATES, C. W. 1995. "DHEA attenuates study-induced declines in insulin sensitivity in postmenopausal women." *Ann NY Acad Sci.* 774: 291-293.

43 DEAN, W. "Metformin: The Most Effective Life Extension Drug Is Also a Safe, Effective Weight Loss Drug", em www.antiaging-systems.com/extract/metforminweight.htm.

44 FREITAS JR, R. A. 1999. *Nanomedicine, Volume 1: Basic Capabilities.* Austin, Texas: Landes Bioscience, p. 93-122.

45 www.bizjournals.com/columbus/ stories/2000109 /25/ story2.html?page = 2.

46 Boletim da *Medtronic*, "Research Presented at ADA Aunual Meeting Demonstrates Accuracy and Feasibility of Artificial Pancreas Components," em www.medtronic.com/newsroom/news_20020617b.html.

47 BARRETT-CONNOR, E. L. 1995. "Testosterone and risk factors for cardiovascular disease in men." *Diab Metab.* 21: 156-161.

CAPÍTULO 10

1 O teste de "idade biológica", denominado teste com *H-scan*, inclui testes de tempo de reação auditiva, máximo tom audível, sensibilidade vibrotátil, tempo de reação visual, tempo de movimento muscular, pulmão (volume expiratório forçado), tempo de reação visual com decisão, tempo de movimento muscular com decisão, memória (extensão de seqüência), tempo alternativo de percussão em teclas e acomodação visual.

2 ROTHFELD, G. S. & LEVERT, S. 2001. *The Acupuncture Response.* New York: Contemporary Books.

CAPÍTULO 11

1 Ver "Race for the $ 1.000 Genome Is On", em www.newscientist.com/news/news.jsp?id=ns 9999290 0.

2 WILLIAMS, R. J. 1998. *Biochemical Individuality: The Basis for the Genetotrophic Concept.* New York: Keats.

3 www.research.ibm.com/resources/news/20031114_bluegene.shtml.

4 COHEN, J. "Big-picture biotech." *MIT Technology Review V*, dezembro 2003/janeiro 2004.

5 Ibid.

6 Curiosamente, durante os últimos 12 anos, desde o início do Projeto do Genoma Humano, gastou-se cerca de US$ 3 bilhões para completar o seqüência ou cerca de US$ 1 por par de bases.

7 A conclusão do Projeto do Genoma Humano ocorreu no "ano do 50º aniversário da descoberta da estrutura em hélice dupla do DNA [...] A era genômica agora é uma realidade". COLLINS, F. S. *et al.* 2003. "A vision for the future of genomics research." *Nature.* 24 de abril; 422: 835-847. Para comemorar, edições inteiras das grandes publicações científicas *Nature* e *Science* foram dedicadas às discussões das implicações. Para mais informações, ver a página do *Human Genome Project Information* (www.ornl.gov/TechResources/Human_Genome/project/50yr.html).

Entre os desafios, está a aplicação das lições aprendidas com o Projeto do Genoma Humano ao entendimento de milhares de outros organismos. Ver, por exemplo, FRAZIER, M. E. *et al.* 2003. "Realizing the potential of the genome revolution: the Genomes to Life Program." *Science.* 300: 290; COLLINS, F. S.; MORGAN, M. & PATRINOS, A. "The Human Genome Project: lessons from large-scale biology." *Science.* 300: 286. Ver também RIDLEY, M. 1999. *Genome: The Autobiography of a Species in 23 Chapters.* New York: Perennial.

8 Andi Braun, principal autoridade médica de *Sequenon*, como citado em *Wired*, novembro 2002, p. 183.

9 Os índios Pima, no Arizona, mantiveram seu modo de vida tradicional até o fim do século XIX. Depois, os agricultores desviaram sua fonte de água, resultando na dependência de muitos deles de toucinho, açúcar e farinha de trigo, fornecidos pelo governo. Durante a Segunda Grande Guerra, muitos Pimas alistaram-se no serviço militar ou migraram para as cidades, a fim de trabalhar em fábricas. Embora muitos deles tenham retornado às reservas na década de 1950, seu modo de vida foi "profundamente afetado". Ver "Obesity associated with high rates of diabetess in the Pima lndians," http://diabetess.niddk.nih.gov/dm/pubs/pima/obesity/obesity.htm.

Segundo uma teoria recentemente publicada, a razão para apenas 2% dos europeus sofrerem diabetes é que uma epidemia de diabetes, séculos atrás, matou muitas pessoas e as impediu de transmitir o gene. Outras populações, sobretudo povos nativos, são portadoras de genes que as tornam altamente propensas aos fatores de risco encontrados em ambientes urbanos. Esta é uma razão pela qual 50% dos nativos americanos têm diabetes. DIAMOND, J. 2003. "The double puzzle of diabetess." *Nature.* 5 de junho; 423: 599-602. Ver também COLEMAN, D. L. 1978. "Diabetess and obesity: thrifty mutants?" *Nutr Rev.* Maio; 36(5): 129-132.

10 Quadros de risco atualmente disponíveis incluem risco cardíaco, pressão arterial elevada, osteoporose, função imunológica, capacidade de desintoxicação, alcoolismo, obesidade e outros. Para mais informações, ver www.Fantastic-Voyage.net.

11 KURZWEIL, R. 1999. *The Age of Spiritual Machines.* New York: Viking, p. 30.

12 Ver a página na Internet do *NIH National Human Genome Institute*: www.genome.gov/11511175.

13 CARLSON, R. 2003. "The pace and proliferation of biological technologies." *Biosecurity and Bioterrorism.* 1(3) publicado *on-line*, em 20 de agosto, 2003, em www.molsci.org/~rcarlson/Carlson_Pace_and_Prolif.pdf.

14 WEATHERALL, D. 2003. "Evolving with the enemy." *NewScientist.* 802(2422): 44.

15 Cada chip contém oligonucleotídeos sintéticos que copiam seqüências capazes de identificar genes específicos. "Para determinar quais genes se expressaram em uma amostra, os pesquisadores isolam o RNA mensageiro das amostras de teste, convertem-no em DNA complementar (CDNA), marcam-no com tinta fluorescente e passam a amostra pela lâmina. Cada CDNA marcado prender-se-á a um oligo com uma seqüência correspondente, acendendo um ponto na lâmina onde a seqüência for conhecida. Um *scanner* automático, então, determina quais oligos se ligaram e, portanto, quais genes expressaram-se." MARSHALL, E. 1999. "Do-it-yourself gene watching." *Science.* 15 de outubro; 286(5439): 444-447.

16 Ibid.

17 ROSAMOND, J. & ALLSOP, A. 2000. "Harnessing the power of the genome in the search for new antibiotics." *Science.* 17 de março; 287(5460): 1.973-1.976.

18 DOVE, A. 2002. "Antisense and sensibility." *Nature Biotechnology.* Fevereiro; 20: 121-124.

19 PHILIPKOSKI, K. "Next big thing in biotech: RNAi." *Wired News.* 20 de novembro, 2003; www.wired.com/news/medtech/0,1286,61305,00.html.

20 GOHO, A. "Life made to order." *MIT Technology Review,* abril 2003; www.technologyreview.com/articles/print_version/goho20403.asp.

21 Estima-se em 80% o risco durante a vida de desenvolvimento de câncer de mama em mulheres com teste positivo para a mutação BRCA1, ao passo que esse mesmo risco para não-portadores é de cerca de 10%. Ver LANCASTER, J. M. 1997. "BRCA1 and 2-A Genetic Link to Familial Breast and Ovarian Cancer." *Medscape Women's Health.* Fevereiro; 2(2): 7. Outros estudos mencionam um risco durante a vida de 92%. Em um estudo holandês, 50% de mulheres saudáveis, cujas mães tiveram câncer de mama, recusaram-se a fazer o teste de BRCA1, preferindo não saber se tinham um risco de câncer tão potente. O *National Center for Technology Information* (www.ncbi.nlm.nih.gov/entrez/dispomim.cgi?id=113705), com a *Johns Hopkins University*, resumiu estudos realizados sobre o gene BRCA1.

22 HAHM, J. & LIEBER, C. M. 2004. "Direct Ultrasensitive Electrical Detection of DNA and DNA Sequence Variations Using Nanowire Nanosensors." *Nano Letters.* 4(1): 51-54. Ver também http://pubs.acs.org/cgi-bin/sample.cgi/nalefd/2004/4/i01/html/ n1034853b.html.

23 Boletim informativo de *Emory Health Sciences*, em 27 de março, 2003. www.emory.edu/WHSC/HS-NEWS/releases/mar03/nanotech.html.

24 FREITAS JR, R. A. 1999. *Nanomedicine, Volume I: Basic Capabilities.* Austin, Texas: Landes Bioscience. Ou ver www.nanomedicine.com.

25 O uso preconceituoso de informações genômicas contra qualquer pessoa chama-se, agora, "genismo".

26 Alguns estudos concentram-se nos padrões de variações em apolipoproteínas através de populações. Seu enfoque é determinar "a utilidade de apolipoproteínas como marcadores genéticos para estudos clínicos, populacionais e antropológicos." SINGH, P. P.; SINGH, M. & MASTANA, S. S. 2002. "Genetic variation of apolipoproteins in North Indians." *Hum Biol.* Outubro; 74(5): 673-682.

Outros estudos estão investigando a significância de um determinado padrão genético para uma doença específica. LI, X.; DU, Y. & HUANG, X. 2003. "Association of apoliproprotein E gene polymorphism with essential hypertension and its complications." *Clin Exp Med.* Fevereiro; 2(4): 175-179. Ver também ETO, M. *et al.* 1988. "Familial hypercholesterolemia and apolipoprotein E4." *Atherosclerosis.* Agosto; 72(2-3): 123-128.

27 ZHANG, J. *et al.* 2003. "Strikingly higher fiequency in centenarians and twins of mtDNA mutation causing remodeling of replication origin in leukocytes." *Proc Natl Acad Sci USA.* 4 de fevereiro; 100(3): 1.116-1.121.

28 MYERS, R. H. *et al.* 1996. "Apolipoprotein E epsilon4 association with dementia in a population-based study: The Framingham study." *Neurology.* Março; 46(3): 673-677.

29 KAMBOH, M. I. 1995. "Apolipoprotein E polymorphism and susceptibility to Alzheimer's disease." *Hum Biol.* Abril; 67(2): 195-215.

30 FARRER, L. A. *et al.* 1997. "Effects of age, sex, and ethnicity on the association between apolipoprotein E genotype and Alzheimer's disease. A meta-analysis. APOE and Alzheimer's Disease Meta Analysis Consortium:." JAMA. 22-29 de outubro; 278(16): 1.349-1.356.

31 MYERS, R. H. *et al.* 1996. "Apolipoprotein E epsilon4 association with dementia in a population-based study: The Framingham study." *Neurology.* Março; 46(3): 673-677.

32 Ver, por exemplo, SLOOTER, A. J. *et al.* 1998. "Risk estimates of dementia by apolipoprotein E genotypes from a population-based incidence study: the Rotterdam Study." *Arch Neurol.* Julho; 55(7): 964-968.

33 HAMDI, H. K. & KENEY, C. 2003. "Age-Related Macular Degeneration: A New Viewpoint." *Frontiers in Bioscience.* 1º de maio; 8: e 305-314.

34 RETZ, W. *et al.* 1998. "Free radicals in Alzheimer's disease." *J Neural Transm Suppl.* 54: 221-36.

CAPÍTULO 12

1 RIDKER, P. M. *et al.* 1998. "Prospective study of C-reactive protein and the risk of future cardiovascular events among apparently healthy women." *Circulation.* 98: 731-733.

2 KALARIA, R. N. 2002. "Small vessel disease and Alzheimer's dementia: pathological considerations." *Cerebrovasc Dis.* 13 (Supl 2): 48-52.

3 CASTANO, E. M. *et al.* 1995. "Fibrillogenesis in Alzheimer's disease of amyloid beta peptides and apolipoprotein E." *Biochem J.* 1º de março; 306 (Pt 2): 599-604.

4 FLOYD, R. A. 1999. "Neuroinflammatory processes are important in neurodegenerative diseases: an hypothesis to explain the increased formation of reactive oxygen and nitrogen species as major factors involved in neurodegenerative disease development." *Free Radic Biol Med.* Maio; 26(9-10): 1.346-1.355.

5 Na verdade, o polimorfismo Apo E4 costuma ser denominado o gene da doença de Alzheimer. A conexão entre o gene e a doença de Alzheimer foi descoberto em 1993, em *Duke University.* No Capítulo 11 – "A Promessa da Genômica", discutimos mais profundamente os riscos de se ter o genótipo Apo E4.

6 MARZ, W. *et al.* 1996. "Apolipoprotein E polymorphism is associated with both senile plaque load and Alzheimer-type neurofibrillary tangle formation." *Ann NY Acad Sci.* 17 de janeiro; 777: 276-280.

7 T. OHM, G. *et al.* 1999. "Apolipoprotein E isoforms and the development of low and high Braak stages of Alzheimer's disease-related lesions." *Acta Neuropathol (Berl).* Setembro; 98(3): 273-280. YANG, D. S. *et al.* 1997. "Characterization of the binding of amyloid-beta peptide to cell culture-derived native apolipoprotein E2, E3, and E4 isoforms and to isoforms from human plasma." *J Neurochem.* Fevereiro; 68(2): 721-725.

8 PYLES, R. B. 2001. "The association of herpes simplex virus and Alzheimer's disease: a potential synthesis of genetic and environmental factors." *Herpes.* Novembro; 8(3): 64-68. ITZHAKI, R. E. *et al.* 1997. "Herpes simplex virus type 1 in brain and risk of Alzheimer's disease." *Lancet.* 25 de janeiro; 349(9047): 241-244.

9 HAYDEN, M. R. 2002. "Islet amyloid, metabolic syndrome, and the natural progressive history of type 2 diabetess mellitus." JOP. *J Pancreas (on line).* 3(5): 126-138. Ver www.joplink.net/prev/200209/02.html.

10 GORMAN, C. & PARK, A. 2004. "The fires within." *Time.* 23 de fevereiro; 163(8): 41.

11 REDDY, B. S. *et al.* 1992. "Inhibition of colon carcinogenesis by prostaglandin synthesis inhibitors and related compounds." *Carcinogenesis.* Junho; 13(6): 1.019-1.023.

12 AKHMEDKHANOV, A. *et al.* 2002. "Aspirin and lung cancer in women." *Br J Cancer.* 1º de julho; 87(1): 49-53.

13 FAN, Y. Y.; RAMOS, K. S. & CHAPKIN, R. S. 1997. "Dietary gamma-linolenic acid enhances mouse macrophage-derived prostaglandin E 1 which inhibits vascular smooth muscle cell proliferation." 1997. *J Nutr.* Setembro; 127(9): 1.765-1.771. DAS, U. N. *et al.* 1989. "Prostaglandins can modify gamma-radiation and chemical induced cytotoxicity and genetic damage in vitro and in vivo." *Prostaglandins.* Dezembro; 38(6): 689-716.

14 KREISBERG, J. I. & PATEL, P. Y 1983. "The effects of insulin, glucose and diabetess on prostaglandin production by rat kidney glomeruli and cultured glomerular mesangial cells." *Prostaglandins Leukot Med.* Agosto; 11(4): 431-442.

15 HISHINUMA, T.; YAMASAKI, T. & MIZUGAKI, M. 1999. "Effects of long-term supplementation of eicosapentaneoic and docosahexaneoic acid on the 2-, 3-series of prostacyclin production by endothelial cells." *Prostaglandins Other Lipid Mediat.* Julho; 57: 333-340; KELLEY, V. E. *et al.* 1985. "A fish oil diet rich in eicosapentaneoic acid reduces cyclooxygenase metabolites, and suppresses lupus in MRL-1pr mice." *J Immunol.* Março; 134(3): 1.914-1.919.

16 A melhor fonte vegetariana de EPA pré-formado é *wakame*, uma alga marinha que contém 186 mg de EPA, em 100 g de algas marinhas. Porém, aconselhamos aos vegetarianos o uso do suplemento de semente de linho porque, para obter 650 mg de EPA, a exigência mínima diária, seriam necessários 340 g de *wakame* por dia.

17 LAIMER, M. *et al.* 2002. "Markers of chronic inflammation and obesity: a prospective study on the reversibility of this association in middle-aged women undergoing weight loss by surgical intervention." *Int J Obes Relat Metab Disord.* Maio; 26: 659-662; VISSER, M. 2001. "Higher levels of inflammation in obese children." *Nutrition.* Junho; 17: 480-481.

18 KIECOLT-GLASER, J. K. *et al.* 2003. "Chronic stress and age-related increases in the proinflammatory cytokine IL-6." *Proc Natl Acad Sci USA.* 22 de julho; 100(15): 9.090-9.095.

19 BUCHER, H. *et al.* 2002. "n-3 Polyunsaturated fatty acids in coronary heart disease: a meta-analysis of randomized controlled trials." *Am J Med.* 112: 298-304.

20 Um estudo duplo-cego, realizado em vários centros, com 500 pacientes, é um exemplo do trabalho contínuo para aprofundar as investigações sobre esta ligação. BROUWER, I. A. *et al.* 2003. "Rationale and design of a randomised controlled clinical trial on supplemental intake of n-3 fatty acids and incidence of cardiac arrhythmia: SOFA." *Eur J Clin Nutr.* Outubro; 57(10): 1.323-1.330. Ver também ROSENBERG, I. 2002. "*Fish-food to calm the heart.*" *New Engl J Med.* 346(15): 1.102-1.103.

21 ZANDI, P. P.; BREITNER, J. C. & ANTHONY, J. C. 2002. "Is pharmacological prevention of Alzheimer's a realistic goal?" *Expert Opin Pharmacother.* Abril; 3(4): 365-380; MCLENDON, B. M.; CHEN, G. G. & DORAISWAMY, P. M. 2000. "Current and future treatments for cognitive deficits in dementia." *Curr Psychiatry Rep.* Fevereiro; 2(1): 20-23.

22 STEWART, W. F. *et al.* 1997. "Risk of Alzheimer's disease and duration of NSAID use." *Neurology.* Março; 48(3): 626-632.

23 SANMUGANATHAN, P. S. *et al.* 2001. "Aspirin for primary prevention of coronary heart disease: safety and absolute benefit related to coronary risk derived from meta-analysis of randomised trials." *Heart.* Março; 85(3): 265-271.

24 O uso crônico de NSAID está associado à altíssima incidência de reações medicamentosas adversas, como hemorragia gastrintestinal. Mais de 16,5 mil óbitos e 100 mil hospitalizações anualmente são associadas ao uso de NSAID de prescrição (e o número seria ainda maior, se incluíssemos o uso sem prescrição médica). Ver WOLFE, M.; LICHTENSTEIN, D. & GURKIRPAL, S. 1999. "Gastrointestinal toxicity of nonsteroidal anti-inflammatory drugs." *N Engl J Med.* 17 de junho; 340(24): 1.888-1.899.

25 SILVERSTEIN, F. E. *et al.* 2000. "Gastrointestinal toxicity with celecoxib versus nonsteroidal anti-inflammatory drugs for osteoarthritis and rheumatoid arthritis. The CLASS study: a randomized controlled trial." JAMA. 284: 1.247-1.255; BOMBARDIER, C. *et al.* para o *VIGOR Study Group*. 2000. "Comparison of upper gastrointestinal toxicity of rofecoxib and naproxen in patients with rheumatoid arthritis." *N Engl J Med.* 343: 1.520-1.528.

26 LIBBY, P., no trabalho citado, p. 55.

27 Para mais informações sobre saúde e doença gengival, ver a página na Internet da *American Academy of Periodontology* (www.perio.org/consumer/2a.html). Ainda não se estabeleceu definitivamente a conexão entre doença coronariana e doença gengival. Ver ABOU-RAYA, S.; NAEEM, A. & ABOU-EL, K. H. 2002. "Coronary artery disease and periodontal disease: is there a link?" *Angiology*. Março-abril; 53(2): 141-148; HUJOEL, P. *et al.* 2000. "Periodontal disease and coronary heart disease risk." JAMA. 20 de setembro; 284(11): 1.406-1.410.

28 LINDAHL, B. *et al.* 2000. "Markers of myocardial damage and inflammation in relation to long-term mortality in unstable coronary artery disease. FRISC Study Group. Fragmin during instability in coronary artery disease." *N Engl J Med.* 19 de outubro; 343(16): 1.139-1.147; RADER, D. J. 2000. "Inflammatory markers of coronary risk." *N Engl J Med.* 19 de outubro; 343(16): 1.179-1.182; PACKARD, C. J. *et al.* 2000. "Lipoprotein-associated phospholipase A2 as an independent predictor of coronary heart disease. West of Scotland Coronary Prevention Study Group." *N Engl J Med.* 19 de outubro; 343(16): 1.148-1.155.

29 DANESH, J. *et al.* 2000. "Low grade inflammation and coronary heart disease: prospective study and updated meta-analyses." BMJ. 22 de julho; 3 21(7255): 199-204.

30 KUSHNER, I. 2001. "C-reactive protein elevation can be caused by conditions other than inflammation and may reflect biologic aging." *Cleve Clin J Med.* Junho; 68(6): 535-537.

31 RIFAI, N. & RIDKER, P. M. 2001. "High-sensitivity C-reactive protein: a novel and promising marker of coronary heart disease." *Clin Chem.* Março; 47(3): 403-411; RIDKER, P. M. *et al.* 2000. "C-reactive protein and other markers of inflammation in the prediction of cardiovascular disease in women." *N Engl J Med.* 23 de março; 342(12): 836-843.

32 RIDKER, P. M. *et al.* 1998. "C-reactive protein adds to the predictive value of total and HDL cholesterol in determining risk of first myocardial infarction." *Circulation.* 26 de maio; 97(20): 2.007-2.011.

33 Nesta leve variação do normal, o 31° nucleotídeo na cadeia de DNA que codifica para IL-1β, um nucleotídeo, citosina, é substituído por timidina (polimorfismo 31 C → T).

34 SUEOKA, N. *et al.* 2001. "A new function of green tea: prevention of lifestyle-related diseases." *Ann NY Acad Sci.* Abril; 928: 274-280.

CAPÍTULO 13

1 O risco de metabolismo deficiente de homocisteína aumenta com a idade e varia com a etnicidade, daí a ampla variação entre 10% e 44%. Ver BOOTH, G. L. & WANG, E. E. 2000. "Preventive health care, 2000 update: screening and management of hyperhomocysteinemia for the prevention of coronary artery disease events. The Canadian Task Force on Preventive Health Care." CMAJ. 11 de julho; 163(1): 21-29.

2 Mais precisamente, a citosina primeiro sofre outra reação química conhecida como "desaminação" para formar uracil, que depois sofre metilação para formar timina.

3 YOKOTA, J. *et al.* 2003. "Genetic alterations responsible for metastatic phenotypes of lung cancer cells." *Clin Exp Metastasis.* 20(3): 189-193. Segundo este estudo, um gene associado ao câncer de pulmão é "desativado em 50% de cânceres de pulmão por meio de deleção, mutação e metilação". Ver também MC-CULLY, K. S. 1994. "Chemical pathology of homocysteine. II. Carcinogenesis and homocysteine thiolactone metabolism." *Ann Clin Lab Sci.* Janeiro/fevereiro; 24(1): 27-59.

4 Ver ISCAN, M. *et al.* 2002. "The organochlorine pesticide residues and antioxidant enzyme activities in human breast tumors: is there any association?" *Breast Cancer Res Treat.* Março; 72(2): 173-182; CHARLIER, C. & PLOMTEUX, G. 2002. "Environmental chemical pollution and risk of human exposure: the role of organochlorine pesticides." *Ann Biol Clin* (Paris). Janeiro/fevereiro; 60(1): 37-46; WOLFF, M. S. & TONIOLO, P. G. 1995. "Environmental organochlorine exposure as a potential etiologic factor in breast cancer." *Environ Health Perspect.* Outubro; 103 (Supl 7): 141-145.

5 *Medicare* não cobre o teste de homocisteína, já que não o considera clinicamente necessário nem razoável. Embora polêmico, achamos que o pagamento de algumas dezenas de dólares para o teste rotineiro de homocisteína ajudaria a identificar muitos indivíduos com risco significativo de ataque cardíaco, acidente vascular cerebral e doença de Alzheimer, pelos quais, depois, *Medicare* paga dezenas de milhares de dólares para tratar.

6 Em sua página na Internet, no mesmo parágrafo em que a American Heart Association não reconhece a homocisteína como "importante fator de risco para doença cardiovascular", eles também "não recomendam o uso disseminado de suplementos de vitamina B e de ácido fólico para reduzir o risco de doença coronariana e acidente vascular cerebral". Ver www.americanheart.org/presenter.jhtml?identifier=4677. Ver, também, M. MALINOW, R. *et al.* 1999. "Homocyst(e)ine, diet, and cardiovascular diseases: a statement for healthcare professionals from the Nutrition Committee, American Heart Association." *Circulation.* 99: 178-182.

7 Qualquer produto com mais de 800 mcg de ácido fólico requer prescrição médica.

8 NILSSON, K. *et al.* 1996. "Hyperhomocysteinaemia – a common finding in a psychogeriatric population." *Eur J Clin Invest.* Outubro; 26(10): 853-859.

9 MAXWELL, S. R. 2000. "Coronary artery disease – free radical damage, antioxidant protection and the role of homocysteine." *Basic Res Cardiol.* 95 (Supl 1): 165-171.

10 CASTELLI, W. P. 1996. "Lipids, risk factors and ischaemic heart disease." *Atherosclerosis.* Julho; 124 (Supl): S1-9.
Muitos outros estudos também mostram essa conexão. Por exemplo, um estudo irlandês mostrou um aumento de cinco vezes no risco de acidente vascular cerebral com níveis elevados de homocisteína. O autor sugeriu que a indisponibilidade de alimentos fortificados, sobretudo cereais, no Reino Unido, tornava a suplementação ainda mais relevante. MCILROY, S. P. *et al.* 2002. "Moderately elevated plasma homocysteine, methylenetetrahydrofolate reductase geneotype, and risk for stroke, vascular dementia, and Alzheimer disease in Northern Ireland." *Stroke.* Outubro; 33(10): 2.351-2.356.

11 STAMPFER, M. J. *et al.* 1992. "A prospective study of plasma homocyst(e)ine and risk of myocardial infarction in U.S. physicians." JAMA. 19 de agosto; 268(7): 877-881.

12 CLARKE, R. *et al.* 1998. "Folate, vitamin B_{12} and serum total homocysteine levels in confirmed Alzheimer disease." *Arch Neurol.* Novembro; 55(11): 1.449-1.455.

13 Embora a homocisteína elevada represente um risco cardiovascular igual ao do tabagismo, a combinação é ainda mais grave. Um estudo "sugere que fumantes com homocisteína plasmática elevada correm risco ainda maior de doença cardiovascular e devem, portanto, receber apoio intensivo que os ajude a parar de fumar". O'CALLAGHAN, P. *et al.* 2002. "Smoking and plasma homocysteine." *Eur Heart J.* Outubro; 23(20): 1.580-1.586; TONSTAD, S. & URDAL, P. 2002. "Does short-term smoking cessation reduce plasma total homocysteine concentrations?" *Scand J Clin Lab Invest.* 62(4): 279-284. Ver, também, GRAHAM, I. M. *et al.* 1997. "Plasma homocysteine as a risk factor for vascular disease. The European Concerted Action Project." JAMA. 11 de junho; 277(22): 1.775-1.781.

14 ELLIS, J. M. & MCCULLY, K. S. 1995. "Prevention of myocardial infarction by vitamin B_6." *Res Commun Mol Pathol Pharmacol.* Agosto; 89(2): 208-220.

15 Níveis funcionais referem-se às quantidades no sangue que impedem a anormalidade bioquímica e são distintos do nível absoluto da corrente sangüínea. SAVAGE, D. G. *et al.* 1994. "Sensitivity of serum methylmalonic acid and total homocysteine determinations for diagnosing cobalamin and folate deficiencies." *Am J Med.* Março; 96(3): 239-246.

16 DEROSE, D. J. *et al.* 2000. "Vegan diet-based lifestyle program rapidly lowers homocysteine levels." *Prev Med.* 30 de março: 225-33.

17 HUSEMOEN, L. L. *et al.* 2004. "Effect of lifestyle factors on plasma total homocysteine concentrations in relation to MTHFR(C6771) genotype." *Eur J Clin Nutr.* Publicação primeiro *on-line*, em 31 de março, 2004.

18 VAN DER GAAG, M. S. *et al.* 2000. "Effect of consumption of red wine, spirits, and beer on serum homocysteine." *Lancet.* 29 de abril; 355(9214): 1.522.

19 TOOLE, J. F. *et al.* 2004. "Lowering homocysteine in patients with ischemic stroke to prevent recurrent stroke, myocardial infarction, and death: the Vitamin Intervention for Stroke Prevention (VISP) randomized controlled trial." JAMA. 4 de fevereiro; 291(5): 565-575.

20 *Homocysteine Lowering Trialists' Collaboration*. 2000. "Lowering blood homocysteine with folic acid-based supplements: meta-analysis of randomised trials." *Indian Heart J.* Novembro/dezembro; 52 (7 Supl): S59-64.

21 GRAHAM, I. M. *et al.* 1997. "Plasma homocysteine as a risk factor for vascular disease. The European Concerted Action Project." JAMA. 11 de junho; 277(22): 1.775-1.781.

22 Ver, por exemplo, MALINOW, M. R. *et al.* 1998. "Reduction of Plasma Homocyst(e)ine Levels by Breakfast Cereal Fortified with Folic Acid in Patients with Coronary Heart Disease." *N Engl J Med.* 338: 1.009-1.015.

23 GRAHAM, I. M. *et al.* 1997, no trabalho citado.

24 ARNESEN, E. *et al.* 1995. "Serum total homocysteine and coronary heart disease." *Int J Epidemiol.* Agosto; 24(4): 704-709.

25 www.labcorp.com/datasets/labcorp/html/chapter/mono/sr021700.htm.

26 AMOUZOU, E. K. *et al.* 2004. "High prevalence of hyperhomocysteinemia related to folate deficiency and the 677C → T mutation of the gene encoding methylenetetrahydrofolate reductase in coastal West Africa." *Am J Clin Nutr.* Abril; 79(4): 619-624.

27 BOTTO, L. D. & YANG, Q. 2000. "5,10-Methylenetetrahydrofolate reductase (MTHFR) Gene Variants and Congenital Anomalies." *Am J Epidemiol.* 151 (9): 862-877. HERRMAN, W. *et al.* "Homocysteine, methylenetetrahydrofolate reductase C677T polymorphism and the B-vitamins: a facet of nature-nurture interplay." *Clin Chem Lab Med.* Abril; 41(4): 547-553; KANG, S. S. *et al.* 1.991. "Intermediate hyperhomocysteinemia resulting from compound heterozygosity of methylenetetrahydrofolate reductase mutations." *Am J Hum Genet.* Março; 48(3): 546-551.

28 KLUIJTMANS, L. A. *et al.* 1996. "Molecular genetic analysis in mild hyperhomocysteinemia: a common mutation in the methylenetetrahydrofolate reductase gene is a genetic risk factor for cardiovascular disease." *Am J Hum Genet.* Janeiro; 58(1): 35-41.

29 GOODMAN, M. *et al.* 2001. "Association of methylenetetrahydrofolate reductase polymorphism C677T and dietary folate with the risk of cervical dysplasia." *Cancer Epidemiol Biomarkers Prev.* Dezembro; 10(12): 1.275-1.280.

30 MATSUSHITA, S. *et al.* 1997. "The frequency of the methylenetetrahydrofolate reductase-gene mutation varies with age in the normal population [carta]." *Am J Hum Genet.* 61: 1.459-1.460.

CAPÍTULO 14

1 "O Estado da Louisiana era o primeiro do país em resíduos tóxicos gerados, com mais de 3 milhões de toneladas ou, aproximadamente, ¼ dos resíduos tóxicos do país. O Estado de Nevada era o primeiro do país em liberações diretas, com 14% da poluição do país, sobretudo da indústria de mineração." Boletim informativo de U.S. PIRG, "Toxic waste production increased by eight billion pounds in 2000: New dioxin data show high amounts of hazardous pollution," 23 de maio, 2002, www.uspirg.org/uspirgnewsroom.asp?id2=7030&id3=USPIRGnewsroom&.

2 WOLVERTON, B. C. *et al.* "Interior Landscape Plants for Indoor Air Pollution Abatement," Relatório final da NASA/ALCA, *Plants for Clean Air Council*, Davidsonville, Maryland, 1989.

3 A EPA dos EUA mantém informações sobre o ar e a radiação em www.epa.gov/air/concerns. Ver informações sobre páginas ambientais na Internet, por exemplo, *Rainforest Action Network* (www.ran.org/info_center/factsheets/04a.html) e *Environmental Defense* (www.environmentaldefense.org/system/templates/page/focus.cfm?focus=3).

NOVA *Online* (www.pbs.org/wgbh/nova/ice/greenhouse.html) oferece informações úteis: "As concentrações de gases que contribuem para o efeito estufa na atmosfera aumentam e diminuem naturalmente há bilhões de anos, criando períodos quentes e frios na história da Terra. Por exemplo, à medida que a Era Glacial progrediu, cientistas acreditam que a quantidade de dióxido de carbono natural na atmosfera caiu durante milhares de anos, reduzindo o efeito estufa e deixando a Terra mais fria. Mas muitos discordam sobre como ocorreu aquela alteração no dióxido de carbono. Hoje, os cientistas analisam os efeitos do aquecimento global, enquanto debatem o impacto em longo prazo do dióxido de carbono artificial e CFCS que invadem a atmosfera. Muitos meteorologistas argumentam que estamos aumentando artificialmente o efeito estufa, aquecendo mais a Terra do que ocorreria normalmente, fato que causaria problemas para o planeta no futuro".

4 WOODRUFF, T. J. *et al.* 1998. "Public health implications of 1990 air toxics concentrations across the United States." *Environ Health Perspect.* Maio; 106(5): 245-251.

5 *EPA Office of Air and Radiation.* 1993. "Targeting Indoor Air Pollution: EPA's Approach and Progress." *EPA 400R 92012; EPA Office of Air and Radiation. 2001.* "Healthy Buildings, Healthy People: A Vision for the 21st Century." EPA 402k01003, p. 8.

6 BROOKS, B. O. *et al.* 1991. "Indoor air pollution: an edifice complex."*J Toxicol Clin Toxicol.* 29(3): 315-374. Tanto a EPA (www.epa.gov/iaq/pubs/sbs.html) quanto o *National Safety Council* (www.nsc.org/ehc/indoor/sbs.htm) têm informações sobre edifícios enfermos.

7 www.epa.gov/ogwdw/dwh/health.html.

8 VARNER, J. A. *et al.* 1998. "Chronic administration of aluminum-fluoride or sodium-fluoride to rats in drinking water: alterations in neuronal and cerebrovascular integrity." *Brain Res.* 16 de fevereiro; 784(1-2): 284-298.

9 HOSHI, A. *et al.* 2001. "Concentrations of trace elements in sweat during sauna bathing." *Tohoku J Exp Med.* Novembro; 195(3): 163-169.

10 KROSS, B. C. *et al.* 1996. "Proportionate mortality study of golf course superintendents." *Am J Ind Med.* Maio; 29(5): 501-506.

11 Curiosamente, observou-se que este mesmo grupo de trabalhadores de refinarias tinha mortalidade significativamente reduzida, causada por tuberculose respiratória (29%), câncer esofágico (45%), câncer retal (49%) e cânceres da bexiga e de outros órgãos urinários (40%), sugerindo uma causa multifatorial para a expressão de exposição aos produtos petroquímicos em refinarias e expressão genética de potencial causador de câncer. DEMENT, J. M. *et al.* 1998. "Proportionate mortality among union members employed at three Texas refineries." *Am J Ind Med.* Abril; 33(4): 327-340.

12 EVANOFF, B. A.; GUSTAVSSON, P. & HOGSTEDT, C. 1993. "Mortality and incidence of cancer in a cohort of Swedish chimney sweeps: an extended follow up study." *Br J Ind Med.* Maio; 50(5): 450-459.

13 "Apenas as doses diárias estimadas de *dieldrin* excedem o valor de referência para crianças da Agência de Proteção Ambiental e da Agência para Controle de Doenças causadas por Substâncias Tóxicas dos EUA. Dada a ocorrência generalizada de POPs no suprimento alimentar e os graves riscos para a saúde, associados até mesmo a níveis mínimos de exposição, a prevenção de maior contaminação alimentar precisa ser prioridade da política sanitária em todos os países." SCHAFER, K. S. & KEGLEY, S. E. 2002. "Persistent toxic chemicals in the U.S. food supply." *J Epidemiol Community Health.* Novembro; 56(11): 813-817.

14 Ver www.foodnews.org/reportcard.php.

15 HYLAND, G. 2001. "The Physiological and Environmental Effects of Non-Ionising Electromagnetic Radiation." *European Parliament Directorate General for Research.*

16 LAI, H. & SINGH, N. P. 1996. "Single- and double-strand DNA breaks in rat brain cells after acute exposure to radiofrequency electromagnetic radiation." *Int J Radiat Biol.* Abril; 69(4): 513-521.

17 LESZCZYNSKI, D. *et al.* 2002. "Non-thermal activation of the hsp27/p38MAPK stress pathway by mobile phone radiation in human endothelial cells: Molecular mechanism for cancer- and blood-brain barrier-related effects." *Differentiation.* Maio; 70(2-3): 120-129.

18 BECKER, R. O. 1990. *Cross Currents: The Promise of Electromedicine, the Perils of Electropollution.* New York: J. P. Tarcher.

19 Ibid.

20 BOSELEY, S. "Hands-Free Mobiles Increase Radiation Risk." *The Guardian.* 4 de abril, 2000.

21 OVERELL, S. "Scientists Believe a Ferrite Choke Clipped to the Wire of a Hands-Free Set Could Dramatically Lower Radiation," *Financial Times,* 12 de fevereiro, 2001.

22 O *Institute for Genomic Research* (Instituto de Pesquisas Genômicas) (TIGR) decifrou o genoma. As capacidades "extraordinárias" de *Geobacter* originam-se de mais de cem genes que codificam citocromos tipo C, que são as proteínas envolvidas na transferência de elétrons e na redução de metais. Este é o maior número desse tipo de gene já encontrado em uma espécie bacteriana. "Scientists decipher genome of bacterium that remediates uranium contamination and generates electricity through its metabolism." Boletim informativo do TIGR em www.tigr.org/new/ press_release_12-11-03.shtml, referindo-se a METHE, B. A. *et al.* 2003. "Genome of Geobacter sulfurreducens: metal reduction in subsurface environments." *Science.* 12 de dezembro (302): 1.967-1.969.

23 GOHO, A. "Life made to order." *MIT Technology Review,* abril 2003; www.technologyreview.com/articles/print_version/goho20403.asp.

24 DUKE, S. 2003. "Weeding with transgenes." *Trends in Biotechnology.* 21(5): 192-195.

25 BEYERSMANN, D. 2002. "Effects of carcinogenic metals on gene expression." *Toxicol Lett.* 28 de fevereiro; 127(1-3): 63-68.

26 BAARD, E. "Plants have a way with metals." *Wired News,* 5 de setembro, 2003; www.wired.com/news/print/0,1294,60302,00.html.

27 DUKE, S., no trabalho citado.

28 HA, H. Y. *et al.* 2003. "Chronic restraint stress massively alters the expression of genes important for lipid metabolism and detoxification in liver." *Toxicol Lett.* Dezembro (146): 49-63.

29 CARROLL, L. 2004. "Genes, toxins, and Parkinson's." *International Herald Tribune,* 12 de fevereiro, em www.iht.com/articles/129155.html.

30 DE GREY, A. D. 2003. "An Engineer's Approach to the Development of Real Anti-Aging Medicine." *Sci SAGE KE.* 8 de janeiro: VP1. Ver http://sageke.sciencemag.org/cgi/ content/full/2003/1/vp1 e, também, DE GREY, A. D. 2002. "Bioremediation meets biomedicine: therapeutic translation of microbial catabolism to the lysosome." *Trends Bioltechnol.* 20(11): 452-455.

31 "A idéia de 'vacinar" indivíduos contra uma doença degenerativa, como a doença de Alzheimer, é uma mudança acentuada do pensamento clássico sobre o mecanismo e o tratamento, e as vacinas terapêuticas para a doença de Alzheimer e esclerose múltipla foram validadas em modelos animais e estão na fase clínica. Contudo, essas abordagens têm o potencial de induzir reações inflamatórias indesejadas, bem como de gerar benefícios." WEINER, H. L. & SELKOE, D. J. 2002. "Inflammation and therapeutic vaccination in CNS diseases." *Nature.* 19-26 de dezembro; 420(6917): 879-884. Esses pesquisadores mostraram que uma vacina na forma de gotas nasais poderia retardar a deterioração cerebral da doença de Alzheimer. WEINER, H. L. *et al.* 2000. "Nasal administration of amyloid-beta peptide decreases cerebral amyloid burden in a mouse model of Alzheimer's disease", *Ann Neurol.* Outubro; 48(4): 567-579.

32 WEIHE, P. *et al.* 2002. "Neurobehavioral performance of Inuit children with increased prenatal exposure to methylmercury." *Int J Circumpolar Health.* Fevereiro; 61(1): 41-49.

33 THOMPSON, S. A. *et al.* 1998. "Alterations in immune parameters associated with low level methyl mercury exposure in mice", *Immunopharmacol Immunotoxicol.* Maio; 20(2): 299-314.

34 "Usinas movidas a carvão são os maiores emissores industriais de mercúrio, gerando mais de 1/3 de toda a poluição causada pelo mercúrio nos EUA", segundo a campanha de educação pública Limpe o Ar (http://cta.policy.net/mercury/). "Em quantidades mínimas, [mercúrio] conduz eletricidade, mede a temperatura e a pressão, e forma ligas com quase todos os outros metais. Com essas e outras propriedades singulares, o mercúrio tem papel relevante como ingrediente do produto ou do processo em diversos setores industriais." Informações básicas sobre regulamentos e fontes de mercúrio, disponíveis com outras informações sobre o mercúrio em www.epa.gov/mercury/information.htm#fact_sheets.

35 Um relatório de 2001 do U.S. PIRG (o gabinete de *lobbying* nacional dos Grupos Estaduais de Pesquisas de Interesse Público, que são grupos sem fins lucrativos, apartidários, para a defesa do interesse público) e o Grupo de Trabalho Ambiental constataram que a contaminação por mercúrio de peixes é tão grande que 25% de gestantes que ingerem peixe regularmente expõem os bebês não nascidos a níveis de mercúrio que poderiam ameaçar um feto em desenvolvimento. A situação apenas se agrava com a colocação em prática da "Clear Skies Initiative", da administração Bush, que permitiria três vezes mais a poluição com mercúrio do que o cumprimento rigoroso do atual *Clean Air Act.*

36 O salmão oriundo da piscicultura alimenta-se de ração para peixe, contendo níveis elevados de poluentes. Ao contrário do salmão selvagem, que consome fitoplâncton, que ele então transforma em EPA; o salmão de piscicultura tem pouquíssimo EPA. Um relatório recente do Grupo de Trabalho Ambiental (*Environmental Working Group*) sugere que o salmão cultivado também pode ser rico em PCBS, em conseqüência da contaminação de sua alimentação (www.ewg.org/news/story.php?id=1871).

37 Os benefícios para a saúde da remoção de amálgama são mais teóricos do que comprovados, embora pareça que ter mercúrio na boca esteja longe de ser ideal. Para mais informações sobre a toxicidade do mercúrio, ler *Its All in Your Head,* de Hal Huggins (New York: Avery Penguin Putnam, 1993).

38 SZUTOWICZ, A. 2001. "Aluminum, NO, and nerve growth factor neurotoxicity in cholinergic neurons." *J Neurosci Res.* 1º de dezembro; 66(5): 1.009-1.018.

39 A lista de peixes do Grupo de Trabalho Ambiental (*Environmental Working Group*) encontra-se em www.ewg.org/reports/BrainFood/sidebar.html.

40 FAIRLEY, P. "Saving Lives with Living Machines." *Technology Review.* Julho/agosto 2003. www.technologyreview.com/articles/print_version/fairley0703.asp.

41 Ibid.

42 ZACKS, R. "The Liver Chip." *Technology Review.* Março, 2003. www.technologyreview.com/articles/demo0303.asp?x=38&y=11.

43 FREITAS JR, R. A. "Death is an Outrage." *KurzweilAI.net*, 9 de janeiro, 2003. www.kurzweilai.net/articles/art0536.html. (Baseado em uma palestra proferida pelo autor na *Fifth Alcor Conference on Extreme Life Extension.*)

44 Este teste é denominado Perfil de Desintoxicação Total (*Comprehensive Detoxification Profile*) e está disponível, por meio de seu profissional de saúde, no *Great Smokies Diagnostic Laboratory* (www.gsdl.com).

45 SONG, N. *et al.* 2001. "CYP 1A1 polymorphism and risk of lung cancer in relation to tobacco smoking: a case-control study in China." *Carcinogenesis.* Jan; 22(1): 11-16.

46 PAYAMI, H. *et al.* 2001. "Parkinson's disease, CYP2D6 polymorphism, and age." *Neurology 2001;* 22 de maio; 56(10): 1.363-1.370.

47 KONISHI, T. *et al.* 2003. "The ADH*2 and CYP2EL c2 alleles increase the risk of alcoholism in Mexican American men." *Exp Mol Pathol.* Abril; 74(2): 183-189.

48 ZHENG, H. *et al.* 2004. "Tacrolimus dosing in adult lung transplant patients is related to cytochrome P4503A5 gene polymorphism." *J Clin Pharmacol.* Fevereiro; 44(2): 135-140.

49 FONTE, V. *et al.* 2002. "Interaction of intracellular beta amyloid peptide with chaperone proteins." *Proc Natl Acad Sci USA.* 9 de julho; 99(14): 9.439-9.444.

50 HAMMARSTROM, P.; SCHNEIDER, F. &. KELLY, J. W2001. "Trans-suppression of misfolding in an amyloid disease." *Science* 28 de setembro; 293(5539): 2.459-2.462.

51 HARRISON, P. M. *et al.* 1999. "Thermodynamics of model prions and its implications for the problem of prion protein folding." *J Mol Biol.* 19 de fevereiro; 286(2): 593-606.

CAPÍTULO 15

1 "Chronic Disease Overview," *National Center for Chronic Disease Prevention and Health Promotion* (www.cdc.gov/nccdphp/overview.htm). Ver, também, *2003 Heart Disease and Stroke Statistical Update, American Heart Association* (www.americanheart.org/presenter.jhtml?identifier=3000090).

2 Embora o risco comparável de mulheres acompanhe o dos homens em dez anos, "mais de metade das pessoas que morrem todo ano com doença coronariana é mulher". "Chronic Disease Overview," no trabalho citado. Além disso, "38% de mulheres comparadas a 25% de homens morrerão dentro de um ano após sofrerem ataque cardíaco". "Statistics You Need to Know", *American Heart Association* (www.americanheart.org/presenter.jhtml?identifier=107).

3 Nos Estados Unidos, por exemplo, aproximadamente 75 mil cirurgias *bypass* foram feitas em 1979, e mais de 520 mil, em 2000. A AHA acompanhou angioplastias pela primeira vez em 1986; até 2002, quase 570 mil eram feitas por ano, nos Estados Unidos. "Trends in Cardiovascular Operations and Procedures," em "2003 Heart Disease and Stroke Statistical Update," *American Heart Association* (www.americanheart.org/presenter.

jhtml?identifier=3009972). Ver, também, MICHAELS, A. & CHATTERJEE, K. 2002. "Angioplasty versus bypass surgery for coronary artery disease." *Circulation*. 3 de dezembro; 106(23):187-190.

4 Dados recentes sugerem que o volume de casos tratados pelo hospital e, em particular, pelo cirurgião, causa impacto sobre a taxa de mortalidade causada pela cirurgia *bypass*. Ver HANNAN, E. L. *et al.* 2003. "Do hospitals and surgeons with higher coronary artery bypass graft surgery volumes still have lower risk-adjusted mortality rates?" *Circulation*. 19 de agosto; 108(7):795-801.

5 Materiais de informação pública quase sempre alegam que o declínio mental é temporário; ver, por exemplo, "Coronary bypass surgery", *MayoClinic.com*, (www.mayoclinic.com/invoke.cfm?id=HB00022). Contudo, pesquisas recentes constataram "melhoria inicial acompanhada por declínio posterior"; ver, por exemplo, NEWMAN, M. F. *et al.* 2001. "Longitudinal assessment of neurocognitive function after coronary-artery bypass surgery." *N Engl J Med*. 8 de fevereiro; 344(6):395-402.

6 Cirurgia *bypass* e angioplastia não podem reparar o tecido cardíaco danificado nem as obstruções em microvasos, que têm maior probabilidade de causar complicações após o ataque cardíaco. *Johns Hopkins Magazine*, abril 1998, "Treating heart attacks through MRI," www.jhu.edu/~jhumag/0698web/health.html. Esse estudo mostrou um risco maior de morte para pacientes com tratamento invasivo: WEXLER, L. F. *et al.* 2001. "Non-Q-wave myocardial infarction following thrombolytic therapy: a comparison of outcomes in patients randomized to invasive or conservative post-infarct assessment strategies in the Veterans Affairs Non-Q-Wave Infarction Strategies In Hospital (VANQWISH) Trial." *J Am Coll Cardiol*. Janeiro; 37(1):19-25.
Neste estudo, pacientes tratados com métodos invasivos vivenciaram menos angina, mas significativamente mais eventos críticos, entre os quais a morte. BUCHER, H. C. *et al.* 2000. "Percutaneous transluminal angioplasty versus medical treatment for non-acute coronary heart disease: meta-analysis of randomized controlled trials." *BMJ*. 8 de julho; 321(7253): 73-77. Outro estudo mostrou muitas operações repetidas em pacientes tratados com métodos invasivos e uma taxa de sobrevivência cumulativa, durante 22 anos, de 20% no grupo tratado cirurgicamente, comparados a 25% no grupo tratado clinicamente. "Este estudo dá forte evidência de que a cirurgia *bypass* inicial não melhorou a sobrevivência para pacientes de baixo risco e não reduziu o risco geral de infarto do miocárdio." PEDUZZI, P.; KAMINA, A. & DETRIE, K. 1999. "Twenty-two-year follow-up in the VA Cooperative Study of coronary artery bypass surgery for stable angina." *Am J Cardiol*. 15 de janeiro; 83(2): 301-304.
Ainda em outro estudo, "pacientes submetidos à angioplastia coronariana tiveram o dobro do índice de resultados adversos de sujeitos normais, sete vezes o índice de angina, quase quatro vezes o número de ataques cardíacos e duas vezes o índice de insuficiência cardíaca congestiva". VAN NORMAN, G. A. & POSNER, K. 2000. "Coronary stenting or percutaneous transluminal coronary angioplasty before noncardiac surgery increases adverse events: the evidence is mounting." *J Am Coll Cardiol*. Dezembro; 36(7): 2351-2352 (como descrito na página da *Internet* do *Noninvasive Heart Center* (Centro de Cardiologia Não-Invasiva), www.heartprotect.com/comparison-studies.shtml). Ver, também, nota 7, a seguir, e nota 81, à p. 456.

7 A nota 6 acima menciona vários estudos que mostram melhores resultados para o tratamento com medicamentos, se comparados ao tratamento cirúrgico. Dois estudos que mostram um resultado pouco melhor com cirurgia são: ESPINOZA-KLEIN, C. *et al.* 2000. "Ten-year outcome after coronary angioplasty in patients with single-vessel coronary artery disease and comparison with the results of the Coronary Artery Surgery Stndy (CASS)." *Am J Cardiol*. 1º de fevereiro; 85(3): 321-326. Este estudo mostrou que os índices relativos de sobrevivência após dez anos foram de 86%, depois de angioplastia com balão, de 85%, depois de cirurgia *bypass*, e de 82% apenas com tratamento clínico. GRAHAM, M. M. *et al.* 2002. "Survival after coronary revascularization in the elderly." *Circulation*. 21 de maio: 105(20): 2378-2384. Este estudo mostrou sobrevivência 17% melhor em pacientes mais velhos (com mais de 80 anos) que fizeram cirurgia em relação aos outros. A referida pesquisa também mostrou um pequeno acréscimo na sobrevivência em pacientes com menos de 70 anos que fizeram cirurgia em relação aos outros (95% contra 91%). Estudos mostram que a angioplastia melhora a sobrevivência quando aplicada durante um ataque cardíaco para desobstruir o trombo (coágulo sangüíneo). Estudos adicionais sobre o tratamento com medicamentos incluem os seguintes:
CONTI, R. 1999. "Single-Vessel Disease: What is the Evidence Favoring Medical Versus Interventional Therapy?" *Clin. Cardiol.* 22, 3-5 (1999) em www.clinicalcardiology.org/briefs/9901briefs/22-003.html.
"O tratamento com uma combinação de estatina e niacina pode reduzir em 70% o risco de um ataque cardíaco fatal ou quase, ou de hospitalização por dores no peito entre pacientes com probabilidade de sofrer

ataques cardíacos e/ou morte em conseqüência de cardiopatia coronariana, segundo um estudo feito por pesquisadores da Universidade de Washington, na edição de 29 de novembro do *New England Journal of Medicine.*"; BROWN, B. G. *et al.* 2001. "Simvastatin and niacin antioxidant vitamins, or the combination for the prevention of coronary disease." *N Engl J Med.* 29 de novembro; 345(22): 1.583-92. Resumo para pacientes em: *Curr Cardiol Rep.* Novembro 2002; 4(6): 486. Ver também notas 6 e 81, p. 448 e 456.

8 Além do novo modelo de doença coronariana apresentado nesta seção, outra razão básica para o insucesso de procedimentos invasivos é que eles tratam os sintomas do problema, e não o problema em si. "Há uma concepção errônea comum de que a maioria do excesso de risco acumulado durante muitos anos pode ser eliminada com a prevenção agressiva, em curto prazo, introduzida mais tarde na vida". GRUNDY, S. *et al.* 1999. "Assessment of cardiovascular risk by use of multiple-risk-factor assessment equations." *Circulation.* 100: 1.481-1.492. Muitos estudos mostraram a importância de mudanças comportamentais na prevenção de eventos cardiovasculares futuros e da mortalidade, entre os quais CAMPBELL, N. C. *et al.* 1998. "Secondary prevention in coronary heart disease: a randomized trial of nurse-led clinics in primary care." *Heart.* Novembro; 80(5): 447-452. Com relação aos idosos, ver a última referência na nota 7: "A resistência à insulina, com ou sem a existência de diabetes tipo 2, surge como importante determinante da doença da artéria coronária acelerada e de suas seqüelas". Assim, realizaram-se vários estudos clínicos aleatórios para comparar a eficácia desses procedimentos para pacientes diabéticos que pertencem ao subconjunto de pacientes de doença grave de multivasos, que se beneficiam com a cirurgia. SOBEL, B. E. *et al.* 2003. "Burgeoning dilemmas in the management of diabetess and cardiovascular disease: rationale for the Bypass Angioplasty Revascularization Investigation 2 Diabetess (BARI 2D) Trial." *Circulation.* 4 de fevereiro; 107(4): 636-642.

9 DEMER, L. L. *et al.* 1994. "Mechanism of calcification in atherosclerosis." *Trends Cardiovasc Med.* 4: 45-49; DEMER, L. L. "Effect of calcification on in vivo mechanical response of rabbit arteries to balloon dilation." *Circulation.* 1º de junho; 83(6): 2.083-2.093.

10 PREDIMAN, K. S. 2003. "Mechanisms of plaque vulnerability and rupture." *J Am Coll Cardiol.* 19 de fevereiro; 41 (4 Supl 1): S15-S22; TAKANO, M. *et al.* 2001. "Mechanical and structural characteristics of vulnerable plaques analysis by coronary angioscopy and intravascular ultrasound." *J Am Coll Cardiol.* Julho; 38(1): 99-104.

11 AIELLO, R. J. *et al.* 2002. "Leukotriene B4 receptor antagonism reduces monocytic foam cells in mice," *Arteriosclerosis Thromb Vasc Biology.* Março; 22(3): 361-363. O estudo afirma: "em comparação com controles de mesma idade, o acúmulo de lipídeos e a infiltração de monócitos foram significativamente reduzidos em camundongos apoE(-/-) tratados em todos os pontos testados. Demonstrou-se também a redução da área de lesão em camundongos LDLr(-/-) tratados, mantidos em dieta rica em gordura".

12 "Evidência cada vez maior indica que as artérias de um paciente cardíaco inflamam-se com células brancas do sangue e outros agentes do sistema imunológico, da mesma maneira que articulações artríticas e vias respiratórias asmáticas." LANGRETH, R. 2004. "Prevention Puzzle." *Forbes.com,* 9 de fevereiro, em www.forbes.com/global/2004/0209/060_print.htm; DWYER, J. H. *et al.* 2004. "Arachidonate 5-lipoxygenase promoter genotype, dietary arachidonic acid, and atherosclerosis." *N Engl J Med.* 1º de janeiro; 350(1): 29-37; WICKELGREN, I. 2004. "Heart disease. Gene suggests asthma drugs may ease cardiovascular inflammation." *Science.* 13 de fevereiro; 303(5660): 941.

13 TARDIF, J-C *et al.* 2003. "Effects of AGI-1067 and probucol after percutaneous coronary interventions." *Circulation.* 107: 552. Para mais informações sobre o desenvolvimento de AGI-1067, ver HERPER, M. 2003. "Inflamed Hearts." *Forbes.com,* 23 de julho, www.forbes.com/forbes/2003/0623/168_print.html; COTÉ, G. *et al.* 1999. "Effects of probucol on vascular remodeling after coronary angioplasty." *Circulation.* 99: 30-35.

14 HERPER, M. & LANGRETH, R. 2004. "Cardiovascular drugs to watch." *Forbes.com,* 27 de abril, www.forbes.com/2004/01/22/cx_mh_rl_cardiotear_9.html; HIRAKAWA, Y. & SHIMOKAWA, H. 2001. "Lipid-lowering drugs." *Nippon Yakurigaku Zasshi.* 1º de dezembro; 118(6): 389-395.

15 BLACKIE, J. A. *et al.* 2003. "The identification of clinical candidate SB-480.848: a potent inhibitor of lipoprotein-associated phospholipase A2." *Bioorg Med Chem Lett.* 13(6) (24 de março): 1.067-1.070; ROTELLA, D. P. 2004. "SB-480.848. GlaxoSmithKline." *Curr Opin Invest Drugs.* Março; 5(3): 348-351;

HERPER, M. & LANGRETH, R. 2004. "Cardiovascular drugs to watch." *Forbes.com*, 27 de abril, www.forbes.com/2004/01/22/cx_mh_rl_cardiotear_2.html.

16 *New Studies Question Value of Opening Arteries*, www.cse.buffalo.edu/~rapaport/510/ nyt-heart-printerfriendly.htm; BROWN, B. G. *et al.* 1986. "Incomplete Lysis of Thrombus in the Moderate Underlying Atherosclerotic Lesion during Intracoronary Infusion of Streptokinase for Acute Myocardial Infarction: Quantitative Angiographic Observations," *Circulation.* 73: 653-661.

17 NISSEN, S. E. & CURLEY, J. C. 1991. "Application of intravascular ultrasound for detection and quantitation of coronary atherosclerosis." *Int J Card Imaging.* Janeiro; 6(3-4): 165-177; SCHOENHAGEN, P.; MCERLEAN, E. S. & NISSEN, S. E. 2000. "The vulnerable coronary plaque." *J Cardiovosc Nurs.* Outubro; 15(1): 1-12.

18 WATERS, D. D. 2000. "Medical therapy versus revascularization: the atorvastatin versus revascularization treatment AVERT trial." *Can J Cardiol.* Janeiro; 16 (Supl A): 11A-3A.

19 KOLATA, G. "New Heart Studies Question the Value of Opening Arteries," *New York Times,* 21 de março, 2004.

20 Ibid.

21 KOLATA, G., *ibid.*

22 KOLATA, G., *ibid.*

23 *National Cholesterol Education Program, Adult Treatment Panel III Report*, 2001 (www.nhlbi.nih.gov/guidelines/cholesterol/atp3_rpt.pdf); BERLINER, J. *et al.* 1995. "Atherosclerosis: basic mechanisms." *Circulation.* 1º de maio; 91(9): 2.488-2.496.

24 NAGHAVI, M. R. *et al.* 2001. "New developments in the detection of vulnerable plaque." *Curr Ather Rep.* 3(2): 125-135; NAGHAVI, M. R. *et al.* 2001. "MRI detection of atherosclerotic vulnerable plaque using superparamagnetic iron oxide contrast media." *Am J Cardiol.* 19 de julho; 88 (2 Supl 1): 82.

25 "[...] [As] condições proporcionadas por um ambiente inflamatório crônico são tão essenciais para a progressão de um processo neoplásico que a intervenção terapêutica voltada para inibir a inflamação [...] e estimular reações imunes mediadas pelas células pode ter um papel fundamental na redução da incidência de cânceres comuns." O'BYRNE, K. J. & DALGLEISH, A. G. 2001. *Br J Cancer.* Agosto; 85(4): 473-483. Outro dos muitos exemplos possíveis: "a inflamação crônica moderada pode ter papel significativo na incidência de HBP [pressão arterial elevada]". BAUTISTA, L. E. 2003. "Inflammation, endothelial dysfunction and the risk of high blood pressure: epidemiologic and biological evidence." *J Hum Hypertens.* Abril; 17(4): 223-230.

26 "Heart and Stroke Facts." *American Heart Association* (www.americanheart.org/ presenter.jhtml?identifier=3000333); *National Cholesterol Education Program, Adult Treatment Panel* III *Report*, 2001 (www.nhlbi.nih.gov/guidelines/cholesterol/ atp3_rpt.pdf).

27 O papel do ferro na aterosclerose ainda é polêmico. Alguns estudos defendem esse papel: "Esses resultados dão evidência direta de um papel-chave para o ferro ao dar início à aterogênese" (PONRAJ, D. *et al.* 1999. "The onset of atherosclerotic lesion formation in hypercholesterolemic rabbits is delayed by iron depletion." *FEBS Lett.* 8 de outubro; 459(2): 218: 222). Outros, não: "De modo geral, os resultados não sustentam a hipótese de que reservas de ferro positivas no corpo, mensuradas pela ferritina sérica, estejam associadas ao aumento no risco de doenças cardiovasculares (CVD), cardiopatia coronariana (CHD) ou infarto do miocárdio (MI) [...]" (SEMPOS, C. T. *et al.* 2000. "Serum ferritin and death from all causes and cardiovascular disease: The NHANES II mortality study." *Ann Epidemiol.* 1º de outubro; 10(7): 441-448).

28 FALK, E. *et al.* 1995. "Coronary plaque disruption." *Circulation.* 1º de agosto; 92(3): 657-671; SCHROEDER, A. P. e FALK, E. 1995. "Vulnerable and dangerous coronary plaques." *Atherosclerosis.* Dezembro; 118 (Supl): S141-149.

29 VAN DER WAL, A. C. & BECKER, A. E. 1999. "Atherosclerotic plaque rupture: pathologic basis of plaque stability and instability." *Cardiovasc Res.* 41: 334-344; FALK, E. *et al.* 1995. "Coronary plaque disruption." *Circulation.* 1º de agosto; 92(3): 657-671; FALK, E. 1992; "Why do plaques rupture?" *Circulation.* 86 (Supl III): III-30-III-42.

30 CHIESA, G. 2002. "Recombinant apolipoprotein A-I(Milano) infusion into rabbit carotid artery rapidly removes lipid from fatty streaks." *Circ Res.* 17 de maio; 90(9): 974-980; SHAH, P. K. *et al.* 2001. "High-dose recombinant apolipoprotein A-I milano mobilizes tissue cholesterol and rapidly reduces plaque lipid and macrophage content in apolipoprotein e-deficient mice." *Circulation*. 26 de junho; 103(25): 3.047-3.050.

31 NISSEN, S. E. *et al.* 2003. "Effect of recombinant APO A-I Milano on coronary atherosclerosis in patients with acute coronary syndromes: a randomized controlled trial." JAMA. 5 de novembro; 290(17): 2.292-2.300.

32 Um estudo recente de Fase 2, descrito em *New England Joumal of Medicine*, "aumentou acentuadamente os níveis de colesterol HDL e, também, reduziu os níveis de colesterol LDL [...]" BROUSSEAU, M. E. *et al.* 2004. "Effects of an inhibitor of cholesteryl ester transfer protein on HDL cholesterol." *N Engl J Med.* 8 de abril; 350(15): 1.505-1.515. Testes globais de fase 3 começaram no final de 2003. Informações sobre *Torcetrapib* estão disponíveis na página da Internet da *Pfizer*: www.pfizer.com/are/investors_reports/annual_2003/review/ p2003ar 14_15.htm.

33 ETGEN, G. *et al.* 2002. "A tailored therapy for the metabolic syndrome." *Diabetess.* 51: 1.083-1.087. Informações sobre o agonista alfa PPAR encontram-se no relatório anual de 2003, da *Eli Lilly*: www.lilly.com/investor/annual_report/lillyar2003complete.pdf; HERPER, M. & LANGRETH, R. 2004. "Cardiovascular drugs to watch." *Forbes.com*, 27 de abril, www.forbes.com/2004/01/22/cx_mh_rl_cardiotear_10.html.

34 Valores de cálcio coronariano, cortesia de dr. Melvin E. Clouse, do *Beth Israel Deaconess Medical Center*, de Boston, e *Imatron*. Dados baseados em 13.073 homens e 5.227 mulheres, assintomáticos.

35 BROWN, B. G. 2002. "Measurement of coronary calcification: a new clinical tool." *University of Washington Regional Heart Center Consult.* Edição n. 3, inverno; STANFORD, W. "Coronary artery calcification: significance and methods of detection." *Society of Thoracic Radiology* (www.thoracicrad.org/ STR_Archive/PostGraduatePapers/StandfordW.html), baseado em STANFORD, W. *et al.* 1993. "Coronary artery calcification." *AJR Am J Roentgenol.* Dezembro; 161(6): 1.139-1.146.
Eliminar o cálcio da dieta não reduz o valor do cálcio. "Não é o leite que você bebe que causa o problema", disse o dr. Larry Dean, professor de Medicina no Centro Médico da Universidade de Washington. "É a gordura no leite que causa o problema de colesterol, o qual, então, causa o processo inflamatório nos vasos sangüíneos. O cálcio é um marcador do processo patológico subjacente" (citado em "Calcium scoring: A new technique useful for some with heart risk factors," *University Week*, Universidade de Washington. Vol. 19(25), 2 de maio, 2002; (www.depts.washington.edu/uweek/archives/2002.05.MAY _02/hs_e.html).

36 A mensuração de cálcio é uma nova técnica usada para ajudar a identificar pacientes com risco de doença coronariana. Uma série de imagens rápidas do coração, feitas por tomografia computadorizada (TC), permite aos médicos "pontuar" o nível de depósitos de cálcio nas artérias coronárias. Inúmeros estudos agora investigam a relação entre valores elevados de cálcio e outros fatores de risco na previsão de doenças. WONG, N. D. *et al.* 1994. "Coronary calcium and atherosclerosis by ultrafast computed tomography in asymptomatic men and women." *Am Heart J.* Fevereiro; 127(2): 422-430; AGATSTON, A. S. *et al.* 1990. "Quantification of coronary artery calcium using ultrafast computed tomography." *J Am Coll Cardiol.* 15 de março; 15(4): 827-832; FIORINO, A. S. 1998. "Electron-beam computed tomography, coronary artery calcium and evaluation of patients with coronary heart disease." *Ann Int Med.* 15 de maio; 128: 839-847.

37 ORNISH, D. 1996. *Dr. Dean Ornish's Program for Reversing Heart Disease: The Only System Scientifically Proven to Reverse Heart Disease Without Drugs or Surgery.* New York: Ballantine Books.

38 FRANCIS, C. *et al.* 2003. "Comparison of ximelagatran with warfarin for the prevention of venous thromboembolism after total knee replacement." *N Engl J Med.* 30 de outubro; 349: 1.703-1.712; OLSSON, S. B. *et al.* 2003. "Stroke prevention with the oral direct thrombin inhibitor ximelagatran compared with warfarin in patients with non-valvular atrial fibrillation (SPORTIF ILI): randomised controlled trial." *Lancet.* 22 de novembro; 362(9397): 1.691-1.698.

39 EISENBERG, A. "An Ultrasound that Navigates Every Nook and Cranny." *New York Times*, 15 de janeiro, 2004.

40 Ver discussão no texto deste capítulo: "Elevated Cholesterol, LDL, and Triglyceride Levels and Diminished HDL Levels." Ver, também, CANNON, C. P. *et al.* 2004. "Comparison of intensive and moderate lipid lowering with statins after acute coronary syndromes." *N Engl. J Med.* 350(15): 1.495-1.504. A pesquisa comparou o grupo experimental, que tomou 80 mg por dia de *Lipitor*, com o grupo de controle, que tomou 40 mg por dia de *Pravachol.* A comparação de LDL-C foi 62 para o grupo experimental contra 95 para o grupo de controle. O grupo experimental teve substancialmente menos ataques cardíacos e recomendações para cirurgia.

41 "O estudo proporciona mais evidência de que os genes desempenham papel importantíssimo no surgimento precoce de cardiopatia coronariana (CHD) e que eles agrupam-se em famílias, quaisquer que sejam os fatores ambientais," segundo M. Laakso, autor sênior de KAREINEN, A. *et al.* 2001. "Cardiovascular risk factors associated with insulin resistance cluster in families with early-onset coronary heart disease." *Arterioscler Thromb Vasc Biol.* Agosto; 21 (8): 1.346-1.352. Citação de AMA 9 de agosto, 2001, boletim informativo (www.americanheart.org/presenter.jhtml?identifier=10964).

42 GIBBONS, G. H. & DZAU, V.J. 1994. "The emerging concept of vascular remodeling." *N Engl J Med.* 19 de maio; 330(20): 1.431-8.

43 Ver www.womens-health.org/press/Releases/prheartstudy.htm. O levantamento, realizado por *International Communications Research*, incluiu 1.019 mulheres. Estudos como esse servem como catalisadores para a campanha *Heart Truth*, patrocinada por *National Heart, Lung and Blood Institute, National Institutes of Health* e U.S.. *Department of Health and Human Services.*

44 "Chronic Disease Overview," *National Center for Chronic Disease Prevention and Health Promotion* (www.cdc.gov/nccdphp/overview.htm). Ver, também, *2003 Heart Disease and Stroke Statistical Update, American Heart Association* (www.americanheart.org/presenter.jhtml?identifier=3000090).

45 "Smoking costs Americans over $ 157 billion annually in medical care." *2003 Heart Disease and Stroke Statistical Update, American Heart Association*, no trabalho citado. O acidente vascular cerebral preocupa tanto quanto o ataque cardíaco; ver, por exemplo, COLDITZ, G. A. *et al.* 1988. "Cigarette smoking and risk of stroke in middle-aged women." *N Engl J Med.* 14 de abril; 318(15): 937-941. Mostrou-se que até mesmo a exposição regular ao fumo passivo praticamente dobra o risco de a mulher ter um ataque cardíaco (KAWACHI, I. *et al.* 1997. "A prospective study of passive smoking and coronary heart disease." *Circulation.* 95: 2.374-2.379).

46 KENCHAIAH, S. *et al.* 2002. "Obesity and the risk of heart failure." *N Engl J Med.* 1º de agosto; 347(5): 305-313; WILSON, P. W. *et al.* 2002. "Overweight and obesity as determinants of cardiovascular risk: the Framingham experience." *Arch Intern Med.* 9 de setembro; 162(16): 1.867-1.872. KANNEL, W. B. *et al.* 1988. "Cardiac failure and sudden death in the Framingham Study." *Am Heart J.* Abril; 115(4): 869-875.

47 Vários estudos que citam o baixo colesterol como fator no acidente vascular cerebral hemorrágico são amplamente publicados (ver, por exemplo, www.cnn.com/HEALTH/9902/06/strokes/). Segundo a *American Heart Association*, esses resultados devem ser considerados com cautela: os estudos costumam ser pequenos e não houve identificação de nenhum mecanismo de causa e efeito. Além disso, "não há tendência para um aumento na mortalidade total, a menos que o nível de colesterol total seja inferior a 160 mg/dL. Estima-se que, nos Estados Unidos, menos de 10% de homens e mulheres de meia-idade tenham níveis de colesterol sérico abaixo desse valor". CRIQUI, M. 1994. "A statement for healthcare professionals from the American Heart Association Task Force on Cholesterol Issues" (www.americanheart.org/presenter.jhtml?identifier=1208).

48 PARTONEN, T. *et al.* 1999. "Association of low serum total cholesterol with major depression and suicide." *Br J Psych.* 175: 259-262.

Contudo, assim como na conexão com acidente vascular cerebral, alguns pesquisadores são cautelosos quanto aos resultados que poderiam impedir médicos de "prescrever fármacos redutores de colesterol, para reduzir o risco de morte causada por cardiopatia coronariana. Muitos fatores confusos, por exemplo, saúde precária, depressão e perda de apetite, podem influenciar na aparente relação entre suicídio e níveis séricos de colesterol". MANFREDINI, R. *et al.* 2000. "The association of low serum cholesterol with depression and suicidal behaviors: new hypotheses for the missing link." *J Int Med Res.* 1º de novembro; 28(6): 247-257.

49 CANNON, C. P. *et al.* "Comparison of Intensive and Moderate Lipid Lowering with Statins after Acute Coronary Syndromes." *New England Journal of Medicine,* 8 de março, 2004 (http://content.nejm.org/cgi.content/abstract/NEJMoa040583). A pesquisa comparou o grupo experimental, que tomou 80 mg por dia de *Lipitor*, com o grupo de controle, que tomou 40 mg por dia de *Pravachol.* A comparação de LDL-C foi 62 para o grupo experimental contra 95 para o grupo de controle. O grupo experimental teve substancialmente menos ataques cardíacos e recomendações para cirurgia.

50 HDL2 e HDL3 são as duas principais subclasses de HDL. Ver, por exemplo, BAKOGIANNI, M. C. *et al.* 2001. "Clinical evaluation of plasma high-density lipoprotein subfractions (HDL2, HDL3) in insulin-dependent diabetics with coronary artery." *J Diabetess Complications*. Setembro/outubro; 15(5): 265-269. No que diz respeito ao debate sobre a subclasse mais protetora, ver, por exemplo, "Antioxidative activity of HDL subfractions increased with increment in density, as follows: HDL2b < HDL2a < HDL3a < HDL3b < HDL3c ..." KONTUSH, A. *et al.* 2003. "Small, dense HDL particles exert potent protection of atherogenic LDL against oxidative stress." *Arterioscler Thromb Vasc Biol*, publicado *on-line* antes da impressão, 14 de agosto, 2003. Além disso, "de um ponto de vista estatístico, os dados atuais sugerem que HDL2 pode estar mais estreitamente relacionado ao desenvolvimento de IHD do que HDL3. Contudo, a diferença qualitativa no valor relativo de previsão de cada subfração foi insignificante, porque apenas correspondeu a uma modesta diferença quantitativa. Portanto, ainda não se pode excluir a possibilidade de que uma proporção significativa do efeito cardioprotetor com níveis elevados de colesterol HDL pode ser mediada por HDL3." LAMARCHE, B. *et al.* 1997. "Associations of HDL2 and HDL3 subfractions with ischemic heart disease in men: Prospective results from the Quebec Cardiovascular Study." *Arterioscler Thromb Vasc Biol.* 1º de junho;17(6): 1.098-1.105.

51 Algumas matérias jornalísticas recentes enfatizam a importância de exames de colesterol "que analisam além das definições usuais de 'bom' e 'mau' colesterol, que separam o ruim do realmente ruim e o moderadamente bom do angelical". FRANKLIN, D. 2001. "What this CEO didn't know about his cholesterol almost killed him." *Fortune*, 19 de março (e descrito em www.berkeleyheartlab.com/GENERAL/news_fortune.html).

52 A densidade e o tamanho da partícula LDL ganhou atenção no início da década de 1990, quando seu papel na doença coronariana foi descoberto (ver KRAUSS, R. M. *et al.* 1994. "A prospective study of LDL particle diameter and risk of myocardial infarction." *Circulation*. 90:1-460; descrito em GILBERT, D. 1994. "Small dense cholesterol particle worse for your heart." 29 de novembro, www.lbl.gov/Science-Articles/Archive/cholesterol-particles.html).

Ver, também, WILLIAMS, P. T. *et al.* 2003. "Smallest LDL particles are most strongly related to coronary disease progression in men." *Arterioscler Thromb Vasc Biol.* 1º de fevereiro: 23(2): 314-321; e nota 37 à p. 451.

53 Em um encontro em 1999, R. M. Krauss, pesquisador do *E. O. Lawrence Berkeley National Laboratory*, explicou: "Pequenos LDL ligam-se mais firmemente à parede da artéria, oxidam-se mais rapidamente e podem causar maior disfunção endotelial. Há um volume de evidência cada vez maior que sugere que parte do dano causado por níveis mais elevados de triglicerídeos é mediado por esse efeito sobre o LDL, bem como algumas das outras condições metabólicas associadas ao nível de triglicerídeos elevado, entre as quais baixo HDL e resistência à insulina. Denominamos isso fenótipo aterogênico. É um conjunto de anormalidades que compõem um perfil de risco real e significativo de doença coronariana que está acima e além do que podemos detectar apenas com os níveis de LDL". *Santa Fe Colloquium on Preventive Cardiovascular Therapy*, 7-9 de outubro, 1999; Santa Fe, New Mexico (www.ace.org/education/oOOne/santefe/kranss.htrn). R. Krauss é também autor de um estudo que apóia os triglicerídeos como fator de risco independente no infarto do miocárdio. Ver STAMPFER, M. J. *et al.* 1996. "A prospective study of triglyceride level, low-density lipoprotein particle diameter and risk of myocardial infarction." JAMA. 18 de setembro; 276(1): 882-888.

54 "Policosanol é uma mistura de alcoóis alifáticos primários superiores, isolados da cera de cana-de-açúcar, cujo principal componente é o octasonol. Mostrou-se que essa mistura reduz o colesterol em modelos animais, voluntários saudáveis e pacientes com hipercolesterolemia tipo II." GOUNI-BERTHOLD, I. & BERTHOLD, H. K. 2002. "Policosanol: clinical pharmacology and therapeutic significance of a new lipid-lowering agent." *Am Heart J.* Fevereiro; 143(2): 356-365.

55 Ibid. "Porque doses mais elevadas não foram testadas até agora, não se pode excluir que a eficácia possa ser ainda maior. Mostrou-se que doses diárias de 10 mg de policosanol são igualmente eficazes na redução do colesterol total ou LDL que a mesma dose de *simvastatin* ou *pravastatin*. O policosanol não influencia os níveis de triglicerídeos."

56 NITYANAND, S. *et al.* 1989. "Clinical trials with gugulipid: a new hypolipidaemic agent." *J Assoc Physidans India*. 37: 323-328.

57 STEPHENS, N. G. *et al.* 1996. "Randomised controlled trial of vitamin B in patients with coronary disease: Cambridge Heart Antioxidant Study (CHAOS)." *Lancet*. 23 de março; 347(9004): 781-786.

58 NANJEE, M. N. *et al.* 2001. "Intravenous apo A-I/lecithin discs increase pre-Beta-HDL concentration in tissue fluid and stimulate reverse cholesterol transport in humans," *Journal of Lipid Research*. Outubro (42): 1.586-1.593. O estudo examinou a infusão intravenosa de discos de apolipoprotein A-I fosfatidilcolina em humanos" e concluiu: "Discos intravenosos de apo A-I/lecitina aumentam a concentração de pré-Beta-HDL no fluido tecidual e estimulam o transporte inverso de colesterol em humanos".

59 GOTTO JR, A. 2003. "Safety and statin therapy: reconsidering the risks and benefits." *Arch Intern Med.* 163: 657-659; TOBERT, J. 2003. "Lovastatin and beyond: the history of the HMG-CoA reductase inhibitors." *Nature Rev Drug Discov.* 2: 517-526.

60 *Lipitor* é fabricado por *Pfizer, Inc.* (www.lipitor.com). Ver também, por exemplo, KRAUSE, B. R. & NEWTON, R. S. 1995. "Lipid-lowering activity of atrorvastatin and lovastatin in rodent species: triglyceride-lowering in rats correlates with efficacy in LDL animal models." *Atherosclerosis.* 1º de outubro; 117(2): 237-244.

61 RIDKER, P. M. *et al.* 1998. "Prospective study of C-reactive protein and the risk of future cardiovascular events among apparently healthy women." *Circulation.* 98: 731-733; RIDKER, P. M. *et al.* 1997. "Inflammation, aspirin and the risk of cardiovascular disease in apparently healthy men." *N Engl J Med.* 3 de abril; 336(14): 973-979. Para relatório posterior, ver RIDKER, P. M. 2001. "High-sensitivity C-reactive protein." *Circulation.* 103: 1.813-1.818.

62 MIURA, K. *et al.* 2001. "Relationship of blood pressure to 25-year mortality due to coronary heart disease, cardiovascular diseases and all causes in young adult men: The Chicago Heart Association Detection Project in Industry." *Arch Int Med.* 25 de junho; 161(12): 1.501-1.508.

63 Para os diversos tipos de fármacos para hipertensão e como eles funcionam, ver a lista na página da Internet da *American Heart Association*: "Blood pressure-lowering drugs" (www.americanheart.org/presenter.jhtml?identifier=159). Um estudo observou que losartan (*Cozaar*) teve menos efeitos colaterais do que os bloqueadores dos canais de cálcio em uma comunidade, o que significa que os pacientes tinham maior probabilidade de seguir o tratamento (GRÉGOIRE, J. P. *et al.* 2001. "Tolerability of antihypertensive drugs in a community-based setting." *Clin Ther.* Maio; 23(5): 715-726). Outra pesquisa comparou antagonistas da angiotensina II e bloqueadores dos canais de cálcio, e sugeriu uma função para cada um deles. (WEIR, M. 2001. "Appropriate use of calcium antagonists in hypertension." *Hosp Pract* (*Off Ed*). 15 de setembro; 36(9): 47-48, 53-55.)

64 JACOB, S. *et al.* 1998. "Antihypertensive therapy and insulin sensitivity: do we have to redefine the role of beta-blocking agents?" *Am J Hypertens.* Outubro; 11(10): 1.258-1.265. A impotência também pode ser um problema com bloqueadores beta: FOGARI, R. 1998. "Sexual function in hypertensive males treated with lisinopril or atenolol: a cross-over study." *Am J Hypertens.* Outubro; 11(10): 1.244-1.247.

65 "A hostilidade é um fator de risco independente para a cardiopatia coronariana (CHD)." MILLER, T. Q. *et al.* "A meta-analytic review of research on hostility and physical health." *Psychol Buli.* Março; 119(2): 322-348. Para a conexão entre adrenalina e inflamação, ver, por exemplo, BLACK, P. H. 2002. "Stress and the inflammatory response: a review of neurogenic inflammation." *Brain Behav Immun.* Dezembro; 16(6): 622-653.

66 DENOLLET, J. & BRUTSAERT, D. 1998. "Personality, disease severity and the risk of long-term cardiac events in patients with a decreased ejection fraction after myocardial infarction." *Circulation.* Janeiro; 97: 167-173; DENOLLET, J. 2000. "Type D personality. A potential risk factor defined." *J Psychosom Res.* Outubro; 49(4): 255-266.

67 WILCOX, I. *et al.* 1998. "'Syndrome Z': The interaction of sleep apnoea, vascular risk factors and heart disease." *Thorax.* Outubro; 53 (Supl 3): S5-S28; MULLER, J. E. *et al.* 1997. "Mechanisms precipitating acute cardiac events." *Circulation.* 96: 3.233-3.239.

68 Entre as empresas que desenvolvem simulações cardíacas, estão *Artesian Therapeutics* e *Immersion Medical*, ambas em Gaithersburg, Maryland; *Insillicomed*, em La Jolla, Califórnia; e *Predix Pharmaceuticals*, em Woburn, Massachusetts.

69 FREEDMAN, D. H. "The Virtual Heart." *Technology Review,* março 2004.

70 "A ruptura da placa estava significativamente associada aos níveis elevados de fibrinogênio." MAURIELLO, A. *et al.* 2000. "Hyperfibrinogenemia is associated with specific histocytological composition and complications of atherosclerotic carotid plaques in patients affected by transient ischemic attacks." *Circulation.* 101: 744. Ver, também, MASERI, A. & FUSRER, V. 2003. "Is there a vulnerable plaque?" *Circulation.* Abril; 107: 2.068-2.071.

71 P. Lotufo *et al.* 2000. "Male pattern baldness and coronary heart disease." *Arch Int Med.* 24 de janeiro; 160(2): 165-71.

72 Para informações gerais sobre hemocromatose, ver "Hemochromatosis", *National Digestive Diseases Information Clearinghouse* (http://digestive.niddk. nih.gov/ddiseases/pubs/hemochromatosis/index.htm). Para pesquisas recentes, ver, por exemplo, RASMUSSEN, M. *et al.* 2001. "A prospective study of coronary heart disease and the hemochromatosis gene (HFE) C282Y mutation: the Atherosclerosis Risk in Communities (ARIC) study." *Atherosclerosis.* 15 de fevereiro; 154(3): 739-746.

73 Relataram-se resultados contraditórios sobre a associação entre doença periodontal e cardiopatia coronariana. PUSSINEN, P. P. *et al.* (2003) relataram que "homens com anticorpos para bactérias dentais tinham probabilidade 50% maior de ter doença coronariana do que aqueles sem esses anticorpos", segundo uma matéria da *Reuters Health* ("Bugs in mouth bad for heart", em http://12.31.13.29/HealthNews/Reuters/NewsStory0717200318.htm). "Antibodies to periodontal pathogens are associated with coronary heart disease." *Arterioscler Thromb Vasc Biol.* 24 de abril; 23: 1.250. Contudo, HUJOEL, P. P. *et al.* (2000) obtiveram outros resultados: "Este estudo não encontrou evidência convincente de uma associação causal entre a doença periodontal e o risco de CHD". "Periodontal disease and coronary heart disease risk." JAMA. 284(11): 1.406-1.410.

74 CHRIST-CRAIN, M. *et al.* 2003. "Elevated C-reactive protein and homocysteine values: cardiovascular risk factors in hypothyroidism? A cross-sectional and a double-blind placebo-controlled trial." *Atherosclerosis.* Fevereiro; 166(2):379-386; KLEIN, I. 2003. "Thyroid hormone and cardiac contractility." *Am J Cardiol.* Junho; 91 (11): 1.331-1.332.

75 Ver seu livro *Nanomedicine* (vol. 1, 1999, e vol. 2, 2003; Georgetown, Texas: Landes Bioscience). Ver também a página de Robert Freitas Jr., "Nanomedicine", do *Foresight Institute*, a qual enumera seus trabalhos técnicos atuais. (www.foresight.org/Nanomedicine/index.html#MedNanoBots).

76 Um dos autores deste livro, Ray Kurzweil, e sua empresa, *Kurzweil Technologies, Inc.*, está trabalhando com a *Medicomp* (uma subsidiária da *United Therapeutics, Inc.*), líder em *Holter* e monitoramento de eventos, para criar uma nova geração de reconhecimento computadorizado de padrões e avaliar automaticamente os dados de ECG obtidos de *holter* e monitores de eventos.

77 Para informações gerais sobre contrapulsação externa, ver "Enhanced external counterpulsation (EECP)" (www.americanheart.org/presenter.jhtml?identifier=4577). Páginas na Internet de cunho clínico também têm descrições; ver, por exemplo, http://cardiology/ucsf.edu/clinical/eecp/. Para estudos que sustentam a eficácia da técnica, ver, por exemplo, MICHAELS, A. D. *et al.* 2002. "Left ventricular systolic unloading and augmentation of intracoronary pressure and Doppler flow during enhanced external counterpulsation." *Circulation.* 19 de agosto; 106: 1.237.

78 "Angiogram: what risks are there from the test?" *Harvard Medical School Family Health Guide* (www. health.harvard.edu/fhg/diagnostics/angiogram/angiogramRisks.shtml).

79 Não se observou nenhuma diferença significativa no resultado entre veteranos tratados clínica e cirurgicamente (SCOTT, R. J. *et al.* 1987. "Comparison of medical and surgical treatment for unstable angina pectoris." *N Engl J Med.* 16 de abril; 316(16): 977-984). Pacientes hospitalizados na Suécia recebem muito menos intervenção cirúrgica do que nos EUA. (MCGOVERN, P. G. *et al.* 1997. "Comparison of medical care and one and 12-month mortality of hospitalized patients with acute myocardial infarction." *Am J Cardiol.* 1º de setembro; 80(5): 557-562).

Pacientes em diversas regiões dos EUA recebem tipos radicalmente distintos de tratamento (PILOTE, L. *et al.* 1995. "Regional variation across the United States in the management of acute myocardial infarction." *N Engl J Med.* 31 de agosto; 333(9): 589-590). Ao mesmo tempo, diferenças significativas no resultado foram associadas à melhor supervisão dos pacientes e mudanças no estilo de vida. Contudo, observe que a seleção de pacientes pode influenciar os resultados de estudos comparativos. Estudos que excluem pacientes mais doentes mostrarão, inevitavelmente, menos diferenças entre o tratamento cirúrgico e clínico.

80 WINSLOW, C. M. *et al.* 1988. "The appropriateness of performing coronary artery bypass surgery." JAMA. 22-29 de julho; 260(4): 505-509; LANGE, R. & HILLIS, D. L. "Use and overuse of angiography and revascularization for acute coronary syndromes." *N Engl J Med.* 338(25): 1.838-1.839.

Embora o sistema de saúde nos Estados Unidos esteja preparado para incentivar o uso excessivo de tratamentos onerosos, pacientes e seus familiares têm sua parcela de participação, ao supor que as opções mais onerosas são necessariamente melhores.

81 ELLIS, S. G. *et al.* 1992. "Randomized trial of late angioplasty versus conservative management for patients with residual stenosis after thrombolytic treatment of myocardial infarction." *Circulation.* Novembro; 86(5): 1.400-1.406. Este estudo "fortemente sugere" que pacientes que tiveram um "infarto do miocárdio descomplicado" devem ser tratados clinicamente (com fármacos), e não com cirurgia. Outro estudo concluiu, "porque a estratégia conservadora atinge resultados em curto e longo prazo igualmente bons com menor morbidade e menor uso de [angioplastia], parece ser a estratégia de controle inicial preferida". ROGERS, W. J. *et al.* "Comparison of immediate invasive, delayed invasive and conservative strategies after tissue-type plasminogen activator." *Circulation.* Maio; 81(5): 1.457-1.476. Para as diretrizes que a classe médica usa, a fim de avaliar a gravidade de artérias obstruídas, ver o relatório da *American College of Cardiology Foundation* e *American Heart Association*, "ACC/AHA 2002 Guideline Update for the Management of Patients with Chronic Stable Angina." SCHNEIDER, E. *et al.* 2001. "Overuse of coronary artery bypass graft surgery and percutaneous transluminal coronary angioplasty." *Annals of Internal Medicine.* 4 de setembro; 135(5): S35; SCHNEIDER, E. *et al.* 2001. "Racial differences in cardiac revascularization rates: does 'overuse' explain higher rates among white patients?" *Annals of Internal Medicine.* 4 de setembro; 1 35(5): 328-337; BODEN, W. E. *et al.* 1998. "Outcomes in patients with acute non-Q-wave myocardial infarction randomly assigned to an invasive as compared with a conservative management strategy." *N Engl J Med.* 338: 1.785; BRAUNWALD, E. 1988. "Evolution of the management of acute myocardial infarction: a 20th-century saga." *Lancet.* 352: 1.771-1.774. Os seguintes artigos tratam da questão do "subconjunto mais doente": www.clevelandclinic.org/heartcenter/pub/news/archive/2004/survival4_29.asp www.dukemednews.org/news/article.php?id=6479.
Ver, também, notas 6 e 7 à p. 448.

82 "Nenhum desenvolvimento na cardiologia interventiva causou tanto furor quanto o *stent* revestido com fármaco para prevenir a restenose [...] Finalmente, em nosso entusiasmo com o potencial para a cardiologia interventiva, precisamos lembrar que a aterosclerose não será curada com *stents* liberadores de medicamentos. A prevenção da progressão dessa doença requer alteração no meio metabólico do paciente. Procedimentos interventivos são excelentes para aliviar a isquemia presente e os sintomas relacionados, mas é necessário o esforço conjunto da equipe médica e do paciente para mudar o resultado final. Embora o rato da restenose "tenha rugido", talvez não seja necessário um rifle para eliminá-lo." KING, S. "Restenosis: the mouse that roared." *Circulation.* 108: 248.
Além disso, "a restenose na borda do *stent* liberador de sirolimo é freqüentemente associada ao trauma local externo ao *stent*". LEMOS, P. A. *et al.* "Coronary restenosis after sirolimus-eluting stent implantation: morphological description and mechanistic analysis from a consecutive series of cases." *Circulation.* 22 de julho; 108(3): 256-260.

83 Muitos laboratórios e universidades recebem fundos para pesquisar minúsculas células combustíveis. Ver o boletim informativo da Universidade de Notre Dame, "Team receives US$ 1.6 million grant for fuel cell research", http://newsinfo.nd.edu/content.cfin?topicId= 3311. Para acompanhar o apoio governamental para células combustíveis, ver a página na Internet do *U.S. Department of Energy Hydrogen, Fuel Cells & Infrastructure Technologies Program*, www.eere.energy.gov/hydrogenandfuelcells/). Ver, também, CHADWICK, A. V. 2000. "Nanotechnology: solid progress in ion conduction." *Nature.* 21 de dezembro; 408: 925-926.

84 NEWMAN, M. F. *et al.* 2001. "Longitudinal assessment of neurocognitive function after coronary artery bypass surgery." *N Engl J Med.* 8 de fevereiro; 344(6): 395-402.

CAPÍTULO 16

1 A doença coronariana sozinha mata mais do que o câncer. ARIAS, E. & SMITH, B. L. 2003. "Deaths: preliminary data for 2001." *National Vital Statistics Reports* 51(5), www.cdc.gov/nchs/data/nvsr/nvsr51/nvsr51_05.pdf e DAVIS, R. 2004. "Cancer stats cite new danger." *USA Today*, edição *on-line*, 14 de janeiro. Ver www.usatoday.com/news/health/2004-01-15-cancer-obesity _x.htm.

2 Infecção com bactéria *Helicobacter pylori* é um dos principais fatores que levam ao câncer de estômago. PARSONNET, J. *et al.* 1994. "Helicobacter pylori infection and gastric lymphoma." *N Engl J Med.* 5 de maio; 330(18): 1267-1271. Métodos de armazenamento de alimentos também podem ser um fator. Ver LANDIS, S. H. *et al.* 1999. "Cancer statistics, 1999." *Ca-A Cancer J Clin.* 49(1): 8-31.

"Várias razões podem levar a essa queda nos índices de câncer do estômago, como melhor detecção e tratamento, bem como melhores hábitos alimentares, como comer mais frutas, verduras e fibra. Muitos estudos mostram que uma dieta rica em frutas e verduras reduz o risco de muitos cânceres. Mas, se o câncer de estômago não for detectado antes de se espalhar, o prognóstico é ruim e a doença pode ser fatal." (*Cleveland Clinic*, "Helicobacter pylori and stomach cancer", www.clevelandclinic.org/health/health-info/docs/1800/1816.asp?index=8107&src=news).

"O tabagismo é o fator de risco mais importante para câncer de pulmão, responsável por 68% a 78% de mortes entre mulheres e 88% a 91%, entre homens." CDC. 1990. *Cigarette smoking – attributable mortality and years of potencial life lost – United States, 1990. Morbidity and Mortality Weekly Report* 42(33): 645-649, relatado em CDC e NIH, *Healthy People 2010*, www.healthypeople.gov/document/html/volume1/03cancer.htm.

"Continuam a existir disparidades inexplicáveis na saúde, relacionadas ao câncer, entre subgrupos populacionais. Por exemplo, negros e indivíduos de baixo nível socioeconômico têm os maiores índices gerais para novos cânceres e morte." *National Cancer Institute*, 2001 *Progress Report*, em http://progressreport.cancer.gov/highlights.asp?coid=17.

3 *American Cancer Society, Cancer Facts & Figures* 2002, www.cancer.org/downloads/STT/CancerFacts&-Figures2002TM.pdf.

4 Ver KEY, T. J. *et al.* 2004. "Diet, nutrition and the prevention of cancer." *Public Health Nutr.* Fevereiro; 7(1A): 187-200. Porém, essa opinião continua gerando controvérsias. Em 2003, a *U.S. Preventive Services Task Force* (Força-tarefa de serviços preventivos dos EUA) (USPSTF) concluiu "que a evidência é insuficiente para recomendar a favor ou contra o uso de suplementos de vitaminas A, C ou E; multivitaminas com ácido fólico; ou combinações antioxidantes para a prevenção de câncer ou doença cardiovascular".
Ver www.ahrq.gov/clinic/3rduspstf/vitamins/vitaminsrr.htm.

5 Em vez de prevenir o câncer, identificou-se a radiação de mamografias como a causa de 3 mil a 5 mil casos adicionais de câncer de mama anualmente. Ver GOFMAN, J. W. & O'CONNOR, E. 1999. *Radiation from Medical Procedures in the Pathogenesis of Cancer and Ischemic Heart Disease: Dose-Response Studies with Physicians per 100,000 Population.* San Francisco: CNR Books.

6 Dizemos que há "freqüente" valor na detecção precoce porque muitos casos de malignidade já sofreram metástase quando podem ser detectados e a detecção precoce tem pouco valor de previsão.

7 Por exemplo, consideremos o caso do câncer de próstata. "Os exames existentes (por ex., antígeno específico da próstata) podem detectar a doença em seu estágio inicial, mas não há evidência de que os resultados clínicos melhoram com a detecção precoce. Os danos potenciais de examinar 28 milhões de homens com mais de 50 anos incluem intervenções desnecessárias para milhares sem a doença ou com câncer clinicamente insignificante. Os bilhões de dólares necessários para esse empreendimento poderiam desviar recursos de serviços de saúde com benefício comprovado." WOOLF, S. H. 1994. "Public health perspective: the health policy implications of screening for prostate cancer." *J Urol.* Novembro; 152 (5 Pt 2): 1.685-1.688.

8 Página de informações sobre Saúde Genômica em www.genomichealth.com/oncotype/faq/pat.aspx; *Biospace*, CCIS, "The National Surgical Adjuvant Breast and Bowel Project (NSABP) and Genomic Health, Inc. Announce Positive Results from Large-Scale, Prospective Validation Study to Quantify Breast Cancer Recurrence in Newly Diagnosed Patients," em www.biospace.com/ccis/news_story.cfm?StoryID=14550020&full=1.

9 GOHAGAN, J. K. *et al.* 2000. "The prostate, lung, colorectal and ovarian (PLCO) cancer screening trial of the National Cancer Institute: history, organization and status." *Control Clin Trials.* Dezembro; 21 (6 Supl): 2.515-2.725.

10 *National Cancer Institute*, "Screening and Testing for Cancer"; www.nci.nih.gov/cancerinfo/screening.

11 "10 emerging technologies that will change your world." *MIT Technology Review*, fevereiro 2004; www.technologyreview.com/articles/print_version/emerging0204.asp; BRODY, H. "Taming the terahertz." *MIT Technology Review*, junho 2003; www.technologyreview.com/articles/innovation40603.asp.

12 "Spotting cancer before it sickens." *Wired News*, 9 de abril, 2003; www.wired.com/news/medtech/0,1286,58407,00.html.

13 Ibid. Ver, também, PARKER-POPE, T. "Ten major advances you're likely to see in the coming year." *Wall Street Journal*, 26 de janeiro, 2004; YU, Y. *et al.* 2004. "Visualization of tumors and metastases in live animais with bacteria and vaccinia virus encoding light-emitting proteins." *Nature Biotech.* 22 (Março 01): 313-320.

14 KOUTSKY, L. A. 2002. "A controlled trial of a human papilloma virus type 16 vaccine." *N Engl J Med.* 21 de novembro; 347(21): 1.645-1.651.

15 FINN, O. J. 2003. "Cancer vaccines: between the idea and the reality." *Nat Rev Immunol.* Agosto; 3(8): 630-641; KENNEDY, R. C. & SHEARER, M. H. 2003. "A role for antibodies in tumor immunity." *Int Rev Immunol.* Março/abril; 22(2): 141-172.

16 JONIETZ, E. "DNA drugs." *MIT Technology Review,* Novembro 2002; www.technologyreview.com/articles/innovation 51102.asp?p=1.

17 "No desenvolvimento normal, [a molécula superficial] 5T4 está envolvida em ajudar as células a moverem-se de forma regulada", de acordo com Peter Stern, de *Cancer Research UK.* "No câncer, nada é regulado – tudo fica fora de controle." BHATTACHARYA, S. "Stem cell mobility linked to cancer's spread." *NewScientist.com.* 24 de outubro, 2003; www.newscientist.com/news/news.jsp?id=ns99994309.

18 Interleucina-12, normalmente, não é produzida por células cancerígenas. "Mount Sinai School of Medicine conducting clinical trials with gene therapy for colorectal cancer". Bio.com, 22 de janeiro, 2004; www.bio.com/newsfeatures/newsfeatures_research.jhtml?cid =129742418&page=1.

19 Para mais informações sobre o teste DR-70, ver a página na Internet de *AMDL, Inc.*; www.amdl.com/Products/DR-70/index.html.

20 O açúcar é o único alimento que as células cancerígenas podem ingerir, o que é outra razão pela qual enfatizamos a necessidade de evitarem-se açúcares simples na alimentação, bem como alimentos com elevado índice glicêmico, que elevam os níveis de açúcar no sangue rapidamente.

21 BOEHM, T. *et al.* 1997. "Antiangiogenic therapy of experimental cancer does not induce acquired drug resistance." *Nature.* 390: 404-407.

22 *Angiogenesis Foundation*, "Understanding Angiogenesis". www.angio.org/understanding/content_understanding.html.

23 *National Cancer Institute*, *Clinical Trial Results*: "Bevacizumab (Avastin(tm)) Improves Survival in Metastatic Colorectal Cancer"; www.cancer.gov/clinicaltrials/results/bevacizumab-and-colorectalcancer0601. Com esses testes mostrando benefício no câncer de cólon, pesquisas agora analisam *Avastatin* no tratamento de câncer de células renais, câncer de próstata, linfoma não-Hodgkins e muitos outros

24 PERKEL, J. 2002. "Telomeres as the key to cancer." *The Scientist.* 16(11):38; www.thescientist.com/yr2002/may/profile_020527.html.

25 ALAM, J. 2003. "Apoptosis: target for novel drugs." *Trends in Biotechnology.* 21(11): 479-483.

26 Existem mais de 700 tratamentos com terapia genética sendo testados em todo o mundo. Nos EUA e na Europa, vários pontos negativos para alguns desses testes estão recebendo grande publicidade. A *Shenzhen SiBiono Gene Technologies Co.* foi criticada por liberar comercialmente *Gendicine* cedo demais, sem testes humanos suficientemente grandes. HEPENG, J. "First gene-therapy medicine commercialized." *Business Weekly,* 9 de dezembro, 2003; www.chinadaily.com.cn/en/doc/2003-12/09/content_289867.htm; "Cancer gene therapy is first to be approved." *NewScientist.com*, 28 de novembro, 2003; www.newscientist.com/news/news.jsp?id=ns99994420.

27 BHATTACHARYA, S. "Deadly spread of cancer halted." *NewScientist.com*, 5 de junho, 2003; www.newscientist.com/news/news.jsp?id=ns99993801.

28 Boletim de *Cancer Research UK.* "Scientists overpower cancer's drug defenses." 19 de fevereiro, 2004; www.cancerresearchuk.org/news/pressreleases/ cancer_drugdefences_19feb04.

29 BHATTACHARYA, S. "GM blood kills human cancer cells." *NewScientist.com*, 1º de abril, 2003; www.newscientist.com/news/news.jsp?id=ns99993574.

30 *Stanford University Medical Center*, *Office of Communication & Public Affairs*, "Stanford researchers weigh risks vs. benefits of self-referred body scanning." 29 de julho, 2003; http://mednews.stanford.edu/news_releases_html/2003/julyrelease/scanning.htm. O boletim informativo refere-se a ILLES, J. *et al.*

2003. "Self-referred whole-body CT imaging: current implications for health care consumers." *Radiology*. Agosto; 228(2): 346-351.

31 Citado em KOLATA, G. "Questions grow over usefulness of some routine cancer tests." *New York Times*, 30 de dezembro, 2001.

32 Ver PICKHARDT, P. J. *et al.* 2003. "Computed tomographic virtual colonoscopy to screen for colorectal neoplasia in asymptomatic adults." *N Engl J Med.* 4 de dezembro; 349: 2.191-2.200; MORRIN, M. M. & LAMONT, J. T. 2003. "Screening virtual colonoscopy – Ready for prime time?" *N Engl J Med.* 4 de dezembro; 349: 2.261-2.264.

33 COTTON, P. B. *et al.* 2004. "Computed tomographic colonography (virtual colonoscopy): a multicenter comparison with standard colonoscopy for detection of colorectal neoplasia." JAMA. 14 de abril; 291(14): 1.713-1.719.

34 LICHTENSTEIN, P. *et al.* 2002. "The Swedish Twin Registry: a unique resource for clinical, epidemiological and genetic studies." *J Intern Med.* Setembro; 252(3): 184-205; PEDERSEN, N. L. *et al.* 2002. "The Swedish Twin Registry in the third millennium." *Twin Res.* 5(5): 427-432.

35 Ver, por exemplo, HAYES, J. D. & STRANGE, R. C. 2000. "Glutathione S-transferase polymorphisms and their biological consequences." *Pharmacology.* Setembro; 61(3): 154-166.

36 Ver nossa página na Internet, www.Fantastic-Voyage.net para mais informações sobre os testes genômicos existentes.

37 Até 48% dos casos de câncer de estômago podem ser causados pelo polimorfismo nulo de GSTM1, combinado a mutações dos genes IL-1B e NAT1, como demonstrado por GONZALEZ, C. A. *et al.* 2002. "Genetic susceptibility and gastric cancer risk." *Int J Cancer.* 20 de julho; 100(3): 249-260.

38 É comum as mulheres recusarem-se a fazer o teste por inúmeras razões, como, por exemplo, preocupação com a cobertura do seguro para condições preexistentes. "O uso errado de informações genéticas pode ter conseqüências devastadoras – perda do emprego, estigma social, perda da saúde e seguro de vida ou incapacidade de obtê-los – e deve-se proteger contra tudo isso sempre que possível." "Genetic testing for breast and ovarian cancer susceptibility." *DukeMed Magazine,* verão 2001; http://dukemednews.duke.edu/news/controversy.php?id=1733. Ver, também, BERCHUCK, A. & MUTO, M. G. 1996. "Status of testing for genetic predisposition to ovarian cancer." *SCO Issues* outono; 16(3); www.sgo.org/publications/SGOIssues/fall96/Science.html.

39 SOUCCI, T. 2000. "The p53 tumor suppressor gene: from molecular biology to clinical investigation." *Ann NY Acad Sci.* Junho; 910: 121-137; discussão 137-139.

40 KEY, T. J. *et al.* 2004, no trabalho citado.

41 Eis como o *National Cancer Institute* define uma porção: uma fruta de tamanho médio (por exemplo, maçã, laranja, banana ou pêra), 1/2 copo de vegetais ou frutas congelados, enlatados, cozidos ou crus, 3/4 de copo (170 g) de suco vegetal ou de fruta 100% natural, 1/2 copo de frutas picadas, 1/2 copo de legumes enlatados ou cozidos (feijão e ervilha), 1 copo de verduras de folhas, cruas (alface, espinafre) ou 1/4 de copo de frutas secas (passas, abricó, manga). Para maiores informações, visite, na Internet, a página do Programa 5 por Dia, do *National Cancer Institute*: www.5aday.gov.

42 CD-ROM com sistema de vigilância de fatores de risco comportamentais (1984-1995, 1996, 1998) e fita de dados para uso público (2000), *National Center for Chronic Disease Prevention and Health Promotion, Centers for Disease Control and Prevention*, 1997, 1999, 2000, 2001.

43 HOLICK, C. N. *et al.* 2002. "Dietary carotenoids, serum beta-carotene, and retinol and risk of lung cancer in the alpha-tocopherol, beta-carotene cohort study." *Am J Epidemiol.* 15 de setembro; 156(6): 536-547.

44 LA VECCHIA, C. *et al.* 2001. "Nutrition and health: epidemiology of diet, cancer and cardiovascular disease in Italy." *Nutr Metab Cardiovasc Dis.* Agosto;11 (4 Supl): 10-15.

45 TRICHOPOULOU, A. *et al.* 2003. "Adherence to a Mediterranean diet and survival in a Greek population." *N Engl J Med.* 26 de junho; 348(26): 2.599-2.608.

46 OWEN, R. W. *et al.* 2000. "Olive-oil consumption and health: the possible role of antioxidants." *Lancet Oncol.* Outubro; 1: 107-112.

47 GIOVANNUCCI, E. *et al.* 2002. "Importance of lycopene and tomato products to prevent prostate cancer. A prospective study of tomato products, lycopene, and prostate cancer risk." *J Natl Cancer Inst.* 6 de março; 94(5): 391-398.

48 WARBURG, O. 1956. "On the origin of cancer cells." *Science.* 24 de fevereiro; 123(3191): 309-314.

49 WATANABE, S.; UESUGI, S. & KIKUCHI, Y. 2002. "Isoflavones for prevention of cancer, cardiovascular diseases, gynecological problems and possible immune potentiation." *Biomed Pharmacother.* Agosto; 56(6): 302-312.

50 WANG, Y. C. & BACHRACH, U. 2002. "The specific anti-cancer activity of green tea (-)-epigallocatechin-3-gallate (EGCG)." *Amino Acids.* 22(2): 131-143.

51 HIGGENBOTHAM, S. *et al.* 2004. "Dietary glycemic load and risk of colorectal cancer in the Women's Health Study." *J Natl Cancer Inst.* 4 de fevereiro; 96(3): 229-233. Curiosamente, os mesmos pesquisadores não encontraram associação entre uma dieta de elevada carga glicêmica e o maior risco de câncer de mama. HIGGENBOTHAM, S. *et al.* 2004. "Dietary glycemic load and breast cancer risk in the Women's Health Study." *Cancer Epidemiol Biomarkers Prev.* Janeiro; 13(I): 65-70.

52 MICHAUD, D. S. et al. 2002. "Dietary sugar, glycemic load, and pancreatic cancer risk in a prospective study." *J Natl Cancer Inst.* 4 de setembro; 94(17): 1.293-1.300.

53 *American Cancer Society.* "Fitting in Fitness." www.cancer.org/docroot/PED/content/PED_6_1X_Be_Physically_Active_Achieve_and_Maintain_a_Healthy_Weight.asp?sitearea=PED.

54 RICE, V. "University Health Network researchers discover new class of human stem cells." Boletim informativo da Universidade de Toronto, 8 de junho, 2003; www.eurekalert.org/pub_releases?2003-06/uot-uhn060503.php.

55 Grande parte da preocupação com a exposição à luz solar parece erroneamente direcionada. Embora a exposição excessiva à luz solar danifique a pele e aumente a incidência de câncer de pele, a exposição moderada pode proteger contra o câncer, como mostrado no estudo feito por GRANT, W. B. 2002. "An estimate of premature cancer mortality in the US due to inadequate doses of solar ultraviolet-B radiation." *Cancer.* 15 de março; 94(6): 1.867-1.875.

56 ALBINO, A. P. *et al.* 2000. "Cell cycle arrest and apoptosis of melanoma cells by docosahexaneoic acid: association with decreased pRb phosphorylation." *Cancer Res.* 1º de agosto; 60(15): 4.139-4.145.

57 FREITAS JR, R. A. 2002. "The future of nanofabrication and molecular scale devices in nanomedicine." *Studies in Health Technology and Informatics.* 80: 45-59.

58 GAO, X. H. *et al.* 2002. "Quantum-dot nanocrystals for ultrasensitive biologicallabeling and multicolor optical encoding." *Journal of Biomedical Optics.* 7(4): 532-537.

59 Boletim *Fred Hutchinson Cancer Research Center.* "Intel and Fred Hutchinson to explore the use of nanotechnology tools for early disease detection." *Fred Hutchinson Cancer Research Center.* 23 de outubro, 2003; www.eurekalert.org/pub_releases/2003-10/fhcr-iaf102303.php.

60 SETTIMI, L. *et al.* 2001. "Cancer risk among male farmers: a multi-site case-control study." *Int J Occup Med Environ Health.* 14(4): 339-347.

61 "Optical biopsies on horizon using noninvasive biomedical imaging technique developed by Cornell-Harvard group." *Cornell News Service,* 11 de junho, 2003; www.news.cornell.edu/releases/June03/Intrinsic.Fluor.hrs.html.

62 KELLY, M. "Startups seek perfect particles to search and destroy cancer." *Small Times,* 18 de abril, 2003; www.smalltimes.com/document_display.cfm?document_id=5867.

63 Ibid.

64 COUZIN, J. "Nanoparticles Cut Tumors' Supply Lines," *Science,* 27 de junho, 2002; http://sciencenow.sciencemag.org/cgi/content/full/2002/627/3.

65 Esses resultados são oriundos do *1999-2000 National Health and Nutrition Examination Survey (NHANES).* O relatório, "Prevalence of Overweight and Obesity Among Adults: United States, 1999-2000," está disponível na página da Internet do CDC www.cdc.gov/nchs/products/pubs/pubd/hestats/obese/obse99.htm. Ver, também, FLEGAL, K. M. *et al.* 2002. "Prevalence and trends in obesity among U.S. adults, *1999-2000.*" JAMA. 288: 1.723-1.727.

66 CALLE, E. E. *et al.* 2003. "Overweight, obesity, and mortality from cancer in a prospectively studied cohort of U.S. adults." *N Engl J Med.* 24 de abril; 348(17): 1.625-1.638.

67 CAMERON, E. & PAULING, L. 1992. *Cancer and Vitamin C: A Discussion of the Nature, Causes, Prevention, and Treatment of Cancer with Special Reference to the Value of Vitamin C.* Philadelphia: Camino Books.

68 ZHENG, Q. S. & ZHENG, R. L. 2002. "Effects of ascorbic acid and sodium selenite on growth and redifferentiation in human hepatoma cells and its mechanisms." *Pharmazie.* Abril; 57(4): 265-269.

69 DUFFIELD-LILLICO, A. J. *et al.* 2002. "Baseline characteristics and the effect of selenium supplementation on cancer incidence in a randomized clinical trial: a summary report of the Nutritional Prevention of Cancer Trial." *Cancer Epidemiol Biomarkers Prev.* Julho; 11 (7): 630-639.

70 PORTAKAL, O. *et al.* 2000. "Coenzyme Q_{10} concentrations and antioxidant status in tissues of breast cancer patients." *Clin Biochem.* Junho; 33(4): 279-284.

71 VERMA, S. P. *et al.* 1997. "Curcumin and genistein, plant natural products, show synergistic inhibitory effects on the growth of human breast cancer MCF-7 cells induced by estrogenic pesticides." *Biochem Biphy Res Comm.* 233: 692-696.

72 FREITAS JR, R. A. "Robots in the bloodstream: the promise of nanomedicine." *KurzweilAI.net*, 26 de fevereiro, 2002; www.kurzweilai.net/meme/frame.html?main=/articles/art0410.html.

73 SMITH, R. "Lung cancer cluster bombs created by researchers." *Medical News Today,* 31 de janeiro, 2004; www.medicalnewstoday.com/index.php?newsid=5604.

74 RASHMI, R.; SANTHOSH KUMAR, T. R. & KARUNAGARAN, D. 2003. "Human colon cancer cells differ in their sensitivity to curcumin-induced apoptosis and heat shock protects them by inhibiting the release of apoptosis-inducting factor and caspases." *FEB Lett.* 13 de março; 538(1-3): 19-24; KAWAMORI, T. *et al.* 1999. "Chemopreventive effect of curcumin, a naturally occurring anti-inflammatory agent, during the promotion/progression stages of colon cancer." *Cancer Res.* 59: 597-601.

75 MASON, J. "Coatings and arrays help put medication where it's needed." *Small Times,* 27 de junho, 2003; www.smalltimes.com/document_display.cfm?document_id=6288.

76 GORMAN, J. "Buckymedicine: Coming soon to a pharmacy near you?" *Science News,* 13 de julho, 2002; www.sciencenews.org/20020713/bob10.asp.

77 PENMAN, D. "Carbon nanotubes show drug delivery promise." *NewScientist.com,* 16 de dezembro, 2003; www.newscientist.com/news/news.jsp?id=ns99994485.

78 MCDEVITT, M. R. *et al.* 2001. "Tumor Therapy with Targeted Atomic Nanogenerators." *Science.* 16 de novembro; 294(5546): 1.537-1.540.

79 PANZER, A. & VILJOEN, M. 1997. "The validity of melatonin as an oncostatic agent." *J Pineal Res.* Maio; 22(4):184-202.

80 COS, S. & SANCHEZ-BARCELO, E. J. 2000. "Melatonin, experimental basis for a possible application in breast cancer prevention and treatment." *Histol Histopathol.* Abril; 15(2): 637-647.

81 "Nanoprobe to be developed for a 'Fantastic Voyage' in the human body, finding and treating deadly tumors." *Today@UCI,* 8 de maio, 2003; http://today.uci.edu/news/release_detail.asp?key=995.

82 "Lasers operate inside single cells." *Nature Science Update,* 6 de outubro, 2003; www.nature.com/nsu/030929/030929-12.html.

83 EICHHOLZER, M. *et al.* 2001. "Folate and the risk of colorectal, breast and cervix cancer: the epidemiological evidence." *Swiss Med Wkly.* 22 de setembro; 131(37-38): 539-549.

84 "Microbeams have big impact on cancer cells." *Reuters*, 2 de dezembro, 2003; www.cnn.com/2003/HEALTH/conditions/12/02/cancer.microbeams.reut/index.html.

85 SALKEVER, A. "How High Tech Is Operating on Medicine." *Business Week,* 15 de outubro, 2002; www.businessweek.com/technology/content/oct2002/tc20021015_8842.htm.

86 FREITAS JR, R. A., no trabalho citado.

87 TAPIERO, H. *et al.* 2002. "Polyunsaturated fatty acids (PUFA) and eicosanoids in human health and pathologies." *Biomed Pharmacother.* Julho; 56(5): 215-222.

88 VIRTAMO, J. *et al.* 2003. "Incidence of cancer and mortality following alpha-tocopherol and betacarotene supplementation: a postintervention follow-up." JAMA. 23 de julho; 290(4): 476-485.

89 CARABALLOSO, M. *et al.* 2003. "Drugs for preventing lung cancer in healthy people." *Cochrane Database Syst Rev.* (2): CD002141; ARORA, A.; WILLHITE, C. A. & LIEBLER, D. C. 2001. "Interactions of betacarotene and cigarette smoke in human bronchial epithelial cells." *Carcinogenesis.* Agosto; 22(8): 1.173-1.178.

CAPÍTULO 17

1 Você também pode usar a "Calculadora de expectativa de vida" (*Life Expectancy Calculator*) que usei para calcular o quanto espera viver. Ela está disponível em http://gosset.wharton.upenn.edu/~foster/mortality/perl/CalcForm.html.

2 Página na Internet de Anne Collins, "Ideal weight for men," www.annecollins.com/weight-loss/ideal-weight-men.htm.

3 Ver www.Fantastic-Voyage.net.

4 A mistura proteica *Ray & Terry Meal Replacement Shake* pode ser encontrada em www.RayandTerry.com.

CAPÍTULO 18

1 Ver www.lloydwatts.com e a página na Internet de sua empresa www.audience-inc.com. O lema da página é "Permitimos que as máquinas ouçam".

2 A simulação de cerebelo da Universidade do Texas incluiu 10 mil células granulosas, 900 células de Golgi, 500 células de fibras musgosas, 20 células de Purkinje e 6 células nucleadas.
RAYMOND, J. L. *et al.* 1996. "The cerebellum: a neuronal learning machine?" *Science.* 272: 1126-1131; KIM, J. J. & THOMPSON, R. F. 1997. "Cerebellar circuits and synaptic mechanisms involved in classical eyeblink conditioning." *Trends Neuroscience.* 20: 188-191; MEDINA, J. F. *et al.* 2000. "Timing mechanisms in the cerebellum: testing predictions of a large-scale computer simulation." *Journal Neuroscience.* 20: 5.516-5.525; BUONOMANO, D. V. & MAUK, M. D. 1994. "Neural network model of the cerebellum: temporal discrimination and the timing of motor responses." *Neural Computation.* 6: 38-55.

3 FISCHL, B. 2000. "Measuring the thickness of the human cerebral cortex from magnetic resonance images." *Proc Natl Acad Sci USA.* Setembro 26;97(20): 11.050-11.055.

4 HUBEL, D. H. & WIESEL, T. N. 1965. "Binocular interaction in striate cortex of kittens reared with artificial squint." *Journal of Neurophysiology.* 28(6): 1.041-1.059.

5 PACKER, M. A. *et al.* 2003. "Nitric oxide negatively regulates mammalian adult neurogenesis." *Proc Natl Acad Sci USA.* 5 de agosto; 100(16): 9.566-9.571.

6 LIE DIETER, C. *et al.* "Neurogenesis in the Adult Brain: New Strategies for CNS Diseases." Em *Annual Reviews of Pharmacology and Toxicology* (no prelo).

7 HUANG, G. "Mind-machine merger." *MIT Technology Review,* maio 2003; www.technologyreview.com/articles/print_version/huang0503.asp.

8 Ibid. Em 2004, uma equipe de pesquisa planeja fazer com que um macaco, em St. Louis, controle um robô em Ann Arbor, enquanto ele se desloca por entre obstáculos. O macaco observará os movimentos do robô em uma tela, e os comandos do macaco e o *feedback* do robô serão transmitidos via Internet. Trata-se de um primeiro passo para o controle remoto humano de robôs apenas pelo pensamento. Ver PHILIPKOSKI, K. "Transforming thoughts into deeds." *Wired News,* 14 de janeiro, 2004; www.wired.com/news/medtech/0,1286,61889,00.html; *Reuters.* "Monkey thinks, makes his moves." *Wired News,* 13 de outubro, 2003; www.wired.com/news/medtech/0,1286,60803,00.html.

9 O software *BrainBrowser* via Internet está em desenvolvimento na *Georgia State University.* "Quando o usuário concentra a atenção em uma tecla, ela se ilumina; e quando o usuário concentra-se com sucesso em clicar a tecla, ela emite um tom baixo." "Browser boosts brain interface." *MIT Technology Review,* 22 de maio, 2003; www.technologyreview.com/articles/rnb_052203.asp?p=1; ver também BROOKS, R. "Toward a brain-Internet link." *MIT Technology Review*, novembro 2003; www.technology.review.com/articles/print_version/brooks1103.asp.

10 "Microchip promises smart artificial arms." *BBC News*, 15 de junho, 2003; http://news.bbc.co.uk/2/hi/health/2975828.stm.

11 HOGAN, J. "Synapse chip taps into brain chemistry." *NewScientist.com*, 24 de março, 2003; www.newscientist.com/news/newsjsp?id=ns99993523.

12 DOTINGA, R. "Cool new ways to save brains." *Wired News*, 10 de fevereiro, 2004; www.wired.com/news/medtech/0,1286,62224,00.html.

13 "Bat spit drug aids stroke victims." *BBC News*, 6 de fevereiro, 2004; http://news.bbc.co.uk/go/pr/fr/-/1/hi/health/3465419.stm.

14 SPINNEY, L. 2004. "Tea strainer in the neck 'stops strokes'." *New Scientist*. 181(2432): 12.

15 "Neurologists create a font of human nerve cells." *Science Daily*, adaptado de um boletim informativo da Universidade de Rochester, 16 de fevereiro, 2004; www.sciencedaily.com/print.php?url=/releases/2004/02/040216083710.htm.

16 WESTPHAL, S. "Re-implanted stem cells tackle Parkinson's." *NewScientist.com*, 8 de abril, 2002;www.newscientist.com/news/newsjsp?id=ns99992139.

17 STIX, G. 2003. "Ultimate self-improvement." *Sci Amer.* Setembro: 44.

18 JONIETZ, E. "7 hot projects." *MIT Technology Review*, dezembro-janeiro 2004; www.techologyreview.com/articles/print_version/jonietz1203.asp.

19 "Key advance reported in regenerating nerve fibers." *Science Daily*, baseado em boletim informativo do *Children's Hospital Boston*, 18 de fevereiro, 2004; www.sciencedaily.com/print.php?url-/releases/2004/02/040218075713.htm; FISCHER, D.; HE, Z. & BENOWTIZ, L. I. 2004. "Counteracting the Nogo receptor enhances optic nerve regeneration if retinal ganglion cells are in an active growth state." *J Neurosci.* 18 de fevereiro; 24(7): 1.646-1.651. Ver, também, SEETHALER, S. 2004. "Scientists discover new gene essential for the development of normal brain connections resulting from sensory input." Boletim UCSD; http://ucsdnews.ucsd.edu/newsreel/science/screst.asp.

20 Um grupo de pesquisa em fRMI alega ser capaz de usar fMRI para captar "uma palavra ou conceito enquanto ele se forma no cérebro". Marcel Just, na *Carnegie Mellon University*, fez testes em voluntários, usando um pequeno número de conceitos. "Temos 12 categorias e podemos determinar em quais das 12 os sujeitos estão pensando com 80% a 90% de exatidão." ROSS, P. 2003. "Mind readers." *Sci Amer.* Setembro: 77.

21 Monges budistas também apresentaram alterações na atividade cerebral quando solicitados a "induzir um estado de compaixão em si mesmos". NEWTON, C. "Meditation and the brain." *MIT Technology Review*, fevereiro 2004; www.technologyreview.com/articles/print_version/newton0204.asp; SINGER, T. "The Innovation Factor: Your Brain on Innovation." *Inc. Magazine*, setembro 2002.

22 CALLAWAY, R. E. & YUSTE, R. (*The Salk Institute for Biological Studies*, *Systems Neurobiology Laboratory*). 2002. "Stimulating Neurons with Light." *Curr. Opin. Neurobiology.* 1º de outubro; 12(5): 587.

23 SABATINI, B. L. & SVOBODA, K. 2000. "Analysis of calcium channels in single spines using optical fluctuation analysis." *Nature.* 408: 589-593.

24 A imagem fMRI do cérebro de Ray Kurzweil é cortesia de *Inc. Magazine*, "Your Brain on Innovation," de T. Singer, setembro 2002.

25 ETNIER, J. L. & LANDERS, D. M. 1995. "Brain Function and Exercise: Current Perspectives." *Sports Medicine.* 19(2): 81-85.

26 GEORGE, M. 2003. "Stimulating the brain." *Sci Amer.* Setembro: 67-73; MOTTAGY, F. M. *et al.* 1999. "Facilitation of picture naming after repetitive transcranial magnetic stimulation." *Neurology.* 53: 1.806-1.812.

27 PRIDMORE, S. *et al.* 2000. "Comparison of unlimited numbers of rapid transcranial magnetic stimulation (rTMS) and ECT treatment sessions in major depressive episode." *Int J Neuropsychopharmacol.* Junho; 3(2): 129-134; www.wireheading.com/rtms/.

28 STOCKSTAD, E. 2001. "New hints into the biological basis of autism." *Science.* 294: 34-37.

29 GERBER, D. J. *et al.* 2003. "Evidence for association of schizophrenia with genetic variation in the 8p21.3 gene, PPP3CC, encoding the calcineurin gamma subunit." *PNAS.* 100: 8.993-8.998.

30 "A comunicação direta de cérebro a cérebro e a transmissão de pensamento entre corpos estão entre os avanços previstos em um recente relatório da *U.S. National Science Foundation* e *Department of Commerce.*" BRUMFIEL, G. 2002. "Futurists predict body swaps for planet hops." *Nature.* 25 de julho; 418: 359.
A estimulação cerebral profunda, através da qual a corrente elétrica oriunda de eletrodos implantados influencia a função cerebral, é um possível implante neural. Ver ABBOTT, A. 2002. "Brain implants show promise against obsessive disorder." *Nature.* 17 de outubro; 419: 658; NUTRIU, B. *et al.* 1999. "Electrical stimulation in anterior limbs of internal capsules in patients with obsessive-compulsive disorder." *Lancet.* 30 de outubro; 354(9189): 1.526.

31 HONG, R. S. *et al.* 2003. "Dynamic range enhancement for cochlear implants." *Otol Neurotol.* Julho; 24(4): 590-595; TYLER, R. S. *et al.* 2002. "Three-month results with bilateral cochlear implants." *Ear Hear.* Fevereiro; 23 (1 Supl): 80S-89S.

32 Ver a página na Internet do Projeto de Implante Retinal (*Retinal Implant Project*) (www.rle.mit.edu/retinaweb/), que tem uma variedade de recursos, entre os quais artigos recentes. Eis um destes trabalhos recentes da equipe: JENSEN, R. J. *et al.* 2003. "Thresholds for activation of rabbit retinal ganglion cells with an ultrafine, extracellular microelectrode." *Invest Ophthalmal Vis Sci.* Agosto; 44(8): 3533-3543.

33 O FDA aprovou o implante *Medtronic* para essa finalidade, em 1997, para apenas um lado do cérebro; foi aprovado para ambos os lados em 14 de janeiro, 2002. SNIDER, S. "FDA approves expanded use of BRAIN implant for Parkinson's disease." *U.S. Food and Drug Administration FDA Talk Paper*, 14 janeiro, 2002; www.fda.gov/bbs/topics/ANSWERS/2002/ANS01130.html.

34 A *Medtronic* também fabrica um implante para paralisia cerebral. Ver HART, S. "Brain implant quells tremors." *ABCNEWS.com*, 23 de dezembro, 1997; http://more.abcnews.go.com/sections/living/brainstim1223. Ver, também, a página da *Medtronic* na Internet, www.medtronic.com.

35 Esta prótese, em desenvolvimento há dez anos, executaria as tarefas de memória em curto prazo do hipocampo, em vez de simplesmente estimular a atividade cerebral. Para desenvolvê-la, os pesquisadores tiveram de "criar um modelo matemático de como o hipocampo atua sob todas as condições possíveis, embutir esse modelo em um chip de silicone e, depois, criar a interface do chip com o cérebro". GRAHAM-ROWE, D. 2003. "The world's first brain prosthesis revealed." *NewScientist.com* 177(2386): 4; www.newscientist.com/news/newsjsp?id=ns99993488.

36 ZECK, G. & FROMHERZ, P. 2001. "Noninvasive neuroelectronic interfacing with synaptically connected snail neurons immobilized on a semiconductor chip." *Proc Natl Acad Sci USA.* 28 de agosto; 98(18): 10.457-10.462.

37 Pontos quânticos são nanocristais baseados em materiais semicondutores fotossensíveis que detectam fótons ou fluorescem (acendem) em cores específicas, segundo seu tamanho. Ver JOHNSON, R. C. "Scientists activate neurons with quantum dots." *BB Times,* 6 de dezembro,2001; www.eetimes.com/story/OEG20011204S0068.

38 RHODES, J. S. *et al.* 2003. "Exercise increases hippocampal neurogenesis to high levels but does not improve spatial learning in mice bred for increased voluntary wheel running." *Behav Neurosci.* Outubro; 117 (5): 1.006-1.016.

39 DRAGANSKI, B. *et al.* 2004. "Neuroplasticity: Changes in grey matter induced by training." *Nature.* Janeiro; 427: 311-312.

40 HULTSCH, D. F. *et al.* 1999. "Use it or lose it: engaged lifestyle as a buffer of cognitive decline in aging?" *Psychol Agin.* Junho; 14(2): 245-263.

41 NOBLE, E. P. 2000. "Addiction and its reward process through polymorphisms of the D2 dopamine receptor gene: a review." *Eur Psychiatry.* Março; 15(2): 79-89.

42 GAGE, F. H. 2003. "Brain: Repair yourself." *Sci Amer.* Setembro: 46-53.

43 MCDANEIL, M. A. 2003. "Brain-specific nutrients: a memory cure?" *Nutrition.* Novembro/dezembro; (11-12): 957-75.

44 POLICH, J. 2001. "Cognitive effects of a ginkgo biloba/vinpocetine compound in normal adults: systematic assessment of perception, attention and memory." *Hum Psychopharmacol.* Julho; 16(5): 409-416.

45 BÖNÖCZK, P. *et al.* 2000. "Role of sodium channel inhibition in neuroprotection: effect of vinpocetine." *Brain Res. Bull.* 53(3): 245-254; ERDO, S. A. *et al.* 1996. "Vincamine and vincanol are potent blockers of voltage-gated Na channels." *Eur J Pharmacol.* 24 de outubro; 314(1-2): 69-73; BALESTRERI, R. FONTANA,

L. & ASTENGO, F. 1987. "A double-blind placebo controlled evaluation of the safety and efficacy of vinpocetine in the treatment of patients with chronic vascular senile cerebral dysfunction." *J Am Geriatr Soc.* Maio; 35(5): 425-430.

46 FURUSHIRO, M. *et al.* 1997. "Effects of administration of soybean lecithin transphosphatidylated phosphatidylserine on impaired learning of passive avoidance in mice." *Jpn Pharmacol.* Dezembro; 75(4): 447-450.

47 SHARMAN, E. H. *et al.* 2002. "Reversal of biochemical and behavioral parameters of brain aging by melatonin and acetyl L-carnitine." *Brain Res.* 13 de dezembro; 957(2): 223-230.

48 "Pesquisadores do Instituto Neuropsiquiátrico da UCLA constataram melhora significativa na recuperação verbal entre um grupo de indivíduos com distúrbio de memória associado à idade, que tomaram suplemento herbáceo de *ginkgo biloba* durante seis meses, quando comparado ao grupo que recebeu placebo." CHAMPEAU, R. "UCLA researchers find ginkgo biloba may help improve memory." Boletim informativo da UCLA, 10 de novembro, 2003; www.eurekalert.org/pub_releases/2003-11/uoe--urf111003.php. Ver, também, STACKMAN, R. W. *et al.* 2003. "Prevention of age-related spatial memory deficits in a transgenic mouse model of Alzheimer's disease by chronic ginkgo biloba treatment." *Exp Neurol.* Novembro; 184(1): 510-520.

49 J. M. BOURRE, *et al.* 1991. "Essentiality of n-3 fatty acids for brain structure and function." *World Rev Nutr Diet.* 66: 103-117.

50 HERON, D. S. *et al.* 1980. "Lipid fluidity markedly modulates the binding of serotonin to mouse brain membranes." *Proc Natl Acad Sci.* 77: 7.463-7.467.

51 SIMOPOULOS, A. P. 2001. "Evolutionary aspects of diet and essential fatty acids." *World Rev Nutr Diet.* 88: 18-27; SIMOPOULOS, A. P.; LEAF, A. & SALEM, N. 1999. "Workshop on the essentiality of and recommended dietary intakes for Omega-6 and Omega-3 fatty acids." *J Am Coll Nutr.* 18: 487-489.

52 Não há consenso universal sobre a proporção ideal de consumo entre ácidos graxos Ômega-6 e Ômega-3. O dr. Yehuda *et al.*, de Israel, acha que uma proporção 4:1 é ótima. Ver YEHUDA, S. *et al.* 2002. "The role of polyunsaturated fatty acids in restoring the aging neuronal membrane." *Neurobiol Aging.* Setembro/outubro; 23(5): 843-853.

53 NEMETS, E. *et al.* 2002. "Addition of Omega-3 fatty acid to maintenance medication treatment for recurrent unipolar depressive disorder." *Am J Psychiatry.* 159: 477-479; MARANGELL, L. B. *et al.* 2003. "A double-blind, placebo-controlled study of the Omega-3 fatty acid docosahexaneoic acid in the treatment of major depression." *Am J Psychiatry.* 160: 996-998.

54 CHUNG, S. Y. *et al.* 1995. "Administration of phosphatidylcholine increases brain acetylcholine concentration and improves memory in dementia mice." *J Nutr.* Junho; 125(6): 1.484-1.489.

55 LADD, S. L. *et al.* 1993. "Effect of phosphatidylcholine on explicit memory." *Clin Neuropharmacol.* Dezembro; 16(6): 540-549.

56 "A memória é um processo biológico que pode ser manipulado pela biologia moderna como tudo o mais. Além de ser possível perturbá-la, pode-se melhorá-la, segundo Timothy Tully, de *Helicon Therapeutics.* Outro pioneiro da pesquisa sobre memória, o Prêmio Nobel Eric Kandel, investigou a memória usando um modelo de caramujo marinho. Algumas das células nervosas do caramujo *Aplysia* são "grandes o bastante para serem vistas a olho nu". LANGRETH, R. "Viagra for the brain." *Forbes.com,* 4 de fevereiro, 2002; www.forbes.com/forbes/2002/0202/046_print.html.

57 FAGNANI, F. *et al.* 2004. "Donepezil for the treatment of mild to moderate Alzheimer's disease in France: the economic implications." *Dement Geriatr Cogn Disord.* 17(1-2): 5-13; KRISHNAN, K. R. *et al.* 2003. "Randomized, placebo-controlled trial of the effects of donepezil on neuronal markers and hippocampal volumes in Alzheimer's disease." *Am J Psychiatry.* Novembro; 160(11): 2.003-2.011.

CAPÍTULO 19

1 CARVALHAES-NETO, N. *et al.* 2002. "Urinary free cortisol is similar in older and younger women." *Exp Aging Res.* Abril/junho; 2 8(2): 163-168; BEALE, E. *et al.* 2002. "Changes in serum cortisol with age in critically ill patients." *Gerontology.* Março/abril; 48(2): 84-92.

2 SAPOLSKY, R. 1998. *Why Zebras Don't Get Ulcers.* New York: W. H. Freeman.

3 KHALSA, D. S. & STAUTH, C. 1997. *Brain Longevity.* New York: Warner Books.

4 FERRARI, E. *et al.* 2001. "Age-related changes of the adrenal secretory pattern: possible role in pathological brain aging." *Brain Res Rev.* Novembro; 37(1-3): 294-300; FERRARI, E. *et al.* 2001. "Age-related changes of the hypothalamic-pituitary-adrenal axis: pathophysiological correlates." *Eur J Endocrinol.* Abril; 144(4): 319-329.

5 Para informações sobre este teste, ver www.Fantastic-Voyage.net.

6 Segundo uma pesquisa, "estuda-se o papel fisiológico de dehidroepiandrosterona (DHEA) e seu éster sulfatado DHEA(S) há quase duas décadas e ainda falta um esclarecimento final". Os autores também sugerem que a disponibilidade do suplemento está "impedindo a avaliação científica rigorosa de seu potencial". RACCHI, M.; BALDUZZI, C. & CORSINI, E. 2003. "Dehydroepiandrosterone (DHEA) and the aging brain: flipping a coin in the 'fountain of youth'." *CNSDRUG Rev* primavera; 9(1): 21-40. Ver também BOUDARENE, M. & LEGROS, J. J. 2002. "Study of the stress response: role of anxiety, cortisol and DHEAs." *Encephale.* Março/abril; 28(2): 139-146.

7 SHIBATA, S. 2000. "A drug over the millennia: pharmacognosy, chemistry, and pharmacology of licorice." *Yakugaku Zasshi.* Outubro; 120(10): 849-862.

8 SINGH, B. *et al.* 2001. "Adaptogenic activity of a novel, withanolide-free aqueous fraction from the roots of Withania somnifera Dun." *Phytother Res.* Junho; 15(4): 311-318.

9 Há muito tempo, Barry Sears prega o evangelho dos riscos do cortisol e da insulina. Ver *The AntiAging Zone.* New York: HarperCollins, 1999, p. 138.

10 ZIMMET, P. & BABA, S. 1990. "Central obesity, glucose intolerance and other cardiovascular disease risk factors: an old syndrome rediscovered." *Diabetess Res Clin Pract.* 10 (Supl 1): S167-171.

11 NANDI, J. *et al.* 2002. "Central mechanisms involved with catabolism." *Curr Opin Clin Nutr Metab Care.* Julho; 5(4): 407-418.

12 Segundo um estudo, "a resistência à insulina é um fator de risco importante para o diabetes tipo 2 e a cardiopatia coronariana. Nossos resultados sugerem que fatores genéticos, ambiente intra-uterino, a primeira infância e fatores ambientais adultos são todos relevantes para a determinação da resistência à insulina no adulto". LAWLOR, D. A.; SMITH, G. & EBRAHIM, S. 2003. "Life course influences on insulin resistance: findings from the British Women's Heart and Health Study." *Diabetess Care.* Janeiro; 26(1): 97-103. Ver também, DESPRES, J. P. *et al.* 1996. "Hyperinsulinemia as an independent risk factor for ischemic heart disease." *N Engl J Med.* 11 de abril; 334(15): 952-957.

13 www.sciam.comlarticle.cfm?chanID=sa003&articleID=000C601F-8711-1F99-86FB83414B7F0156.

14 REGELSON, W. & COLMAN, C. 1996. *The Super Hormone Promise.* New York: Simon and Schuster.

15 LEOWATTANA, W. 2001. "DHEA(S): the fountain of youth." *J Med Assoc Thai.* Outubro; 84 (Supl 2): S605-612.

16 LEMON, J. A.; BOREHAM, D. R. & ROLLO, C. D. 2003. "A dietary supplement abolishes age-related cognitive decline in transgenic mice expressing elevated free radical processes." *Exp Biol Med.* 228: 800-810; BUDER, R. N. *et al.* 2002. "Is there an anti-aging medicine?" *Journals of Gerontology Series A: Biol Sci Med Sci* 57: B333-B338.

17 BARRETT-CONNOR, E.; KHAW, K. T & YEN, S. S. 1986. "A prospective study of dehydroepiandrosterone sulfate, mortality, and cardiovascular disease." *N Engl J Med.* 11 de dezembro; 315(24): 1.519-1.524.

18 STRAUB, R. H. *et al.* 2002. "Dehydroepiandrosterone in relation to other adrenal hormones during an acute inflammatory stressful disease state compared with chronic inflammatory disease: role of interleukin-6 and tumour necrosis factor." *Eur J Endocrinol.* Março; 146(3): 365-374.

19 REGELSON, W. 1985. "Vitamin A, dehydroepiandrosterone (DHEA) and 5' nucleotidase: regulatory factors in tumor growth." *Cancer Invest.* 3(4): 407-409.

20 YOUNG, A. H.; GALLAGHER, P. & PORTER, R. J. 2002. "Elevation of the cortisol-dehydroepiandrosterone ratio in drug-free depressed patients." *Am J Psychiatry.* Julho; 159(7): 1.237-1.239.

21 Segundo um estudo, "acréscimos nos índices de excitação sexual física e mental aumentaram significativamente em resposta a uma dose aguda de DHEA, em mulheres pós-menopausa". HACKBERT, L. & HEIMAN,

J. R. 2002. "Acuce dehydroepiandrosterone (DHEA) effects on sexual arousal in postmenopausal women." *J Women's Health Gend Based Med.* Março; 11(2): 155-162. Ver, também, SPARK, R. F. 2002. "Dehydroepiandrosterone: a springboard hormone for female sexuality." *Fertil Steril.* Abril; 77 (Supl 4): 19-25.

22 LEOWATTANA, W., no trabalho citado.

23 RUDMAN, D. *et al.* 1990. "Effects of human growth hormone in men over 60 years old." *N Engl Med.* 5 de julho; 323(1): 1-6.

24 Em www.ncbi.nlm.nih.gov, procure *growth hormone* no banco de dados *PubMed* para ver esses resultados.

25 VERMEULIN, A. 2002. "Aging, hormones, body composition, metabolic effects." *World J Urol.* Maio; 20(1): 23-27.

26 MURRAY, R. D. *et al.* 2002. "Low-dose GH replacement improves the adverse lipid profile associated with the adult GH deficiency syndrome." *Clin Endocrinol (Oxj).* Abril; 56(4): 525-532.

27 AHMAD, A. M. *et al.* 2002. "Effects of GH replacement on 24-h ambulatory blood pressure and its circadian rhythm in adult GH deficiency." *Clin Endocrinol (Oxf).* Abril; 56(4): 431-437.

28 SVENSSON, J. *et al.* 2002. "Effects of seven years of GH-replacement therapy on insulin sensitivity in GH-deficient adults." *J Clin Endocrinol Metab.* Maio; 87(5): 2.121-2.127.

29 CUMMINGS, D. E. & MERRIAM, G. R. 1999. "Age-related changes in growth hormone secretion: should the somatopause be treated?" *Semin Reprod Endocrinol.* 17(4): 311-325. Além disso, há pesquisas sendo feitas sobre o tratamento com GH em adultos no mundo todo. Ver, por exemplo, SVERRISDOTTIR, Y. B. *et al.* 2003. "The effect of growth hormone (GH) replacement therapy on sympathetic nerve hyperactivity in hypopituitary adults: a double-blind, placebo-controlled, crossover, short-term trial followed by long-term open GH replacement in hypopituitary adults." *J Hypertens.* Outubro; 21(10): 1.905-1.914.

30 Outros pontos a considerar: este estudo usou o protocolo de injeção de GH de "dose alta e freqüência baixa". A maioria dos médicos que combatem o envelhecimento recomenda a terapia GH com "dose baixa e freqüência elevada", para reduzir os efeitos colaterais. Além disso, usaram-se formas artificiais, não bioidênticas de estrogênio, progestina e testosterona. Ver BLACKMAN, M. R. *et al.* 2002. "Growth hormone and sex steroid administration in healthy aged women and men." JAMA. 288: 2.282-2.292.

31 SHIM, M. & COHEN, P. 1999. "IGFs and human cancer: implications regarding the risk of growth hormone therapy." *Horm Res.* 51 (Supl 3): 42-51.

32 BEENTJES, A. *et al.* 2000. "One year growth hormone replacement therapy does not alter colonic epithelial cell proliferation in growth hormone deficient adults." *Clin Endocrinol (Oxf).* Abril; 52(4): 457-462, e LETSCH, M. *et al.* 2003. "Growth hormone-releasing hormone (GHRH) antagonists inhibit the proliferation of androgen-dependent and -independent prostate cancers." *Proc Natl Acad Sci USA.* 4 de fevereiro; 100(3): 1.250-1.255; TOROSIAN, M. H. 1993. "Growth hormone and prostate cancer growth and metastasis in tumorbearing animals." *J Pediatr Endocrinol.* Janeiro/março; 6(1): 93-97.

33 STOUT, J. R. 2002. "Amino acids and growth hormone manipulation." *Nutrition.* Julho/Agosto; 18(7-8): 683-684; SAVINE, R. & SONKSEN, P. H. 1999. "Is the somatopause an indication for growth hormone replacement?" *J Endocrinol Invest.* 22 (5 Supl): 142-149.

34 MORALES, A. J. *et al.* 1998. "The effect of six months treatment with a 100mg daily dose of dehydroepiandrosterone (DHEA) on circulating sex steroids, body composition and muscle strength in age-advanced men and women." *Clin Endocrinol (Oxf).* Outubro; 49(4): 421-432.

35 LEGER, D. *et al.* 2004. "Nocturnal 6-sulfatoxymelatonin excretion in insomnia and its relation to the response to melatonin replacement therapy." *Am J Med.* 15 de janeiro; 116: 91-95.

36 Estudos de mulheres que trabalham à noite foram usados para analisar o papel da melatonina. As implicações dos resultados, que mostraram um aumento no risco, "vão além de mulheres que trabalham à noite [...] Mulheres em países em desenvolvimento têm 1/5 do risco de câncer de mama quando comparadas às mulheres em países industrializados [...] É possível que a exposição à mais luz, à noite, um fenômeno comum em países industrializados, seja responsável pelo maior risco de câncer em mulheres. Isso tem implicações que independem do horário de trabalho". WILLIS, M. T. 2001. "Light at night", *ABCNEWS.com* (abcnews.

go.com/sections/living/DailyNews/breastcancer011016.html). Ver SCHERNHAMMER, E. *et al.* 2003. "Night-shift work and risk of colorectal cancer in the Nurses' Health Study." JNCI. Junho 4:95(11): 825-828. Ver, também, TOUITOU, Y. 2001. "Human aging and melatonin. Clinical relevance." *Exp Gerontol.* Julho; 36(7): 1.083-1.100; FRASCHINI, F. *et al.* 1998. "Melatonin involvement in immunity and cancer." *Biol Signals.* Janeiro; 7(1): 61-72.

CAPÍTULO 20

1 É curioso que, no afã de "nivelar o campo de jogo" em nome da igualdade sexual, muitos médicos parecem ter perdido de vista o fato de que existem, sem dúvida, importantes diferenças físicas entre homens e mulheres. Pesquisas recentes sugerem que o sexo precisa ser levado em conta no uso de muitos tipos de fármacos e terapias. Há diferenças significativas entre homens e mulheres na função do cérebro, do coração, dos pulmões e dos sistemas imunológico e digestivo, além das diferenças óbvias no sistema reprodutivo. Para maiores informações, ver LEGATO, M. J. 2002. *Eve's Rib: The New Science of Gender-Specific Medicine and How It Can Save Your Life.* New York: Harmony Books.

2 A BERT não é realmente nova; existe há décadas. Agora, começa a tornar-se mais conhecida, graças a livros famosos, como *The Sexy Years*, de Suzanne Somers. 2004. New York: Crown.

3 Curiosamente, os fabricantes de *Premarin* parecem orgulhar-se desse fato e promovem *Premarin* como contendo "estrógenos obtidos exclusivamente de fontes naturais", embora estas sejam urina de égua prenhe.

4 PINN, V. W. *et al.* 2002. *NIH Research and Other Efforts Related to the Menopausal Transition.* 22 de abril. Bethesda, Maryland: *Office of Research on Women's Health/National Institutes of Health* (www.od.nih.gov/orwh/MenopauseRpt4-02.pdf).

5 VASHISHT, A. *et al.* 2001. "Prevalence of and satisfaction with complementary therapies and hormone replacement therapy in a specialist menopause clinic." *Climacteric.* Setembro; 4(3): 250-256. Ver, também, NAND, S. L. *et al.* 1998. "Menopausal symptom control and side-effects on continuous estrone sulfate and three doses of medroxyprogesterone acetate. Grupo de estudo Ogen/Provera." *Climacteric.* Setembro; 1(3): 211-218.

6 A falta de consenso não é causada pela falta de empenho. Vários estudos estão em andamento ou foram recentemente concluídos, na tentativa de proporcionar melhor orientação para mulheres na menopausa. Os principais estudos incluem *Women's Health Initiative (WHI), Postmenopausal Estrogen/Progestin Intervention (PEPI) Trial, Heart and Estrogen-Progestin Replacement Study (HERS), Women's International Study of long Duration Oestrogen after Menopause (WISDOM)* e *Million Women Study.*

7 Para um debate interessante dos tipos de problemas enfrentados pelos médicos de hoje na decisão de quais tipos de mulheres e quais fatores de risco são receptivos à TRH, ver MANSON, J. E. & MARTIN, K. A. 2001. "Clinical practice. Postmenopausal hormone-replacement therapy." *N Engl J Med.* 5 de julho; 345(1): 34-40.

8 CAULEY, J. A. *et al.* 2001. "Effects of hormone replacement therapy on clinical fractures and height loss: The Heart and Estrogen/Progestin Replacement Study (HERS)." *Am J Med.* 15 de abril; 110(6): 442-450.

9 WARREN, M. P. *et al.* 2003. "Persistent osteopenia in ballet dancers with amenorrhea and delayed menarche despite hormone therapy: A longitudinal study." *Fertil Steril.* Agosto; 80: 398-404.

10 CAULEY, J. A. *et al.* 2003. "Effects of estrogen plus progestin on risk of fracture and bone mineral density: the Women's Health Initiative randomized trial." JAMA. 1º de outubro; 290(13): 1.729-1.738.

11 OWENS, C. T. 2002. "Estrogen replacement therapy for Alzheimer disease in postmenopausal women." *Ann Pharmacother.* Julho; 3 6(7): 1.273-1.276, e YAFFE, K. 1998. "Estrogen therapy in postmenopausal women: effects on cognitive function and dementia." JAMA. 4 de março; 279(9): 688-695.

12 As conclusões do grande estudo Coração e Reposição de Progestina/Estrogênio (*Heart and Estrogen/Progestin Replacement Study*) sugerem que mulheres com risco de doença coronariana correm um risco cardíaco ainda maior com a TRH. Para mulheres de baixo risco, "há um risco de que mulheres sem cardiopatia coronariana possam vivenciar dano líquido ainda maior com a TRH". Ver BLAKELY, J. A. 2000. "The heart and estrogen/progestin replacement study revisited: hormone replacement therapy produced net harm, consistent with the observational data." *Arch Intern Med.* 23 de outubro; 160(19): 2.897-2.900.

Ver, também, SORELLE, R. 2002. "Second year of HERS same as the first – no cear benefit or harm for cardiovascular disease." *Circulation*. 26 de fevereiro; 105(8): e 9.077-9.078; MEADE, T. W. & VICKERS, M. R. 1999. "HRT and cardiovascular disease." *J Epidemiol Biostat.* 4(3): 165-190.

13 COLDITZ, G. A. *et al.* 1995. "The use of estrogens and progestins and the risk of breast cancer in postmenopausal women." *N Engl J Med.* 15 de junho; 332(24): 1.589-1.593.

14 RODRIGUEZ, C. *et al.* 1995. "Estrogen replacement therapy and fatal ovarian cancer." *Am J Epidemiol.* 1º de maio; 141(9): 828-835.

15 *Writing Group for the Women's Health Initiative Investigators*. 2002. "Risks and benefits of estrogen plus progestin in healthy postmenopausal women: principal results from the Women's Health Initiative randomized controlled trial." JAMA. 288: 321-333.

16 Dados da página na Internet de OB/GYN de *American College* ("Questions and Answers on Hormone Therapy," www.acog.org/ITom_home/publications/press_releases/nr08-30-02.cfin). Contudo, todos os dados não foram ruins para mulheres que tomaram *Prempro*. Constatou-se, também, uma redução de 37% em câncer de cólon e de 24%-34% em fraturas ósseas.

17 HERSH, A. L.; STEFANICK, M. L. & STAFFORD, R. S. 2004. "National use of postmenopausal hormone therapy: annual trends and response to recent evidence." JAMA. 7 de janeiro; 291(1): 47-53; HAAS, J. S. *et al.* 2004. "Changes in the use of postmenopausal hormone therapy after the publication of clinical trial results." *Ann Intern Med.* 3 de fevereiro; 140(3): 184-188.

18 HARGROVE, J. T. *et al.* 1989. "Menopausal hormone replacement therapy with continuous daily oral micronized estradiol and progesterone." *Obstet Gynecol.* Abril; 73(4): 606-612.

19 DUPONT, A. *et al.* 1991. "Comparative endocrinological and clinical effects of percutaneous estradiol and oral conjugated estrogens as replacement therapy in menopausal women." *Maturitas.* Outubro; 13(4): 297-311.

20 PRESTWOOD, K. M. *et al.* 2000. "The effect of low dose micronized 17ss-estradiol on bone turnover, sex hormone levels, and side effects in older women: a randomized, double-blind, placebo-controlled study." *J Clin Endocrinol Metab.* Dezembro; 85(12): 4.462-4.469. Ver também ETTINGER, B. et al. 1992. "Low-dosage micronized 17 beta-estradiol prevents bone loss in postmenopausal women." *Am J Obstet Gynecol.* Fevereiro; 166(2): 479-88.

21 SNABES, M. C. *et al.* 1997. "Physiologic estradiol replacement therapy and cardiac structure and function in normal postmenopausal women: A randomized, double-blind, placebo-controlled crossover trial." *Obstet Gynecol.* 89: 332-339; ROSANO, G. M. C. *et al.* 1993. "Beneficial effect of oestrogen on exercise induced myocardial ischemia in women with coronary artery disease." *Lancet.* 342: 133-136; HAINES, C. *et al.* 1996. "Effect of oral estradiol on Lp(a) and other lipoproteins in postmenopausal women. A randomized, double-blind, placebo-controlled crossover study." *Arch Intern Med.* 156: 886-872.

22 HODIS, H. N. *et al.* 2003. "Hormone therapy and the progression of coronary-artery atherosclerosis in postmenopausal women." *N Engl J Med.* 7 de agosto; 349(6): 535-545.

23 MEILAHN, E. N. *et al.* 1998. "Do urinary oestrogen metabolites predict breast cancer? Guernsey III cohort follow-up." *Br J Cancer.* Novembro; 78(9): 1.250-1.255.

24 Ainda não se compreende o papel do estrogênio na proteção da função cerebral, mas é obviamente importante para homens e mulheres. BISAGNO, V.; BOWMAN, R. & LUINE, V. 2003. "Functional aspects of estrogen neuroprotection." *Endocrine.* 1º de junho; 21(1): 33-41; SWAAB, D. E. *et al.* 2003. "Sex differences in the hypothalamus in the different stages of human life." *Neurobiol Aging.* 1º de maio; 24 (Supl 1): Sl-S16, discussão, S17-S19.

25 KAMADA, A. *et al.* 2004. "A new series of estrogen receptor modulators: effect of alkyl substituents on receptor-binding affinity." *Chem Pharm Buli (Tóquio).* Janeiro; 52: 79-88.

26 YIN, D. *et al.* 2003. "Pharmacodynamics of selective androgen receptor modulators." *J Pharmacol ExpTher.* Março; 304(3): 1.334-1.340.

27 VINCENT, A. & FITZPATRICK, L. A. 2000. "Soy isoflavones: are they useful in menopause?" *Mayo Clin Proc.* Novembro; 75(11): 1.174-1.184.

28 HORIUCHI, T. *et al.* 2000. "Effect of soy protein on bone metabolism in posrmenopausal Japanese women." *Osteoporos Int.* 11(8): 721-724; SOMEKAWA, Y. *et al.* 2001. "Soy intake related to menopausal symptoms, serum lipids, and bone mineral density in postmenopausal Japanese women." *Obstet Gynecol.* Janeiro; 97(1): 109-115.

29 Um estudo aleatório cruzado analisou os efeitos de três dietas de soja em 18 mulheres pós-menopausa saudáveis. "Quando comparado com valores básicos, o consumo de todas as três dietas de soja [...] reduziu a proporção de estrogênios genotóxicos totais. Esses dados sugerem que tanto isoflavonas quanto outros componentes da soja podem exercer efeitos preventivos do câncer em mulheres pós-menopausa, por meio da alteração do metabolismo de estrogênio, de metabólitos genotóxicos para metabólitos inativos." XU, X. *et al.* 2000. "Soy consumption alters endogenous estrogen metabolism in postmenopausal women." *Cancer Epidemiol Biomarkers Prev.* Agosto; 9: 781-786. Ver, também, FITZPATRICK, L. A. 2003. "Soy isoflavones: hope or hype?" *Maturitas.* Março&14; 44 (Supl 1): S21-29; KISHIDA, T. *et al.* 2000. "Effect of dietary soy isoflavone aglycones on the urinary 16alpha-to 2-hydroxyestrone ratio in C3H/HeJ mice." *Nutr Cancer.* 38(2): 209-214.

30 Lista de alimentos de soja nos EUA: www.soyfoods.com/nutrition/isoflavoneconcentration.html.

31 KRONENBERG, E. & FUGH-BERMAN, A. 2002. "Complementary and alternative medicine for menopausal symptoms: a review of randomized, controlled trials." *Ann Intern Med.* 19 de novembro; 137(10): 805-813.

32 Em meados da década de 1990, pesquisadores em *Johns Hopkins* estabeleceram um vínculo em estudos animais, entre produtos químicos encontrados em brócolis e a proteção contra o câncer. Desde então, vários estudos analisam os efeitos benéficos de vegetais crucíferos.
Um estudo concentrou-se em saber por que mulheres polonesas no meio-oeste americano têm maior probabilidade de desenvolver câncer de mama do que seus familiares na Europa. A resposta pode estar no repolho, que é um vegetal crucífero que os poloneses consomem na Europa. Pesquisadores da Universidade de Illinois, em Urbana-Champaign, "estimularam colônias em tubos de ensaio de células humanas de câncer de mama com estrogênio, depois acrescentaram extratos de repolho puro, chucrute ou couve-de-bruxelas acidificadas". Em concentrações maiores, cada extrato, "além de retardar o crescimento de células alimentadas por estrogênio, bloqueou a capacidade do estrogênio de ativar um determinado gene". Embora os resultados do estudo não apontem para o agente atuante nos vegetais, eles sugerem que "esses alimentos podem oferecer agentes ainda mais 'potencialmente importantes' e apontam para uma nova categoria de fármacos para reduzir o risco de câncer". RALOFF, J. 2001. "Fighting cancer from the cabbage patch." *Science News.* Março 3;159(9); www.sciencenews.org/20010303/food.asp. Para o estudo propriamente dito, ver JU, Y. H. *et al.* 2000. "Estrogenic effects of extracts from cabbage, fermented cabbage, and acidified brussels sprouts on growth and gene expression of estrogen-dependent human breast cancer (MCF-7) cells." *J Agricultural Food Chem.* Outubro; 48: 4628. Ver, também, MURILLO, G. & MEHTA, R. G. 2001. "Cruciferous vegetables and cancer prevention." *Nutr Cancer.* 41(1-2): 17-28; FOWKE, J. H.; LONGCOPE, C. & HEBERT, J. R. 2000. "Brassica vegetable consumption shifts estrogen metabolism in healthy postmenopausal women." *Cancer Epidemiol Biomarkers Prev.* Agosto; 9(8): 773-779.

33 BRIGNALL, M. S. 2001. "Prevention and treatment of cancer with indole-3-carbinol." *Altern Med Rev.* Dezembro; 6(6): 580-589.

34 LEE, J. R. 1999. *What Your Doctor May Not Tell You About Premenopause.* New York: Warner Books.

35 LEONETTI, H. B. *et al.* 1999. "Transdermal progesterone cream for vasomotor symptoms and postmenopausal bone loss." *Obstet Gynecol.* Agosto; 94(2): 225-228.

36 Ibid. Ver, também, WREN, B. G. *et al.* 2003. "Transdermal progesterone and its effect on vasomotor symptoms, blood lipid levels, bone metabolic markers, moods, and quality of life for postmenopausal women." *Menopause.* Janeiro/fevereiro; 10(1): 13-18.

37 "p53, um gene supressor de tumor, é alvo de alterações genéticas em muitos cânceres em animais e humanos. Comparados aos tecidos normais, os tecidos cancerígenos expressam em excesso a proteína mutante p53, permitindo, assim, sua detecção por meio de vários procedimentos imunoquímicos." HAGA, S. *et al.* 2001. "Overexpression of the P^{53} gene product in canine mammary tumors." *Oncol Rep.* 1º de novembro; 8(6): 1.215-1.219. Ver, também, SAHU, G. R. *et al.* 2002. "Rearrangement of P^{53} gene with overexpressed P53 protein in primary cervical cancer." *Oncol Rep.* 1º de março; 9(2): 433-437; MOUDGIL, V. K. *et al.* 2001. "Hormonal regulation of tumor suppressor proteins in breast caneer cells." *J Steroid Biochem Mol Biol.* Janeiro/março; 76(1-5): 105-117.

38 CHANG, K. J. *et al.* 1995. "Influences of percutaneous administration of estradiol and progesterone on human breast epithelial cell cycle in vivo." *Fertil Steril.* Abril; 63(4): 785-791.

39 SHANTHA, S. *et al.* 2002. "Natural vaginal progesterone is associated with minimal psychological side effects: a preliminary study." *J Women's Health Gend Based Med.* Dezembro; 10(10): 991-997, e FERRERO, S. *et al.* 2002. "Vaginal micronized progesterone in continuous hormone replacement therapy. A prospective randomized study." *Minerva Gynecol.* Dezembro; 54(6): 519-530.

40 DARJ, E. *et al.* 1993. "Liver metabolism during treatment with estradiol and natural progesterone." *Gynecol Endocrinol.* Junho; 7 (2): 111-114.

41 LANGER, R. D. 1999. "Micronized progesterone: a new therapeutic option." *Int J Fertil Women's Med.* Março/abril; 44(2): 67-73.

42 SHIFREN, J. L. *et al.* 2000. "Transdermal testosterone treatment in women with impaired sexual function after oophorectomy." *N Engl J Med.* 7 de setembro; 343(10): 682-688.

43 WESPES, E. & SCHULMAN, C. C. 2002. "Male andropause: myth, reality and treatment." *Int J Impot Res.* Fevereiro; 14 (Sup1 1): S93-S98.

44 HEATON, J. P. & MORALES, A. 2001. "Andropause – a multisystem disease." *Can J Urol.* Abril; 8(2):1.213-1.222.

45 Pouco antes da introdução de *Proscar, Merck and Company* introduziu *Propecia*, que é idêntico ao *Proscar*, apenas com potência de 1 mg em vez de 5 mg, como tratamento para a calvície masculina.

46 DEBRUYNE, F. *et al.* 2002. "Comparison of a phytotherapeutic agent (Permixon) with an alphablocker (tamsulosin) in the treatment ofbenign prostatic hyperplasia: a l-year randomized international study." *Eur Urol.* Maio; 41(5): 497-507; CAMPAULT, G. *et al.* 1984. "A double-blind trial of an extract of the plant seronoa repens in benign prostatic hyperplasia." *Br. J. Clin. Pharm.* 18: 461.

47 GERBER, G. S. 2000. "Saw palmetto for the treatment of men with lower urinary tract symptoms." *J Urol.* Maio; 163(5): 1.408-1.412.

48 NIEUWOUDT, L. B. *et al.* 1990. "Correlation between the macromolecular effects of estradiol and cate-cholestradiols and the total prostatic catecholestrogen concentration." *Clin Physiol Biochem.* 8(5): 231-237.

49 NAKHLA, A. M. *et al.* 1994. "Estradiol Causes the Rapid Accumulation of cAMP in Human Prostate." *Proc Natl Acad Sci USA.* 7 de junho; 91 (12): 5.402-5.405.

50 ASHOK, B. T. *et al.* 2001. "Abrogation of estrogen-mediated cellular and biochemical effects by indole-3-carbino1." *Nutr Cancer.* 41(1-2): 180-187; MICHNOVICZ, J. J.; ADLERCREUTZ, H. & BRADLOW, H. L. 1997. "Changes in levels of urinary estrogen metabolites after oral indole-3-carbinol treatment in humans." *J Natl Cancer Inst.* 21 de maio; 89(10): 718-723.

51 AUBORN, K. J. *et al.* 2003. "Indole-3-carbinol is a negative regulator of estrogen." *J Nutr.* 133 (7 Supl): 2.470S-2.475S.

52 JEONG, H. J. *et al.* 1999. "Inhibition of aromatase activity by flavonoids." *Arch Pharm Res.* Junho; 22(3): 309-312.

53 TAXEL, P. *et al.* 2001. "The effect of aromatase inhibition on sex steroids, gonadotropins, and markers of bone turnover in older men." *J Clin Endocrinol Metab.* Junho; 86(6): 2.869-2.874.

54 BLAND, J. S. 2002. *Nutritional Endocrinology: Breakthrough Approaches for Improving Adrenal and Thyroid Function.* Gig Harbor, Washington: Metagenics Educational Programs, p. 141-142.

55 GUAY, A. T. *et al.* 2003. "Clomiphene increases free testosterone levels in men with both secondary hypogonadism and erectile dysfunction: who does and does not benefit?" *Int J Impot Res.* Junho; 15(3): 156-165.

56 Como uma pesquisa concluiu, "estudos epidemiológicos não fornecem pistas de que os níveis de andrógênio circulante estão correlacionados com ou predizem a doença prostática. Similarmente, os estudos de reposição de andrógênio em homens não sugerem que estes homens sofram, em grau mais elevado, de doença prostática do que os sujeitos controles. Parece ser uma prática defensiva tratar homens mais velhos com andrógênios se e quando apresentam deficiência de testosterona, mas são necessários estudos em longo prazo que incluam um número suficiente de homens". GOOREN, L. 2003. "Androgen deficiency in the aging male: benefits and risks of androgen supplementation." *J Steroid Biochem Mol Biol.* Junho; 85(2-5): 349-355.

Ver, também, MORALES, A. 2002. "Androgen replacement therapy and prostate safety." *Eur Urol.* Fevereiro; 41(2): 113-120.

57 MORLEY, J. E. 2003. "The need for a men's health initiative." *J Gerontol A Biol Sci Med Sci.* 58: 614-617.

CAPÍTULO 21

1 AMES, B. N. & WAKIMOTO, P. 2002. "Are vitamin and mineral deficiencies a major cancer risk?" *Nat Rev Cancer.* Setembro; 2(9): 694-704.

2 DA VANZO, J. E. *et al.* 2003. "A study of the cost effects of daily multivitamins for older adults." *The Lewin Group, Inc.*, 8 de outubro.

3 SALISBURY, D. 2004. "Chemists develop antioxidants 100 times more effective than vitamin E." *Exploration,* 16 de janeiro; http://exploration.vanderbilt.edu/news/news_antioxidant.htm.

4 DEAN, K. "Breathing new life into medicine." *Wired News,* 16 de julho, 2003; www.wired.com/newsl print/0,1294,59635,00.html.

5 LOK, C. "Smarter drugs." *MIT Technology Review,* março 2004; www.technologyreview.com/ articles/print_version/launchpad0304.asp.

6 PHILIPKOSKI, K. "Souped-up rice goes against the grain." *Wired News,* 5 de junho, 2003; www.wired.com/news/medtech/0,1286,59117,00.html.

7 CHURCH, T. S. *et al.* 2003. "Reduction of C-Reactive Protein Levels Through Use of a Multivitamin." *Am J Med.* 15 de dezembro; 115(9): 702-707.

8 SHINTANI, D. & DELLAPENNA, D. 1998. "Elevating the Vitamin E Content of Plants Through Metabolic Engineering." *Science.* 11 de dezembro; 282: 5396.

9 AJJAWI, I. & SHINTANI, D. 2004. "Engineered plants with elevated vitamin E: a nutraceutical success story." *Trends in Biotechnology.* Março; 22(3): 104-107.

10 KLEINER, K. "Biotech researchers create safer soybeans." *NewScientist.com*, setembro 2002; www. newscientist.com/news/news.jsp?id=ns99992782.

11 *AP News Service.* "Scientists foresee genetically engineered healthier steak." 2 de fevereiro, 2004; www. usatoday.com/news/health/2004-02-04-healthy-steak_x.htm; KITESSA, S. M. *et al.* 2004. "Supplementation of grazing dairy cows with rumen-protected tuna oil enriches milk fat with n-3 fatty acids without affecting milk production or sensory characteristics." *Br J Nutr.* Fevereiro; 91 (2): 271-278.

12 DEMMIG-ADAMS, B. & ADAMS III, W. 2002. "Antioxidants in photosynthesis and human nutrition." *Science.* 13 de dezembro; 298: 2.149-2.153; RASKIN, I. *et al.* 2002. "Plants and human health in the twenty-first century." *Trends in Biotechnology.* 20(12): 522-531.

13 Ibid, p. 2.153.

14 As enzimas antioxidantes não têm de cometer suicídio (haraquiri) quando cedem um de seus elétrons; ao contrário, podem trabalhar juntas, em equipe. Por exemplo, quando uma molécula de vitamina E cede um elétron para satisfazer um radical livre, uma molécula de vitamina C quase sempre surge e cede um de seus elétrons para restaurar a molécula da vitamina E, e então uma molécula de glutationa cede um dos seus elétrons para a vitamina E.

15 *Swiss Institute of Bioinformatics. ENZYME.* Banco de dados de nomenclatura de enzimas. Boletim 27.0, outubro 2001, atualizações até 1º de fevereiro 2002; www.expasy.ch/enzyme (acessado em 2 de fevereiro, 2002).

16 Este artigo seminal, de Bruce Ames, proporciona uma base científica para o uso de terapia vitamínica com doses elevadas no tratamento de várias doenças. AMES, B. N.; ELSON-SCHWAB; I. & SILVER, E. A. 2002. "High-dose vitamin therapy stimulates variant enzymes with decreased coenzyme binding affinity (increased K(m)): relevance to genetic disease and polymorphisms." *Am J Clin Nutr.* Abril; 75(4): 616-658.

17 Ibid., p. 1.

18 Grande parte de nosso DNA não codifica nenhuma proteína; portanto, esse número de mutações não é tão preocupante quanto parece. As células podem reparar algumas das alterações no DNA; mudanças que não podem ser consertadas são denominadas mutações. Mutações são particularmente comuns quando as células se dividem, porque o DNA precisa ser duplicado naquele momento. Ver BEARDSLEY, T. "Mutations galore: humans have high mutation rates. But why worry?" *Sci Am.* Abril 1999; www.sciam.com/article.cfm?articleID=0004AC33-68BB-1C71-9EB7809EC588F2D7.

"Seqüências repetidas que não codificam proteínas ("DNA inútil") compõem aproximadamente 98% do genoma humano. Esse chamado "DNA inútil" não é inútil porque tem papel fundamental na expressão genética. Seqüências repetitivas esclarecem a dinâmica e a estrutura de cromossomos. Com o tempo, essas repetições remodelam o genoma reorganizando-o, criando, assim, genes inteiramente novos ou modificando e reordenando os genes existentes [...]"

"Os seres humanos compartilham a maioria das mesmas famílias proteicas que os vermes, moscas e plantas, mas o número de membros da família genética expandiu-se em humanos, sobretudo em proteínas envolvidas no desenvolvimento e na imunidade. O genoma humano tem uma porção muito maior (50%) de seqüências repetidas do que a *Arabidopsis thaliana* (11%), os vermes (7%) e a mosca (3%)." *Human Genome Project Sequence Analysis*; www.ornl.gov/TechResources/Human_Genome/project/journals/insights.html.

Os humanos têm entre 30 mil a 35 mil genes, e há cerca de 1,4 milhão de locais onde pequenas alterações podem ocorrer em um gene. O camundongo de laboratório tem 30 mil genes.

19 Favismo é uma doença na qual as células vermelhas do sangue são destruídas após a ingestão de favas, um alimento comum na região mediterrânea.

20 Uma busca na página na Internet da *National Library of Medicine*, www.ncbi.nlm.nih.gov, com a palavra-chave *antioxidant*, revelou mais de 89 mil referências. Uma busca com *vitamin C* resultou em 22 mil artigos.

21 O *New England Journal of Medicine* sugere que é razoável para a maioria dos adultos tomar um suplemento multivitamínico no nível do VD, com a possibilidade de níveis mais elevados de ácido fólico, vitaminas B_6, B_{12} e D, dependendo do risco de doença cardiovascular e perda óssea. WILLETT, W. C. & STAMPFER, M. J. 2001. "Clinical practice. What vitamins should I be taking, doctor?" *N Engl J Med.* 20 de dezembro; 345 (25):1.819-1.824. No artigo de JAMA, os autores admitem. "A maioria das pessoas não consome uma quantidade desejável de todas as vitaminas apenas com a alimentação." FLETCHER, R. H. & FAIRFIELD, K. M. 2002. "Vitamins for chronic disease prevention in adults: clinical applications." JAMA, 19 de junho; 287(23): 3.127-3.129.

22 IOM (*Institute of Medicine*). 2000. "Dietary Reference Intakes. Applications in Dietary Assessment. A Report of the Subcommittee on Interpretation and Uses of Dietary Reference Intakes and the Standing Committee on the Scientific Evaluation of Dietary Reference Intakes. Food and Nutrition Board." *National Academy Press*: Washington, DC.

23 Por motivos de espaço, incluiu-se apenas um breve resumo de cada nutriente. Para mais informações, ver LIEBERMAN, S. & BRUNING, N. 1997. *The Real Vitamin and Mineral Book.* Garden City Park, New York: Avery Publishing Group; ATKINS, R. 1998. *Dr. Atkins' Vita-Nutrient Solution.* New York: Simon and Schuster.

24 Em um estudo publicado em *New England Journal of Medicine*, em 1998, Melissa K. Thomas, M.D., Ph.D, do *Massachusetts General Hospital*, em Boston, escreveu que os níveis sangüíneos de vitamina D eram deficientes em 57% de pacientes hospitalizados e 22% apresentavam deficiência grave.

25 HEANEY, R. P. 2003. "Long-latency deficiency disease: insights from calcium and vitamin D." *Am J Clin Nutr.* Novembro; 78(5): 912-919.

26 HEANEY, R. P. *et al.* 2003. "Human serum 25-hydroxycholecalciferol response to extended oral dosing with cholecalciferol." *Am J Clin Nutr.* Janeiro; 77 (1): 204-10.

27 PLOTNIKOFF, G. A. & QUIGLEY, J. M. 2003. "Prevalence of severe hypovitaminosis D in patients with persistent, nonspecific musculoskeletal pain." *Mayo Clin Proc.* Dezembro; 78(12): 1.463-1.470.

28 Os resultados de um dos maiores estudos já realizados envolvendo a vitamina E foi publicado em *New England Journal of Medicine*, em 1993. Nesse estudo, 87 mil enfermeiras e 40 mil profissionais de saúde do sexo masculino foram acompanhados durante oito anos e, nesse período, eles responderam regularmente a questionários sobre seu estilo de vida e alimentação. Aqueles que consumiam, ao menos, 100 UI de vitamina E como suplemento, durante, no mínimo, dois anos, tinham risco 36% menor de doença coronariana importante do que os outros com consumo mínimo.

29 Um livro recente de LEVY, T. E., M.D, J.D. *Vitamin C, Infectious Diseases & Toxins,* Xlibris Corpo 2002, contém mais de 1.200 referências científicas sobre a segurança e eficácia da vitamina C.

30 FOSMIRE, G. J. 1990. "Zinc toxicity." *Am J Clin Nutr.* Fevereiro; 51(2): 225-227.

31 CASDORPH, H. R. & WALKER, M. 1995. *Toxic Metal Syndrome.* Garden City Park, New York: Avery Publishing, p. 75-127.

32 CRANE, F. L. 2001. "Biochemical functions of coenzyme Q_{10}" *J Am Coll Nutr.* Dezembro; 20(6): 591-598.

33 PORTAKAL, O. *et al.* 2000. "Coenzyme Q_{10} concentrations and antioxidant status in tissues of breast cancer patients." *Clin Biochem.* Junho; 33(4): 279-284.

34 "CoQ_{10} funciona como transportador de elétrons na cadeia respiratória mitocondrial, além de atuar como importante antioxidante intracelular. Concentrações teciduais e sangüíneas reduzidas de CoQ_{10} são descritas em várias doenças, embora o fato de essa deficiência ser a causa ou um efeito da doença permaneça, em grande parte, sem esclarecimentos." HARGREAVES, I. P. 2003. "Ubiquinone: cholesterol's reclusive cousin." *Ann Clin Biochem.* Maio; 40 (pt 3): 207-218. Esse estudo também sugere que são necessárias mais pesquisas para identificar a função de CoQ_{10}: "Embora vários estudos descrevam melhora clínica em pacientes com insuficiência cardíaca congestiva, após a suplementação com CoQ_{10} com terapia-padrão, preocupações com o modelo desses estudos, associadas ao pequeno número de pacientes envolvidos, limitaram sua aceitação". Segundo uma revisão da literatura, a baixa toxicidade de CoQ_{10} garante seu uso, mesmo antes da finalização dos testes clínicos adicionais. SARTER, B. 2002. "Coenzyme Q_{10} and cardiovascular disease: a review." *J Cardiovasc Nurs.* Julho; 16(4): 9-20. Ver, também, GREENBERG, S. & FRISHMAN, W. H. 1990. "Coenzyme Q_{10}: a new drug for cardiovascular disease." *J Clin Pharmacol.* Julho; 30(7): 596-608.

35 Observou-se a toxicidade seletiva de GSPE em relação ao adenocarcinoma gástrico, pulmonar e de mama. Ver BAGCHI, D. *et al.* 2002. "Cellular protection with proanthocyanidins derived from grape seeds." *Ann NY Acad Sci.* Maio; 957: 260-270.

36 Ibid.

37 Ver LAMM, S. 1997. *Younger At Last.* New York: Pocket Books. p. 132-150.

38 MOINI, H.; PACKER, L. & SARIS, N. E. 2002. "Antioxidant and prooxidant activities of alpha-lipoic acid and dihydrolipoic acid." *Toxicol Appl Pharmacol.* 1º de julho; 182(1): 84-90.

39 Um estudo destacou os efeitos benéficos de o ácido alfa-lipóico imitar a insulina. KONRAD, D. *et al.* 2001. "The antihyperglycemic drug alpha-lipoic acid stimulated glucose uptake via both GLUT4 translocation and GLUT4 activation." *Diabetes.* 50: 1.464-1.471. Outro estudo que investigou o mecanismo de ação celular do ácido alfa-lipóico indicou que ele "ativa diretamente cinases serina/treonina, tirosina e lipídio em células-alvo, que pode levar à estimulação da absorção de glicose [...]" De particular interesse, segundo este estudo, "essas propriedades são singulares entre todos os agentes atualmente usados para reduzir a glicemia em animais e humanos com diabetes". YAWORSKY, K. *et al.* 2000. "Engagement of the insulin-sensitive pathway in the stimulation of the glucose transport by alpha-lipoic acid in 3T3-Ll adipocytes." *Diabetologia.* 1º de março; 43(3): 294-303. Ver, também, EL MIDAOUI, A. & DE CHAMPLAIN, J. 2002. "Prevention of hypertension, insulin resistance, and oxidative stress by alpha-lipoic acid." *Hypertension.* Fevereiro; 39(2): 303-307.

40 WANG, A. M. *et al.* 2000. "Use of carnosine as a natural anti-senescence drug for human beings." *Biochemistry* (Mosc). Julho; 65(7): 869-871; BROWNSON, C. & HIPKISS, A. R. 2000. "Carnosine reacts with a glycosylated protein." *Free Radic Biol Med.* 15 de maio; 28(10): 1.564-1.570.

41 Ainda mais importante é que os franceses não comem em excesso. As porções são menores na França do que nos EUA, e apenas 7% dos franceses são obesos. Não beliscam entre as refeições e, por isso, são magros. Ver "Secrets of slim French revealed." BBC *News*, 22 de agosto, 2003; http://news.bbc.co.uk/1/hi/health/3173997.stm.

42 Os pesquisadores ainda estão tentando entender o mecanismo de ação do resveratrol. Ver, por exemplo, SGAMBATO, A. *et al.* 2001. "Resveratrol, a natural phenolic compound, inhibits cell proliferation and prevents oxidative DNA damage." *Mutat Res.* 20 de setembro; 496(1-2): 171-180; BASTIANETTO, S., ZHENG, W. H.

& QUIRION, R. 2000. "Neuroprotective abilities of resveratrol and other red wine constituents against nitric oxide-related toxicity in cultured hippocampal neurons." *Br J Pharmacol.* Outubro; 131 (4): 711-720.

43 Vegetais verdes têm as concentrações mais elevadas de luteína e zeaxantina; embora vegetais e frutas amarelo-alaranjados, com exceção da abóbora-moranga, tenham "um nível muito menor de luteína em comparação com os verdes, mas uma concentração maior de zeaxantina". HUMPHRIES, J. M. & KHACHIK, F. 2003. "Distribution of lutein, zeaxanthin, and related geometrical isomers in fruit, vegetables, wheat, and pasta products." *J Agric Food Chem.* 26 de fevereiro; 51(5): 1.322-1.327. Ver, também, SNELLEN, E. L. *et al.* 2002. "Neovascular age-related macular degeneration and its relationship to antioxidant intake." *Acta Ophthalmol Scand.* Agosto; 80(4): 368-371.

44 MARES-PERLMAN, J. A. *et al.* 2001. "Lutein and zeaxanthin in the diet and serum and their relation to age-related maculopathy in the third national health and nutrition examination survey." *Am J Epidemiol.* 1º de março; 153(5): 424-432.

45 LORD, R. S. *et al.* 2002. "Estrogen metabolism and the diet-cancer connection: rationale for assessing the ratio of urinary hydroxylated estrogen metabolites." *Altern Med Rev.* Abril; 7(2): 112-129.

46 Outro mecanismo de controle do risco de estrogênio é facilitar a conversão de estradiol, mais potente (e carcinogênico) em estrona. Os derivados da soja contêm genisteína, um fitonutriente que auxilia nessa conversão. Ver BRUEGGEMEIER, R. W. *et al.* 2001. "Effects of phytoestrogens and synthetic combinatorial libraries on aromatase, estrogen biosynthesis and metabolism." *Ann NY Acad Sci.* Dezembro; 948: 51-66.

47 BRIGNALL, M. S. 2001. "Prevention and treatment of cancer with indole-3-carbinol." *Altern Med Rev.* Dezembro; 6(6): 580-589.

48 *Institute of Medicine, Food and Nutrition Board.* 2000. *Dietary Reference Intakes for Vitamin C, Vitamin E, Selenium, and Carotenoids. National Academies Press:* Washington, D.C. Ver, também, www.fiu.edu/~nutreldr/Resources/Resources/DRIs/DRI_Table_%20One_A.pdf

49 GIOVANNUCCI, E. *et al.* 1995. "Intake of carotenoids and retinol in relation to risk of prostate cancer." *J Natl Cancer Inst.* 87 (23): 1.767-1.776.

50 ROSSINOW, J. K. *et al.* 2003. "Effects of lycopene and vitamin E on gamma-irradiated prostate cancer cells." *Int J Radiat Oncal Biol Phys.* Outubro 1;57 (2 Supl): S348-349; GIOVANNUCCI, E. *et al.* 2002. "A prospective study of tomato products, lycopene, and prostate cancer risk." *J Natl Cancer Inst.* 6 de março; 94(5): 391-398.

51 WILT, T.; ISHANI, A. & MACDONALD, R. 2002. "Serenoa repens for benign prostatic hyperplasia." *Cochrane Database Syst Rev.* (3): CD001423; DEBRUYNE, F. *et al.* 2002. "Comparison of a phytotherapeutic agent (Permixon) with an alpha-blocker (Tamsulosin) in the treatment of benign prostatic hyperplasia: a 1-year randomized international study." *Eur Urol.* Maio; 41 (5): 497-506.

52 Segundo um estudo, "F(2)-isoprostanos são isômeros F de prostaglandinas recentemente descritos, produzidos por peroxidação, do ácido araquidônico, de radicais livres de ciclooxigenase independente. Sua quantificação no plasma e na urina é um indicador específico e sensível de peroxidação lipídica e, portanto, de estresse oxidativo *in vivo*". A suplementação alimentar durante 14 dias com extrato de alho "reduziu as concentrações no plasma e na urina de 8-ISO-PGF (2 alfa) em 29% e 37%, em não-fumantes, e em 35% e 48%, em fumantes. Quatorze dias após a interrupção de suplementação alimentar, as concentrações no plasma e na urina de 8-ISO-PGF (2 alfa) retornaram aos valores não diferentes daqueles obtidos antes da ingestão de AGE em ambos os grupos". DILLON, S. A. *et al.* 2002. "Dietary supplementation with aged garlic extract reduces plasma and urine concentrations of 8-iso-prostaglandin F(2 alpha) in smoking and nonsmoking men and women." *J Nutr.* Fevereiro; 132(2): 168-171. Ver, também, MOHAMADI, A. & JARRELL, S. T. 2000. "Effects of wild versus cultivated garlic on blood pressure and other parameters in hypertensive rats." *Heart Dis.* Janeiro/fevereiro; 2(1): 3-9.

53 BOREK, C. 2001. "Antioxidant health effects of aged garlic extract." *J Nutr.* Março; 131 (3s): 1.010S-5S.

54 ANNGARD, E. 1994. "Nitric Oxide: Mediator, Murderer and Medicine." *Lancet.* 343: 1.199-1.207.

55 Como aminoácido de ocorrência natural, os efeitos colaterais de arginina são raros. Contudo, deve ser evitado por indivíduos com história de surtos de herpes ou câncer. O vírus do herpes tem uma afinidade por arginina e pode ser estimulado em reativação quando grandes quantidades de arginina são usadas. Arginina pode elevar os níveis de açúcar no sangue; portanto, deve ser usada com cautela em casos de diabetes.

CAPÍTULO 22

1 Um melhor condicionamento físico é uma necessidade "urgente" para os americanos, porque a atividade física regular reduz a morbidade, a mortalidade e custos associados às doenças crônicas, segundo o relatório de 2002 do Departamento de Saúde e Serviço Social dos EUA (*U.S. Department of Health and Human Services*), "Physical Activity Fundamental to Preventing Disease." Esse relatório destacou um estudo de 1993, que alega que "14% de todas as mortes nos Estados Unidos foram atribuídas a padrões de atividade e alimentação". (MCGINNIS, J. M. & FOEGE, W. H. 1993. "Actual causes of death in the United States." JAMA. 270(18): 207-212.)

Pesquisas resumidas em *Physical Activity and Health*: A *Report of the Surgeon General* (Atividade Física e Saúde: um relatório do Ministério da Saúde) (1996) enfatizaram que praticamente todos se beneficiam com o exercício físico (*U.S. Department of Health and Human Services*. Atlanta, Georgia: *Centers for Disease Control and Prevention, National Center for Chronic Disease Prevention and Health Promotion*).

Outro relatório fundamental e documento de definição de metas é *Healthy People 2010*, Capítulo 22: "Physical Activity and Fitness" (www.healthypeople.gov/Document/HTML/Volume2/22Physical.htm). Segundo esse relatório, "a década de 1990 trouxe uma nova perspectiva histórica para o exercício, o condicionamento físico e a atividade física, ao mudar o foco do exercício intensivo para uma faixa mais ampla de atividades físicas promotoras de saúde". O relatório prossegue dizendo: "em média, indivíduos fisicamente ativos vivem mais do que os inativos. A atividade física regular também ajuda a manter a independência funcional de adultos mais velhos e melhora a qualidade de vida de indivíduos de todas as idades [...] O papel da atividade física na prevenção da cardiopatia coronariana (CHD) é de importância primordial, dado que CHD é a principal causa de mortalidade e incapacidade nos Estados Unidos. Indivíduos fisicamente inativos têm quase duas vezes mais probabilidade de desenvolver CHD do que indivíduos que praticam atividade física regular". Porque "a inatividade física caracteriza a maioria dos americanos" e "o esforço foi sistematicamente eliminado da maioria das ocupações e estilos de vida". Especialistas de um grupo do *National Institutes of Health* (NIH) produziram uma declaração consensual, em 1995, sobre a atividade física e a saúde cardiovascular (NIH Consensus Statement, 13(3), dezembro 18-20). Eles enfatizaram a importância de "uma campanha nacional coordenada, envolvendo um grupo de organizações de saúde colaboradoras para incentivar a atividade saudável regular". *Healthy People 2010* incorpora essa recomendação. Para um resumo dos relatórios inovadores sobre condicionamento físico, estatísticas e outros recursos, ver a página na Internet de *National Coalition for Promotiug Physical Activity*, www.ncppa.org/landmarkreports.asp.

2 BLAIR, S. N. *et al.* 1989. "Physical fitness and all-cause mortality." JAMA. Novembro; 262: 2.395-2.401.

3 LEE, C. D.; BLAIR, S. N. & JACKSON, A. S. 1999. "Cardiorespiratory fitness, body composition, and all-cause and cardiovascular disease mortality in men." *Am J Clin Nutr.* Março; 69(3): 373-380.

4 BLAIR, S. N. *et al.* 1996. "Influences of cardiorespiratory fitness and other precursors on cardiovascular disease and all-cause mortality in men and women." JAMA. 17 de julho; 276(3): 205-210.

5 LEE, I. M. 2003. "Physical activity in women: how much is good enough?" JAMA. 10 de setembro; 290(10): 1.377-1.378.

6 O exercício é uma das "pedras fundamentais" do tratamento para níveis elevados de triglicerídeos. MALLOY, M. J. & KANE, J. P. 2001. "A risk factor for atherosclerosis: triglyceride-rich lipoproteins." *Adv Intern Med.* 47: 111-136. Ver, também, LIEM, A. H.; JUKEMA, J. W. & VAN VELDHUISEN, D. J. 2003. "Secondary prevention in coronary heart disease patients with low HDL: what options do we have?" *Int J Cardiol.* Julho; 90(1): 15-21; METCALF, P. A. *et al.* 2001. "Factors associated with changes in serum total cholesterol levels over 7 years in middle-aged New Zealand men and women: a prospective study." *Nutr Metab Cardiovasc Dis.* Outubro; 11(5): 298-305.

7 *American College of Sports Medicine*, página da *Fit Society: Exercise for Health*, inverno 2003 (www.acsm.org/health+fitness/pdf/fitsociety/fitsc103.pdf), p. 5. Ver, também, *Mayo Clinic*, "How to measure exercise intensity", em www.mayoclinic.com/invoke.cfm?objectid=045751A6-C795-4BE8-ADCD591E1DF5ABBA.

8 A AHA identifica a faixa como 50%-75% da freqüência cardíaca máxima e sugere que, ao iniciarmos o exercício, tenhamos como meta a extremidade inferior dessa faixa. "Target Heart Rates", www.americanheart.org/presenter.jhtml?identifier=4736. Outras fontes, por exemplo, *Mayo Clinic*, usam as diretrizes de *American*

College of Sports Medicine (ACSM) para definir 75%-85% de freqüências cardíacas pretendidas. A página na Internet da *Mayo Clinic* observa que freqüências cardíacas pretendidas são "uma diretriz grosseira, que fica menos confiável à medida que envelhecemos". "How to measure exercise intensity", em www.mayoclinie.com/invoke.cfm?objectid=045751A6-C795-4BE8-ADCD591EIDF5ABBA.

9 FLETCHER, G. F. *et al.* 1996. "Statement on exercise: benefits and recommendations for physical activity programs for all Americans." *Circulation.* 94: 857-862; *American Council on Exercise* (ACE), "Who should have an exercise stress test and how safe is such a test?" (www.acefitness.org/fitfacts/fitbits_display.cfm?itemid=283); MAHLER, D. H. 1995. *American College of Sports Medicine Guidelines for Exercise Testing and Prescription.* 5. ed. Baltimore, Maryland: Williams & Wilkins, p. 373.

10 Ver, por exemplo, "Who needs cardiac evaluation?" *Johns Hopkins Health After 50,* abril 2001; www.hopkinsafter50.com/html/newsletter/2001/ha0401_Feature.php; página na Internet de *Your Heart Health Record, Bristol-Myers Squibb Medical Imaging, Inc.*; www.adifferentheart.com/healthrecord.htm.

11 "O alongamento alonga músculos e tendões e, portanto, melhora a flexibilidade. Músculos alongados podem gerar mais força em torno das articulações, ajudando o indivíduo a saltar mais alto, erguer pesos mais pesados, correr mais e arremessar mais longe [...] Há pouquíssima evidência de que o alongamento previne lesões ou o início retardado do dolorimento muscular, que é causado por lesão na fibra muscular." JONAS, S. "Preventing injury," Capítulo 6, "Exercise and Fitness." *The Merck Manual,* 2. *Home Edition*; www.merck.com/pubs/mmanual_home2/sec0l/ch006/ch006d.htm.

12 TORR, J. "Biotech a healthy market for chips." *Computervorld,* 15 de agosto, 2003; www.computerworld.com.au/index.php?id=1327715226&fp=16&fpid=0.

13 SHOHAM, S. *et al.* 2001. "Motor-cortical activity in tetraplegics." *Nature.* 413: 793. Para o boletim informativo da Universidade de Utah, ver "An early step toward helping the paralyzed walk". 24 de outubro, 2001; www.utah.edu/news/releases/0l/oct/spinal.html.

14 FREITAS JR, R. A. "Say Ah." www.kurzweilai.net/meme/frame.html?main=/articles/art0189.html; FREITAS JR, R. A. *Nanomedicine,* Volumes I e IIA. Austin, Texas: Landes Bioscience. Trechos do volume 1 estão disponíveis em *KurzweilAI.net*, www.kurzweilai.net/meme/frame.html?main=/articles/art0602.html.

15 M. C. Escher é um artista do século XX conhecido por seus desenhos e pinturas paradoxais. Um dos desenhos mais famosos de Escher mostra pessoas subindo uma madeira em quatro escadarias interligadas, nas quais a última leva à primeira, uma impossibilidade aparente.

16 HARGRAVE, M. *et al.* 2003. "Subtalar pronation does not influence impact forces or rate of loading during a single-leg landing." *J Athletic Training.* Março; 38(1): 18-23.

17 "Corredores descrevem índices de lesão anuais médios de 24% a 68%, dos quais 2% a 11% envolvem o quadril ou a pelve." BROWNING, K. H. "Hip and pelvis injuries in runners." *Physician & Sports Med.* Janeiro; 29(1); www.physsportsmed.com/issues/ 2001/01_01/browning.htm, referindo-se a VAN MECHELEN, W. 1992. "Running injuries: a review of the epidemiological literature." *Sports Med.* 14(5): 320-335.
Segundo Browning, "entre atletas, as mulheres dizem ter 1,5 a 3,5 vezes mais risco de fraturas por esforço do que os homens. Estudos prospectivos recentes sugerem que a diferença não está relacionada ao sexo dos atletas em si, mas a fatores como amenorréia, densidade óssea e alimentação".

18 HARTGERINK, J.; STUPP, S. & BENIASH, E. 2001. "Self-Assembling Materials: Coated Nanofibers Copy What's Bred in the Bone," *Science.* 294: 1.635-1.637; www.sciencemag.org/cgi/content/full/294/5547/1635a; www.matsci.northwestern.edu/stupp/sisnews.html.

19 GOLDFARB, A. H. & JAMURTAS, A. Z. 1997. "Beta-endorphin response to exercise: an update." *Sports Med.* 1º de julho; 24(1): 8-16; TAYLOR, D. V. *et al.* 1994. "Acidosis stimulates beta-endorphin release during exercise." *J Appl Physiol.* 77(4): 1.913-1.918. Ver, também, "Understanding endorphins", *ProTeamPhysicians.com,* www.proteamphysicians.com/patient/perf/endorphins.asp.

20 *American College of Sports Medicine Fit Society Page.* "Resistance Training." Outono 2002.

21 Ibid., p. 4.

22 "Weight training: How and Why", *OhioHealth,* www.ohiohealth.com/healthreference/reference/AD A9F13-2B2C-46FF-AF328D2782CAF854.htm?category=5314.

23 *National Association for Fitness Certification*, "Weight training basics," www.body-basics.com/libtwo.html.

24 *American College of Sports Medicine Fit Society Page.* "Enhancing your flexibility," p. 5. primavera, 2002.

25 Ibid.

26 "Uma dieta pobre em gordura, aliada a exercício suficiente, pode matar dois coelhos com uma cajadada só, no que diz respeito a melhorar os níveis de colesterol no sangue para muitas pessoas com dificuldade em fazê-lo", segundo um relatório *on-line* de *Stanford* sobre um estudo de 1998 realizado em *Stanford Center for Research in Disease Prevention* (www.newsservice.stanford.edu/news/july29/cholesterol729.html). Marcia Stefanick, a autora do estudo, mencionou as questões que os médicos enfrentam em uma entrevista para esse artigo. "Se você apenas reduzir a gordura na alimentação para perder peso sem exercitar-se, geralmente reduz o 'bom' colesterol e o 'ruim', eliminando os benefícios." Ela prosseguiu, dizendo: "O desafio [sem acrescentar o exercício] não é pensar que você pode comer mais apenas porque começou a exercitar-se". Por exemplo, não queimamos as calorias adquiridas ao comermos um biscoito apenas correndo ou caminhando 1 quilômetro. Ver STEFANICK, M. L. *et al.* 1998. "Effects of diet and exercise in men and postmenopausal women with low levels of HDL cholesterol and high levels of LDL cholesterol." *N Engl J Med.* 2 de julho; 339(1): 12-20; THOMAS, T. R. *et al.* 2002. "Exercise training does not reduce hyperlipidemia in pigs fed a high-fat diet." *Metabolism.* Dezembro; 51(12): 1.587-1.595.

CAPÍTULO 23

1 MALMROS, H. 1950. "The relation of nutrition to health: a statistical study of the effect of the wartime on arteriosclerosis, cardiosclerosis, tuberculosis and diabetes." *Acta Medica Scandinavia.* 246 (Supl): 141-149. Apesar do título, esse artigo, curiosamente, não é técnico. O efeito dramático do racionamento de alimentos sobre a doença coronariana em vários países europeus, durante a Segunda Guerra Mundial, é apresentado em prosa-padrão e tabelas.

KEYS, A. 1975. "Coronary heart disease: the global picture." *Atherosclerosis.* 22: 153-154. Uma revisão abrangente sobre a cardiopatia coronariana, feita pelo autor do notável *Seven Countries Study*, esse artigo menciona fortes evidências do mundo todo, entre as quais estudos de povos mundiais, os efeitos da guerra, classe social e profissão, o impacto do exercício, estresse e tipo de personalidade, o papel dos fatores de risco, fatores alimentares e genética, e uma discussão sobre a prevenção da cardiopatia coronariana.

WILKINSON, R. G. 1996. *Unhealthy Societies: The Afflictions of Inequality.* London: Routledge. Neste livro, Wilkinson supõe uma conexão entre a desigualdade de renda e mortalidade. Além disso, ele alega que a expectativa de vida, no momento do nascimento, na Inglaterra e no País de Gales, aumentou em 6,5 e 6,6 anos, respectivamente, para homens e mulheres, de 1911 a 1921, comparada a 2,4 e 2,3 anos, respectivamente, de 1921 a 1931, e 1,5 e 1,2, respectivamente, para 1931 a 1940. Observou-se um salto similar (7,0 e 6,5) para 1940 a 1951.

2 Notou-se esta tendência em muitos países. Na Austrália, por exemplo, "os índices de suicídio foram maiores durante períodos de seca, e menores durante a Segunda Guerra Mundial." ("More suicides under Conservative rule." BBC *News*, 18 de setembro, 2002; http://newswww.bbc.net.nk/1/low/health/2263690.stm.)

Na Croácia, "nas áreas diretamente atingidas pela guerra, o índice de suicídio foi significativamente menor do que em outras áreas durante o período estudado, 1993-1998." (GRUBISIC-ILIC, M. *et al.* 2002. "Epidemiological study of suicide in the Republic of Croatia." *Eur Psych.* 1º de setembro; 17(5): 259-264.) Em Jaffna, Sri Lanka, entre 1980 e 1989, "houve uma queda acentuada no índice de suicídio durante a guerra". (SOMASUNDARUM, D. J. & RAJADURAI, S. "War and suicide in northern Sri Lanka." *Acta Psychiatr Scand.* 1º de janeiro; 91(1): 1-4.)

3 O estresse pode aumentar o tempo de permanência dos triglicerídeos no sangue. "Se um indivíduo faz uma refeição ou lanche, ambos ricos em gordura, durante um período de estresse, essa gordura ficará circulando no sangue mais tempo. Isso significa que ela tem maior probabilidade de depositar-se nas artérias, onde pode contribuir para a doença coronariana. STONEY, C. M. 2002. Citado em "Stress causes heart-damaging fats to stay in blood longer." *Ohio State Research* (www.acs.ohio-state.edu/researchnews/archive/cholblod.htm). STONEY, C. M. *et al.* 2002. "Acute psychological stress reduces plasma triglyceride clearance." *Psychophysiology.* Janeiro; 39(1): 80-85.

4 TACON, A. M. 2003. "Meditation as a complementary therapy in cancer." *Fam Community Health.* Janeiro/março;2 6(1): 64-73; KREITZER, M. J. & SNYDER, M. 2002. "Healing the heart: integrating complementary therapies and healing practices into the care of cardiovascular patients." *Prog Cardiovasc Nurs.* Primavera; 17(2): 73-80.

5 ELKIN, A. 1999. *Stress Management for Dummies.* New York: Wiley Publishing, Inc.; NUSSEY, S. S. & WHITEHEAD, S. A. 2001. "Catecholamine synthesis and secretion." *Endocrinology: An Integrated Approach.* BIOS Scientific Publishers, Ltd. Sumário *on-line*: www.ncbi.nlm.nih.gov/books/bv.fcgi?call=bv.View.. ShowTOC&rid=endocrin.TOC&dept=1; SCHNEIDERMAN, N. "Behavior, Autonomic Function, and Animal Models of Cardiovascular Pathology," em DEMBROSKI, T. M.; SCHMIDT, T. H. & BLÜMCHEN, G. 1983. *Biobehavioral Bases of Coronary Heart Disease.* Basel, Suíça: Karger, p. 304-364, 317-322; SAPOLSKY, R. M. 1990. "Stress in the Wild." *Sci Amer.* Janeiro: 116-124; WILLIAMS, R. 1989. *The Trusting Heart.* New York: Times Books, p. 75-82.

6 "Quando as demandas são físicas, como costumava acontecer nos primórdios da humanidade, os hormônios e gorduras liberados durante a reação ao estresse são rapidamente levados aos músculos pela maior freqüência cardíaca e pressão arterial [...] Atender a demandas mentais requer níveis menores, embora constantes, de hormônios do estresse e combustíveis gordurosos [...] Quando o trabalho a ser feito é mental, os hormônios e as gorduras que foram mobilizados para ação não são consumidos. A pressão arterial e a freqüência cardíaca desnecessariamente elevadas definem uma condição de maior turbulência na corrente sangüínea, que, por sua vez, aumenta a tensão sobre as paredes das artérias." BURG, M. "Stress, behavior, and heart disease." Capítulo 8, p. 97, em ZARET, B. *et al.* 1992. *Yale University School Of Medicine Heart Book;* http://info.med.yale.edu/library/heartbk/8.pdf.

7 MISSLIN, R. 2003. "The defense system of fear: behavior and neurocircuitry." *Clin Neurophysiol.* Abril; 33(2): 55-66.

8 BURG, M., op. cit., p. 99-104; KAWACHI, I. *et al.* 1998. "Prospective study of a self-report Type A scale and risk of coronary heart disease." *Circulation.* 98: 405.

Segundo o estudo de Kawachi, uma das razões é a diferença nos resultados obtidos por questionários auto-aplicados *versus* a abordagem da entrevista estruturada (VCE). Os autores sugerem que o primeiro tem menor probabilidade de captar alguns aspectos de comportamento hostil, como a fala apressada e expressões faciais hostis. Outra razão é que talvez os questionários não cubram alguns componentes do complexo. Diversos questionários enfatizam coisas distintas. O estudo Kawachi usou escala tipo A MMPI-2, que incorpora uma faixa mais ampla de componentes. O estudo usou um coorte de 2.280 homens vivendo em comunidade de Boston, idades 21-80, no início. O MMPI-2 foi administrado por correspondência em 1986 e os participantes foram acompanhados, em média, durante sete anos. Valores tipo A mais elevados foram associados ao maior índice médio de massa corporal, história mais freqüente de doença coronariana, mais tabagismo, mais consumo de álcool. "A escala tipo A MMPI-2 fornece um valor global baseado em três aspectos aparentemente críticos de TAB: urgência de tempo, competitividade e hostilidade. Talvez seja a confluência desses estilos comportamentais, e não apenas um aspecto isolado, que aumente o risco de CHD."

Um estudo muito citado sobre a personalidade tipo A e o risco de doença coronariana é DEMBROSKI, T. M. *et al.* 1989. "Components of hostility as predictors of sudden death and myocardial infraction in the Multiple Risk Factor Intervention Trial." *Psychosom Med.* 54(5): 514-522.

HALLMAN, T. 2001. "Psychosocial risk factors for coronary heart disease, their importance compared with other risk factors and gender differences in sensitivity." *J Cardiovasc Risk.* Fevereiro; 8(1): 39-49.

O estudo Hallman mostrou que as mulheres eram mais sensíveis do que os homens, com respeito aos fatores de risco psicossociais para CHD. GREENGLASS, E. R. & JULKUNEN, J. 1991. "Cook-Medley hostility, anger, and the Type A behavior pattern in Finland." *Psychol Rep.* Junho; 68 (3 Pt 2): 1.059-1.066. Esse estudo apóia as questões levantadas por Kawachi, ao destacar a importância de "especificar o tipo de hostilidade" avaliado pela escala usada, neste caso, a escala Cook-Medley. O estudo analisou 219 alunos universitários. Quando usaram uma "subescala" para medir a desconfiança cínica, encontraram uma correlação positiva entre o cinismo e CHD.

O seguinte estudo também teve com objetivo descobrir quais componentes de hostilidade eram importantes: GIDRON, Y. & DAVIDSON, K. 1996. "Development and preliminary testing of a brief intervention for modifying CHD-predictive hostility components." *J Behav Med.* Junho; 19(3): 203-220.

A presença de depressão pode alterar a associação entre hostilidade e CHD, mas não reduz o risco do paciente. Ver RAVAJA, N.; KAUPPINEN, T. & KELTIKANGAS-JARVINEN, L. 2000. "Relationships between hostility and physiological coronary heart disease risk factors in young adults: the moderating influence of depressive tendencies." *Psychol Med.* Março; 30(2): 381-393. "Apesar da condição da hostilidade como fator de risco estabelecido, a ausência de raiva e hostilidade, quando combinada a elevadas tendências depressivas, pode representar a exaustão mais grave onde o indivíduo desistiu. A desconsideração desse fato pode explicar alguns resultados nulos nas pesquisas sobre hostilidade e o risco de CHD."

MILLER, G. E. *et al.* 2003. "Cynical hostility, depressive symptoms, and the expression of inflammatory risk markers for coronary heart disease." *J Behav Med.* Dezembro; 26(6): 501-515. Esse estudo enfatiza a importância de analisar tanto as "relações independentes quanto as interativas entre características psicossociais envolvidas na doença". O estudo analisou cem adultos em relação à hostilidade e aos sintomas depressivos. O estudo discute como esses fatores operam em conjunto para influenciar a cardiopatia coronariana.

GALLACHER, J. E. *et al.* 2003. "Is type A behavior really a trigger for coronary heart disease events?" *Pyschosom Med.* Maio/junho; 65(3): 339-346. Esse estudo proporciona outra perspectiva sobre o papel da personalidade tipo A. O estudo analisou 2.394 homens com idade entre 50-64. "Os dados mostram que o tipo A é um forte indicador de quando o incidente de cardiopatia coronariana (ou evento coronariano) ocorrerá, e não se ocorrerá. Esses resultados sugerem que o tipo A aumenta a exposição a fatores desencadeadores potenciais, em vez de atingir materialmente o processo de aterosclerose."

9 BURG, M., op. cit., p. 99-104; WILLIAMS JR, R. B. 1987. "Psychological factors in coronary artery disease: epidemiologic evidence." *Circulation.* Julho; 76 (Supl 1): 1.117-1.123.

10 História contada por Joel Miller, M.D.

11 KAWACHI, I. *et al.* 1998. "Prospective study of a self-report Type A scale and risk of coronary heart disease." *Circulation.* 4 de agosto; 98(5): 405; ver, também, MULLER, J. E. *et al.* 1997. "Mechanisms precipitating acute cardiac events." *Circulation.* 4 de novembro; 96(9): 3.233-3.239.

12 BAREFOOT, J. C. *et al.* 1989. "The Cook-Medley hostility scale: item content and ability to predict survival." *Psychosom Med.* Janeiro/fevereiro; 51(1): 46-57.

13 BAREFOOT, J. C. *et al.* 1983. "Hostility, CHD incidence, and total mortality: a twenty-five-year follow up study of 255 physicians." *Psychosom Med.* Março; 45(1): 59-63.

14 BAREFOOT, J. C. *et al.* 1987. "Suspiciousness, health and mortality: a follow-up study of five hundred older adults." *Psychosom Med.* Setembro/outubro; 49(5): 450-457.

15 SEGERSTROM, S. *et al.* 1998. "Optimism is associated with mood, coping, and immune change in response to stress." *J Pers Soc Psych.* Junho; 74(6): 1.646-1.655; SCHEIER, M. F. & CARVER, C. S. 1987. "Dispositional optimism and physical well-being: the influence of generalized outcome expectancies on health." *J Pers.* Junho; 55(2): 169-210.

16 TAYLOR, S. E. *et al.* 2000. "Behavioral responses to stress in females: tend-and-befriend, not fight-or-flight." *Psych Rev.* Julho; 107(3): 411-429.

17 FRIEDMAN, M. & ULMER, D. 1984. *Treating Type A Behavior and Your Heart.* New York: Alfred A. Knopf, p. 175-237.

18 Dados de: HOLMES, T. H. & RAHE, R. H. 1967. "The social readjustment rating scale." *J Psychosom Res.* Agosto; 11 (2): 227-237. Ver também *Holmes Rahe Social Readjustment Rating Scale*; www.markhenri.com/health/stress.html.

19 Segundo estatísticas do CDC, em 2002, "o tabagismo custa aos americanos mais de US$ 157 bilhões por ano em tratamentos médicos". Dos 442.398 óbitos por ano, nos EUA, de causas relacionadas ao tabagismo, 33,5% têm relação cardiovascular. *2003 Heart Disease and Stroke Statistical Update, American Heart Association* (www.americanheart.org/ presenter.jhtml?identifier=3000090), p. 26. Aproximadamente ¼ de homens e mulheres americanos fumam (p. 25).

20 "Número de óbitos e taxa de mortalidade ajustada pela idade por 100 mil pessoas para categorias de mortalidade relacionada ao álcool (A-R), Estados Unidos e estados, 1979-1996." *National Institute on Alcohol Abuse and Alcoholism* (www.niaaa.nih.gov/databases/armort01.htm). O número total de óbitos atribuídos à mortalidade A-R foi de 110 mil em 1996, e só é fornecido até 1996. Contudo, cada um dos componentes desse índice de mortalidade, como cirrose hepática, permaneceu estável desde então, tendo aumentado menos de 10%. Assim, continua válido o fato de que mais de 100 mil óbitos, nos EUA, são atribuídos à mortalidade A-R.

21 *U.S. Department of Health and Human Services, Centers for Disease Control.* 1990. "Alcohol-related mortality and years of potential life lost: United States, 1987." *Morbidity and Mortality Weekly Report.* Março; 39(11): 173-178; www.cdc.gov/mmwr/preview/mmwrhtml/00001576.htm. *U.S. Department of Health and Human Services. Tenth Special Report to the U.S. Congress on Alcohol and Health from the Secretary of Health and Human Services*, Junho 2000; www.niaaa.nih.gov/publications/10report/intro.pdf.

22 RIMM, E. B. *et al.* 1991. "Prospective study of alcohol consumption and risk of coronary heart disease in men." *Lancet.* Agosto; 338: 464-468.

23 Em 2000, os americanos consumiram 65,5 litros de café *per capita. U.S. Department of Agriculture, Foreign Agricultural Service* (dados de *Davenport & Company LLC*). Segundo alguns relatórios conhecidos, 80% dos americanos bebem café diariamente. MCMAHON, P. "'Cause coffees' produce a cup with an agenda." *USA Today,* 25 de julho, 2001.

24 KLAG, M. J. *et al.* 2002. "Coffee intake and risk of hypertension." *Arch Int Med.* 25 de março; 162: 657-662.

25 "Sabe-se que a cafeína promove ansiedade em humanos e modelos animais [...] "EL YACOUBI, M. *et al.* 2000. "The anxiogenic-like effect of caffeine in two experimental procedures measuring anxiety in the mouse isn't shared by selective A(2A) adenosine receptor antagonists." *Psychopharmacol (Berl).* Fevereiro; 148(2): 153-163; BOULENGER, J. P. *et al.* 1984. "Increased sensitivity to caffeine in patients with panic disorders." *Arch Gen Psych.* Novembro; 41: 1.067-1.071.

26 WOLFE, S. M. *et al.* 1988. *Worst Pills, Best Pills.* Washington, D.C.: *Public Citizen Health Research Group*, p. 145; NEWTON, C. R. H. "Benzodiazepine abuse" (www.emedicine.com/aaem/topic42.htm).

27 Universidade da Califórnia. *Berkeley Wellness Letter* 5.7 (abril 1989).

28 THIELE, T. *et al.* 1998. "Ethanol consumption and resistance are inversely related to neuropeptide Y levels." *Nature.* 396: 366-369; COCKERILL, M. 1998. "Low levels of brain chemical drives mice to drink." *Br Med J.* Dezembro (317): 1.544B.

29 George F. Koob escreveu centenas de artigos sobre o tema da dependência de drogas. CAINE, S. B. & KOOB, G. F. 1993. "Modulation of cocaine self-administration in the rat through D-3dopamine receptors." *Science.* 260: 1.814-1.816; KOOB, G. F. *et al.* 1994. "Corticotropin releasing factor, stress and behavior." *Seminars in the Neurosciences.* 6: 221-229; HYYTIA, P. & KOOB, G. F. 1995. "GABA-A receptor antagonism in the extended amygdala decreases ethanol self-administration in rats." *European Journal of Pharmacology.* 283: 151-159; SCHULTEIS, G.; MARKOU, A. COLE, M. & KOOB, G. F. 1995. "Decreased brain reward produced by ethanol withdrawal." *Proc Natl Acad Sci USA.* 92: 5.880-5.884; KOOB, G. F. 1996. "Hedonic valence, dopamine, and motivation." *Molecular Psychiatry.* 1: 186-189; KOOB, G. F. 1996. "Drug addiction: The yin and yang of hedonic homeostasis." *Neuron.* 16: 893-896; SPINA, M. *et al.* 1996. "Appetite-suppressing effects of urocortin, a CRF-related neuropeptide." *Science.* 273: 1.561-1.564; FINN, D. A.; PURDY, R. H. e KOOB, G. F. "Animal models of anxiety and stress-induced behavior: effects of neuroactive steroids." Em SMITH, S. S. 2004. *Neurosteroid Effects in the Central Nervous System: The Role of the GABA-A Receptor.* Boca Raton, Flórida: CRC Press, p. 317-338; KENNY, P.; POLIS, J. I.; KOOB, G. F. & MARKOU, A. 2003. "Low dose cocaine self-administration transiently increases but high dose cocaine persistently decreases brain reward function in rats." *European Journal of Neuroscience.* 17: 191-195; KOOB, G. F. 2003. "Neuroadaptive mechanisms of addiction: studies on the extended amygdala." *European Neuropsychopharmacology.* 13: 442-452; KOOB, G. F. "Drug reward and addiction." Em SQUIRE, L. R.; BLOOM, F. E.; MCCONNELL, S. K.; ROBERTS, J. L.; SPITZER, N. C. & ZIGMOND, M. J. 2003. *Fundamental Neuroscience,* 2. ed. San Diego: Academic Press, p. 1.127-1.143; KOOB, G. F.; ROBERTS, A. J.; KIEFFER, B. L.; HEYSER, C. J.; KATNER, S. N.; CICCOCIOPPO, R. & WEISS, F. "Animal models of motivation for drinking in rodents with a focus on opioid receptor neuropharmacology." Em GALANTER, M. 2003. *Research on Alcoholism Treatment* (título da série: *Recent Developments in Alcoholism,* vol. 16). New York: Plenum Press, p. 263-281; KOOB, G. F. & PULVIRENTI, L. "Drug addiction and loss of control: focus on motivation in an allostatic perspective." Em MASSOTTI, M. & PULVIRENTI, L. 2003. *Neuroscience of Drug Addiction: Focus on Neural Plasticity* (título da série: *Rapporti ISTISAN 03/7).* Roma: Instituto Superiore di Sanita, p. 39-48.

30 PHILLIPS, T. *et al.* 1998. "Alcohol preference and sensitivity are markedly reduced in mice lacking dopamine D2 receptors." *Nature Neuroscience.* 1º de novembro (1): 610-615.

31 HIGGENS, S. & KATZ, J. 1998. *Cocaine Abuse: Behavior, Pharmacology, and Clinical Applications.* New York: Academic Press; MADGE, T. 2004. *White Mischief: A Cultural History of Cocaine.* New York: Thunder's Mouth Press; REINARMAN, C. & LEVINE, H. G. 1997. *Crack in America: Demon Drugs and Social Justice.* Berkeley: University of California Press; ALI, S. 2000. *The Neurochemistry of Drugs of Abuse: Cocaine, Ibogaine, and Substituted Amphetamines.* New York: New York Academy of Sciences; NUNES, E. V. & ROSECAN, J. S. "Human neurobiology of cocaine." Em SPITZ, H. I. & ROSECAN, J. S. 1987. *Cocaine Abuse: New Directions in Treatment and Research.* New York: Brunner/Mazel Publishers, p. 48-97; SHIFFMAN, S. & WILLS, T. A. 1985. *Coping and Substance Use.* San Diego: Academic Press, p. 41-42.

32 *2003 Heart Disease and Stroke Statistical Update, American Heart Association*; www.americanheart.org/presenter.jhtml?identifier=3000090, p. 25.

33 "Projections of DSM-III alcohol abuse and alcohol dependence for the US. population aged 18 and older, 1990, 1995, 2000." *National Institute on Alcohol Abuse and Alcoholism*; www.niaaa.nih.gov/databases/abdep2.htm. "Estima-se que 20% a 40% de pacientes em grandes hospitais urbanos estejam ali por causa de doenças causadas ou agravadas pela bebida [...] Uma em quatro crianças com menos de 18 anos vive em um lar com um ou mais familiares dependentes do álcool [...]" *US Department of Health and Human Services, Tenth Special Report to the US Congress on Alcohol and Health from the Secretary of Health and Human Services*, Junho 2000; www.niaaa.nih.gov/publications/10report/intro.pdf, p. IX.

34 Pesquisadores ainda estão discutindo se a cafeína causa dependência. Segundo um estudo, "[os] dados correlacionam bem com a sensibilidade conhecida de locomoção, humor e sono com doses baixas de cafeína. Eles também mostram que baixas doses de cafeína que refletem o nível humano usual de consumo não conseguem ativar os circuitos de recompensa no cérebro e, assim, proporcionam evidência funcional do baixíssimo potencial que a cafeína tem de causar dependência". NEHLIG, A. & BOYET, S. 2000. "Dose-response study of caffeine effects on cerebral functional activity with a specific focus on dependence." *Brain Res.* 6 de março; 858(1): 71-77.

Outro estudo alega que "a cafeína é uma substância psicoativa que causa dependência. Similares aos resultados prévios com outras drogas psicoativas lícitas e ilícitas, diferenças individuais no uso, intoxicação, tolerância e abstinência de cafeína são substancialmente influenciados por fatores genéticos". KENDLER, K. & PRESCOTT, C. 1999. "Caffeine intake, tolerance, and withdrawal in women: a population-based twin study." *Am J Psych.* Fevereiro; 156: 223-228.

35 *Department of Health and Human Services, 2001 National Household Survey on Drug Abuse*: Volume 1. *Summary of National Findings* (www.samhsa.gov/oas/nhsda.htm). Capítulo 2, p. 11, e Capítulo 7, p. 2. Estima-se que 123 mil americanos usaram heroína em 2001; 1,7 milhão, cocaína; e 406 mil, *crack*. Define-se o "usuário atual" como alguém que usou a droga no mês anterior à pesquisa.

36 Dois terços de adultos americanos dizem que dependem do fim de semana para colocar o sono em dia. *National Sleep Foundation*. Pesquisa "Sleep in America," março 2002.

Segundo um estudo recente, "o sono tem impacto nocivo sobre o metabolismo de carboidratos e a função endócrina. Os efeitos são similares àqueles vistos no envelhecimento normal e, portanto, podem aumentar a gravidade de doenças crônicas relacionadas à idade". SPIEGEL, K. *et al.* 1999. "Impact of sleep debt on metabolic and endocrine function." *Lancet.* 23 de outubro; 354(9188): 1.435-1.439.

37 Agradecimentos ao dr. Joel Miller, que contribuiu com suas idéias para esta lista.

38 BENSON, H. *et al.* 1974. "The relaxation response." *Psychiatry.* Fevereiro; 37: 37-46; BENSON, H. *et al.* 1975. "The relaxation response: psychophysiologic aspects and clinical applications." *Int J Psych Med.* 6: 87-98. Ver também o livro mais recente de Benson: *The Wellness Book: The Comprehensive Guide to Maintaining Health and Treating Stress-Related Illness and Timeless Healing.* 1993. New York: Scribner.

Entre outros estudos recentes estão:

CHANG, B. H. *et al.* 2004. "Relaxation response for Veterans Affairs patients with congestive heart failure: results from a qualitative study within a clinical trial." *Prev Cardiol.* Primavera; 7(2): 64-70. Este estudo sugeriu valor de RR em tratamento médico para insuficiência cardíaca congestiva (com alterações físicas e emocionais constatadas.)

BONADONNA, R. 2003. "Meditation's impact on chronic illness." *Holist Nurs Pract.* Novembro/dezembro; 17(6): 309-319. Trata-se de um resumo de diversas técnicas de "mentalização" e seu papel no contexto clínico.

ESCH, T.; FRICCHIONE, G. L. & STEFANO, G. B. 2003. "The therapeutic use of the relaxation response in stress-related diseases." *Med Sci Monit.* Fevereiro; 9(2): RA23-34. Este estudo aponta os usos terapêuticos de técnicas RR, sobretudo em estados patológicos iniciais ou brandos, quando "um alto grau de flexibilidade biológica e fisiológica ainda é possível". Interessante conexão com a produção de óxido nítrico.

JACOBS, G. D. 2001. "Clinical applications of the relaxation response and mind-body interventions." *J Altern Complement Med.* 7 (Supl 1): S93-101. Este estudo refere-se à "revisão feita por profissionais médicos de várias centenas de estudos, nos últimos 20 anos", que mostra que "a resposta de relaxamento e as intervenções mente-corpo são clinicamente eficazes no tratamento de muitos problemas de saúde causados ou agravados pelo estresse". Sugere que essas técnicas são muito eficazes, quando combinadas com o tratamento médico padrão.

MANDLE, C. L. *et al.* 1996. "The efficacy of relaxation response interventions with adult patients: a review of the literature." *J Cardiovasc Nurs.* Abril; 10(3): 4-26. Este estudo revisou 37 estudos da eficácia de intervenções RR em pacientes adultos. "Coerência nos resultados sugere a eficácia da resposta de relaxamento na redução de hipertensão, insônia, ansiedade, dor e uso de medicamentos em múltiplas populações, categorias de diagnóstico e contextos."

39 BENSON, H. *et al.* 1974. "Decreased blood pressure in borderline hypertensive subjects who practiced meditation." *J Chron Dis.* 27: 163-89.

40 ALEXANDER, C. N. *et al.* 1989. "Transcendental meditation, mindfulness, and longevity: an experimental study with the elderly." *J Pers Soc Psych.* Dezembro; 57: 950-964.

41 BENSON, H. & KLIPPER, M. Z. 1975 [2000]. *The Relaxation Response.* New York: William Morrow, p. 23-25, 68-74.

42 KABAT-ZINN, J. 1990. *Full Catastrophe Living: Using the Wisdom of Your Body and Mind to Face Stress, Pain, and Illness.* New York: Delacorte Press; KABAT-ZINN, J. 1995. *Wherever You Go, There You Are: Mindfulness Meditation in Everyday Life.* New York: Hyperion.

43 *Biofeedback* está sendo proposto para vários problemas de saúde, como incontinência urinária (SHINOPULOS, N. M. & JACOBSON, J. 1999. "Relationship between health promotion lifestyle profiles and patient outcomes of biofeedback therapy for urinary incontinence." *Urol Nurs.* Dezembro; 19(4): 249-253) e problemas cutâneos (SHENEFELT, P. D. 2003. "Biofeedback, cognitive-behavioral methods, and hypnosis in dermatology: Is it all in your mind?" *Dermatol Ther.* Junho; 16(2): 114-122). Ver, também, SHAPIRO, D. & SURWIT, R. S. "Biofeedback." Em POMERLEAU, O. F. & BRADY, J. P. *Behavioral Medicine: Theory and Practice.* Baltimore: Wilkins & Williams.

44 Embora esta técnica de Benson seja oriunda da meditação transcendental (TM), os proponentes de TM enfatizam que a técnica de Benson não é igual à TM e difere dela de forma sutil, mas importante. Há profundas pesquisas sobre os benefícios da TM para a saúde, entre as quais artigos em mais de cem publicações de referência. Um resumo dessas pesquisas e uma lista completa de referências estão em ORME-JOHNSON, D. & ALEXANDER, C. N. "Summary of research on the transcendental meditation and TM-Sidhi program", disponível em centros de meditação transcendental.

Para mais informações sobre meditação transcendental, visite www.maharishi.org/tm/index.html, e para conhecer centros de meditação transcendental em sua região, visite www.maharishi.org/locations/locations.html ou telefone para 1-888-432-7686. Há, também, cursos *on-line* na *Mahatishi Open University* (www.mou.org).

45 BENSON & KLIPPER, op. cit., p. 158-166. Ver nota 41, nesta página.

ÍNDICE REMISSIVO

D

E

F

P

V

W

X

Ray Kurzweil é um dos principais pensadores, inventores e visionários do mundo. Denominado "gênio incansável" pelo *Wall Street Journal* e a "última palavra em máquina pensante" pela revista *Forbes*, as ideias de Kurzweil sobre o futuro são alardeadas por seus inúmeros fãs, que vão desde Bill Gates a Bill Clinton. A revista *Time* escreveu: "A carreira eclética de Kurzweil e a propensão de combinar ciência com aplicações práticas - quase sempre humanitárias - inspiram comparações com Thomas Edison". Ganhador da National Medal of Technology e membro do National Inventors Hall of Fame, entre muitas outras homenagens, é autor de *A era das máquinas espirituais*, *The 10% solution for healthy life e The age of intelligent machines.*

Terry Grossman, M. D., é fundador e diretor do Frontier Medical Institute, em Denver, Colorado, uma importante clínica de longevidade. Diplomado em medicina antienvelhecimento, profere palestras internacionais sobre longevidade e estratégias para combater o processo de envelhecimento. Possui uma rara qualidade: reúne talento e competência como médico e como escritor. Para muitos especialistas, o doutor Terry Grossman quebra as regras e estabelece um novo padrão para os médicos. É autor de *The Baby Boomer's Guide to Living Forever.*